Richter

Atlas für Heilpraktiker

Isolde Richter

Atlas für Heilpraktiker

Anatomie · Physiologie · Krankheitsbilder

Mit 660 meist vierfarbigen Abbildungen

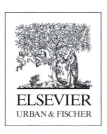

URBAN & FISCHER

Zuschriften und Kritik an:
Elsevier GmbH, Urban & Fischer Verlag, Lektorat Komplementäre und Integrative Medizin,
Karlstraße 45, 80333 München
Isolde Richter, Üsenbergstr. 13, 79341 Kenzingen. Internet: www.isolde-richter.de

Wichtiger Hinweis für den Benutzer
Die Erkenntnisse in der Medizin unterliegen laufendem Wandel durch Forschung und klinische Erfahrungen. Herausgeber und Autoren dieses Werkes haben große Sorgfalt darauf verwendet, dass die in diesem Werk gemachten therapeutischen Angaben (insbesondere hinsichtlich Indikation, Dosierung und unerwünschten Wirkungen) dem derzeitigen Wissensstand entsprechen. Das entbindet den Nutzer dieses Werkes aber nicht von der Verpflichtung, anhand der Beipackzettel zu verschreibender Präparate zu überprüfen, ob die dort gemachten Angaben von denen in diesem Buch abweichen und seine Verordnung in eigener Verantwortung zu treffen.

Wie allgemein üblich, wurden Warenzeichen bzw. Namen (z. B. bei Pharmapräparaten) nicht besonders gekennzeichnet.

Bibliografische Information Der Deutschen Bibliothek
Die Deutsche Bibliothek verzeichnet diese Publikation in der Deutschen Nationalbibliografie; detaillierte bibliografische Daten sind im Internet unter http://dnb.ddb.de abrufbar.

Alle Rechte vorbehalten
2. Auflage 2005
© Elsevier GmbH, München
Der Urban & Fischer Verlag ist ein Imprint der Elsevier GmbH.

05 06 07 08 09   5 4 3 2 1

Für Copyright in Bezug auf das verwendete Bildmaterial siehe Abbildungsnachweis.
Der Verlag hat sich bemüht, sämtliche Rechteinhaber von Abbildungen zu ermitteln. Sollte dem Verlag gegenüber dennoch der Nachweis der Rechtsinhaberschaft geführt werden, wird das branchenübliche Honorar gezahlt.

Das Werk einschließlich aller seiner Teile ist urheberrechtlich geschützt. Jede Verwertung außerhalb der engen Grenzen des Urheberrechtsgesetzes ist ohne Zustimmung des Verlages unzulässig und strafbar. Das gilt insbesondere für Vervielfältigungen, Übersetzungen, Mikroverfilmungen und die Einspeicherung und Verarbeitung in elektronischen Systemen.

Planung und Lektorat: Christel Hämmerle, München
Herstellung: Marion Kraus, München
Satz: Kösel, Krugzell
Druck und Bindung: Printer Trento, Trento
Umschlaggestaltung: SpieszDesign, Neu-Ulm
Titelfotografie: Getty Images
Gedruckt auf 115 g Multi Art matt 0,93-fa. Vol.

ISBN 3-437-55872-2

Aktuelle Informationen finden Sie im Internet unter www.elsevier.com und www.elsevier.de

Vorwort zur zweiten Auflage

Der *Atlas für Heilpraktiker* feiert in diesem Jahr sein zehnjähriges Jubiläum. Dies war willkommener Anlass für eine gründliche Überarbeitung, um das Buch auf den neuesten medizinischen Wissensstand zu bringen. Das bewährte Konzept des Buchs wurde allerdings unverändert beibehalten: Als eigenständiges Werk beschreibt der Atlas wichtige medizinische Sachverhalte und stellt sie bildlich dar, ferner dient es durch seine sehr detaillierten Abbildungen als Nachschlagewerk für medizinische Begriffe. In erster Linie ist es jedoch als Ergänzung zum „*Lehrbuch für Heilpraktiker*" konzipiert worden, um die Erarbeitung des Lehrstoffs durch die bildliche Darstellung zu erleichtern und zu verdeutlichen. Im Lehrbuch befinden sich daher zahlreiche Abbildungshinweise auf den Atlas.

Danken möchte ich an dieser Stelle meiner Tochter Iris Richter und meiner Sekretärin Frau Ulrike Häfner-Scheu für ihre stets freundliche und hilfreiche Unterstützung bei der Erstellung des Buches.

Kenzingen, im November 2004   *Isolde Richter*

Ergänzende Literatur: *Lehrbuch für Heilpraktiker* und als zusätzliches Arbeitsbuch *Prüfungsfragen für Heilpraktiker;* jeweils 5. Auflage Elsevier, Urban & Fischer 2004.

Vorwort zur ersten Auflage

Um dem vielfachen Wunsch nach erklärendem Bildmaterial zu meinem „Lehrbuch für Heilpraktiker" nachzukommen, wurde der vorliegende Bildatlas erstellt. Er soll den Stoff des Lehrbuches verdeutlichen und leichter verständlich machen. Deshalb entspricht die Gliederung des Bildatlasses der des Lehrbuches. Dadurch kann der Lernende, wenn er ein bestimmtes Kapitel im Lehrbuch durchgearbeitet, sofort die zugehörigen Bilder betrachten.

Bei allen Abbildungen wurden zur Erläuterung jeweils die deutschen Bezeichnungen und die Fachbezeichnungen angegeben. Letztere sollen vor allem die Zusammenarbeit mit anderer Literatur erleichtern. Mit Ausnahme einiger Begriffe, die sich allgemein eingebürgert haben, muss der Heilpraktikeranwärter die Fachbegriffe für die Überprüfung beim Gesundheitsamt nicht kennen.

Der Bildatlas will aber nicht nur Erläuterungen zum Lehrbuch geben, sondern er will bis zu einem gewissen Grad auch ein Nachschlagewerk für anatomische Begriffe sein. Deshalb wurden manche Abbildungen sehr genau beschriftet. Hier gehen die Details weit über das hinaus, was der Heilpraktikeranwärter für seine Überprüfung benötigt. Bei den meisten Abbildungen wurde die Beschriftung aber so gewählt, dass nur das Wichtige bezeichnet wurde.

Die textlichen Erläuterungen zu den Bildern heben inhaltlich Wichtiges zur Anatomie und zu den Krankheiten nochmals hervor, auch wenn es schon im Lehrbuch erwähnt wurde. Dahinter steht die lernpädagogische Absicht, durch Wiederholung Wichtiges einzuprägen. Aber der Bildatlas soll auch für sich allein interessant und lesenswert sein. Deshalb geht der Textteil für einige Bilder über den Inhalt des Lehrbuches hinaus. An einigen wenigen Stellen wurde die Nomenklatur dem neuesten Stand angepasst, so dass sich geringfügige Abweichungen zum „Lehrbuch für Heilpraktiker" ergeben haben (z. B. statt M. glutaeus neu M. gluteus).

Danken möchte ich an dieser Stelle Herrn Gattnarzik vom Verlag Urban & Schwarzenberg für die stets engagierte und freundliche Zusammenarbeit.

Kenzingen, im Frühjahr 1994   *Isolde Richter*

Hinweis: Es sei ausdrücklich darauf hingewiesen, dass der Heilpraktiker nicht alle beschriebenen Untersuchungen und Eingriffe selbst durchführen darf. Die gesetzlichen Bestimmungen sind ausführlich im „Lehrbuch für Heilpraktiker" dargestellt.

Inhalt

1	Allgemeines	1
2	Die Zelle	15
3	Die Gewebe	21
4	Der Bewegungsapparat	41
5	Das Herz	95
6	Das Kreislaufsystem	113
7	Das Blut	145
8	Das lymphatische System	153
9	Der Verdauungsapparat	167
10	Stoffwechsel	233
11	Die Leber	241
12	Die Galle	253
13	Die Bauchspeicheldrüse	261
14	Endokrinologie	271
15	Der Harnapparat	291
16	Die Fortpflanzungsorgane	307
17	Das Atmungssystem	349
18	Das Nervensystem	375
19	Das Auge	437
20	Das Ohr	461
21	Die Haut	477
22	Onkologie	513
23	Infektionskrankheiten durch Pilze	521
24	Infektionskrankheiten durch Bakterien, Viren und Protozoen	527
	Abbildungsnachweis	557
	Sachregister	563

1 Allgemeines

Abkürzungen

A.	Arteria	Schlagader
Aa.	Arteriae	Schlagadern
Art.	Articulatio	Gelenk
Artt.	Articulationes	Gelenke
Lig.	Ligamentum	Band
Ligg.	Ligamenta	Bänder
M.	Musculus	Muskel
Mm.	Musculi	Muskeln
N.	Nervus	Nerv
Nn.	Nervi	Nerven
R.	Ramus	Ast
Rr.	Rami	Äste
V.	Vena	Vene
Vv.	Venae	Venen

Abb. 1-1 ▶ Richtungsbegriffe

1 Frontalebene .... parallel zur Stirn
2 Transversalebene .... Horizontalebene
3 Sagittalebene .... Symmetrieebene des Körpers

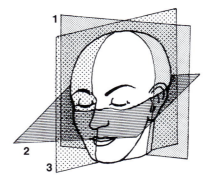

Abb. 1-2 ▶ Körpergegenden

Die Körpergegenden wurden in einen Holzschnitt aus Vesals Anatomie eingezeichnet.

Andreas Vesal gilt als Begründer der neuzeitlichen Anatomie. Er lebte von 1515 bis 1564.

 1 Stirngegend .... *Regio frontalis*
 2 Scheitelgegend .... *Regio parietalis*
 3 Hinterhauptgegend .... *Regio occipitalis*
 4 Schläfengegend .... *Regio temporalis*
 5 Gesichtsgegend .... *Regio facialis*
 6 Vordere Halsgegend .... *Regio cervicalis*
 7 Kopfwendergegend .... *Regio sternocleidomastoidea*
 8 Seitliche Halsgegend .... *Regio cervicalis lateralis*
 9 Hintere Halsgegend .... *Regio cervicalis posterior*
10 Brustbeingegend .... *Regio praesternalis*
11 Unterschlüsselbeingrube ...... *Fossa infraclavicularis*
12 Brustgegend .... *Regio pectoralis*
13 Achselgegend .... *Regio axillaris*
14 Rippenbogengegend .... *Regio hypochondriaca*
15 Magengrube .... *Regio epigastrica*
16 Seitliche Bauchgegend .... *Regio lateralis*
17 Nabelgegend .... *Regio umbilicalis*
18 Leistengegend .... *Regio inguinalis*
19 Schamhaargegend .... *Regio pubica*
20 Schamgegend .... *Regio urogenitalis*
21 Wirbelsäulengegend .... *Regio vertebralis*
22 Kreuzbeingegend .... *Regio sacralis*
23 Lendengegend .... *Regio lumbalis (lumbaris)*
24 Schulterblattgegend .... *Regio scapularis*
25 Unterschulterblattgegend ...... *Regio infrascapularis*
26 Deltamuskelgegend .... *Regio deltoidea*
27 Vordere Oberarmgegend .... *Regio brachialis anterior*
28 Hintere Oberarmgegend .... *Regio brachialis posterior*
29 Vordere Ellbogengegend .... *Regio cubitalis anterior*
30 Hintere Ellbogengegend .... *Regio cubitalis posterior*
31 Vordere Unterarmgegend .... *Regio antebrachialis anterior*
32 Hintere Unterarmgegend .... *Regio antebrachialis posterior*
33 Vordere Handwurzelgegend .... *Regio carpalis anterior*
34 Hintere Handwurzelgegend .... *Regio carpalis posterior*
35 Handfläche .... *Palma manus*
36 Handrücken .... *Dorsum manus*
37 Gesäßgegend .... *Regio glutea*
38 Vordere Oberschenkelgegend .... *Regio femoralis anterior*
39 Hintere Oberschenkelgegend .... *Regio femoralis posterior*
40 Vordere Kniegegend .... *Regio genus anterior*
41 Hintere Kniegegend .... *Regio genus posterior*
42 Vordere Unterschenkelgegend .... *Regio cruralis anterior*
43 Hintere Unterschenkelgegend .... *Regio cruralis posterior*
44 Fersengegend .... *Regio calcanea*
45 Fußrücken .... *Dorsum pedis*
46 Fußsohle .... *Planta pedis*

Körpergegenden

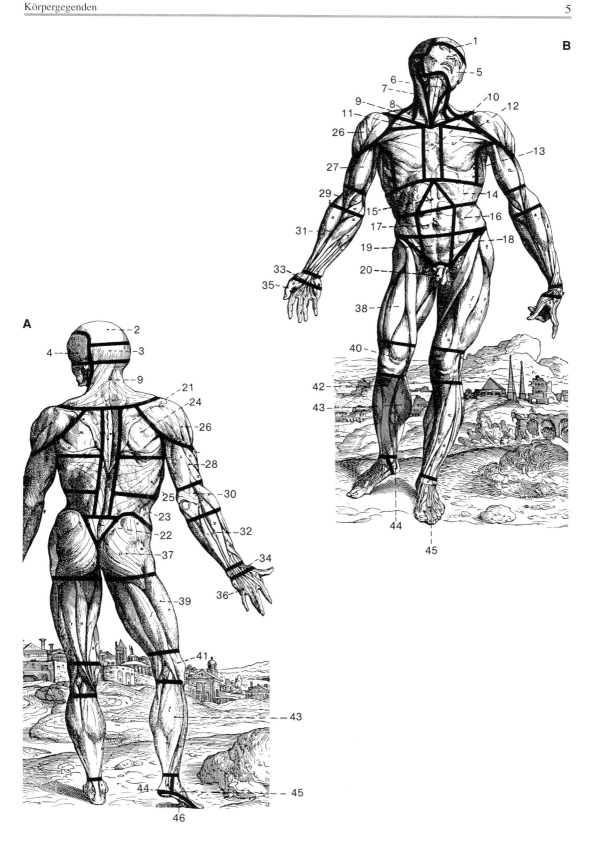

Abb. 1-3 ▶ Richtungsbezeichnungen

1. oben .... *superior*
   kranial .... *cranialis*
2. unten .... *inferior*
   kaudal .... *caudalis*
3. längs:
   longitudinal .... *longitudinalis*
4. vorn .... *anterior*
   ventral .... *ventralis*
5. hinten .... *posterior*
   dorsal .... *dorsalis*
6. sagittal (in Pfeilrichtung) .... *sagittalis*
7. seitlich:
   lateral .... *lateralis*
8. zur Mitte zu:
   medial .... *medialis*
9. in der Mittelebene gelegen:
   median .... *medianus*
10. quer:
    transversal .... *transversalis*

Wichtige Abkürzungen von Richtungsbezeichnungen

Abkürzung	*Fachbezeichnung*	*Deutsch*
ant.	anterior	vorderer
caud.	caudalis	unten
dext.	dexter	rechts
dors.	dorsalis	hinten (rückwärts)
ext.	externus	außen (i. S. von oberflächlich)
inf.	inferior	unterer
int.	internus	innen (i. S. von tief)
lat.	lateralis	außen (i. S. von seitlich)
med.	medialis	innen (im Gegensatz zu seitlich)
	medius	mittlerer (von drei)
post.	posterior	hinterer
prof.	profundus	tief
sin.	sinister	links
sup.	superior	oberer
superf.	superficialis	oberflächlich
ventr.	ventralis	vorn (i. S. von bauchwärts)

Richtungsbezeichnungen

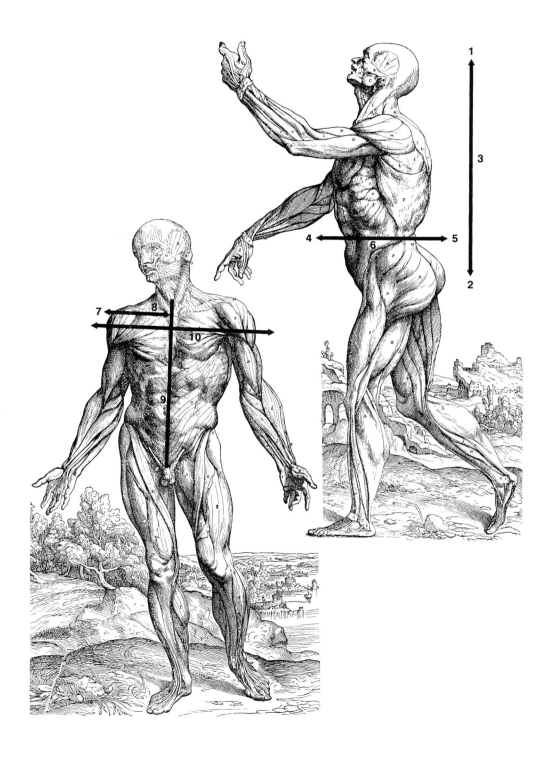

Abb. 1-4 ▶ Projektion innerer Organe auf die vordere Rumpfwand

1 Leber .... *Hepar*
2 Dickdarm (querliegender Teil)... *Colon transversum*
3 Dickdarm (aufsteigender Teil) ...... *Colon ascendens*
4 Blinddarm .... *Caecum*
5 Wurmfortsatz .... *Appendix vermiformis*
6 Schilddrüse .... *Glandula thyroidea*
7 Lunge .... *Pulmo*
8 Herzbeutel .... *Pericardium*
9 Magen .... *Ventriculus (Gaster)*
10 Milz .... *Splen (Lien)*
11 Dünndarm .... *Intestinum tenue*
12 Nabel .... *Umbilicus*
13 Dickdarm (Sigmoid) .... *Colon sigmoideum*
14 Harnblase .... *Vesica urinaria*

Projektion innerer Organe auf die vordere Rumpfwand

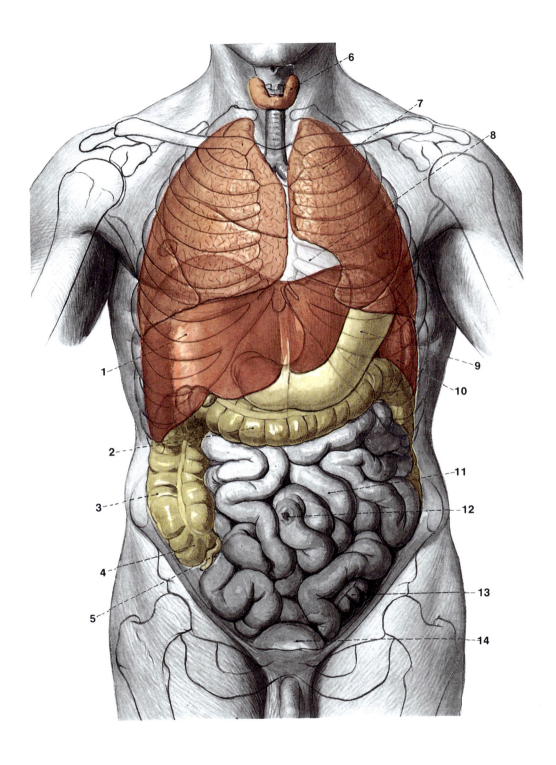

Abb. 1-5 ▶ Projektion innerer Organe auf die hintere Rumpfwand

1 Milz .... *Splen (Lien)*
2 Bauchspeicheldrüse .... *Pancreas*
3 Niere .... *Ren*
4 Dickdarm (absteigender Teil) ..... *Colon descendens*
5 Dickdarm (Sigmoid) .... *Colon sigmoideum*
6 After .... *Anus*
7 Lunge .... *Pulmo*
8 Leber .... *Hepar*
9 Harnleiter .... *Ureter*
10 Dickdarm (aufsteigender Teil) ...... *Colon ascendens*
11 Wurmfortsatz .... *Appendix vermiformis*
12 Blinddarm .... *Caecum*
13 Mastdarm .... *Rectum*
14 Lungenspitze .... *Apex pulmonis*

Projektion innerer Organe auf die hintere Rumpfwand

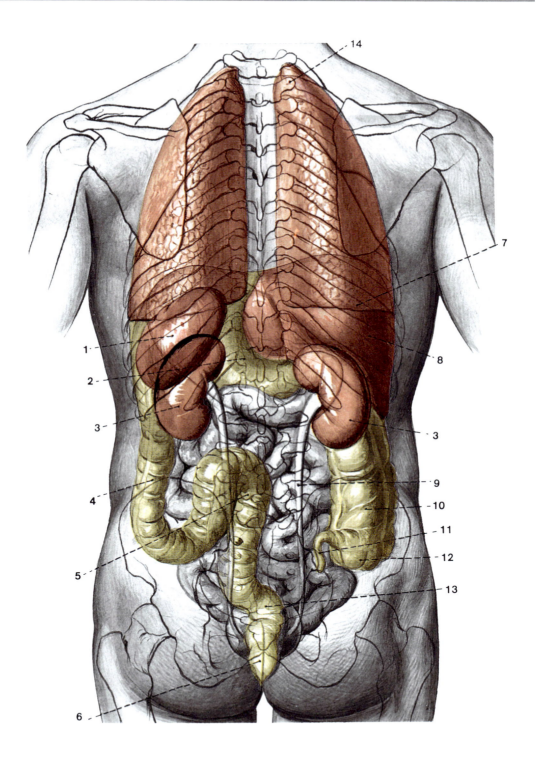

Abb. 1-6 ▶ Projektion innerer Organe auf die Rumpfwände

A Projektion innerer Organe auf die rechte Rumpfwand

1. Speiseröhre .... *Oesophagus*
2. Lunge .... *Pulmo*
3. Zwerchfell .... *Diaphragma*
4. Leber .... *Hepar*
5. Dickdarm (aufsteigender Teil) ...... *Colon ascendens*
6. Mastdarm .... *Rectum*
7. Kehlkopf .... *Larynx*
8. Schilddrüse .... *Glandula thyroidea*
9. Luftröhre .... *Trachea*
10. Dickdarm (querliegender Teil) .... *Colon transversum*
11. Dünndarm .... *Intestinum tenue*

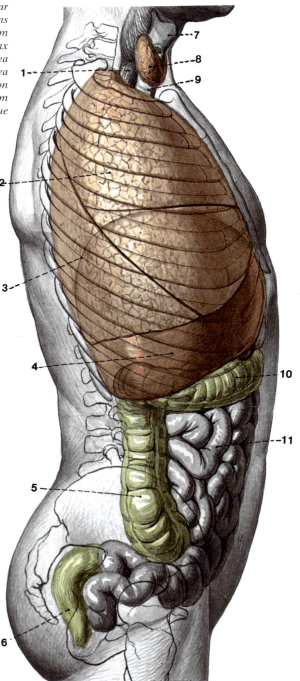

B Projektion innerer Organe auf die linke Rumpfwand

1. Kehlkopf .... *Larynx*
2. Schilddrüse .... *Glandula thyroidea*
3. Leber .... *Hepar*
4. Magen .... *Ventriculus (Gaster)*
5. Dickdarm (querliegender Teil) .... *Colon transversum*
6. Dünndarm .... *Intestinum tenue*
7. Dickdarm (Sigmoid) .... *Colon sigmoideum*
8. Speiseröhre .... *Oesophagus*
9. Linke Lunge .... *Pulmo sinister*
   (Oberlappen) .... *(Lobus superior)*
10. Linke Lunge .... *Pulmo sinister*
    (Unterlappen) .... *(Lobus inferior)*
11. Milz .... *Splen (Lien)*
12. Dickdarm (absteigender Teil) ..... *Colon descendens*
13. Mastdarm .... *Rectum*

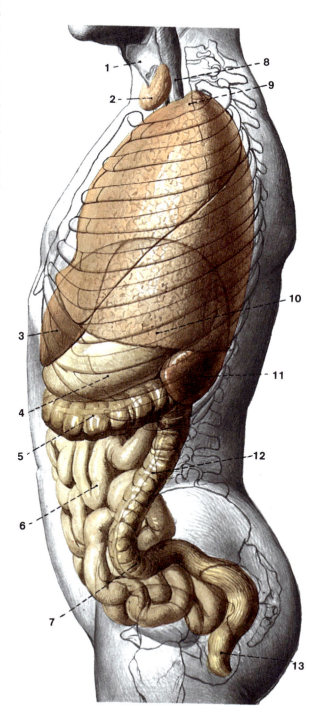

2 Die Zelle

Abb. 2-1 ▶ Zelle

Die Zelle ist die kleinste Einheit des Lebendigen. Sie besitzt einen Stoffwechsel, kann wachsen, ist reizbar, leitend, beweglich, anpassungsfähig und besitzt die Fähigkeit zu Neubildung und Fortpflanzung.

1 Zellkern (Nukleus)

Abgebildet ist der Zellkern mit einem Kernkörperchen (Nukleolus). Der Zellkern speichert das Erbgut mittels der DNS (Desoxyribonukleinsäure).

2 und 3: Glattes endoplasmatisches Retikulum (2) und raues endoplasmatisches Retikulum (3)

Das endoplasmatische Retikulum ist ein kompliziert aufgebautes Hohlraumsystem, das aus mehreren Gängen, Bläschen und Kanälen besteht. Es unterteilt das Zellinnere in verschiedene Stoffwechselräume und dient der Oberflächenvergrößerung für enzymatische Reaktionen. Man unterscheidet ein glattes und ein raues endoplasmatisches Retikulum:

– Das **glatte endoplasmatische Retikulum** enthält keine Ribosomen. Im Inneren des endoplasmatischen Retikulums werden verschiedene Stoffwechselleistungen erbracht. Es tritt besonders zahlreich in quergestreiften Muskelfasern auf und in Zellen, die Steroidhormone produzieren.

– Das **raue endoplasmatische Retikulum** ist außen mit Ribosomen besetzt. Die Abbildung zeigt die **Ribosomen** als kleine, schwarze, kugelige Gebilde. Dieses raue endoplasmatische Retikulum spielt eine wichtige Rolle bei der Eiweißherstellung.

4 Polyribosom (Polysom)

Die Ribosomen kommen allerdings nicht nur außen auf dem endoplasmatischen Retikulum vor, sondern auch frei im Zytoplasma. Handelt es sich um eine Anhäufung von mehreren Ribosomen, bezeichnet man diese als Polyribosom (Polysom).

Ribosomen bestehen aus Eiweiß und enthalten RNS (Ribonukleinsäure). An ihnen findet die Eiweißherstellung statt.

5 Golgi-Apparat

Der Golgi-Apparat transportiert die im rauen endoplasmatischen Retikulum gebildeten Eiweiße zur Zellmembran, wo sie nach außen abgegeben werden. Dazu nimmt er an seiner konvexen Seite Sekrete vom endoplasmatischen Retikulum auf, kondensiert und umhüllt sie, um sie dann an der Zellmembran als Granula abzugeben.

6 Mitochondrium

Die Mitochondrien sind die „Kraftwerke" der Zelle. Ihre Aufgabe liegt in der Energiegewinnung, der Energiespeicherung und der Energieabgabe. Man nimmt an, dass sich die Mitochondrien aus intrazellulären Symbionten entwickelt haben, das heißt aus Bakterien, die ursprünglich mit der Zelle in Symbiose lebten. Ein Hinweis darauf ist, dass Mitochondrien eine eigene DNS enthalten und spezielle Ribosomen, die bakteriologischen Ribosomen nahestehen. Außerdem deutet ihre Fähigkeit zur Selbstverdoppelung darauf hin.

7 Lysosomen

Lysosomen werden im Golgi-Apparat gebildet. Sie enthalten Enzyme und sind somit der Ort der intrazellulären Verdauung von Stoffen, die durch Phagozytose und Pinozytose in die Zelle aufgenommen wurden. Werden diese verdauenden Enzyme in der Zelle freigesetzt, beispielsweise bei Zelltod oder durch Medikamente, kommt es zur Selbstverdauung (Autolyse) der Zelle.

8 Mikrotubuli

Mikrotubuli sind ein Röhrensystem, das der Zellstabilisierung (Zellskelett) dient. In Nervenzellen spielen sie auch eine Rolle beim intrazellulären Transport.

9 Zentriolen

Die Zentriolen bilden bei der Zellteilung den Spindelapparat (Kernspindel) aus.

Zelle

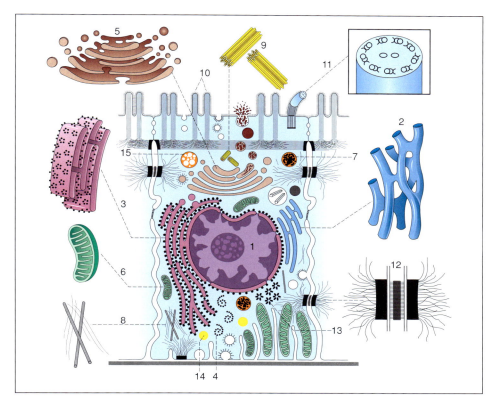

10 Mikrovilli (Kleinzotten, Bürstensaum)

Bei den Mikrovilli handelt es sich um fingerförmige Ausstülpungen der Zelloberfläche wie sie beispielsweise bei den Epithelzellen der Darmzotten vorkommen, um die Resorptionsoberfläche zu vergrößern.

11 Flimmerhaare (Kinozilien)

Können diese Mikrovilli rhythmische Bewegungen ausführen, werden sie als Flimmerhaare (Kinozilien) bezeichnet. Betrachtet man ein Flimmerhaar im Querschnitt, so sieht man, dass es aus einer Plasmahülle und aus elf längsverlaufenden Fibrillen besteht, von denen neun im Kreis herum und zwei im Zentrum gelagert sind.

Flimmerhaare kommen beispielsweise an den Epithelzellen des Atemtraktes und in den Eileitern vor. Die Bewegungen dieser Flimmerhaare bestehen aus einem schnellen Schlag und aus einer langsamen Rückholbewegung, die wellenartig über die Zelloberfläche verläuft, ähnlich wie die Welle eines wogenden Kornfeldes. Pro Sekunde können bis 25 solcher Wellen über die Zelloberfläche verlaufen.

12 Haftstelle (Desmosom)

Benachbarte Zellen sind durch bestimmte Haftstellen (Desmosomen) miteinander verbunden. Dadurch kann die Tätigkeit benachbarter Zellen aufeinander abgestimmt werden. Des Weiteren werden die Zellen dadurch zu größeren Funktionseinheiten zusammengeschlossen, da durch sie sowohl der Stofftransport von Zelle zu Zelle als auch die Übertragung der elektrischen Reizleitung (z. B. bei der glatten Muskulatur) erleichtert wird.

Desmosomen erscheinen als knötchenförmige Gebilde, da die jeweils gegenüberliegenden Zellmembranen verdickt sind. In diese Verdickung strahlen Zellfilamente ein.

13 Glykogen

14 Fetttröpfchen

15 Vesikel (Bläschen)

Abb. 2-2 ▶ DNS

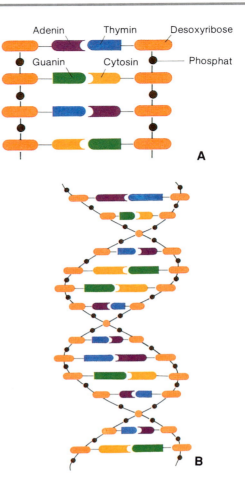

Der Aufbau der DNS wird gerne mit einer Strickleiter verglichen. Die Holme dieser Strickleiter bestehen aus zwei langen, parallel verlaufenden Ketten von abwechselnd einer Zucker- (Desoxyribose) und einer Phosphatgruppe. Die Holme werden über ihre gesamte Länge durch Querverbindungen (Sprossen) zusammengehalten. Die Strickleiter ist spiralig gewunden (B).

Die Sprossen der Strickleiter werden von je zwei Nukleinbasen gebildet, die in einer Wasserstoffbrücke miteinander verbunden sind. Insgesamt gibt es vier Basen: Cytosin, Guanin, Thymin und Adenin. Diese vier Basen sind jedoch nicht beliebig miteinander kombiniert, sondern es kommt nur Cytosin mit Guanin und Adenin mit Thymin vor (A).

Die Reihenfolge dieser vier Basen entlang der Holme stellen die „Buchstaben des genetischen Codes" dar. Damit ist diese Abfolge der vier Basen gewissermaßen der Bauplan für die Herstellung der Eiweiße.

Zwischen der Tatsache der Vererbung und der Eiweißherstellung besteht ein enger Zusammenhang. Besitzt jemand das Erbmerkmal „schwarzes Haar", so produzieren seine Zellen bestimmte Eiweiße, die bei der Herstellung von schwarzem Haarpigment benötigt werden.

Abb. 2-3 ▶ Eiweißherstellung

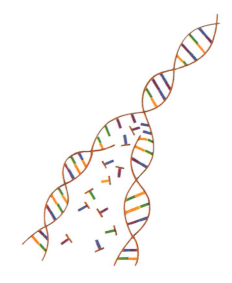

Der Bauplan (DNS) verbleibt immer im Zellkern. Sollen nun im Zellleib bestimmte Eiweiße hergestellt werden, so reißt die DNS wie ein Reißverschluss auf. Die entsprechende Stelle wird von RNS-Molekülen kopiert. Nur die Kopien (mRNS) verlassen den Zellkern, wandern in den Zellleib und legen sich an die Ribosomen an. Hier werden nun nach der Vorgabe des Bauplanes die entsprechenden Aminosäuren angelagert. Dies geschieht mit einer fast unvorstellbaren Geschwindigkeit. In einer Minute können Eiweiße gebildet werden, die aus 150 Aminosäuren bestehen.

Abb. 2-4 ▶ Down-Syndrom (Trisomie 21, veraltet: Mongolismus)

Bei Trisomie 21 liegen in allen Körperzellen 47 Chromosomen vor, anstatt 46 wie in den Körperzellen eines Gesunden. Das Krankheitsbild ist äußerlich an der schrägen Augenstellung mit der verschmälerten Lidspalte, dem offen stehenden Mund, der vergrößerten Zunge und einer rötlichen, manchmal bläulichen, fleckigen Gesichtsfärbung zu erkennen. Diese hat ihre Ursache meist in einem Herzfehler. Die Ohren sitzen oft auffallend tief am Kopf und sind wenig plastisch ausgebildet. Zudem besteht Minderwuchs und die geistige Entwicklung ist behindert, wobei je nach Gendefekt und nach individueller Förderung erhebliche Unterschiede vorliegen.

Eine Therapie der Chromosomenabweichung ist nicht möglich. Durch intensive Zuwendung und Schulung der Betroffenen kann jedoch eine erhebliche Verbesserung der Symptome erzielt werden. Die Krankheitsbezeichnung Mongolismus gilt als veraltet.

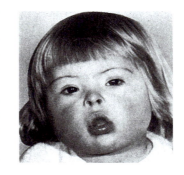

Abb. 2-5 ▶ Klinefelter-Syndrom

Beim Klinefelter-Syndrom liegt meist die Geschlechtschromosomenkombination XXY vor, das heißt, dass in allen Zellen ein X-Chromosom zu viel vorhanden ist. Als Folge dieser Chromosomenabweichung besteht bei den betroffenen Männern eine Hodenhypoplasie mit Unfruchtbarkeit. Zudem kann es zu einer weiblichen Brustentwicklung, weiblichem Behaarungstyp und weiblichem Fettverteilungsmuster kommen. Durch einen verzögerten Schluss der Epiphysenwachstumszonen kann sich Hochwuchs mit langen Extremitäten einstellen

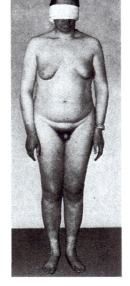

Abb. 2-6 ▶ Turner-Syndrom

Frauen, bei denen ein Turner-Syndrom besteht, haben nur ein X-Geschlechtschromosom statt der Geschlechtschromosomenkombination XX. Die Folge sind Minderwuchs und sexueller Infantilismus mit Amenorrhö. Oft bestehen Fehlbildungen an inneren Organen wie Herz und Niere (z.B. Aortenisthmusstenose, Hufeisenniere).

3 Die Gewebe

Abb. 3-1 ▶ Epithelgewebe (Deckgewebe)

Das Epithel- oder Deckgewebe besteht aus flächenhaft angeordneten Zellen, die alle inneren und äußeren Körperoberflächen auskleiden (Haut- und Schleimhäute). Je nach Funktion sind die Zellen plattenförmig, kubisch oder zylindrisch, ein- oder mehrschichtig.

Deckgewebe, das Blut- und Lymphgefäße und das Herz von innen auskleidet, wird als **Endothel** bezeichnet.

A Einschichtiges Plattenepithel

Diese relativ dünne Gewebsschicht begünstigt aufgrund der geringen Dicke den Durchtritt von Gasen und Flüssigkeiten. Es kommt deshalb in den Lungenbläschen, dem Bauch- und Brustfell aber auch an der Herzinnenwand und den Gefäßinnenwänden vor.

B Einschichtiges kubisches Epithel

Es kommt in den Sammelrohren der Nierenkanälchen und in einigen Ausführungsgängen von Drüsen vor. Sonst ist es im Körper nur selten vertreten.

C Einschichtiges Zylinderepithel (Säulenepithel, hochprismatisches Epithel)

Es spielt bei der Stoffaufnahme und der Stoffabgabe eine wichtige Rolle. Es kommt in den Dünndarmzotten, in den Magendrüsen und in der Gallenblase vor.

D Mehrreihiges zilientragendes Epithel (Atemepithel, respiratorisches Epithel)

Es kommt in den Atemwegen vor, und zwar in den Bronchien, der Luftröhre, dem Kehlkopf und in der Nasenhöhle. An seiner Oberfläche befinden sich Flimmerhärchen (Zilien), die die Aufgabe haben, Schmutzteilchen und Schleim nach außen zu befördern.

Mehrschichtiges Epithel besteht aus mehreren Zellschichten. *Mehrreihiges* Epithel besteht genaugenommen nur aus einer Zellschicht. Allerdings sind hier die Zellen unterschiedlich lang und die Zellkerne liegen in mehreren Reihen übereinander.

E Mehrschichtiges verhornendes Plattenepithel

Die Haut besteht aus einem mehrschichtigen, verhornenden Plattenepithel. Hier wird als zusätzlicher Schutz aus abgestorbenen Epithelzellen eine Hornschicht gebildet.

F Übergangsepithel

Es kleidet die Hohlräume der Harnwege aus. Es hat seinen Namen von seiner Fähigkeit, sich unterschiedlichen Füllungszuständen anpassen zu können. Es kommt im Nierenbecken, den Harnleitern und in der Harnblase vor.

Die oberflächliche Lage großer Zellen ermöglicht, Schleim zu produzieren, um einen Schutz gegen den konzentrierten Harn zu bilden. Das Übergangsepithel kann sich so stark ausdehnen, dass es von einer mehrreihigen in eine zweireihige Form übergeht.

Abb. 3-2 ▸ Auskleidung der Ohrtrompete mit Epithelgewebe

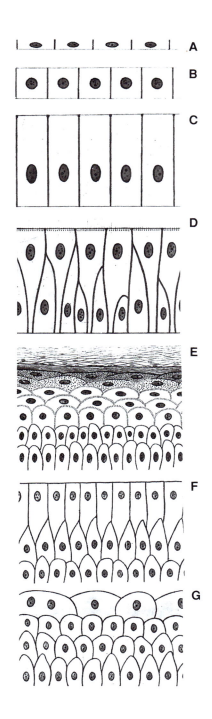

Epithelzellen, die an der Oberfläche von Schleimhäuten sitzen, können feine Fortsätze tragen, die, wie die Abbildung zeigt, kurz oder lang sein können.

Sind die Zellfortsätze aktiv beweglich, so nennt man sie Flimmerhaare (Kinozilien). Sie haben die Aufgabe Schmutzteilchen und Sekret nach außen zu befördern. Solche Zilien kommen beispielsweise im Atemtrakt vor. Dagegen sitzen an den Schleimhautzellen des Dünndarms kurze, sehr dicht stehende, unbewegliche Fortsätze. Man bezeichnet sie als Mikrovilli oder Mikrozotten. Dem Betrachter drängt sich hier der Vergleich mit einer Bürste auf, weshalb sie auch als Bürstensaum bezeichnet werden.

Auf der Abbildung (8300-fache Vergrößerung) ist die Innenauskleidung der Ohrtrompete mit langen Flimmerhärchen zu erkennen, die in Büscheln zusammenstehen; an den übrigen Zellen befinden sich dicht stehende, kurze Zellfortsätze, der Bürstensaum.

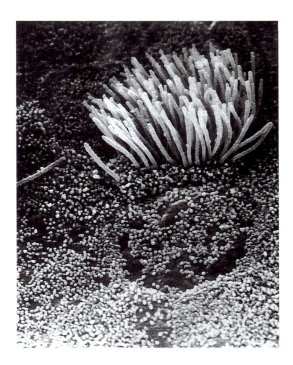

Abb. 3-3 ▶ Formen des Drüsengewebes

Drüsengewebe stellt eine Sonderform des Epithelgewebes dar. Nach dem Bau des Drüsengewebes unterscheidet man schlauch-, beeren- und bläschenförmige Drüsen.

1 Schlauchförmige Drüse .... *tubulöse Drüse*
2 Beerenförmige Drüse .... *azinöse Drüse*
3 Bläschenförmige Drüse .... *alveoläre Drüse*

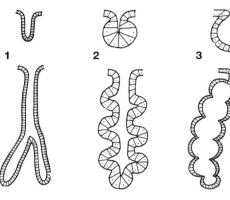

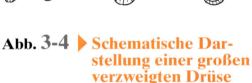

Abb. 3-4 ▶ Schematische Darstellung einer großen verzweigten Drüse

Am Beispiel der Unterkieferdrüse wird der Bau einer großen, verzweigten Drüse veranschaulicht. Als gemischte Drüse produziert die Unterkieferdrüse sowohl seröse (dünnflüssige) als auch muköse (dickflüssige) Sekrete. Hierzu muss die Lichtung der Ausführungsgänge, die muköses Sekret abführen, weiter sein als diejenigen, die seröses transportieren, da sonst das dickflüssige Sekret zu langsam vorankommen würde oder den Ausführungsgang verstopfen könnte. Wie Sie sehen, sitzen am Ende der Drüsenschläuche immer noch einige seröse Zellen. Diese haben die Aufgabe mit ihrem dünnflüssigen Sekret den zähflüssigen Schleim voranzutreiben.

1 Ausführungsgang .... *Ductus excretorius*
2 Sekretrohr .... *Ductus striatus*
3 Schaltstück .... *Ductus intercalatus*
4 Seröse Drüsenzellen .... *Serocyti*
   (dünnflüssiges Sekret bildend)
5 Muköse Drüsenzelle .... *Mucocyti*
   (dickflüssiges Sekret bildend)

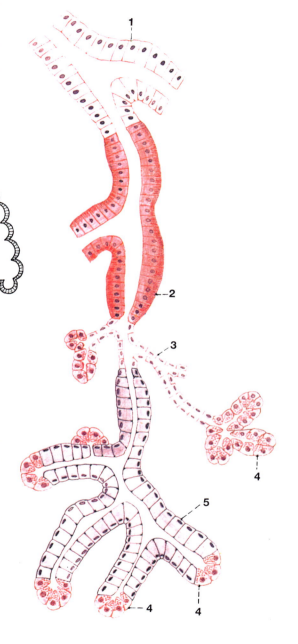

Abb. 3-5 ▶ Sehne

A Sehnenzellen mit drei kollagenen Fasern

Dargestellt ist eine Sehnenzelle inmitten von drei kollagenen Fasern. Sehnen bestehen aus straffem Bindegewebe, in denen die Fasern in Längsrichtung parallel angeordnet sind. Sehnen müssen eine große Zugfestigkeit besitzen, denn sie dienen zur Übertragung der Muskelkraft auf Knochen. Dazu sind die kollagenen Fasern der Sehnen in die kollagenen Fasern der Knochen eingewachsen.

Kollagene Fasern kommen nicht nur in Sehnen vor, sondern auch in Bändern, Knorpeln, Knochen und Zahnbein. Sie bestehen aus „zusammengekitteten", kollagenhaltigen Fibrillen (kollagen: griech. „Leimgeber" aufgrund der früheren Verwendung zur Leimgewinnung).

B Querschnitt durch eine Sehne

Es handelt sich um eine 400-fache Vergrößerung. Zu sehen sind die Bindegewebszellen (Sehnenzellen), die von den von ihnen produzierten Fasern umgeben sind. Innerhalb der einzelnen Fasern (1) sind die einzelnen Fibrillen (3) zu erkennen.

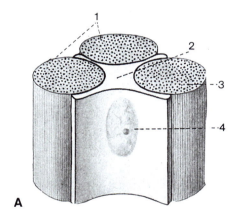

A

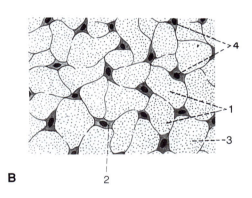

B

1 Kollagene Fasern .... *Fibrae collagenosae*
2 Bindegewebszelle .... *Fibrocytus*
  (hier Sehnenzelle)   *(Tendinocytus)*
3 Fibrille einer kollagenen Faser .... *Fibrae tendineae*
4 Zellkern der Bindegewebszelle .... *Nucleus*

Abb. 3-6 ▶ Rasterelektronenmikroskopische Darstellung des bindegewebigen Gerüsts des Randsinus eines Lymphknotens

Der Randsinus eines Lymphknotens ist das Gebiet unmittelbar unter der Kapsel, die den Lymphknoten umgibt. In den Randsinus münden die ankommenden Lymphgefäße.

Die Abbildungen zeigen das bindegewebige Gerüst des Randsinus eines Lymphknotens. Man sieht Balken (Trabecula) aus zugfestem Bindegewebe, das von der Kapsel ausgehend, in Richtung Inneres des Lymphknotens ein grobes Gerüstwerk bildet. An diesen Balken befindet sich ein feines Netzwerk aus retikulärem Bindegewebe.

A Vergrößerung eines Lymphknotenrandsinus, 670-fach
B Vergrößerung eines Lymphknotenrandsinus, 1450-fach

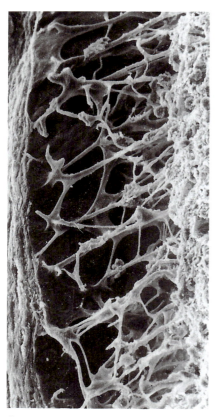

A

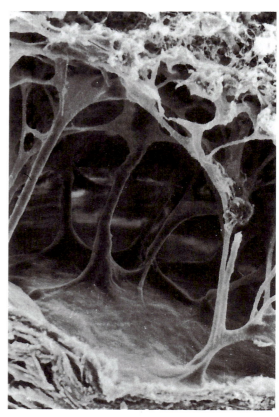

B

Abb. 3-7 ▶ Kollagene Fasern eines hyalinen Gelenkknorpels

Es handelt sich um eine rasterelektronenmikroskopische Aufnahme mit 6000-facher Vergrößerung. Dargestellt ist die Verflechtung kollagener Fasern eines hyalinen Gelenkknorpels.

Bei Arthrose wird die Gelenkoberfläche rau und nachfolgend der Knorpel dünner, bis hin zum völligen Abrieb. Manchmal lösen sich Knorpelteilchen komplett ab und werden zu freien Gelenkkörpern (Gelenkmaus, Arthrolith), die das Gelenk noch weiter schädigen können.

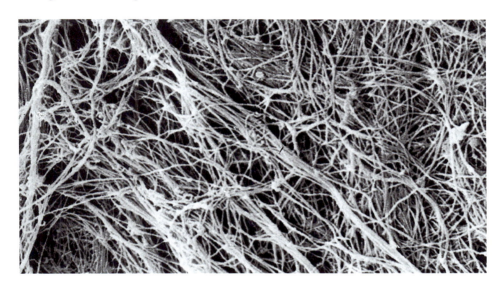

Abb. 3-8 ▶ Fettgewebe

Es handelt sich um eine rasterelektronenmikroskopische Aufnahme mit 400-facher Vergrößerung.

Zu sehen sind große, kugelige Fettzellen, die von feinen Bindegewebsfasern umsponnen sind. Bei den kleinen Kugeln handelt es sich um eine zerplatzte Fettzelle, die sich in viele kleine Fetttröpfchen aufgespalten hat.

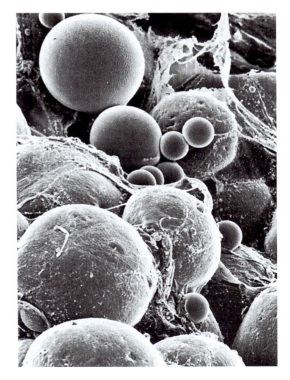

Abb. 3-9 ▶ Längsschnitt durch den rechten Oberarmknochen

Man darf Knochen und Knochengewebe nicht gleichsetzen.

Knochengewebe ist als spezifische Gewebeart ein Verband von Knochenzellen und Zwischenzellsubstanz. Ein **Knochen** hingegen ist ein Organ, das aus verschiedenen Gewebearten besteht. Im Knochen befindet sich außer dem eigentlichen Knochengewebe noch das blutbildende rote bzw. gelbe Knochenmark, Knorpel an den Gelenkenden und in den Wachstumszonen sowie das straffe Bindegewebe der Knochenhaut (Periost) und die Knocheninnenhaut (Endost). Außerdem befinden sich im Knochen Blutgefäße zur Versorgung des Knochens deren Wand aus Endothel, glatter Muskulatur und Bindegewebe besteht. Die Knochenhaut wird von Nervengewebe innerviert.

Ein Knochen ist ein Organ mit einem lebhaften Stoffwechsel. Es finden hier durch Osteoblasten, Osteozyten und Osteoklasten ständig Umbauvorgänge am Knochengewebe statt. Außerdem können Mineralsalze gespeichert und bei Bedarf wieder abgegeben werden.

1 Hyaliner Knorpel der Gelenkfläche .... *Cartilago articularis*
2 Kopf des Oberarmknochens (Epiphyse) .... *Caput humeri*
3 Kompakter Knochen (Kompakta) .... *Substantia compacta*
4 Markhöhle mit gelbem Fettmark .... *Medulla ossium flava*
5 Ellbogengrube .... *Fossa olecrani*
6 Spongiosa mit rotem Knochenmark .... *Substantia spongiosa*
7 Knochenschlagader .... *A. nutricia*
8 Knochenhaut (Periost) .... *Periosteum*

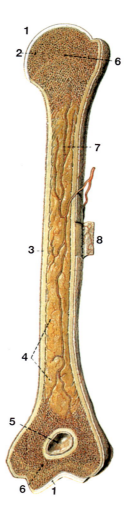

Abb. 3-10 ▶ Frontalschnitt durch den oberen Teil des Oberschenkelknochens

Knochengewebe ist sehr schwer, deshalb muss es im Körper sparsam verwendet werden. Das Ziel beim Aufbau des Knochens ist es, eine maximale Festigkeit bei minimalem Gewicht zu erreichen. Dies gewährleisten die Rindenschicht und die Bälkchenschicht: Infolge dieses Aufbaus machen Knochen nur ungefähr 10% des Körpergewichts aus, während auf die Muskulatur 40% des Körpergewichts entfallen.

Rindenschicht (Kompakta)

Die Kompakta bildet den äußeren Anteil des Knochens. Ihre Dicke hängt von der mechanischen Belastung ab, der sie unterliegt. Wird ein Knochen stärker beansprucht, bildet er sich genau so wie ein Muskel, der trainiert wird, stärker aus. Wird ein Knochen wenig oder gar nicht benutzt, wird er abgebaut. Dies kann man gut beobachten, wenn eine Extremität eingegipst war. In diesen Fällen stellt man nicht nur fest, dass die nicht benutzte Muskulatur sich zurückgebildet hat, sondern auch der Knochen. Normalerweise ist die Kompakta am Knochenschaft einige Millimeter dick.

Im höheren Alter und bei Osteoporose (Knochenschwund) setzen im Knochen vermehrt Abbauvorgänge ein. Die Folge ist, dass der Knochen leichter bricht. Deshalb spielt ein angemessenes Belastungstraining bei der Behandlung der Osteoporose eine wichtige Rolle.

Bälkchenschicht (Spongiosa)

Es sind deutlich die Druck- und Zuglinien zu sehen, nach denen die Bälkchen angeordnet sind. Die Drucklinien bilden sich durch den Druck aus, der aufgrund des Körpergewichts auf den Knochen einwirkt; die Zuglinien dagegen durch Zugwirkung der Muskulatur.

Spongiosa (lat. spongia = Schwamm) kommt in den Gelenkenden und den angrenzenden Teilen des Schaftes vor. Aber sie befindet sich auch in den platten und kurzen Knochen. In die Spongiosa eingelagert ist das rote Knochenmark, in dem die Blutbildung stattfindet.

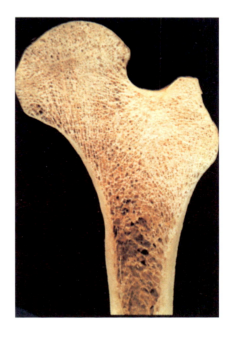

Abb. 3-11 ▶ Schnitt durch ein Hüftgelenk

Zu sehen sind die Druck- und Zuglinien, wie sie sich im Hüftgelenk ausgebildet haben.

Der knorpelige Überzug der Gelenkflächen ist blau dargestellt. Gelb abgebildet sind Bänder, die dem Gelenk Halt und Festigkeit geben und das Gelenk nach außen abschließen. Zu sehen ist, dass der Hüftkopf (2) tief in der Hüftpfanne (1) steckt. Dadurch hat dieses Gelenk eine verhältnismäßig große Stabilität, bei eingeschränkter Beweglichkeit. Diese Gelenkart wird als Nussgelenk bezeichnet. Es handelt sich um eine Sonderform eines Kugelgelenkes.

1 Hüftpfanne .... *Acetabulum*
2 Hüftkopf .... *Caput femoris*
3 Zug- und Drucklinien ....–
4 Knorpeliger Gelenküberzug (blau) ....–
5 Kopfband des Oberschenkelbeins .... *Lig. capitis femoris*
6 Querband der Hüftpfanne .... *Lig. transversum acetabuli*
7 Gelenklippe der Hüftpfanne .... *Labrum acetabulare*
8 Ringzone der Gelenkkapsel .... *Zona orbicularis*

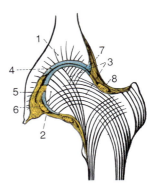

Abb. 3-12 ▶ Epiphysenfuge (Wachstumszone) eines Röhrenknochens

Längenwachstum der Röhrenknochen

Beim Kind liegt zwischen Epi- und Diaphyse die Epiphysenfuge (Wachstumszone). Hier sitzen teilungsaktive Knorpelzellen. Der ständig neu gebildete Knorpel wird fortwährend in Knochengewebe umgewandelt. Die Knochenanlagerung erfolgt hauptsächlich von der Schaftseite aus, da der Knochen an der Epiphysenseite nicht so stark wachsen muss.

Mit Ende des Wachstums wird diese Knorpelzone vollständig durch Knochen ersetzt. Nach dem Verknöchern der Epiphysenfuge ist kein Längenwachstum mehr möglich. Dies ist bei den meisten Röhrenknochen mit dem Ende der Pubertät der Fall. Es gibt allerdings beträchtliche Unterschiede. So verknöchern die ellenbogennahen Epiphysenfugen um das 15. Lebensjahr. Dagegen schließen sich die Epiphysenfugen des Oberschenkelknochens meist erst nach dem 20. Lebensjahr. Bei Männern hört das Längenwachstum ca. mit dem 21., bei Frauen mit dem 19. Lebensjahr auf. Männer sind durchschnittlich 10 bis 15 cm größer als Frauen. Wird durch Knochenbruch die Wachstumszone zerstört, kann der Knochen nicht weiter wachsen. In diesem Fall kann sich eine deutliche Beinlängendifferenz einstellen.

Dickenwachstum der Röhrenknochen

Das Dickenwachstum der Röhrenknochen erfolgt von der Knochenhaut (Periost) aus. Da die Knochenhaut das ganze Leben lang erhalten bleibt, kann auch das Dickenwachstum lebenslang erfolgen. Vom Periost ausgehend wird Knochensubstanz ständig von außen angebaut. Damit nun aber die Rindenschicht nicht immer dicker wird, befinden sich in der Markhöhle der Knocheninnenhaut (Endost) Osteoklasten (Knochenfresszellen), die den Knochen abbauen.

1 Gelenkende .... *Epiphyse*
2 Wachstumszone .... *Epiphysenfuge*
3 Bälkchenschicht .... *Spongiosa*

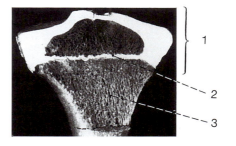

Abb. 3-13 ▶ Disproportionierter Minderwuchs (Chondrodystrophie)

Bei Chondrodystrophie (Achondroplasie) besteht an den Epiphysenfugen ein erblich bedingtes vermindertes Knorpelwachstum, das Breitenwachstum geht aber normal vor sich. Die Folge ist ein *disproportionierter* Minderwuchs, bei dem Arme und Beine im Verhältnis zum Rumpf zu kurz sind. Der Schädel ist groß, bei schmalem Mittelgesicht. Die Endgröße liegt bei Männern meist bei 1,35 m, bei Frauen bei 1,25 m. Die Intelligenzentwicklung ist nicht beeinträchtigt.

Eine weitere mögliche Ursache für Minderwuchs ist ein Mangel an Wachstumshormon (somatotropes Hormon), das die Hypophyse ausscheidet. In diesem Fall liegt ein wohlproportionierter Minderwuchs vor. Ist das Wachstumsdefizit durch eine Schilddrüsenunterfunktion bedingt, besteht meist zusätzlich ein Intelligenzdefekt.

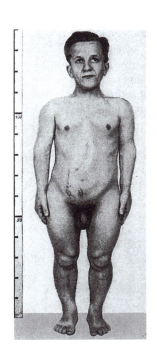

Abb. 3-14 ▶ Schnitt durch das Schädeldach

Auch in den Schädelknochen findet Blutbildung statt. Man sieht in der Abbildung (8-fache Vergrößerung) zwischen der oberen und unteren Rindenschicht, die der Kompakta bei den Röhrenknochen entspricht, eine aufgelockerte Knochenschicht. Dieser aufgelockerte Knochen entspricht beim Röhrenknochen der Spongiosa, unterscheidet sich von dieser jedoch in einigen Punkten und wird deshalb als Diploe bezeichnet. Die Diploe hat im Gegensatz zu der Spongiosa recht massive Knochenbälkchen, aber nur kleine Hohlräume. Andererseits sieht man in der Diploe größere Öffnungen, in denen Blutgefäße verlaufen. Diese Öffnungen kommen in der Spongiosa des Röhrenknochens nicht vor.

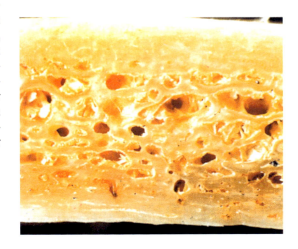

Abb. 3-15 ▶ Schematische Darstellung eines quergestreiften Muskels

Durch die quergestreifte Muskulatur (Skelettmuskulatur) werden die Gelenke bewegt. Der Skelettmuskel ist mit seinem Ursprung (= Teil des Muskels, der der Körpermitte am nächsten liegt) und seinem Ansatz (= Teil, der von der Körpermitte weiter entfernt liegt) mittels zugfester Fasern mit dem Knochen verwachsen.

Man muss zwischen Muskelgewebe und Muskel unterscheiden. **Muskelgewebe** ist eine Gewebeart, die in hohem Maße die Eigenschaft der Kontraktilität (Zusammenziehung) besitzt. Der **Muskel** dagegen ist ein Organ, das aus verschiedenen Gewebearten besteht: aus Muskelgewebe, Bindegewebe und Nervengewebe.

– **Muskelgewebe**
  Es stellt den Hauptanteil des Muskels dar.
– **Zugfestes Bindegewebe**
  Es bildet die Ursprungs- und Ansatzsehne des Muskels. Die den Muskel umgebende Faszie aus straffem Bindegewebe gibt dem Muskel Halt und gewährleistet seine Verschieblichkeit gegenüber der Umgebung.
– **Lockeres Bindegewebe**
  Es ist als Verschiebeschicht zwischen die einzelnen Muskelfasern eingelagert.
– **Blutgefäße**
  Sie laufen in der Verschiebeschicht des Bindegewebes und versorgen die Muskelzellen. Ihre Wand ist aus Epithel-, Muskel- und Bindegewebe aufgebaut.
– **Nervenfasern**
  Sie leiten die elektrischen Impulse vom Zentralnervensystem zur Muskelzelle hin bzw. weg.

Ein Muskel besteht aus zahlreichen Muskelfaserbündeln, diese wiederum aus Muskelfasern, wobei eine ganze Muskelfaser einer Muskelzelle entspricht, denn Muskelzellen können bis zu 0,1 mm dick und bis zu 20 cm lang werden! In den Muskelzellen kommen Mitochondrien, randständige Muskelfaserzellkerne und so genannte Myofibrillen vor. Myofibrillen bestehen aus Aktin- und Myosinfilamenten, die letztendlich durch ihr Ineinanderziehen die Verkürzung des Muskels bewirken (siehe Abb. 3-17).

1 Gruppe von Muskelfaserbündeln, die von Bindegewebe umhüllt sind .... *Epimysium*
2 Sehnenfasern .... *Fibrae tendineae*
3 Übergang der Muskelfasern in Sehnenfasern .... *Junctio myotendinea*
4 Einzelnes Muskelfaserbündel, das von Bindegewebe umhüllt ist .... *Perimysium*
5 Muskelfaszie .... *Fascia*

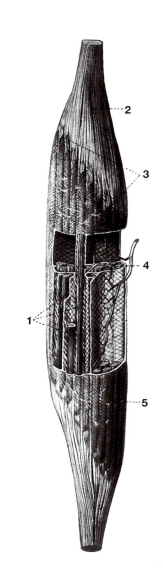

Abb. 3-16 ▶ Quergestreifte Muskulatur

Beim Muskelgewebe werden zwei Hauptgruppen unterschieden: die glatte und die quergestreifte Muskulatur. Die quergestreifte Muskulatur ist dem bewussten Willen unterworfen, kann schnell arbeiten und ist an keinen bestimmten Rhythmus gebunden. Der Impuls zur Kontraktion stammt aus der Großhirnrinde.

Bei dem quergestreiften Muskelgewebe kann man unter dem Mikroskop eine Querstreifung erkennen – in der vorliegenden Abbildung in 700-facher Vergrößerung – weil die Aktin- und Myosinfilamente hier in regelmäßigen Abschnitten angeordnet sind. Man sieht, dass die Zellkerne (1) am Rand der langen Fasern liegen.

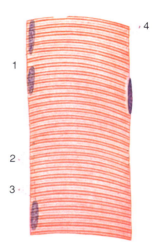

1 Zellkerne .... *Nuclei*
2 Stark lichtbrechende Streifen .... *Stria A*
   (A-Streifen)
3 Schwach lichtbrechende Streifen .... *Stria I*
   (I-Streifen)
4 Zwischenstreifen (Z-Streifen) .... *Linea Z*

Abb. 3-17 ▶ Schematische Darstellung der Myofibrillen

In den Muskelzellen (Muskelfasern) liegen die Myofibrillen. Die Myofibrillen bestehen aus Aktin- und Myosinfilamenten.

Die Abbildung zeigt mit einem dünn gezeichneten Strich die Aktinfilamente, mit einem dick gezeichneten die Myosinfilamente. Die Verkürzung des Muskels kommt dadurch zustande, dass die Aktinfilamente zwischen die Myosinfilamente gezogen werden.

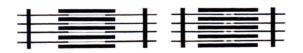

Abb. 3-18 ▶ Herzmuskulatur

Die Herzmuskulatur nimmt eine Zwischenstellung zwischen der glatten und der quergestreiften Muskulatur ein. Sie arbeitet unwillkürlich, autonom, rhythmisch und schnell. Ihre Autonomie wird allerdings durch das vegetative Nervensystem mittels Sympathikus und Parasympathikus beeinflusst.

Unter dem Mikroskop ist eine Querstreifung – in der vorliegenden Abbildung in 400-facher Vergrößerung – zu erkennen. Die Herzmuskelzelle hat einen einzigen Kern, der in der Zellmitte liegt. Die Zellgrenzen sind durch Glanzstreifen markiert, die die Aufgabe haben, den Zellkontakt und die Erregungsleitung zu verbessern.

1 Herzmuskelzelle .... *Myocytus cardiacus*
2 Glanzstreifen .... *Disci intercalares*
3 Verbindungen zwischen den Muskelfasern .... *Nexus*
4 Bindegewebe .... *Textus connectivus*
5 Gefäße .... *Vasa*

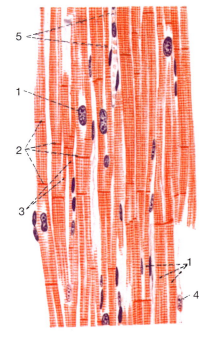

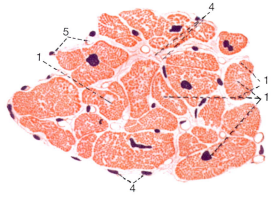

Abb. 3-19 ▶ Muskelspindel

In jedem Skelettmuskel kommen Muskelfasern vor, die dünner und kürzer sind als die übrigen Muskelfasern. Von diesen besonderen Muskelfasern liegen meist zwei bis zehn Fasern zusammen, die von einer bindegewebigen Membran umhüllt sind. Aufgrund seiner Form wird dieses Gebilde Muskelspindel genannt.

Diese Muskelspindeln sind Dehnungsrezeptoren, die dem Zentralnervensystem die Spannung der einzelnen Fasern melden, indem sensible Nerven (4) an diesen spezialisierten Muskelfasern den Dehnungszustand der Fasern registrieren und an das Zentralnervensystem weiterleiten. Außer diesen sensiblen Nervenfasern enden an den oberen und unteren Polen der Muskelspindel noch motorische Nervenfasern (1). Diese stellen die Spannung der Fasern ein. Somit misst die Muskelspindel den Muskeltonus (Muskelspannung) und stellt ihn ein.

Findet nun eine Dehnung des Muskels statt, beispielsweise durch Beklopfen der Sehne mit dem Reflexhammer, wird dies sofort von der Muskelspindel über die sensiblen Nervenfasern an das Rückenmark gemeldet. Da aber der Muskel vor übermäßiger Dehnung geschützt werden muss, kommt es aufgrund eines Reflexes zum sofortigen Zusammenziehen. Dieser Befehl zum Zusammenziehen stammt aus dem Rückenmark und zieht über die motorischen Nervenfasern zur motorischen Endplatte zur Muskelzelle.

Besteht nur ein geringer Muskeltonus also eine geringe Muskelspannung, kann ein Reflex nur durch eine kräftige Dehnung des Muskels ausgelöst werden, bei einem hohem Muskeltonus hingegen genügen bereits geringe Dehnungsreize, um den Muskelreflex auszulösen.

Muskelspindeln findet man in allen Skelettmuskeln. Sie kommen besonders zahlreich in Muskeln vor, die feine Bewegungen ausführen, also beispielsweise in den Händen. In der glatten Muskulatur fehlen sie, da diese nicht willkürlich innerviert wird.

1 Motorische Nervenendung der Muskelspindel
2 Sensible Nervenendung der Muskelspindel
3 Bindegewebige Kapsel der Muskelspindel
4 Sensible Nervenfaser, die zum Rückenmark zieht.
5 Motorische Nervenfaser, die vom Rückenmark kommt.

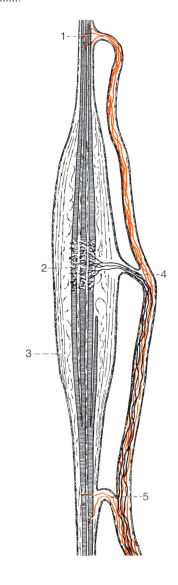

Abb. 3-20 ▶ Querschnitt durch einen Nerv

Es handelt sich um den Ausschnitt eines mikroskopischen Bildes mit 35-facher Vergrößerung. Nervenfasern und Blutgefäße sind gelb dargestellt, das Bindegewebe rot.

Auch hier gilt es zwischen Nerv und Nervengewebe zu unterscheiden. Ein Nerv ist ein Organ, das im Wesentlichen aus Nervengewebe und Bindegewebe aufgebaut ist. Ein Nerv besteht aus einzelnen Nervenfasern, die von lockerem Bindegewebe umgeben sind. Mehrere Nervenfaser sind zu Nervenbündeln zusammengefasst, die von straffem Bindegewebe umhüllt sind. Mehrere Nervenfaserbündel bilden den Nerv, der als Ganzes in einer bindegewebigen Scheide steckt. Letztere hat die Aufgabe, den Nerv gegen die Umgebung abzugrenzen und ihn gleichzeitig in der Umgebung zu befestigen.

Ein Nerv ist also ähnlich aufgebaut wie ein Muskel, in dem auch einzelne Muskelfasern zu Muskelfaserbündeln zusammengefasst werden. Die einzelnen Muskelfaserbündel bilden den Muskel, der in einer bindegewebigen Faszie steckt. Die einzelnen Muskelfasern und die Muskelfaserbündel sind gegeneinander durch Bindegewebe abgegrenzt (s. Abb. 3-15).

1 Bündel von
  Nervenfasern .... *Neurofibrae*
2 Bindegewebige Scheide .... *Epineurium*
3 Straffes Bindegewebe, das ein
  Nervenbündel umgibt .... *Perineurium*
4 Blutgefäß .... *Vas*

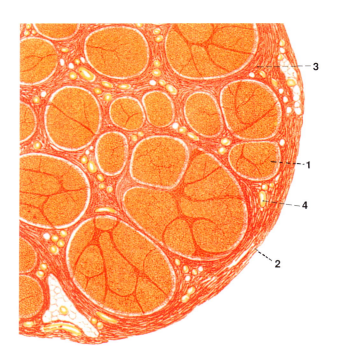

Abb. 3-21 ▶ Markhaltiger Nervenzellfortsatz

Bei markhaltigen (myelinisierten) Nervenfasern ist die Schwann-Zelle spiralig um das Axon gewickelt (siehe Abb). Diese Markscheide (Myelinscheide), eine Fett-Eiweiß-Hülle, isoliert die Nervenfasern und gewährleistet die im Vergleich zu marklosen Fasern wesentlich höhere Leitungsgeschwindigkeit. Markhaltige Nervenfasern kommen deshalb bei den peripheren Nerven vor, da es hier in Gefahrenmomenten entscheidend auf eine schnelle Erregungsleitung ankommt. Im Gegensatz dazu sind Nervenfasern des Zentralnervensystem und Nervenfasern, die zu inneren Organen ziehen, meist marklos (siehe Abb. 3-22), da es hier nicht so sehr auf Schnelligkeit ankommt. Gehen im Verlauf von bestimmten Erkrankungen Markscheiden zugrunde, beispielsweise bei Multipler Sklerose, so wird die Erregungsleitung der Nervenfasern beeinträchtigt, auch wenn die Nervenzellen selbst noch intakt sind.

Die Markscheide umgibt das Axon nicht gleichmäßig, sondern sie reicht nur so weit wie die einzelne Schwann-Zelle. Nach einer kurzen Unterbrechung (Ranvier-Schnürring) beginnt die Markscheide der nächsten Schwann-Zelle.

Die Ranvier-Schnürringe haben die Aufgabe der „saltorischen Erregungsleitung". Das heißt, dass die elektrische Erregung von Schnürring zu Schnürring springt. Dadurch pflanzt sich die elektrische Erregung sehr viel schneller fort als bei marklosen Fasern, bei denen die Erregung kontinuierlich am Axon entlang läuft.

1 Ranvier-Schnürring .... *Nodus neurofibrae*
2 Zellkern der
  Schwann-Zelle .... *Nucleus Neurolemmocytus*
3 Axon .... *Neurit*
4 Zellmembran der Schwann-Zelle .... *Neurolemma*
5 Zellleib der Schwann-Zelle .... *Lamella myelini*

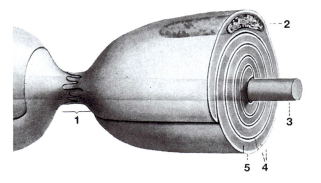

Abb. 3-22 ▶ Marklose Nervenfasern

Bei marklosen Nervenfasern sind mehrere Axone (bzw. Dendriten) (1) in den Zellleib einer Mantelzelle eingebettet. Marklose Nervenfasern kommen vor allem im vegetativen Nervensystem vor. Sie haben eine langsamere Erregungsleitung als markhaltige Nervenfasern, da hier die Erregung nicht wie bei den markhaltigen Nervenfasern von Ranvier-Schnürring zu Ranvier-Schnürring springt (Abb. 3-21).

1   Axon (Neurit)
2   Zellmembran der Mantelzelle
3   Zellleib der Mantelzelle
4   Zellkern der Mantelzelle
5   Raues endoplasmatisches Retikulum
6   Mitochondrium

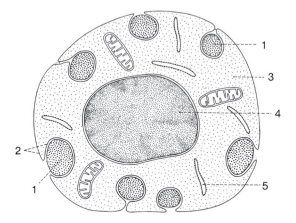

Abb. 3-23 ▶ Nervenzellen mit Gliazellen

Die Nervenzellen des Zentralnervensystems sind von Gliazellen (Neuroglia) umgeben. Diese füllen die Räume zwischen den Nervenzellen und den Blutgefäßen aus. Sie haben Stütz-, Nähr- und Phagozytoseaufgaben. Zu den Gliazellen gehören die Schwann-Zellen, die Mantelzellen, aber auch Abwehrzellen wie die Hortega-Zellen und die Astrozyten. Es handelt sich um eine Art „Nervenbindegewebe", also um Nervenzellen, die sich für typische „Bindegewebsaufgaben" ausdifferenziert haben. Im Gegensatz zu den Nervenzellen behalten Gliazellen während des gesamten Lebens ihre Teilungsfähigkeit.

Das Bild zeigt Nervenzellen aus einem Spinalganglion, die von Gliazellen umgeben sind.

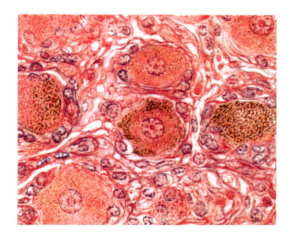

Abb. 3-24 ▶ Schematischer Schnitt durch eine motorische Endplatte

Vom Zentralnervensystem ziehen motorische Nervenfasern zu den Skelettmuskeln, die Impulse bringen, wenn sich der Muskel zusammenziehen soll. Eine solche motorische Nervenfaser muss zu jeder Muskelfaser ziehen, damit sie zur Kontraktion veranlasst werden kann. Die Kontaktstelle zwischen Nervenfaser und Muskelzelle ist die motorische Endplatte. Sie besitzt alle typischen Kennzeichen einer Synapse wie präsynaptischer Teil mit synaptischen Bläschen, synaptischer Spalt und postsynaptischer Teil. Die elektrische Erregung läuft die Nervenfaser (1) entlang. Kommt sie bei der präsynaptischen Membran (7) an, so veranlasst sie die Abgabe einer Übertragersubstanz (Acetylcholin) in den synaptischen Spalt (5). Dieser Übertragerstoff veranlasst den Muskel sich zusammenzuziehen.

1 Motorische Nervenfaser
2 Markscheide der motorischen Nervenfaser
3 Präsynaptischer Teil (Endknöpfchen)
4 Synaptische Bläschen, die einen Überträgerstoff enthalten
5 Synaptischer Spalt
6 Skelettmuskelfaser
7 präsynaptische Membran
8 postsynaptische Membran

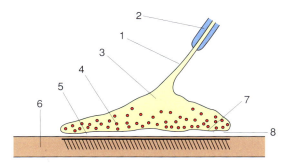

4 Der Bewegungsapparat

Abb. 4-1 ▶ Achsen- und Anhangskelett

Zum Achsenskelett gehören die Knochen von Kopf, Hals und Stamm, zum Anhangskelett die der oberen und unteren Extremitäten. Das Skelett ermöglicht die Bewegungen des Körpers, da es den Muskeln als Ansatzpunkt dient. Es hat auch Stütz- sowie Schutzfunktion, indem es lebenswichtige Organe wie Gehirn, Lungen, Herz, Nieren und das Rückenmark schützt. Es fungiert auch als Speicher für Mineralsalze. Im roten Knochenmark werden die Blutzellen gebildet.

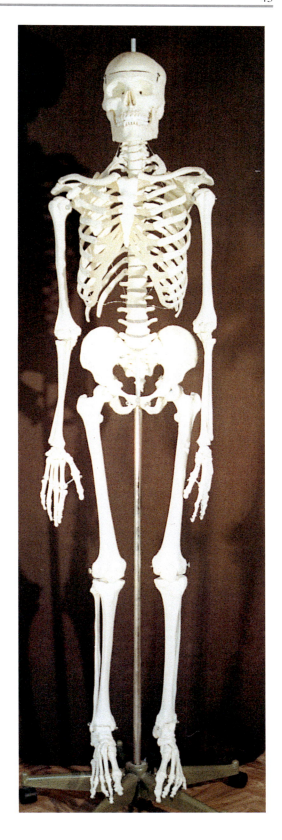

Abb. 4-2 ▶ Schädel von vorne

1 Stirnbein .... *Os frontale*
2 Scheitelbein .... *Os parietale*
3 Schläfenbein .... *Os temporale*
4 Keilbein, großer Flügel .... *Os sphenoidale, Ala major*
5 Keilbein, kleiner Flügel .... *Os sphenoidale, Ala minor*
6 Nasenbein .... *Os nasale*
7 Siebbein .... *Os ethmoidale*
8 Tränenbein .... *Os lacrimale*
9 Jochbein .... *Os zygomaticum*
10 Oberkiefer .... *Maxilla*
11 Unterkiefer .... *Mandibula*
12 Nasenscheidewand .... *Septum nasi*
13 Untere Nasenmuschel .... *Concha nasalis inferior*
14 Mittlere Nasenmuschel .... *Concha nasalis media*
15 Kranznaht .... *Sutura coronalis*
16 Sehnervenkanal .... *Canalis opticus*
17 Obere Augenhöhlenspalte .... *Fissura orbitalis superior*
18 Untere Augenhöhlenspalte .... *Fissura orbitalis inferior*

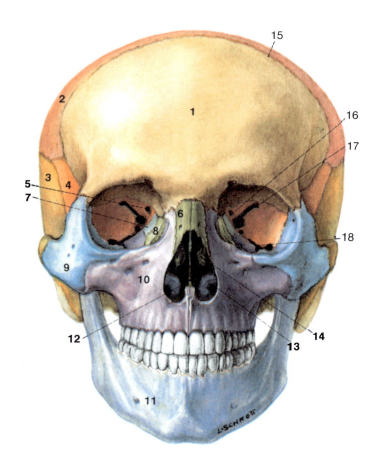

Abb. 4-3 ▶ Schädel von der Seite

1 Stirnbein .... *Os frontale*
2 Scheitelbein .... *Os parietale*
3 Schläfenbein .... *Os temporale*
4 Keilbein, großer Flügel .... *Os sphenoidale, Ala major*
5 Hinterhauptbein .... *Os occipitale*
6 Nasenbein .... *Os nasale*
7 Siebbein .... *Os ethmoidale*
8 Tränenbein .... *Os lacrimale*
9 Jochbein .... *Os zygomaticum*
10 Oberkiefer .... *Maxilla*
11 Unterkiefer .... *Mandibula*
12 Äußerer Gehörgang .... *Meatus acusticus externus*
13 Warzenfortsatz .... *Processus mastoideus*
14 Unterkieferkopf .... *Caput mandibulae*
15 Jochbogen .... *Arcus zygomaticus*
16 Griffelfortsatz des Schläfenbeins .... *Processus styloideus*
17 Kronenfortsatz des Unterkiefers .... *Processus coronoideus mandibulae*
18 Kranznaht .... *Sutura coronalis*
19 Lambdanaht .... *Sutura lambdoidea*

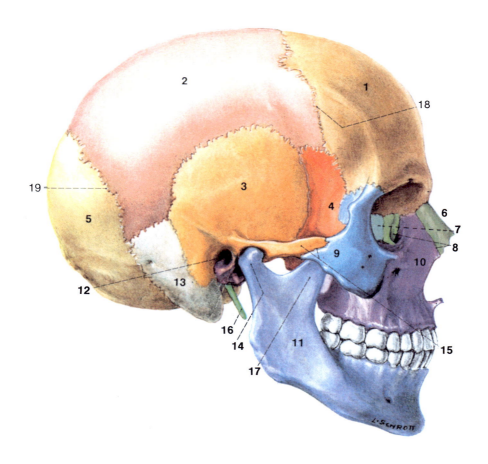

Abb. 4-4 ▶ Medianschnitt durch den Schädel

Der Schnitt wurde etwas rechts der Körpermittelebene ausgeführt, um die Nasenscheidewand zu erhalten.

1 Stirnbein .... *Os frontale*
2 Scheitelbein .... *Os parietale*
3 Schläfenbein .... *Os temporale*
4 Keilbein .... *Os sphenoidale*
  (Großer Flügel) .... *(Ala major)*
5 Keilbein .... *Os sphenoidale*
  (Kleiner Flügel) .... *(Ala minor)*
6 Stirnhöhle .... *Sinus frontalis*
7 Nasenbein .... *Os nasale*
8 Siebbein .... *Os ethmoidale*
9 Untere Nasenmuschel .... *Concha nasalis inferior*
10 Pflugscharbein .... *Vomer*
11 Oberkiefer .... *Maxilla*
12 Unterkiefer .... *Mandibula*
13 Türkensattel .... *Sella turcica*
14 Keilbeinhöhle .... *Sinus sphenoidalis*
15 Lambdanaht .... *Sutura lambdoidea*
16 Innerer Gehörgang .... *Meatus acusticus internus*
17 Felsenbein .... *Pars petrosa*
18 Hinterhauptbein .... *Os occipitale*

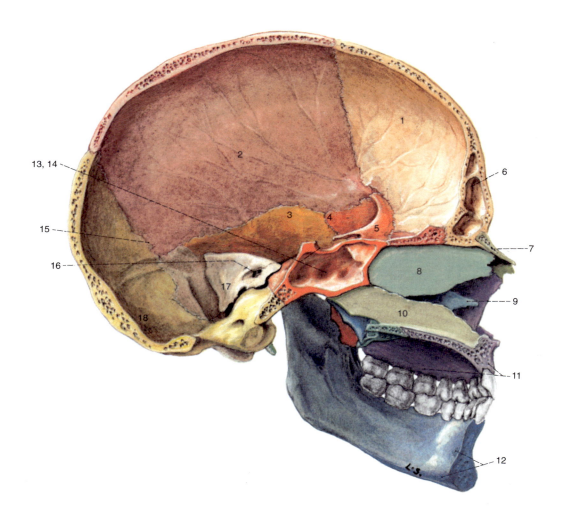

Abb. 4-5 ▶ Schädel eines Erwachsenen von oben

1 Stirnbein .... *Os frontale*
2 Scheitelbein .... *Os parietale*
3 Kranznaht .... *Sutura coronalis*
4 Pfeilnaht .... *Sutura sagittalis*
5 Lambdanaht .... *Sutura lambdoidea*
6 Hinterhauptbein .... *Os occipitale*
7 Nasenbein .... *Os nasale*
8 Scheitelbeinloch (für Vene) .... *Foramen parietale*
9 Jochbein .... *Os zygomaticum*

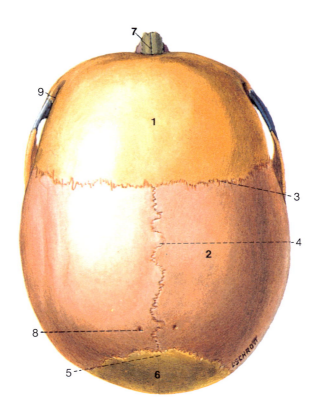

Abb. 4-6 ▶ Fontanellen des Neugeborenen

Als Fontanellen bezeichnet man Knochenlücken im Schädeldach des Neugeborenen. Sie liegen dort, wo größere Schädelnähte aufeinandertreffen. Da sie nur durch Bindegewebe verschlossen sind, lassen sich die Pulsationen der Arterien an rhythmischen Vorwölbungen der Fontanellen erkennen. Die großen Fontanellen schließen sich meist im zweiten Lebensjahr, die kleinen im zweiten bis dritten Lebensmonat. Der Verschluss erfolgt durch desmale Ossifikation, durch eine bindegewebige Verknöcherung, bei der Bindegewebe direkt in Knochengewebe umgewandelt wird.

A Ansicht von kranial
B Ansicht von links

1 Vordere große Fontanelle (Fonticulus anterior)
Sie liegt zwischen den Scheitelbeinen und dem Stirnbein.

2 Hintere kleine Fontanelle (Fonticulus posterior)
Sie liegt zwischen den Scheitelbeinen und dem Hinterhauptbein.

3 Vordere Seitenfontanelle (Fonticulus anterolateralis, F. sphenoidalis)
Sie liegt zwischen Stirnbein, Scheitelbein, Keilbein und Schläfenbein.

4 Hintere Seitenfontanelle (Fonticulus posterolateralis, F. mastoideus)
Sie liegt zwischen Scheitelbein, Hinterhauptbein und Warzenfortsatz.

5 Stirnbein	*Os frontale*
6 Scheitelbein	*Os parietale*
7 Schläfenbein	*Os temporale*
8 Keilbein	*Os sphenoidale*
9 Hinterhauptbein	*Os occipitale*
10 Jochbein	*Os zygomaticum*
11 Pfeilnaht	*Sutura sagittalis*
12 Kranznaht	*Sutura coronalis*
13 Lambdanaht	*Sutura lambdoidea*

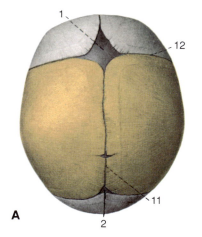
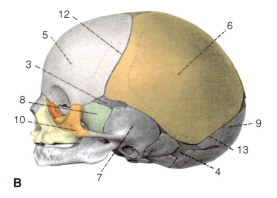

Abb. 4-7 ▶ Schädelvergleich

Dargestellt sind der Schädel eines Neugeborenen und eines Erwachsenen. Ober- und Unterkiefer wurden schwarz dargestellt. Da das Neugeborene nur flüssige Nahrung aufnimmt, ist der Kiefer noch nicht so stark entwickelt, er bildet sich erst mit der Aufnahme fester Nahrung kräftiger aus. Dagegen nimmt der Hirnschädel einen proportional großen Anteil des Kopfes ein. Bereits mit dem dritten Lebensjahr erreicht das Gehirn seine Endgröße, da das Kleinkind ein voll funktionstüchtiges Gehirn benötigt, um seinen zahlreichen Lernaufgaben nachkommen zu können.

Somit beruht die Größe des kindlichen Kopfes in erster Linie auf der Größe des Hirnschädels und nicht auf der Größe des Gesichtsschädels. Konrad Lorenz hat entdeckt, dass durch diese Proportionen („Kindchenschema") beim Menschen ein instinktives Verhalten von Hilfsbereitschaft und Zuwendung ausgelöst wird.

A Schädel eines Neugeborenen
B Schädel eines Erwachsenen

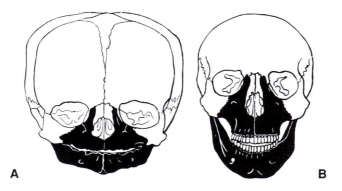

Abb. 4-8 ▸ Wirbelsäule von links

Zu sehen ist die Doppel-S-Form bzw. Schlangenlinienform der Wirbelsäule. Die Masse der Wirbelsäule nimmt von der Hals- über die Brust- zur Lendenwirbelsäule an Größe zu, da die Wirbelsäule absteigend einer erhöhten Druckbelastung ausgesetzt ist.

Beachten Sie den Knick zwischen Lendenwirbelsäule und Kreuzbein, der als Promontorium bezeichnet wird.

Je nach Richtung der Krümmung unterscheidet man:

Lordose: physiologisch an Hals- und Lendenwirbelsäule, eine nach vorn gerichtete Krümmung.

Kyphose: physiologisch an Brustwirbelsäule und Kreuzbein, eine nach hinten gerichtete Krümmung.

Skoliose: eine seitliche Verbiegung der Wirbelsäule, bei der es zur Drehung einzelner Wirbelkörper kommt und zur Versteifung im betroffenen Abschnitt. Eine Skoliose ist pathologisch.

1 Halswirbelsäule .... *(Vertebrae cervicales)*
2 Brustwirbelsäule .... *(Vertebrae thoracicae)*
3 Lendenwirbelsäule .... *(Vertebrae lumbales)*
4 Zwischenwirbelscheibe .... *Discus intervertebralis*
5 Kreuzbein .... *Os sacrum*
6 Steißbeinwirbel .... *Os coccygis*
7 Zwischenwirbellöcher .... *Foramina intervertebralia*

Abb. 4-9 ▸ Zwischenwirbelscheibe aus dem Lendenbereich

An der Zwischenwirbelscheibe (Bandscheibe, Discus intervertebralis) kann man zwei Anteile unterscheiden: einen inneren Gallertkern und einen äußeren Ring aus Faserknorpel. Die Ernährung der Bandscheibe erfolgt durch Diffusion, da Knorpel gefäßfrei ist. Da der Knorpel keine eigenen Blutgefäße hat, besitzt er keine gute Regenerationsfähigkeit.

Die Zwischenwirbelscheiben gewährleisten ein hohes Maß an Beweglichkeit und fungieren als elastischer Puffer. Dies ist vor allem für den Kopf wichtig, da so eine Erschütterung des empfindlichen Gehirns verhindert wird.

1 Innerer Gallertkern .... *Nucleus pulposus*
2 Äußerer Faserring .... *Anulus fibrosus*

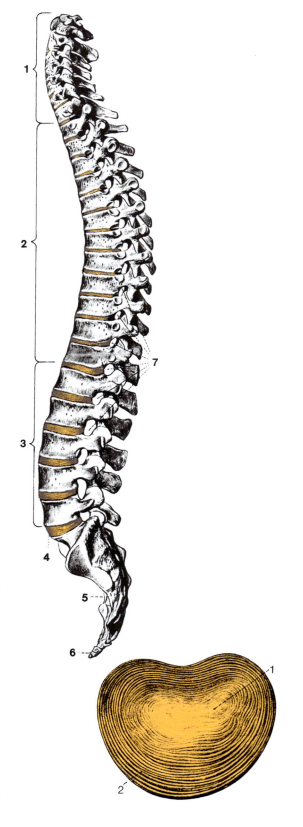

Abb. 4-10 ▶ Vergleich eines Hals-, Brust- und Lendenwirbels

Beachten Sie die Größenzunahme der Wirbelkörper von den Halswirbeln über die Brustwirbel zu den Lendenwirbeln. Dagegen nimmt der Wirbelkanal von den Halswirbeln über die Brustwirbel zu den Lendenwirbeln ab.

Eine Besonderheit der **Halswirbel** sind neben dem kleinen Wirbelkörper und dem großen Wirbelloch der gespaltene Dornfortsatz und die Löcher in den Querfortsätzen, die der Wirbelschlagader und -vene (Arteria et Vena vertebralis) als Durchtrittsstelle dienen.

Bei den **Brustwirbeln** sind die kräftigen Querfortsätze zu sehen, die den Rippen als Stützen dienen. Erkennbar sind auch Gelenkflächen für die Rippen an dem Querfortsatz (8) und am Wirbelkörper (9).

Bei den **Lendenwirbeln** ist der Wirbelkörper am größten, das Wirbelloch am kleinsten, da im unteren Abschnitt bereits alle in Hals, Arme und Brustbereich ziehenden Nerven ausgetreten sind.

A Fünfter Halswirbel, Ansicht von kranial
B Sechster Brustwirbel, Ansicht von kranial
C Dritter Lendenwirbel, Ansicht von kranial

1 Wirbelkörper .... *Corpus vertebrae*
2 Wirbelbogen .... *Arcus vertebrae*
3 Wirbelloch .... *Foramen vertebrale*
4 Dornfortsatz .... *Processus spinosus*
5 Querfortsatz .... *Processus transversus*
6 Querfortsatzloch des Halswirbels .... *Foramen processus transversi*
7 Oberer Gelenkfortsatz .... *Processus articularis superior*
8 Gelenkfläche für die Rippe am Querfortsatz .... *Fovea costalis processus transversi*
9 Gelenkfläche für die Rippe am Wirbelkörper .... *Fovea costalis superior*
10 Unterer Gelenkfortsatz .... *Processus articularis inferior*
11 Querfortsatz des Lendenwirbels .... *Processus transversus*
12 Randleiste .... *Apohysiss anularis*

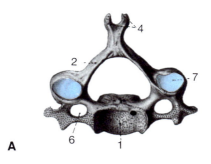

A

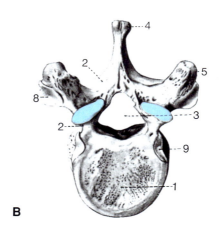

B

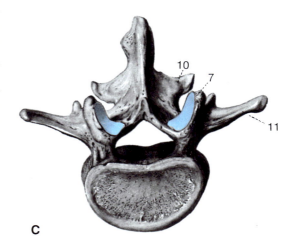

C

Abb. 4-11 ▶ Auffinden der Dornfortsätze

Obwohl die Dornfortsätze die Haut vorwölben, ist es nicht ganz leicht sie aufzufinden. Am besten beginnt man an den nachfolgend aufgelisteten Dornfortsätzen, von denen aus man sich zählend weiter nach oben und unten tastet. Am einfachsten aufzufinden sind der siebte Halswirbel, der dritte Brustwirbel und der vierte Lendenwirbel.

Zweiter Halswirbel (Axis, C_2)

Um den zweiten Halswirbel aufzufinden, neigt der Patient den Kopf leicht nach vorne. Nun tastet man vom Hinterhaupt ausgehend auf der Wirbelsäule nach unten und erfühlt so den zweiten Halswirbel (Axis), denn der erste Halswirbel (Atlas) hat keinen Dornfortsatz, sondern nur einen Höcker (Tuberculum posterius).

Siebter Halswirbel (Prominens, C_7)

Der Patient lässt den Kopf nach vorne fallen. Dabei tritt der Prominens meist stark sicht- und tastbar hervor.

Dritter Brustwirbel (Th_3)

Der Dornfortsatz des dritten Brustwirbels liegt ungefähr auf der Verbindungslinie der beiden Schulterblattgräten. Es ist darauf zu achten, dass der Patient die Arme locker herabhängen lässt.

Siebter Brustwirbel (Th_7)

Der Dornfortsatz des siebten Brustwirbels liegt auf der Verbindungslinie der unteren Schulterblattspitzen.

Zwölfter Brustwirbel (Th_{12})

Der Dornfortsatz des zwölften Brustwirbels liegt auf der Höhe des Ansatzes der letzten Rippe.

Vierter Lendenwirbel (L_4)

Der Dornfortsatz des vierten Lendenwirbels liegt auf der Verbindungslinie der höchsten Punkte der Darmbeinkämme.

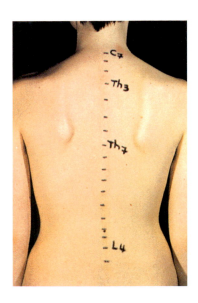

Abb. 4-12 ▶ Sechster Brustwirbel von links

Beim Abtasten der Dornfortsätze muss vor allem im oberen Brustbereich beachtet werden, dass hier die Dornfortsätze schräg abwärts verlaufen. So liegen also ventral des hier abgebildeten sechsten Brustwirbeldornfortsatzes der siebte Brustwirbelkörper und die siebten Querfortsätze. Die Dornfortsätze der achten bis zwölften Brustwirbel richten sich dann allmählich wieder waagerechter aus (siehe hierzu auch Abb. 4-8).

1 Wirbelkörper .... *Corpus vertebrae*
2 Oberer Gelenkfortsatz .... *Processus articularis superior*
3 Querfortsatz .... *Processus transversus*
4 Gelenkfläche für die Rippe   *Fovea costalis*
   am Querfortsatz .... *processus transversi*
5 Dornfortsatz .... *Processus spinosus*
6 Unterer Gelenkfortsatz .... *Processus articularis inferior*
7 Unterer Wirbeleinschnitt .... *Incisura vertebralis inferior*

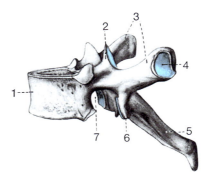

Abb. 4-13 ▶ Skelett des Oberkörpers

Die echten Rippen sind direkt mit dem Brustbein und der Wirbelsäule, die falschen Rippen nur mit der Wirbelsäule verbunden, denn sie bilden nach vorne den Rippenbogen. Jede Rippe besteht aus einem knöchernen und einem knorpeligen (blau dargestellt) Anteil.

Will man die Rippen oder die Rippenzwischenräume (Interkostalräume) abzählen, beginnt man am Brustbeinwinkel mit der zweiten Rippe, da die erste Rippe weitgehend vom Schlüsselbein überlagert wird. Das weitere Abzählen bis zur sechsten oder siebten Rippe bereitet dann keine Schwierigkeiten mehr. Die unteren Rippen werden am besten von der zwölften Rippe ausgehend abgezählt. Meist kann das freie Ende der Rippe in der hinteren Achsellinie am Unterrand des Brustkorbes getastet werden.

Die zwölfte Rippe kann allerdings bei manchen Patienten nur als kurzer Stummel zu fühlen sein, manchmal ist die zwölfte Rippe aber auch fast ebenso lang wie die elfte. Zu beachten ist außerdem, dass bei manchen Patienten auch die zehnte Rippe frei endet.

1 Knöcherner Anteil der Rippe .... *Os costale*
2 Knorpeliger Anteil der Rippe ...... *Cartilago costalis*
3 Handgriff des Brustbeins .... *Manubrium sterni*
4 Körper des Brustbeins .... *Corpus sterni*
5 Schwertfortsatz des Brustbeins .... *Processus xiphoideus*
6 Schlüsselbein .... *Clavicula*
7 Schulterblatt .... *Scapula*
8 Schulterhöhe .... *Acromion*
9 Rabenschnabelfortsatz .... *Processus coracoideus*
10 Pfanne des Schultergelenkes ...... *Cavitas glenoidalis*

Skelett des Oberkörpers

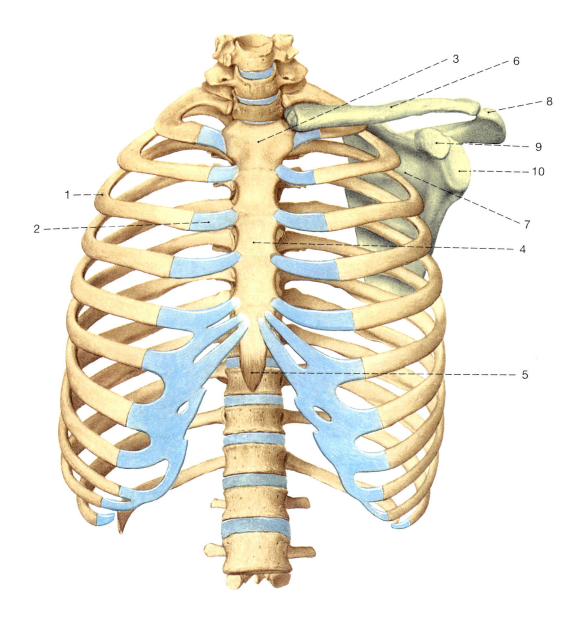

Abb. 4-14 ▶ Wirbel-Rippen-Gelenk

Die Rippen sind mit den Brustwirbeln an zwei Stellen gelenkig miteinander verbunden. Der Rippenkopf mit dem Wirbelkörper und das Rippenhöckerchen mit dem Querfortsatz. Eine Ausnahme bilden nur der 11. und 12. Brustwirbel, die nur am Wirbelkörper Gelenkflächen besitzen.

Die Rippenkopfgelenke sind Kugelgelenke, die aus Kopf und Pfanne bestehen; die Rippen-Querfortsatz-Gelenke sind Radgelenke.

1 Rippenhöckerchen .... *Tuberculum costae*
2 Rippenhals .... *Collum costae*
3 Rippenkopf .... *Caput costae*

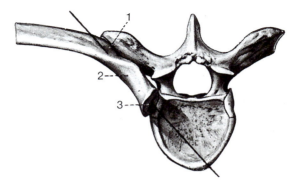

Abb. 4-15 ▶ Schlüsselbeinbruch

Das Schlüsselbein gehört mit der Speiche des Unterarmes zu den Knochen des Körpers, die am häufigsten brechen. Das hängt damit zusammen, dass bei einem Sturz nach vorne, bei dem die Arme vorgestreckt werden, um den Fall aufzufangen, im Schlüsselbein und in der Speiche die größten Spannungen auftreten. An diesem Ort der größten Spannung bricht der Knochen, wenn die Belastung zu groß wird. Da der Kopfwendermuskel (M. sternocleidomasteoideus) am Schlüsselbein festgewachsen ist, kann durch dessen Zugwirkung das Schlüsselbein höhertreten und dadurch ein offener Bruch verursacht werden, bei dem das freie Knochenende durch die Haut des Halses stößt.

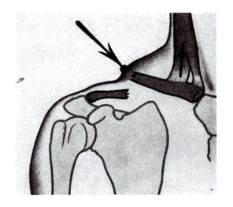

Abb. 4-16 ▶ Schultergürtel und Arm

Am oberen Anhangskelett kann man folgende Anteile unterscheiden:
– Schultergürtel mit Schlüsselbein und Schulterblatt
– Oberarm mit den Oberarmknochen
– Unterarm mit Elle und Speiche
– Hand mit Handwurzelknochen, Mittelhandknochen und Fingerknochen.

Diese vier Anteile werden durch drei große Gelenke getrennt: Schulter-, Ellenbogen- und Handgelenk. Alle drei Gelenke sind an den meisten Armbewegungen beteiligt.

Das Schlüsselbein ist sowohl mit der Schulterhöhe des Schulterblattes als auch mit dem Brustbein gelenkig verbunden. Es ist in seiner ganzen Länge gut zu tasten, da es zwar Muskeln als Ansatzstelle dient, aber nicht von diesen überdeckt wird. Das Schulterblatt dient in erster Linie Muskeln als Ansatzpunkt. Um dieser Anforderung gerecht zu werden, haben sich Schulterblattgräte, Rabenschnabelfortsatz und Schulterhöhe herausgebildet.

1 Schädel .... *Cranium*
2 Halswirbel .... *Vertebra cervicalis*
3 Brustwirbel .... *Vertebra thoracica*
4 Lendenwirbel .... *Vertebra lumbalis*
5 Rippen .... *Costae*
6 Schulterblatt .... *Scapula*
7 Elle .... *Ulna*
8 Speiche .... *Radius*
9 Schlüsselbein .... *Clavicula*

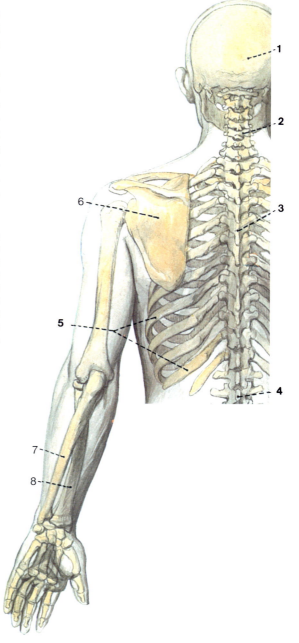

Abb. 4-17 ▶ Linker Oberarmknochen (Humerus)

Man kann deutlich die beiden verdickten Gelenkenden (Epiphysen) und den sich dazwischen erstreckenden schlanken Schaft (Diaphyse) unterscheiden. Die knorpeligen Gelenkflächen sind blau dargestellt. Wichtige Anteile des Humerus sind der Kopf (Caput) (1), das Köpfchen (Capitulum) (6) und die Rolle (Trochlea) (5).

A Ansicht von hinten
B Ansicht von vorne

1 Kopf des Oberarmknochens .... *Caput humeri* (Schulterkopf)
2 Großer Höcker .... *Tuberculum majus*
3 Kleiner Höcker .... *Tuberculum minus*
4 Schaft des Oberarmknochens .... *Corpus humeri*
5 Rolle des Oberarmknochens .... *Trochlea humeri*
6 Köpfchen des Oberarmknochens .... *Capitulum humeri*
7 Innerer Gelenkknorren .... *Epicondylus medialis humeri*
8 Äußerer Gelenkknorren .... *Epicondylus lateralis humeri*
9 Ellenbogengrube .... *Fossa olecrani*
10 Kronenfortsatzgrube .... *Fossa coronoidea*
11 Speichenkopfgrube .... *Fossa radialis*
12 Knochenkamm des großen Höckers .... *Crista tuberculi majoris*
13 Knochenkamm des kleinen Höckers .... *Crista tuberculi minoris*
14 Zwischenhöckerrinne .... *Sulcus intertubercularis*
15 Anatomischer Hals des Oberarmknochens .... *Collum anatomicum*
16 Chirurgischer Hals des Oberarmknochens .... *Collum chirurgicum*

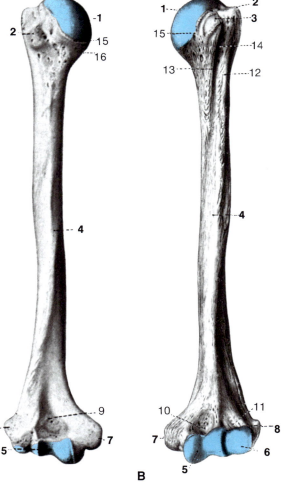

Abb. 4-18 ▶ Linke Elle und Speiche

Man sieht die besondere Form des oberen Knochenendes der Elle, den Ellenbogen. Dieser Ellenbogen umgreift die Rolle des Oberarmknochens und bildet mit ihm zusammen das Oberarm-Ellen-Gelenk (Articulatio humeroulnaris). Die Speiche hat an ihrem oberen Ende den Speichenkopf. Dieser bildet mit dem Oberarm das Oberarm-Speichen-Gelenk (Articulatio humeroradialis) und mit der Elle das Speichen-Ellen-Gelenk (Articulatio radioulnaris proximalis).

A Ansicht von vorne
B Ansicht von hinten

1 Ellenbogen .... *Olecranon*
2 Speichenkopf .... *Caput radii*
3 Speichenhals .... *Collum radii*
4 Ellenschaft .... *Corpus ulnae*
5 Speichenschaft ....*Corpus radii*
6 Ellenkopf .... *Caput ulnae*
7 Griffelfortsatz der Speiche .... *Processus styloideus radii*
8 Griffelfortsatz der Elle ... *Processus styloideus ulnae*
9 Einschnitt für die Rolle
  des Oberarmknochens .... *Incisura trochlearis*
10 Rauigkeit der Elle .... *Tuberositas ulnae*
11 Rauigkeit der Speiche .... *Tuberositas radii*
12 Zwischenknochenrand
   von Elle und Speiche .... *Margo interosseus*
13 Eintrittsstellen für Blutgefäße .... *Foramina nutrientia*
14 Durch die Strecksehne bedingte Knochenrinne .... –

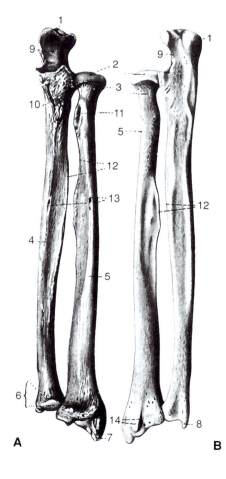

Abb. 4-19 ▶ Handskelett, Ansicht der linken Hohlhand

Am Handskelett lassen sich acht Handwurzelknochen, fünf Mittelhandknochen und vier Fingerknochen unterscheiden. Die Finger sind aus drei Knochen zusammengesetzt, mit Ausnahme des Daumens, der nur aus zwei Knochen besteht. Hier fehlt, ebenso wie bei der Großzehe, das Mittelglied. Die Fingerknochen sind, ebenso wie die Mittelhandknochen, Röhrenknochen, an denen man Basis, Schaft und Kopf unterscheiden kann.

Die Handwurzelknochen sind in zwei Reihen angeordnet. Die proximale Reihe besteht aus Kahnbein, Mondbein, Dreieckbein und Erbsenbein. Die distale aus großem und kleinem Vieleckbein, Kopfbein und Hakenbein.

A   8 Handwurzelknochen (13–20) .... *Carpalia, Ossa carpi*
B   5 Mittelhandknochen (3 und 9) .... *Metacarpalia, Ossa metacarpi*
C 14 Fingerknochen (1, 2, 6–8) .... *Phalanges, Ossa digitorum*
  1 Daumenendglied .... *Phalanx distalis I*
  2 Daumengrundglied .... *Phalanx proximalis I*
  3 Mittelhandknochen des Daumens .... *Os metacarpale I*
  4 Griffelfortsatz der Speiche .... *Processus styloideus radii*
  5 Speiche .... *Radius*
  6 Fingerendglied .... *Phalanx distalis*
  7 Fingermittelglied .... *Phalanx media*
  8 Fingergrundglied .... *Phalanx proximalis*
  9 Mittelhandknochen .... *Ossa metacarpalia*
10 Handwurzelknochen .... *Ossa carpalia*
11 Ellenkopf .... *Caput ulnae*
12 Elle .... *Ulna*
13 Erbsenbein .... *Os pisiforme*
14 Großes Vieleckbein .... *Os trapezium*
15 Kleines Vieleckbein .... *Os trapezoideum*
16 Kopfbein .... *Os capitatum*
17 Kahnbein .... *Os scaphoideum*
18 Haken des Hakenbeins ..... *Hamulus ossis hamati*
19 Dreieckbein .... *Os triquetrum*
20 Mondbein .... *Os lunatum*
21 Griffelfortsatz der Elle .... *Processus styloideus ulnae*

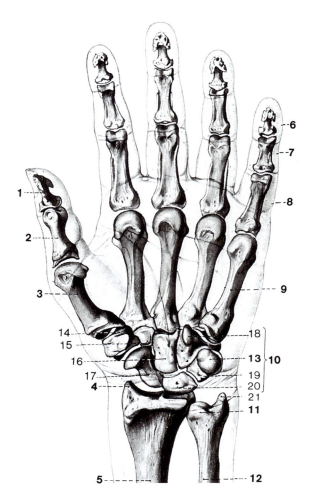

Abb. 4-20 ▶ Hüftgelenke und untere Extremitäten von vorne

Abb. 4-21 ▶ Vergleich eines männlichen und eines weiblichen Beckens

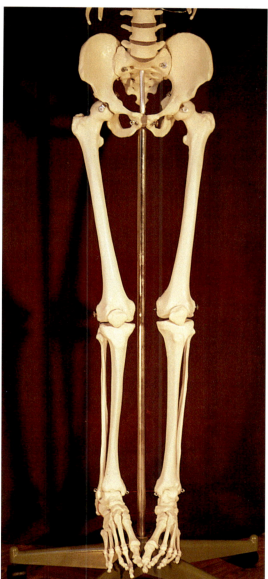

Das Becken wird in ein großes (Pelvis major) und in ein kleines (Pelvis minor) Becken unterteilt. Die Grenzlinie zwischen diesen beiden Becken heißt Linea terminalis (3).

Die Durchtrittsstelle in das kleine Becken ist beim Mann mehr birnenförmig und bei der Frau rundlicher. Da das Kind während der Geburt diese Durchtrittsstelle passieren muss, ist dieser Durchgang bei der Frau größer als beim Mann. Insgesamt ist das kleine Becken bei der Frau tiefer und breiter als beim Mann. Zudem hat die Frau breiter ausladende Darmbeinschaufeln als der Mann.

Am einfachsten gelingt aber die Geschlechtsbestimmung eines Skeletts an der Weite des Schambeinwinkels (6). Beim Mann liegt ein spitzer, bei der Frau ein stumpfer Schambeinwinkel vor.

A Männliches Becken. Ansicht von vorne.
B Weibliches Becken. Ansicht von vorne.

1 Darmbeinkamm .... *Crista iliaca*
2 Vorderer oberer Darmbeinstachel .... *Spina iliaca anterior superior*
3 Grenzlinie zwischen großem und kleinem Becken .... *Linea terminalis*
4 Hüftgelenkpfanne .... *Acetabulum*
5 Hüftloch (verstopftes Loch) .... *Foramen obturatum*
6 Schambeinwinkel .... *Angulus subpubicus*
7 Gerader Durchmesser des kleinen Beckens .... *Diameter conjugata*
8 Schräger Durchmesser des kleinen Beckens .... *Diameter obliqua*
9 Querer Durchmesser des kleinen Beckens .... *Diameter transversa*

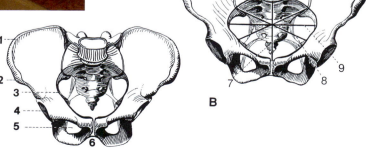

Abb. 4-22 ▶ Linker Oberschenkelknochen (Femur)

Der Oberschenkelknochen (Femur) ist der am kräftigsten ausgebildete Knochen des Körpers. Dies ist auf die große Druck- und Zugbelastung zurückzuführen, der er ausgesetzt ist.

Wichtige Anteile des Femurs an seinem proximalen Ende sind der Kopf (1) und der große Rollhügel (3) – ein wichtiger Orientierungspunkt bei der i.m.-Injektion. Am distalen Ende sollten Sie den äußeren (6) und den inneren (7) Gelenkknorren kennen. Die am Rollhügel ansetzenden Muskeln sind relativ stark ausgeprägt, da auch sie einer ständigen mechanischen Belastung ausgesetzt sind, indem sie die Bein anheben und beim Treppensteigen den Rumpf gegen das Bein bewegen.

Bei Osteoporose nimmt die Bruchfestigkeit der Knochen ab. Vor allem beim Oberschenkelknochen können relativ geringe zusätzliche Belastungen eine Fraktur verursachen, einen Oberschenkelhalsbruch; in diesen Fällen bricht der Knochen am Schenkelhals (5).

A Ansicht von hinten
B Ansicht von vorne

1 Kopf des Oberschenkelknochens, Hüftkopf .... Caput ossis femoris
2 Schaft des Oberschenkelknochens ...... Corpus ossis femoris
3 Großer Rollhügel .... Trochanter major
4 Kleiner Rollhügel .... Trochanter minor
5 Schenkelhals .... Collum ossis femoris
6 Äußerer Gelenkknorren .... Condylus lateralis femoris
7 Innerer Gelenkknorren .... Condylus medialis femoris
8 Zwischenknorrengrube (für die Kreuzbänder) .... Fossa intercondylaris
9 Innerer Obergelenkknorren .... Epicondylus medialis femoris
10 Äußerer Obergelenkknorren .... Epicondylus lateralis femoris
11 Gelenkfläche für die Kniescheibe .... Facies patellaris
12 Knochenkamm zwischen den Rollhügeln ...... Crista intertrochanterica
13 Ansatzstelle des großen Gesäßmuskels .... Tuberositas gluteales
14 Ansatzstelle des Kammuskels .... Linea pectinea
15 Raue Linie, innere Lippe .... Linea aspera, Labium mediale
16 Raue Linie .... Linea aspera
17 Raue Linie, äußere Lippe .... Linea aspera, Labium laterale
18 Kniekehlenfläche .... Fascies politea
19 Kopfbandgrube .... Fovea capitis femoris
20 Linie zwischen den Rollhügeln .... Linea intertrochanterica

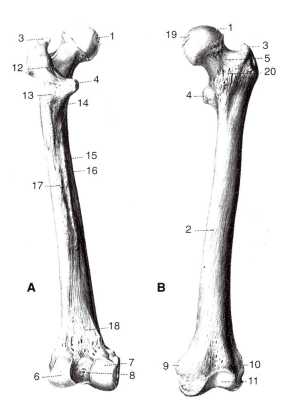

Abb. 4-23 ▶ Schienbein und Wadenbein von vorne

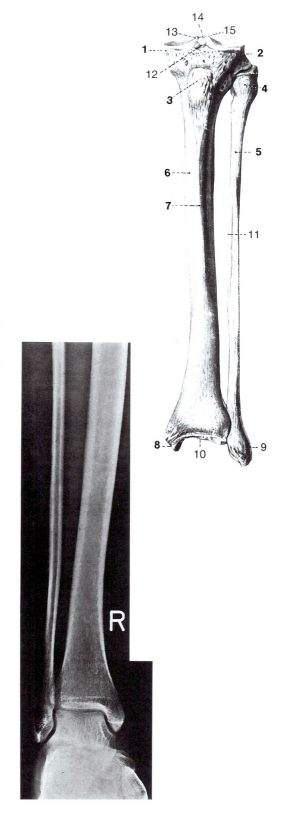

Dargestellt sind die Knochen des linken Unterschenkels von vorne. Das Schienbein (Tibia) liegt medial, das Wadenbein (Fibula) lateral. Die Tibia ist der kräftigere Knochen.

Das Wadenbein reicht mit seinem Kopf nicht bis zum Kniegelenk hinauf, sondern schmiegt sich dem äußeren Gelenkknorren des Schienbeins von unten her an. Deshalb ist es an der Bildung des Kniegelenkes nicht mit beteiligt.

1 Innerer Gelenkknorren
   des Schienbeins .... *Condylus medialis tibiae*
2 Äußerer Gelenkknorren
   des Schienbeins .... *Condylus lateralis tibiae*
3 Schienbeinhöcker .... *Tuberositas tibiae*
4 Wadenbeinkopf .... *Caput fibulae*
5 Wadenbeinschaft .... *Corpus fibulae*
6 Schienbeinschaft .... *Corpus tibiae*
7 Vordere Schienbeinkante .... *Margo anterior*
8 Innerer Knöchel .... *Malleolus medialis*
9 Äußerer Knöchel .... *Malleolus lateralis*
10 Untere Gelenkfläche .... *Facies articularis inferior*
11 Zwischenknochenkante .... *Margo interosseus*
12 Vordere Zwischenknorrenfläche .... *Area intercondylaris anterior*
13 Inneres Zwischen-   *Tuberculum*
   knorrenhöckerchen .... *intercondylare mediale*
14 Zwischenknorrenerhebung .... *Eminentia intercondylaris*
15 Äußeres Zwischen-   *Tuberculum*
   knorrenhöckerchen .... *intercondylare laterale*

Abb. 4-24 ▶ Röntgenbild des rechten Unterschenkels und der Knöchelgegend

Zu sehen sind das Schienbein, das Wadenbein und das Sprungbein mit dem oberen Sprungbeingelenk.

Abb. 4-25 ▶ Skelett des linken Fußes von oben

Das Sprungbein und die aus ihm auslaufenden Fußskeletteile wurden rot eingefärbt, das Fersenbein mit den sich hieraus fortsetzenden Fußskelettteilen blau.

Das Fußskelett ist wie das Handskelett gegliedert. Allerdings gibt es nur sieben Fußwurzelknochen im Unterschied zu den acht Handwurzelknochen. Daran schließen sich fünf Mittelfußknochen und 14 Zehenknochen, die sich bei der zweiten bis vierten Zehen aus drei, bei der Großzehe aus zwei Phalangen zusammensetzen.

1 Zehenendglied .... *Phalanx distalis*
2 Zehenmittelglied .... *Phalanx media*
3 Zehengrundglied .... *Phalanx proximalis*
4 Mittelfußknochen .... *Os metatarsale*
5 Kahnbein .... *Os naviculare*
6 Sprungbeinkopf .... *Caput tali*
7 Sprungbeinrolle .... *Trochlea tali*
8 Fersenbein .... *Calcaneus*
9 Rauigkeit am fünften   *Tuberositas ossis*
   Mittelfußknochen .... *metatarsalis V*
10 Würfelbein .... *Os cuboideum*
11 Sprungbein .... *Talus*
12 Hinterer Sprungbeinfortsatz .... *Processus posterior tali*
13 Inneres Keilbein .... *Os cuneiforme mediale*
14 Mittleres Keilbein .... *Os cuneiforme intermedium*
15 Äußeres Keilbein .... *Os cuneiforme laterale*
16 Sprungbeinhals .... *Collum tali*
17 Rinne für die Sehne des langen   *Sulcus tendinis*
   Großzehenbeugers .... *musculi flexoris hallucis longi*

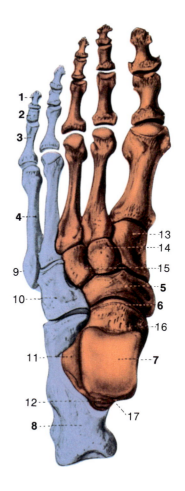

Abb. 4-26 ▶ Skelett des rechten Fußes, Ansicht von medial

Das vom Unterschenkel auf den Fuß übertragene Körpergewicht wird im hinteren Anteil zum Fersenbein und im vorderen Anteil zum Großzehenballen weitergegeben, und zwar auf den 1. und 5. Mittelfußknochen. Dadurch, dass das Körpergewicht nicht nur auf einem bestimmten Punkt des Fußes lastet, wie beispielsweise bei einer Stelze, wird der Erhalt des Gleichgewichtes verbessert.

Die Längswölbung des Fußes kommt mittels einer Verspannung durch Sehnen und Bänder zustande. Dadurch können die Schwere des Körpers federnd aufgefangen und Erschütterungen von Gelenken und Gehirn gering gehalten werden.

1 Wadenbein .... *Fibula*
2 Schienbein .... *Tibia*
3 Innerer Knöchel .... *Malleolus medialis*
4 Sprungbein .... *Talus*
5 Sprungbeinkopf .... *Caput tali*
6 Fersenbein .... *Calcaneus*
7 Fersenbeinhöcker .... *Tuber calcanei*
8 Sprungbeinstütze
 des Fersenbeins .... *Sustentaculum tali*
9 Kahnbein .... *Os naviculare*
10 Würfelbein .... *Os cuboideum*
11 Inneres Keilbein .... *Os cuneiforme mediale*
12 Mittleres Keilbein .... *Os cuneiforme intermedium*
13 Mittelfußknochen .... *Ossa metatarsalia*
14 Zehengrundglied .... *Phalanx proximalis*
15 Zehenmittelglied .... *Phalanx media*
16 Zehenendglied .... *Phalanx distalis*

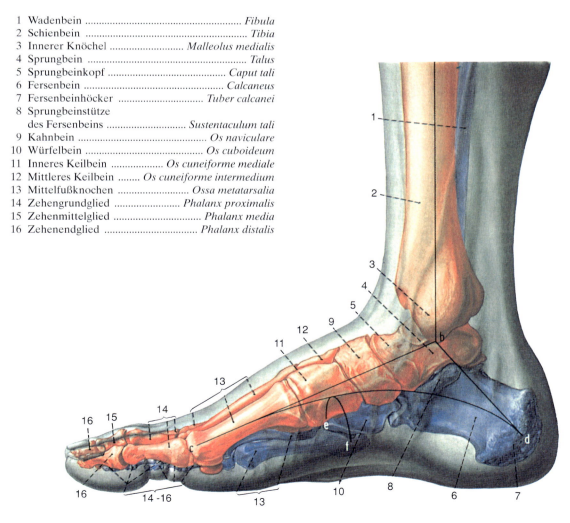

Abb. 4-27 ▶ Projektion des Fußskeletts auf die Fußoberfläche

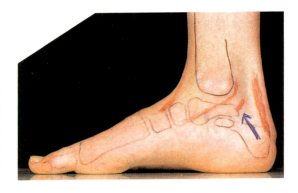

Dargestellt sind der untere Teil des Schienbeins, das Sprungbein, das Fersenbein, das Kahnbein, das innere Keilbein, der Mittelfußknochen und die beiden Endphalangen der Großzehe. Die roten Linien zeigen Arterienverläufe. Beachten Sie den bogenförmigen Verlauf des Fußgewölbes.

Abb. 4-28 ▶ Rechtes Schultergelenk, Ansicht von hinten

Beim Schultergelenk handelt es sich um ein Kugelgelenk. Die Gelenkkapsel wurde eröffnet, um eine Betrachtung des Gelenkkopfes und der Gelenkpfanne zu ermöglichen. Man sieht eine relativ kleine Pfanne des Schulterblattes und den Gelenkkopf, der vom Oberarmknochen gebildet wird. Aufgrund dieser Konstruktion ist das Schultergelenk sehr beweglich, aber auch sehr anfällig für Verrenkungen.

1 Schulterblattgräte .... *Spina scapulae*
2 Schulterhöhe .... *Acromion*
3 Pfanne des Schultergelenkes .... *Cavitas glenoidalis*
4 Kopf des Oberarmknochens .... *Caput humeri*
5 Schaft des Oberarmknochens .... *Corpus humeri*
6 Schlüsselbein .... *Clavicula*
7 Gelenkkapsel des Schultergelenks .... *Capsula articularis*
8 Sehne des Armbeugers (Bizeps) .... *M. biceps brachii*

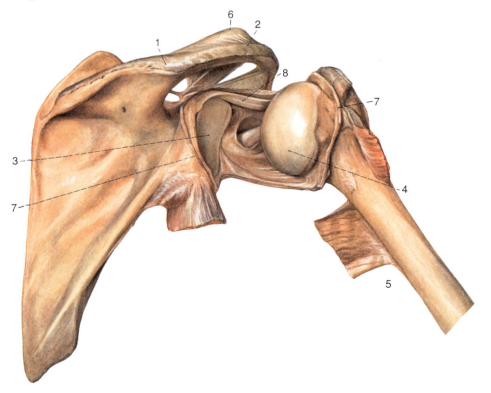

Abb. 4-29 ▶ Rechtes Hüftgelenk, Ansicht von vorne

Die Gelenkkapsel wurde eröffnet, um eine Betrachtung des Gelenkkopfes und der Gelenkpfanne zu ermöglichen. Um das Kopfband (Lig. capitis femoris, 10) des Oberschenkelknochens betrachten zu können, wurde der Gelenkkopf aus der Pfanne herausgezogen. Dieses Band befestigt nicht den Kopf in der Pfanne, sondern es bringt Blutgefäße in den Hüftkopf.

Die Pfanne des Hüftgelenks (Acetabulum) wird vom Darm-, Scham- und Sitzbein gebildet. Während der Kindheit sind diese drei Teile durch knorpelige Wachstumsfugen miteinander verbunden. Beim Erwachsenen ist die Hüftgelenkpfanne zu einem einzigen Knochen verschmolzen.

Die Gelenkpfanne umgreift den Gelenkkopf so weit, dass das Gelenk auch manchmal als Nussgelenk bezeichnet wird, da die Pfanne um den Kopf fast wie eine Nussschale um die Nuss liegt. Obwohl das Gelenk zusätzlich durch einen festen und straffen Bandapparat verstärkt wird, um den großen Gewichts- und Bewegungsbelastungen standhalten zu können, kann bei sehr starken von außen einwirkenden Kräften trotzdem eine Verrenkung des Hüftgelenks auftreten.

Liegt eine angeborene Hüftluxation (Hüftverrenkung) vor, so ist das Pfannendach ungenügend ausgebildet. Dies ist bei 0,5% der Neugeborenen der Fall. Bei Belastungen gleitet der Gelenkkopf kranial aus der Pfanne, da er nur ein unzureichendes Widerlager findet. Bei einseitiger Luxation kommt es bei den Betroffenen zum Beckenschiefstand, zur Skoliose und zum Hinken. Bei beidseitiger Luxation kommt es zum Watschelgang. Die Folge einer Luxation sind verfrühte Verschleißerscheinungen (Coxarthrose).

1 Hüftpfanne .... *Acetabulum*
2 Vorderer oberer Darmbeinstachel .... *Spina iliaca anterior superior*
3 Darmbein-Oberschenkel-Band ..... *Lig. iliofemorale*
4 Kopf des Oberschenkelknochens (Hüftkopf) .... *Caput ossis femoris*
5 Oberschenkelknochen .... *Femur*
6 Kleiner Rollhügel .... *Trochanter minor*
7 Großer Rollhügel .... *Trochanter major*
8 Sitzbeinhöcker .... *Tuber ischiadicum*
9 Hüftlochmembran .... *Membrana obturatoria*
10 Kopfband .... *Lig. capitis femoris*
11 Kopfbandgrube .... *Fovea capitis ossis femoris*
12 Gelenklippe der Hüftpfanne ... *Labrum acetabulare*
13 Ringzone der Gelenkkapsel .... *Zona orbicularis*
14 Vorderer unterer Darmbeinstachel .... *Spina iliaca anterior inferior*
15 Schambein-Oberschenkel-Band .... *Lig. pubofemorale*
16 Sitzbein-Oberschenkel-Band .... *Lig. ischiofemorale*
17 Gelenkkapsel .... *Capsula articularis*

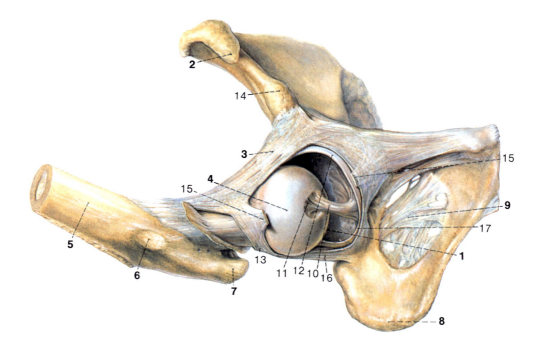

Abb. 4-30 ▶ Röntgenbild des Ellenbogengelenks

An der Bildung des Ellenbogengelenks (Articulatio cubiti) sind der Oberarmknochen, die Elle und die Speiche beteiligt. Das Ellenbogengelenk wird aus drei Teilgelenken gebildet:

1. **Oberarm-Ellen-Gelenk** (Articulatio humeroulnaris)
   Es handelt sich um ein Scharniergelenk. Die Elle umfasst mit dem Ellenbogen die Rolle des Oberarmknochens. Dadurch können Beuge- und Streckbewegungen des Unterarms ausgeführt werden.

2. **Oberarm-Speichen-Gelenk** (Articulatio humeroradialis)
   Die Speiche kann gegen den Oberarmknochen sowohl eine Scharnier- als auch eine Drehbewegung ausführen. Sie bilden eine Art Kugelgelenk.

3. **Proximales Ellen-Speichen-Gelenk** (Articulatio radio-ulnaris proximalis)
   Es handelt sich um ein Radgelenk, das heißt, die Speiche dreht sich radartig um die Elle. Dadurch können die Handflächen nach oben (Supination) und nach unten (Pronation) gedreht werden.

Diese drei Teilgelenke werden von einer gemeinsamen Gelenkkapsel umhüllt.

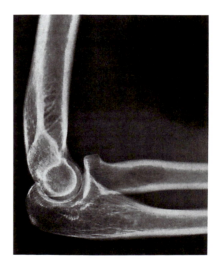

Abb. 4-31 ▶ Rechtes Ellenbogengelenk, Ansicht von vorne

Die Gelenkkapsel des Ellenbogengelenks wurde aufgeschnitten, um eine Betrachtung der beteiligten Gelenkknochen zu ermöglichen.

Beim Kleinkind kann es schnell zu einer Verrenkung des Speichenkopfs kommen, denn hier ist der Speichenkopf lediglich aus Knorpel vorgebildet, wodurch er leichter verformbar ist. Wird nun beim Kind kräftig an der Hand gezogen, beispielsweise weil es droht hinzufallen, so kann der Speichenkopf (6) aus dem Ringband (17) gleiten, das ihn normalerweise hält. Die Einrenkung erfolgt über bestimmte Drehbewegungen der Hand.

1	Schaft des Oberarmknochens	*Corpus humeri*
2	Innerer Obergelenkknorren	*Epicondylus medialis*
3	Äußerer Obergelenkknorren	*Epicondylus lateralis*
4	Köpfchen des Oberarmknochens	*Capitulum humeri*
5	Rolle des Oberarmknochens	*Trochlea humeri*
6	Speichenkopf	*Caput radii*
7	Speichenhals	*Collum radii*
8	Speichenschaft	*Corpus radii*
9	Ansatz der Bizepssehne	*Tuberositas radii*
10	Ansatz des Armbeugers	*Tuberositas ulnae*
11	Kronenfortsatz der Elle	*Processus coronoideus ulnae*
12	Ellenschaft	*Corpus ulnae*
13	Gelenkkapsel	*Capsula articularis*
14	Oberes Speichen-Ellen-Gelenk	*Articulatio radio-ulnaris proximalis*
15	Außenband des Ellbogengelenks	*Lig. collaterale radiale*
16	Innenband des Ellbogengelenks	*Lig. collaterale ulnare*
17	Ringband der Speiche	*Lig. anulare radii*
18	Gelenkkapsel des Ellbogengelenks	*Capsula articularis*
19	Zwischenknochenmembran des Unterarms	*Membrana interossea antebrachii*
20	Speichenkopfgrube	*Fossa radialis*
21	Kronenfortsatzgrube	*Fossa coronoidea*
22	Schrägzug	*Chorda obliqua*
23	Eintrittsstellen für Blutgefäße	*Foramina nutrientia*

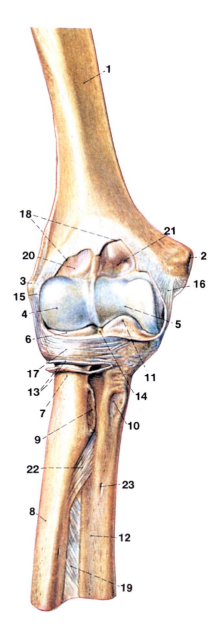

Abb. 4-32 ▸ Gelenke der Hand

Dargestellt ist die rechte Hand, Ansicht vom Handrücken her. Zur besseren Betrachtung wurden einige Gelenkkapseln eröffnet.
Wichtige Gelenke der Hand sind:

Handwurzel-Mittelhand-Gelenk (Articulationes carpometacarpales)

Die Gelenke liegen zwischen der distalen Reihe der Handwurzelknochen und den Basen der Mittelhandknochen. Es handelt sich um fünf Gelenke, von denen das Daumenwurzelgelenk besonders wichtig ist.

Daumenwurzelgelenk (Articulatio carpometacarpalis pollicis)

Es befindet sich zwischen dem Trapezbein und dem Mittelhandknochen des Daumens. Aufgrund der Form des Gelenkkörpers handelt es sich um ein Sattelgelenk. Diese Gelenkart ermöglicht es, dass der Daumen den übrigen Fingern gegenübergestellt werden kann.

Fingergrundgelenke (Articulationes metacarpophalangeales)

Sie liegen zwischen den Köpfen der Mittelhandknochen und den Basen der Fingergrundglieder. Es handelt sich um Scharniergelenke.

Fingermittelgelenke (Articulationes interphalangeales proximales)

Sie sitzen zwischen den Köpfen der Fingergrundglieder und den Basen der Fingermittelgelenke. Auch hier handelt es sich um Scharniergelenke.

Fingerendgliedergelenke (Articulationes interphalangeales distales)

Sie befinden sich zwischen den Köpfen der Fingermittelglieder und den Basen der Fingerendglieder. Die Fingergelenke haben Seitenbänder, wodurch sie zu Scharniergelenken werden.

1 Fingerendglied .... *Phalanx distalis*
2 Fingermittelglied .... *Phalanx media*
3 Fingergrundglied .... *Phalanx proximalis*
4 Mittelhandknochen .... *Ossa metacarpalia*
5 Speiche .... *Radius*
6 Elle .... *Ulna*
7 Zwischenknochenmembran des
 Unterarms .... *Membrana interossea antebrachii*
8 Oberes Handgelenk .... *Art. radiocarpalis*
9 Unteres Handgelenk .... *Art. mediocarpalis*
10 Handwurzel-Mittelhand-
 Gelenk .... *Art. carpometacarpalis*
11 Daumensattelgelenk .... *Art. carpometacarpalis
  pollicis*
12 Fingergrundgelenk .... *Art. metacarpophalangealis*
13 Fingermittelgelenk .... *Art. interphalangealis*
14 Fingerendgelenke .... *Art. interphalangealis*
15 Handwurzelknochen .... *Ossa carpalia*
16 Kahnbein .... *Os scaphoideum*
17 Mondbein .... *Os lunatum*
18 Dreieckbein .... *Os triquetrum*
19 Großes Vieleckbein .... *Os trapezium*
20 Kleines Vieleckbein .... *Os trapezoideum*
21 Kopfbein .... *Os capitatum*
22 Hakenbein .... *Os hamatum*
23 Gelenkscheibe .... *Discus articularis*
24 Griffelfortsatz der Elle ... *Processus styloideus ulnae*
25 Ellenkopf .... *Caput ulnae*
26 Zwischenknochenrand von
 Elle und Speiche .... *Margo interosseus*
27 Rinne der Strecksehnen .... –
28 Kopf des Mittelhandknochens ... *Caput metacarpale*
29 Daumengrundglied und .... *Phalanx proximalis,*
 Sesambein .... *Os sesamoideum*
30 Seitenband .... *Lig. collaterale*
31 Tiefes queres Mittelhand-   *Lig. metacarpale*
 band .... *transversum profundum*
32 Basis des Mittelhandknochens ... *Basis metacarpalis*

Gelenke der Hand

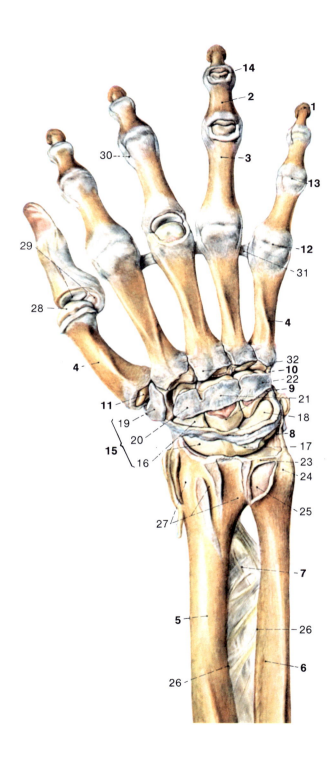

Abb. 4-33 ▶ Röntgenbild des rechten Kniegelenks, Ansicht von medial

An der Bildung des Kniegelenks sind der Oberschenkelknochen, die Kniescheibe und das Schienbein beteiligt. Das Wadenbein reicht mit seinem Kopf **nicht** bis zum Kniegelenk hinauf (s. Abb. 4-23). Während an der Bildung des Ellenbogengelenks beide Unterarmknochen beteiligt sind, ist also beim Kniegelenk das Wadenbein nicht mit einbezogen.

Beachten Sie auch die verhältnismäßig ebene Gelenkfläche des Schienbeines.

A Röntgenbild des Kniegelenkes von medial
B Röntgenbild des Kniegelenkes von vorne

Zu sehen sind:
Oberschenkelknochen .... *Femur*
Kniescheibe .... *Patella*
Schienbein .... *Tibia*
Wadenbein .... *Fibula*

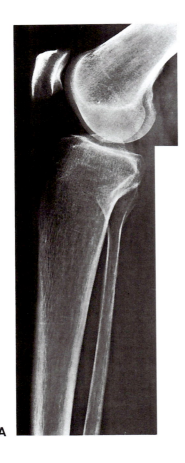

A

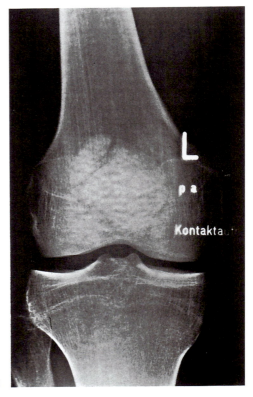

B

Abb. 4-34 ▶ Rechtes Kniegelenk, Ansicht von vorne

Die Kniescheibe wurde entfernt, so dass man die kräftigen Kreuzbänder (10, 11) betrachten kann, die innerhalb des Kniegelenks liegen.

Der verhältnismäßig ebenen Fläche des Schienbeines liegen ein innerer (12) und ein äußerer Meniskus (3) auf. Sie bilden eine bewegliche Gelenkpfanne. Ein Meniskus ist eine hufeisenförmige Faserknorpelscheibe, die in der Mitte durch Kreuzbänder verankert wird und an der Seite mit der Gelenkkapsel verwachsen ist. Die hohen Kanten der Menisken liegen außen, die niedrigen innen. Wird das Kniegelenk bewegt, schieben die Gelenkknorren die Menisken nach hinten. Bei der entsprechenden Gegenbewegung gleiten die Menisken wieder in ihre ursprüngliche Lage zurück. Hat der Meniskus nicht mehr genug Zeit zurückzugleiten, beispielsweise bei einem „Drehsturz", kann es zum Meniskusriss kommen. In diesem Fall treten starke Schmerzen sowie Bewegungseinschränkungen auf. Bei Einklemmungserscheinung kann eine Streckhemmung die Folge sein.

An den Menisken können auch degenerative Veränderungen auftreten. Von Meniskusschäden sind überwiegend Männer betroffen.

1 Äußerer Gelenkknorren .... *Condylus lateralis*
2 Äußerer Obergelenkknorren .... *Epicondylus lateralis*
3 Äußerer Meniskus .... *Meniskus lateralis*
4 Äußeres Seitenband .... *Lig. collaterale fibulare*
5 Schienbein-Wadenbein-Gelenk .... *Articulatio tibiofibularis*
6 Schienbeinhöcker .... *Tuberositas tibiae*
7 Kniescheibenfläche des Oberschenkelknochens .... *Facies patellaris*
8 Innerer Gelenkknorren .... *Condylus medialis*
9 Innerer Obergelenkknorren .... *Epicondylus medialis*
10 Hinteres Kreuzband .... *Lig. cruciatum posterius*
11 Vorderes Kreuzband .... *Lig. cruciatum anterius*
12 Innerer Meniskus .... *Meniscus medialis*
13 Querband des Kniegelenkes .... *Lig. transversum genus*
14 Inneres Seitenband .... *Lig. collaterale tibiale*

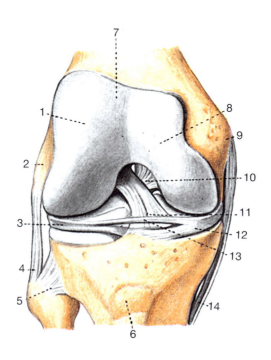

Abb. 4-35 ▶ Gelenkhöhle des linken Kniegelenks

Die Gelenkhöhlen sind schwarz dargestellt; die Seitenbänder gelb. Obwohl sich am Knie mehrere Teilgelenke unterscheiden lassen, wird es doch von einer gemeinsamen Gelenkkapsel umhüllt, die alle Gelenkflächen, einschließlich der Kniescheibe, umschließt.

Bei Ergüssen im Kniegelenk, wird die Kniescheibe aus ihrer Führungsrinne gehoben, so dass sie beim Untersuchen leicht zur Seite bewegt werden kann („tanzende Patella").

Die Kniescheibe ist das größte Sesambein des Körpers. Sie ist in die Sehne des vierköpfigen Oberschenkelmuskels eingelagert, die am Schienbein festgewachsen ist. Die Sehne wird in ihrem Abschnitt zwischen Kniescheibe und Schienbein als Kniescheibenband bezeichnet. Schlägt man mit dem Reflexhammer auf das Kniescheibenband, so kann man den Patellarsehnenreflex (Quadrizepsreflex siehe Abb. 18-55) auslösen. Die Kniescheibe mindert aufgrund ihres Knorpelüberzuges die Reibung zwischen Knochen und Sehnen.

A Ansicht von rechts
B Ansicht von hinten

1 Innerer Meniskus .... *Meniscus medialis*
2 Inneres Seitenband
 des Kniegelenkes .... *Lig. collaterale tibiale*
3 Schleimbeutel oberhalb
 der Kniescheibe .... *Bursa suprapatellaris*
4 Kniescheibe .... *Patella*

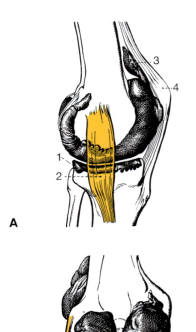

Abb. 4-36 ▶ Sehnen, Bänder, Aponeurosen

Sehnen sind Endstücke eines Muskels. Sie bestehen aus festem, kollagenem Bindegewebe.

Haltebänder bestehen auch aus kollagenem Bindegewebe (13).

Aponeurosen sind flächenhafte Sehnen (2, 16). Die hier abgebildete Hohlhandsehnenplatte (Aponeurosis palmaris) hat vor allem in Längsrichtung angeordnete Sehnenzüge, die zu den Fingern laufen. Querverlaufende Faserbündel halten die Längszüge zusammen.

 1 Auswärtsdreher .... *M. supinator*
 2 Flache Bizepssehne .... *Aponeurosis bicipitalis*
 3 Innerer Obergelenk-
    knorren .... *Epicondylus medialis humeri*
 4. Runder Einwärtsdreher .... *M. pronator teres*
 5 Oberarm-Speichen-Muskel .... *M. brachioradialis*
 6 Speichenseitiger
    Handbeuger .... *M. flexor carpi radialis*
 7 Langer Hohlhandsehnen-
    spanner .... *M. palmaris longus*
 8 Oberflächlicher
    Fingerbeuger .... *M. flexor digitorum superficialis*
 9 Ellenseitiger Handbeuger ..... *M. flexor carpi ulnaris*
10 Langer Daumenbeuger ...... *M. flexor pollicis longus*
11 Langer Daumen-
    abspreizer .... *M. abductor pollicis longus*
12 Erbsenbein .... *Os pisiforme*
13 Halteband der
    Beugesehnen .... *Retinaculum flexorum*
14 Kurzer Hohlhandsehnen-
    spanner .... *M. palmaris brevis*
15 Kurzer Daumen-
    abspreizer .... *M. abductor pollicis brevis*
16 Hohlhandsehnenplatte .... *Aponeurosis palmaris*

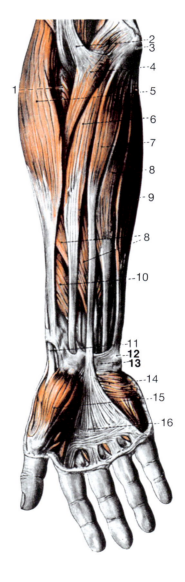

Abb. 4-37 ▶ Sehnenscheiden

Sehnenscheiden erleichtern als „Führungskanäle" das Gleiten von Sehnen an mechanisch besonders beanspruchten Stellen. In der Sehnenscheide schwimmt die Sehne in einem Hohlraum, der mit etwas Gelenkflüssigkeit (Synovia) gefüllt ist.

An der Sehnenscheide sind eine bindegewebige Außenschicht (1) zu unterscheiden und eine weiche, glatte Innenschicht (2), die die Gleitflüssigkeit bildet.

A Längsschnitt durch eine Sehnenscheide
B Querschnitt durch eine Sehnenscheide

1 Bindegewebiger Sehnentunnel .... *Vagina fibrosa digitorum manus*
2 Flüssigkeitsbildende Schicht *Vagina* der Sehnenscheide .... *synovialis tendinis*
3 Sehne .... *Tendo*
4 Sehnengekröse (gefäßführend) .... *Mesotendineum*

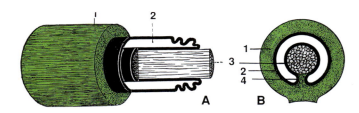

Abb. 4-38 ▶ Sehnenscheiden der rechten Hand, Ansicht von der Hohlhandseite

Sehnenscheiden sind vor allem an Unterarmen und Unterschenkeln zu finden.

Werden Sehnenscheiden überbeansprucht, beispielsweise durch längeres Spielen mit der Computermaus, können sie sich entzünden. Es treten dann starke Schmerzen auf und manchmal ist ein „Knirschen" spürbar, wenn die Sehne in der entzündeten Scheide bewegt wird.

1 Regenwurmmuskeln .... *Mm. lumbricales*
2 Haken des Hakenbeins .... *Hamulus ossis hamati*
3 Erbsenbein .... *Os pisiforme*
4 Gemeinsame Sehnenscheide *Vagina communis* der Fingerbeuger .... *musculorum flexorum*
5 Sehnenscheiden der *Vaginae tendinum* Fingerbeuger .... *digitorum manus*
6 Sehnenscheide des *Vagina tendinis musculi* langen Daumenbeugers .... *flexoris pollicis longi*
7 Sehnenscheide des speichen- *Vagina tendinis musculi* seitigen Handbeugers .... *flexoris carpi radialis*

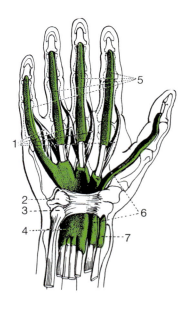

Tiefere Kaumuskeln und Hilfsmuskeln

Abb. 4-39 ▶ Oberflächliche Schicht der Kaumuskulatur

Als Kaumuskeln werden die Muskeln bezeichnet, die das Kiefergelenk bewegen. Zu sehen sind hier der oberflächlich liegende Kaumuskel (M. masseter, 2) und der Schläfenmuskel (M. temporalis, 1).

Während der Kaubewegung wird dem Bissen Speichel beigemischt, wodurch zum einen die Kohlenhydratverdauung eingeleitet wird und zum anderen der Bolus durch das enthaltene muköse Sekret besser gleitet.

1 Schläfenmuskel .... M. temporalis
2 Kaumuskel .... M. masseter
3 Griffelfortsatz-Unterkiefer-
  Band .... Lig. stylomandibulare

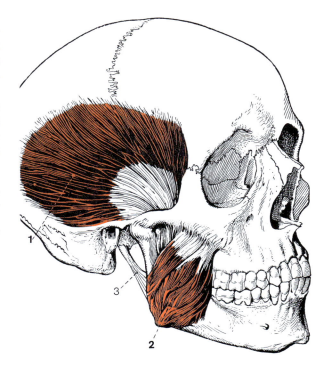

Abb. 4-40 ▶ Tiefere Kaumuskeln

Der Kaumuskel (M. masseter), Schläfenmuskel, Jochbeinbogen und Teile des Unterkiefers wurden entfernt, um einen Blick auf die Flügelmuskeln zu ermöglichen. Da der innere und äußere Flügelmuskel hinter und unterhalb des Jochbeins liegen, werden sie als tiefe Kaumuskeln bezeichnet. Sie sind zuständig für Mahlbewegungen und Kaudruck.

1 Kiefergelenk .... Art. temporomandibularis
2 Äußerer Flügelmuskel .... M. pterygoideus lateralis
3 Innerer Flügelmuskel .... M. pterygoideus medialis
4 Sehnenstreifen am
  Wangenmuskel .... Raphe pterygomandibularis
5 Griffelfortsatz-Zungenbein-
  Muskel .... M. stylohyoideus
6 Wangenmuskel
  (Trompetermuskel) .... M. buccinator
7 Zweibäuchiger Muskel .... M. digastricus
8 Ringmuskel des Mundes .... M. orbicularis oris

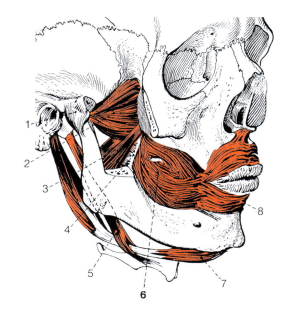

Abb. 4-41 ▶ Muskeln von Hals und Rücken

Auf der rechten Körperseite wurde der Trapezmuskel abgetragen, um einen Blick auf die darunter liegende zweite Muskelschicht zu gestatten.

1 Kopfwender .... *M. sternocleidomastoideus*
2 Schulterblattgräte .... *Spina scapulae*
3 Deltamuskel .... *M. deltoideus*
4 Trapezmuskel (Kapuzenmuskel) .... *M. trapezius*
5 Breiter Rückenmuskel .... *M. latissimus dorsi*
6 Äußerer schräger
 Bauchmuskel .... *M. obliquus externus abdominis*
7 Darmbeinkamm .... *Crista iliaca*
8 Großer und kleiner
 Rautenmuskel .... *M. rhomboideus major et minor*
9 Innerer schräger
 Bauchmuskel .... *M. obliquus internus abdominis*
10 Dornfortsatz des siebten
 Halswirbels .... *Vertebra prominens*
11 Sehnenspiegel im
 Trapezmuskel .... *Lindenblattsehne*
12 Großer runder Muskel .... *M. teres major*
13 Dornfortsatz des zwölften
 Brustwirbels .... *Vertebra thoracica XII*
14 Lendendreieck .... *M. trigonum lumbale*
15 Sehnenhaubenmuskel .... *M. occipitofrontalis*
16 Halbdornmuskel
 des Kopfes .... *M. semispinalis capitis*
17 Riemenmuskel des Kopfes .... *M. splenius capitis*
18 Riemenmuskel des Halses .... *M. splenius cervicis*
19 Schulterblattheber .... *M. levator scapulae*
20 Obergrätenmuskel .... *M. supraspinatus*
21 Untergrätenmuskel .... *M. infraspinatus*
22 Äußere Achsellücke .... *Hiatus axillaris lateralis*
23 Innere Achsellücke .... *Hiatus axillaris medialis*
24 Dreiköpfiger Oberarmmuskel ...... *M. triceps brachii*
25 Achte Rippe .... *Costa VIII*
26 Hinterer unterer
 Sägemuskel .... *M. serratus posterior inferior*
27 Breiter Rückenmuskel
 (Rippenursprünge) .... *M. latissimus dorsi*
28 Zwölfte Rippe .... *Costa XII*
29 Rücken-Lenden-Faszie .... *Fascia thoracolumbalis*
30 Hinterer oberer
 Darmbeinstachel ...... *Spina iliaca posterior superior*

Muskeln von Hals und Rücken

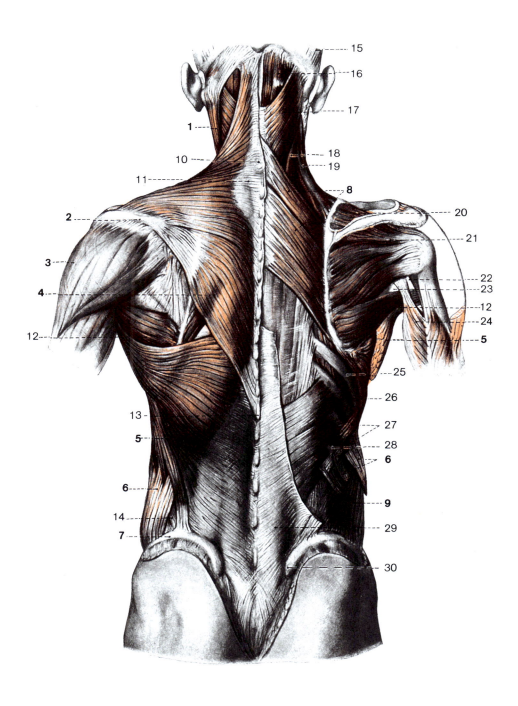

Abb. 4-42 ▶ Muskeln der vorderen Brust- und Bauchwand

Zu sehen ist die oberflächliche Muskelschicht. Auf der rechten Körperseite wurde die Rektusscheide teilweise entfernt, um einen Blick auf den geraden Bauchmuskel (Rektus) zu ermöglichen, der durch Zwischensehnen gegliedert ist.

Die Brustmuskeln haben zwei verschiedene Aufgaben: Die großen und kleinen Brustmuskeln bewegen die Arme, die äußeren und inneren Zwischenrippenmuskeln dienen der Abdichtung und der Atembewegung des Brustkorbes.

1 Zungenbein .... Os hyoideum
2 Kopfwender .... M. sternocleidomastoideus
3 Schlüsselbein .... Clavicula
4 Gerader Bauchmuskel .... M. rectus abdominis
5 Äußerer schräger   M. obliquus
   Bauchmuskel .... externus abdominis
6 Rektusscheide .... Vagina musculi recti
                                                             abdominis
7 Deltamuskel .... M. deltoideus
8 Großer Brustmuskel .... M. pectoralis major
9 Breiter Rückenmuskel .... M. latissimus dorsi
10 Vorderer Sägemuskel .... M. serratus anterior
11 Darmbeinkamm .... Crista iliaca
12 Äußerer Leistenring .... Anulus inguinalis
                                                             superficialis
13 Samenstrang .... Funiculus spermaticus
14 Zwischensehne im
    geraden Bauchmuskel .... Intersectio tendinea
15 „Weiße Linie" .... Linea alba
16 Pyramidenmuskel .... M. pyramidalis
17 Schlingenförmiges
    Gliedband .... Lig. fundiforme penis
18 Öffnung der Schenkelbinde
    für die große Hautvene .... Hiatus saphenus
19 Oberschenkelfaszie .... Fascia lata
20 Große Hautvene des
    Beines (große Saphena) .... V. saphena magna
21 Hautmuskel des Halses .... Platysma
22 Muskeleck des äußeren   M. obliquus
    schrägen Bauchmuskels ...... externus abdominis
23 Schenkelbindenspanner .... M. tensor
                                                          fasciae latae
24 Leistenband .... Lig. inguinale
25 Darmbein-Schienbein-Sehne .... Tractus
                                                             iliotibialis
26 Schneidermuskel .... M. sartorius

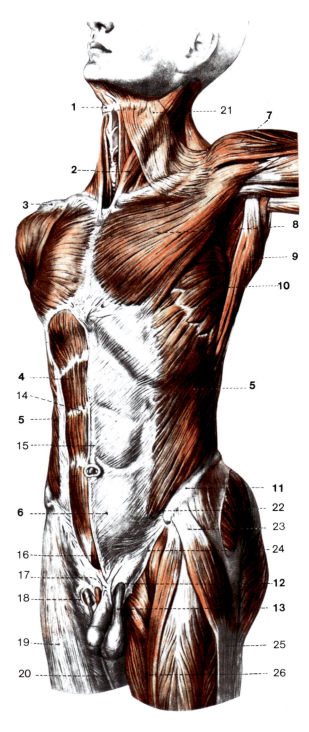

Abb. 4-43 ▶ Muskeln der Brust- und Bauchwand

Dargestellt ist die mittlere Muskelschicht. Die teilweise Entfernung des großen Brustmuskel lässt den darunter liegenden kleinen Brustmuskels erkennen. Bitte beachten Sie auch den vorderen Sägemuskel sowie die äußeren und inneren Zwischenrippenmuskeln.

Durch die teilweise Entfernung des geraden Bauchmuskels (Rektus) können Sie den darunter liegenden inneren schrägen Bauchmuskel (21) sehen.

1 Rabenschnabelfortsatz .... Processus coracoideus
2 Vorderer Sägemuskel
  (oberster Anteil) .... M. serratus anterior
3 Deltamuskel .... M. deltoideus
4 Großer Brustmuskel .... M. pectoralis major
5 Rabenschnabelfortsatz-
  Oberarm-Muskel .... M. coracobrachialis
6 Unterschulterblattmuskel .... M. subscapularis
7 Großer runder Muskel .... M. teres major
8 Vorderer Sägemuskel .... M. serratus anterior
9 Breiter Rückenmuskel .... M. latissimus dorsi
10 Äußere Zwischenrippen-
   muskeln .... Mm. intercostales externi
11 Zwölfte Rippe .... Costa XII
12 Schlüsselbein .... Clavicula
13 Unterschlüsselbeinmuskel .... M. subclavius
14 Kleiner Brustmuskel .... M. pectoralis minor
15 Innere Zwischenrippen-
   muskeln .... Mm. intercostales interni
16 Rektusscheide .... Vagina musculi recti abdominis
17 Innerer schräger
   Bauchmuskel .... M. obliquus internus abdominis
18 Vorderer oberer
   Darmbeinstachel .... Spina iliaca anterior superior
19 Samenstrang .... Funiculus spermaticus
20 Darmbeinkamm .... Crista iliaca
21 Innerer schräger
   Bauchmuskel .... M. obliquus internus abdominis

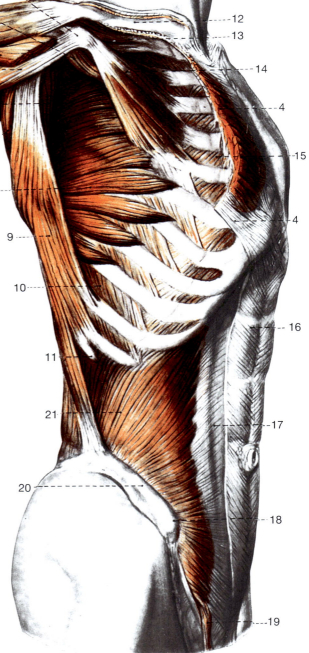

Abb. 4-44 ▶ Muskeln des rechten Armes, des Brustkorbs und der unteren Halsgegend, Ansicht von der Seite

Beachten Sie den Deltamuskel (1) mit seiner kurzen dreieckigen Form, den „Bizeps" (zweiköpfiger Oberarmmuskel, 10) und den „Trizeps" (Armstrecker, dreiköpfiger Oberarmmuskel, 9). Die zahlreichen Muskeln des Unterarmes bewegen die Finger und das Handgelenk.

Der Deltamuskel ist ein möglicher Einstichort für eine i.m. Injektion. Die Punktion erfolgt senkrecht zur Hautoberfläche in die größte Vorwölbung des Muskels. Die Injektion muss streng von der Seite des Patienten aus erfolgen. Es ist darauf zu achten, dass der Arm dabei weder innen- noch außenrotiert ist.

1. Deltamuskel .... *M. deltoideus*
2. Großer Brustmuskel .... *M. pectoralis major*
3. Vorderer Sägemuskel .... *M. serratus anterior*
4. Trapezmuskel (Kapuzenmuskel) .... *M. trapezius*
5. Kopfwender .... *M. sternocleidomastoideus*
6. Schlüsselbein .... *Clavicula*
7. Schulterhöhe .... *Acromion*
8. Schulterblattgräte .... *Spina scapulae*
9. Dreiköpfiger Oberarmmuskel
   (Trizeps) .... *M. triceps brachii*
10. Zweiköpfiger Oberarmmuskel
    (Bizeps) .... *M. biceps brachii*
11. Breiter Rückenmuskel .... *M. latissimus dorsi*
12. Ellenbogen .... *Olecranon*

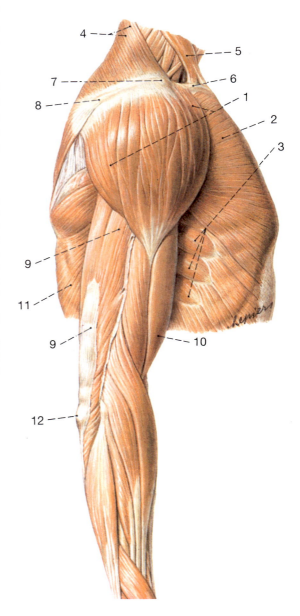

Abb. 4-45 ▶ Gesäßmuskulatur und Muskulatur der Rückseite des Oberschenkels, oberflächliche Muskelschicht

Das Gesäß wird aus drei Muskeln gebildet, die übereinander liegen. Zuoberst der große Gesäßmuskel (M. gluteus maximus), darunter der mittlere (M. gluteus medius) und zuunterst der kleine Gesäßmuskel (M. gluteus minimus).

Bitte beachten Sie an der Oberschenkelrückseite den halbmembranösen (5), den halbsehnigen (6) und den zweiköpfigen (7) Oberschenkelmuskel.

1 Hinterer oberer
  Darmbeinstachel ...... *Spina iliaca posterior superior*
2 Mittlerer Gesäßmuskel .... *M. gluteus medius*
3 Großer Gesäßmuskel .... *M. gluteus maximus*
4 Großer Rollhügel .... *Trochanter major*
5 Halbmembranöser Muskel ... *M. semimembranosus*
6 Halbsehniger Muskel .... *M. semitendinosus*
7 Zweiköpfiger Oberschenkel-
  muskel .... *M. biceps femoris*
8 Zwillingswadenmuskel .... *M. gastrocnemius*
9 Schlanker Muskel .... *M. gracilis*
10 Großer Anzieher .... *M. adductor magnus*
11 Darmbein-Schienbein-Sehne .... *Tractus iliotibialis*
12 Schneidermuskel .... *M. sartorius*
13 Kniekehlenfläche des
   Oberschenkelknochens .... *Facies poplitea*
14 Sohlenmuskel .... *M. plantaris*

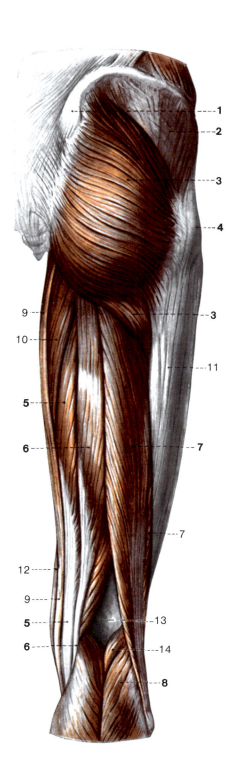

Abb. 4-46 ▶ Gesäßmuskeln und Muskeln der Rückseite des Oberschenkels, tiefe Muskelschicht

Der große Gesäßmuskel, der halbsehnige Muskel und der zweiköpfige Oberschenkelmuskel wurden größtenteils entfernt, um einen Blick auf die tiefer liegende Muskelschicht zu gestatten.

1 Hinterer oberer
  Darmbeinstachel ...... *Spina iliaca posterior superior*
2 Mittlerer Gesäßmuskel .... *M. gluteus medius*
3 Kreuzbein-Sitzbeinhöcker-
  Band .... *Lig. sacrotuberale*
4 Großer Gesäßmuskel
  (abgeschnitten) .... *M. gluteus maximus*
5 Halbsehniger Muskel
  (abgeschnitten) .... *M. semitendinosus*
6 Großer Anzieher .... *M. adductor magnus*
7 Halbmembranöser Muskel ... *M. semimembranosus*
8 Zweiköpfiger Oberschenkel-
  muskel .... *M. biceps femoris*
9 Wadenbeinkopf .... *Caput fibulae*
10 Äußerer Teil des Zwillings-
   wadenmuskels .... *M. gastrocnemius laterale*
11 Innerer Teil des Zwillings-
   wadenmuskels .... *M. gastrocnemius mediale*
12 Schlanker Muskel .... *M. gracilis*
13 Schneidermuskel .... *M. sartorius*
14 Sohlenmuskel .... *M. plantaris*
15 Kniekehlenfläche des
   Oberschenkelknochens .... *Facies poplitea*
16 Raue Linie .... *Linea aspera*
17 Schleimbeutel auf dem   *Bursa trochanterica*
   großen Rollhügel
   unter dem großen Gesäßmuskel .... *glutei maximi*
                                                 musculi
18 Birnenförmiger Muskel .... *M. piriformis*
19 Oberer Zwillingsmuskel .... *M. gemellus superior*
20 Innerer Hüftlochmuskel .... *M. obturator internus*
21 Unterer Zwillingsmuskel .... *M. gemellus inferior*
22 Viereckiger Oberschenkel-
   muskel .... *M. quadratus femoris*
23 Darmbein-Schienbein-Sehne .... *Tractus iliotibialis*

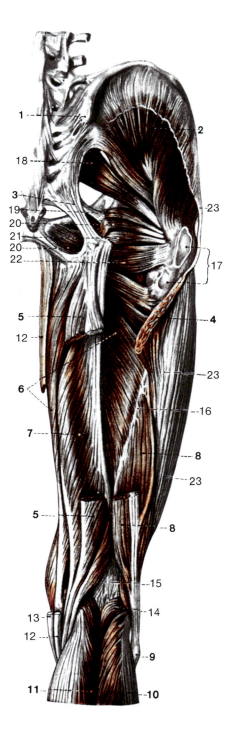

Abb. 4-47 ▸ Muskeln der Vorderseite des Oberschenkels

Der wichtigste Strecker (Extensor) des Beines ist der vierköpfige Oberschenkelmuskel (M. quadriceps femoris, 9–11). Er entspringt mit vier Köpfen, deren Muskelbäuche sich dann vereinigen und zu einer einzigen Sehne zusammenlaufen. In diese Sehne ist die Kniescheibe als Sesambein eingelagert. Die Sehne wird unterhalb der Kniescheibe bis zu ihrem Ansatz am Schienbein als Kniescheibenband (Lig. patellae, 13) bezeichnet.

 1 Zwölfte Rippe .... Costa XII
 2 Darmbeinkamm .... Crista iliaca
 3 Großer Lendenmuskel .... M. psoas major
 4 Darmbeinmuskel .... M. iliacus
 5 Vorderer oberer
   Darmbeinstachel .... Spina iliaca anterior superior
 6 Lenden-Kreuzbein-Knick
   der Wirbelsäule .... Promontorium
 7 Leistenband .... Lig. inguinale
 8 Langer Anzieher .... M. adductor longus
 9+10+11 Vierköpfiger Ober-
   schenkelmuskel .... M. quadriceps femoris
 9 Gerader Oberschenkelmuskel ...... M. rectus femoris
10 Äußerer Oberschenkelmuskel .... M. vastus lateralis
11 Innerer Oberschenkelmuskel ..... M. vastus medialis
12 Kniescheibe .... Patella
13 Kniescheibenband .... Lig. patellae
14 Wadenbeinkopf .... Caput fibulae
15 Ansatzsehne des Schneidermuskels,
   des schlanken Muskels und
   des halbsehnigen Muskels .... Pes anserinus
16 Inneres Halteband der
   Kniescheibe .... Retinaculum patellae mediale
17 Darmbein-Schienbein-Sehne .... Tractus iliotibialis
18 Schlanker Muskel .... M. gracilis
19 Viereckiger Lenden-
   muskel .... M. quadratus lumborum
20 Kleiner Lendenmuskel .... M. psoas minor
21 Schenkelbindenspanner .... M. tensor fasciae latae
22 Schneidermuskel .... M. sartorius
23 Kammmuskel .... M. pectineus

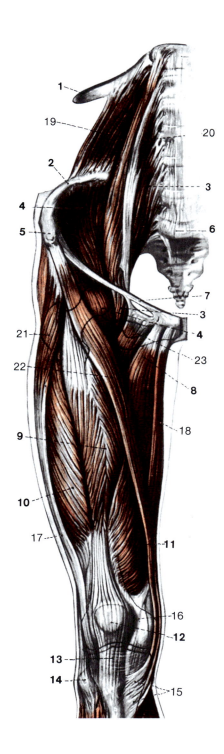

Abb. 4-48 ▶ Muskeln des rechten Unterschenkels und des rechten Fußes, Ansicht von der Außenseite

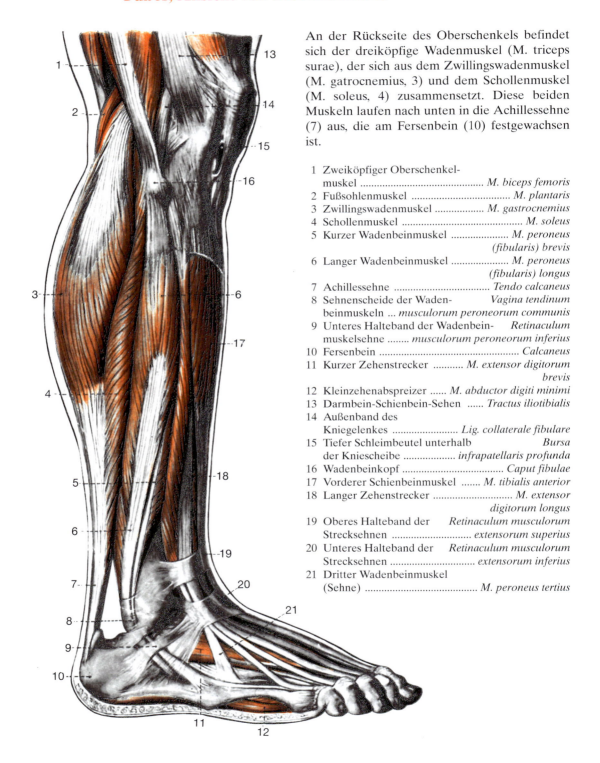

An der Rückseite des Oberschenkels befindet sich der dreiköpfige Wadenmuskel (M. triceps surae), der sich aus dem Zwillingswadenmuskel (M. gatrocnemius, 3) und dem Schollenmuskel (M. soleus, 4) zusammensetzt. Diese beiden Muskeln laufen nach unten in die Achillessehne (7) aus, die am Fersenbein (10) festgewachsen ist.

1 Zweiköpfiger Oberschenkel-
  muskel .... M. biceps femoris
2 Fußsohlenmuskel .... M. plantaris
3 Zwillingswadenmuskel .... M. gastrocnemius
4 Schollenmuskel .... M. soleus
5 Kurzer Wadenbeinmuskel .... M. peroneus
   (fibularis) brevis
6 Langer Wadenbeinmuskel .... M. peroneus
   (fibularis) longus
7 Achillessehne .... Tendo calcaneus
8 Sehnenscheide der Waden-   Vagina tendinum
   beinmuskeln ... musculorum peroneorum communis
9 Unteres Halteband der Wadenbein-   Retinaculum
   muskelsehne .... musculorum peroneorum inferius
10 Fersenbein .... Calcaneus
11 Kurzer Zehenstrecker .... M. extensor digitorum
   brevis
12 Kleinzehenabspreizer ...... M. abductor digiti minimi
13 Darmbein-Schienbein-Sehen ...... Tractus iliotibialis
14 Außenband des
   Kniegelenkes .... Lig. collaterale fibulare
15 Tiefer Schleimbeutel unterhalb   Bursa
   der Kniescheibe .... infrapatellaris profunda
16 Wadenbeinkopf .... Caput fibulae
17 Vorderer Schienbeinmuskel .... M. tibialis anterior
18 Langer Zehenstrecker .... M. extensor
   digitorum longus
19 Oberes Halteband der   Retinaculum musculorum
   Strecksehnen .... extensorum superius
20 Unteres Halteband der   Retinaculum musculorum
   Strecksehnen .... extensorum inferius
21 Dritter Wadenbeinmuskel
   (Sehne) .... M. peroneus tertius

Abb. 4-49 ▶ Skoliose der Wirbelsäule durch Beckenschiefstand

Aufgrund einer Beinlängendifferenz kann es zu einem Beckenschiefstand kommen, der seinerseits, wie in der Abbildung gut erkennbar, zu einer Skoliose der Wirbelsäule führt. Bei einer Skoliose liegt eine seitliche Verbiegung der Wirbelsäule mit einer Drehung der betroffenen Wirbel im Krümmungsbereich vor.

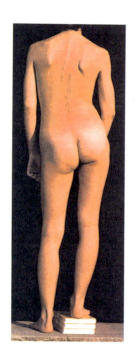

Abb. 4-50 ▶ Bandscheibenvorfall

Bandscheibenvorfälle spielen sich bevorzugt bei L4/L5 und L5/S1 ab; es können jedoch auch andere Wirbelsäulenabschnitte betroffen sein, wie beispielsweise C6/C7.

Bei einem Bandscheibenvorfall tritt der Gallertkern durch einen degenerierten Faserknorpelrand. Erfolgt dabei eine Komprimierung von Rückenmarknerven, so kommt es zu Schmerzen, Schonhaltung, Bewegungseinschränkungen, evtl. auch zu Sensibilitätsstörungen oder sogar zu Lähmungen.

Besteht der Vorfall im Bereich L4/L5/S1, wird der N. ischiadicus gereizt, so dass im Ausbreitungsgebiet dieses Nerven Schmerzen auftreten, und zwar in der Lenden-Kreuzbein-Gegend, im Gesäßmuskel und im Ober- und Unterschenkel bis in den Fuß ausstrahlend.

Bei einem dorsalen Vorfall im Bereich der Hals- und Brustwirbelsäule kann dies eine Quetschung des Rückenmarks zur Folge haben. In diesem Fall kann es zu einer Querschnittslähmung unterhalb der betroffenen Stelle kommen.

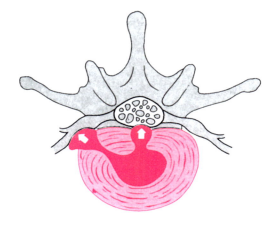

Abb. 4-51 ▶ Bandscheibenprolaps, Kernspintomogramm der Lendenwirbelsäule

Die Kernspintomographie wird auch als Magnetresonanztomographie bezeichnet. Es handelt sich hierbei um ein computergestütztes, bildgebendes Verfahren der Tomographie (Schichtaufnahmeverfahren). Im Gegensatz zur Computertomographie wird keine ionisierende Strahlung verwendet, sondern starke Magnetfelder. Gemessen wird die Frequenz der in den ursprünglichen Energiezustand zurückkehrenden Wasserstoffatome.

Für den technisch Interessierten sei erwähnt, dass die Kernspintomographie auf dem physikalischen Effekt der Kernspinresonanz beruht. Dieses Phänomen der Kernspinresonanz zeigen alle Elemente, welche im Kern unpaare Nukleonen aufweisen, wie beispielsweise Wasserstoff, Kohlenstoff, Fluor, Natrium und Phosphor. Mit den zur Zeit vorhandenen technischen Mitteln ergibt allerdings nur der Wasserstoff ausreichend kontrastreiche Bilder.

Bei der Kernspintomographie wird das zu messende Objekt einem homogenen Magnetfeld ausgesetzt und mit einem Hochfrequenzimpuls angeregt. Die Anregefrequenz für die Atomkerne muss mit deren Resonanzfrequenz übereinstimmen. Das homogene Magnetfeld hat eine Feldstärke von ungefähr 1,5 Tesla. (1 Tesla entspricht 10 000 Gauß – zum Vergleich: Das Erdmagnetfeld hat ungefähr 0,5 Gauß!). Nach Abschalten des Hochfrequenzimpulses wird in einer Hochfrequenzspule das von den angeregten Atomkernen emittierte Kernresonanzsignal registriert, das dadurch entsteht, dass sich die Kerne nach der Störung im Magnetfeld wieder ausrichten.

Die Abbildung zeigt ein Kernspintomogramm der Lendenwirbelsäule. Die beiden weißen Pfeile weisen auf einen kleinen Bandscheibenvorfall bei L5/S1 hin. Ein noch kleinerer Bandscheibenvorfall zeigt sich auch bei L4/L5.

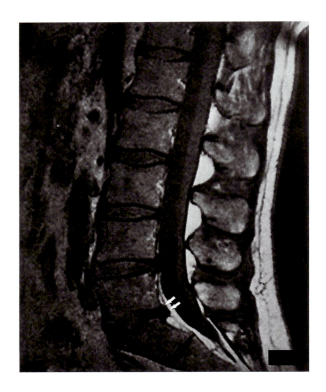

Abb. 4-52 ▶ Chronische Polyarthritis

Die chronische Polyarthritis ist eine rheumatische Erkrankung der Gelenke, von der in der Mehrzahl der Fälle Frauen betroffen sind. Die Erkrankung geht mit einer abakteriellen Synovitis in den Gelenkkapseln einher. Sie beginnt meist schleichend an den Fingermittel- und Fingergrundgelenken mit einer zunehmenden schmerzhaften Morgensteifigkeit der Finger. Über den Fingergelenken ist eine teigige Schwellung zu sehen, allerdings bleiben die Fingerendglieder frei. Es ist kein vollständiger Faustschluss möglich und die Griffstärke ist herabgesetzt. Im Verlauf der Erkrankung werden der Gelenkknorpel sowie die Sehnen und Bänder des Halteapparats zerstört, was Fehlstellungen und Gelenkversteifungen nach sich zieht.

Auf der Abbildung sind Gelenkveränderungen bei einem fortgeschrittenen Krankheitsbild erkennbar. Die Gelenkkapseln sind stark angeschwollen. Die Finger sind zur Ellenseite abgedrängt (Ulnardrift). Außerdem liegt eine Muskelatrophie der Hände vor.

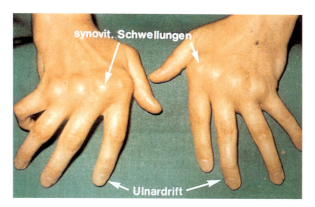

Abb. 4-53 ▶ Rheumaknoten bei chronischer Polyarthritis

Rheumaknoten fühlen sich derb an, sind meist nicht schmerzhaft und treten bevorzugt an Druckstellen auf, wie Streckseite der Unterarme und Hinterkopf. Sie kommen bei ungefähr 30% der Patienten mit chronischer Polyarthritis vor.

Auf der Abbildung sieht man im Verlauf der Elle viele in der Unterhaut liegende Rheumaknoten. Bei dem Rheumaknoten über dem Grundgelenk des linken Kleinfingers liegt eine Geschwürbildung vor.

Beachten Sie die typischen rheumatischen Veränderungen an den Händen mit der Abknickung der Finger zur Ellenseite (Ulnardrift), Gelenkversteifung und Athrophie der Zwischenknochenmuskeln (Mm. interossei).

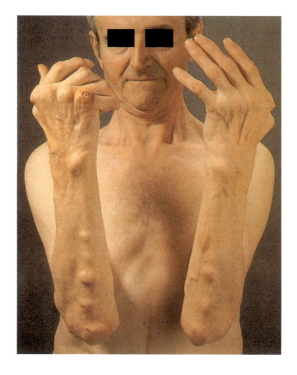

Abb. 4-54 ▶ Morbus Bechterew

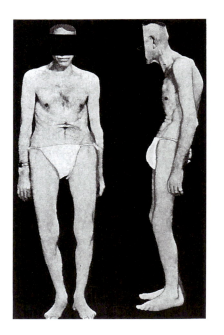

Die Abbildung zeigt einen Patienten mit Morbus Bechterew im fortgeschrittenen Stadium, mit der für die Krankheit typischen Haltungsveränderung. Beachten Sie vor allem die verstärkte Kyphose der Brustwirbelsäule.

Morbus Bechterew ist eine chronisch-entzündlich-degenerative Erkrankung, die dem rheumatischen Formenkreis zugerechnet wird. Die Krankheit befällt überwiegend Männer zwischen dem 20. bis 30. Lebensjahr.

Die Erkrankung beginnt typischerweise mit morgendlichem Steifheitsgefühl und nächtlichen Rückenschmerzen im Kreuzbein- und Lendenwirbelbereich, die bis in die unteren Extremitäten ausstrahlen können. Oft treten quälende Fersenschmerzen auf.

Der weitere Krankheitsverlauf ist durch eine fortschreitende Versteifung der Wirbelsäule und des Brustkorbes gekennzeichnet, wodurch die Ausbildung eines Lungenemphysems mit nachfolgendem Cor pulmonale begünstigt wird. Bei Veränderungen am unteren Teil der Wirbelsäule, die zur Kompression von hier austretenden Nerven führen, können Impotenz, Stuhl- und Urininkontinenz auftreten.

Abb. 4-55 ▶ Schober-Zeichen

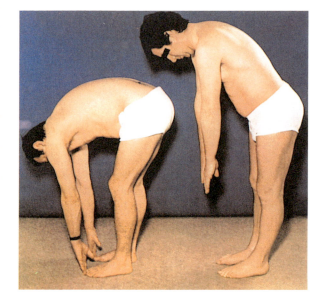

Um beim Morbus Bechterew ein Maß für die zunehmende Versteifung der Wirbelsäule zu haben, kann man das Schober-Zeichen prüfen.

Steht der Patient aufrecht, so beträgt der Abstand der Dornfortsätze L_1 bis L_5 durchschnittlich 10 cm. Beugt sich nun ein wirbelsäulengesunder Mensch nach vorne, so vergrößert sich dieser Abstand um ungefähr vier bis sechs Zentimeter. Bei einer beginnenden Versteifung der Wirbelsäule kann der Abstand nicht mehr in diesem Ausmaß zunehmen. Bei einer völligen Versteifung der Wirbelsäule in diesem Bereich, nimmt der Abstand der Wirbelkörper bei der Rumpfvorneigung überhaupt nicht zu. Der Patient rechts kann beim Versuch sich zu bücken den Rumpf nur in den Hüftgelenken beugen. Die Wirbelsäule ist versteift.

Abb. 4-56 ▶ Akuter Lupus erythematodes (LE)

Der Lupus erythematodes ist eine Autoimmunkrankheit, bei der Immunkomplexe in Gefäßwände eingelagert werden, wodurch es zu einer Gefäßwandentzündung kommt. Je nachdem, welche Gefäßwände von der Entzündung betroffen sind, kann ein äußerst vielgestaltiges Krankheitsbild auftreten. Betroffen sind meist Frauen zwischen dem 20. und 30. Lebensjahr. Es kommt zu Fieber und es entwickelt sich bevorzugt an Nase und Wangen ein Hautausschlag, der von der Form her an einen Schmetterling (siehe unten) erinnern kann. Außerdem können Arthritiden (oft als Polyarthritis), Hypertonie, Nephritis und Pleuritis auftreten. Es können auch andere Organe beteiligt sein.

Die abgebildete Patientin zeigt ein scharf begrenztes Erythem an Wangen, Nase, Stirn und Kinn. In den befallenen Bereichen kommt es zur Schuppung und zur Atrophie der Haut. Bei der „Schmetterlingsform" des Erythems vergleicht man die Hautrötung über den Wangen mit den Flügeln eines Schmetterlings, die Rötung über der Nase mit dem Körper. Allerdings muss diese Form des Hautausschlags nicht zwingend auftreten.

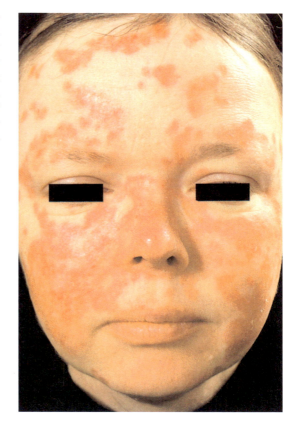

Abb. 4-57 ▶ Chronischer Lupus erythematodes

Bei chronisch-rezidivierendem Lupus erythematodes können grundsätzlich die gleichen Organe wie bei der akuten Verlaufsform befallen sein, allerdings sind die Symptome deutlich milder. Häufig auftretende Beschwerden sind wiederkehrende Fieberschübe, Gelenk- und Muskelschmerzen, Hauterscheinungen, Kraftlosigkeit, Parästhesien und Bewegungsstörungen.

Bei der Auslösung der Beschwerden können, ebenso wie bei der akuten Verlaufsform, Sonnenexpositionen, hormonelle Veränderungen (Beendigung der Schwangerschaft, Beginn einer Ovulationshemmer-Einnahme), Stresssituationen und Medikamenteneinnahme eine Rolle spielen. Bei der chronischen Verlaufsform wechseln sich Krankheitsschübe mit mehr oder weniger langdauernden Remissionen ab.

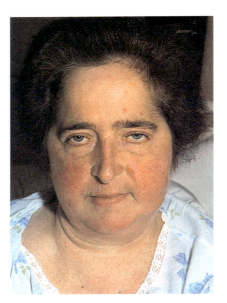

Abb. 4-58 ▶ Zirkumskripte Sklerodermie

Bei Sklerodermie kommt es zu einer lederartigen Verhärtung (Sklerodermie) der Haut, möglicherweise sogar von inneren Organen oder sogar von Organsystemen.

Es werden zwei Krankheitsverläufe unterschieden:
- **Zirkumskripte Sklerodermie**
  Die umschriebenen (zirkumskripten) Hauterscheinungen treten als gut begrenzte Herde auf, die zunächst gerötet sind, später verhärten (sklerotisieren) und schließlich atrophieren. Sie zeigen eine verstärkte oder eine verminderte Pigmentierung. Gelegentlich geht eine zirkumskripte Sklerodermie in eine progressive systemische Verlaufsform über.
- **Progressive systemische Sklerodermie**
  Bei progressiver systemischer Sklerodermie sind ein oder mehrere Organsysteme von der Erkrankung betroffen.

Auf der Abbildung ist eine zirkumskripte Sklerodermie in der Stirnmitte zu sehen. Es liegt eine säbelhiebartige bräunliche Pigmentierungszunahme sowie eine deutliche Atrophie der Haut, der Unterhaut und des Knochens vor. Die zirkumskripte Sklerodermie tritt häufig an der Stirn auf und zeigt einen linearen Verlauf. Diese Erscheinungsform der zirkumskripten Sklerodermie wird auch als „Säbelhieb-Sklerodermie" bezeichnet.

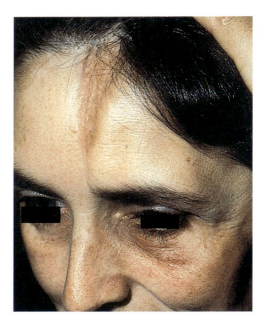

Abb. 4-59 ▶ Zirkumskripte Sklerodermie

Erkennbar ist eine im Gebiet einer Operationsnarbe (Appendixentfernung) lokalisierte zirkumskripte Sklerodermie. Die beiden rundlich-ovalen Herde mit depigmentiertem, derbem Zentrum sind von einem rötlich-lividen Randsaum umgeben. Ein solcher Randsaum kann auch als „Demarkationslinie" bezeichnet werden. Gemeint ist eine „Abgrenzung", bei der krankhaft verändertes von gesundem Gewebe getrennt wird. Bei dieser Abgrenzung handelt es sich um weit gestellte Blutgefäße, damit möglichst viele Abwehrzellen mithelfen können, die Entzündung zu begrenzen.

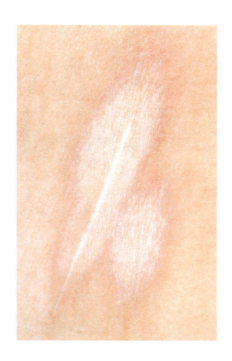

Abb. 4-60 ▶ Progressive systemische Sklerodermie

Die progressive systemische Sklerodermie beginnt häufig mit Raynaud-artigen Anfällen, Gelenkschmerzen und teigigen Hautschwellungen der Hände. Später treten straffe Hautatrophien mit Pigmentverschiebungen auf, rattenbissartige Fingerkuppennekrosen, Maskengesicht und Teleangiektasien (Erweiterung von Hautgefäßen). Die Erkrankung kann auf den Verdauungstrakt, die Lunge oder die Nieren übergreifen.

Die Abbildung zeigt ein Maskengesicht bei progressiver Sklerodermie. Der Mund ist durch straffe Faltenbildung verkleinert, die Lippen sind verschmälert, die Nase springt spitz hervor und die Lidspalten sind verengt, die Gesichtshaut ist straff-glänzend. Man sieht zahlreiche Teleangiektasien. Beachten Sie hierzu auch Abb. 6-23, die einen sekundären Morbus Raynaud im Anfangsstadium zeigt und Abb. 4-61, bei der ein Spätstadium zu sehen ist.

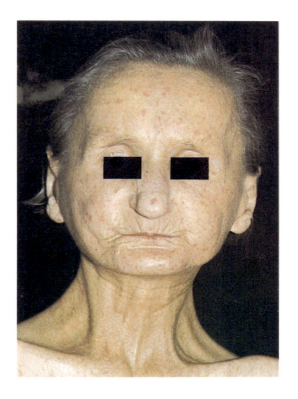

Abb. 4-61 ▶ Spätstadium einer progressiven Sklerodermie

An den Händen ist es zu einer starken Atrophie der Haut und Muskeln gekommen mit einer Fixierung der Fingergelenke in Beugestellung. Zu sehen sind Pigmentierungsstörungen und über einigen Fingergelenken kleine Nekrosen. Die Finger sind verkürzt.

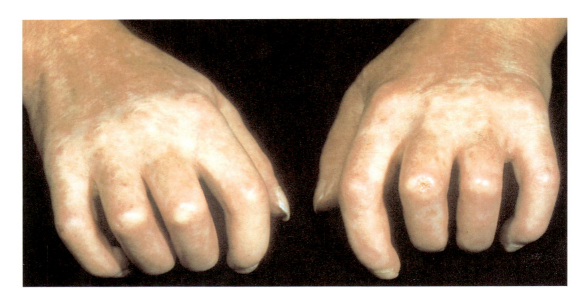

Abb. 4-62 ▶ Sklerodermie, verkürztes Zungenbändchen

Im Verlauf der Sklerodermieerkrankung kann sich das Zungenbändchen verkürzen. Dadurch kann die Zunge nicht mehr richtig nach oben und hinten bewegt werden, was Sprach- und Schluckstörungen zur Folge hat. In seltenen Fällen kann der gesamte Verdauungstrakt in das Krankheitsgeschehen mit einbezogen werden. Die Folge ist eine Wandstarre des Verdauungstraktes, die zur Malabsorption führen kann.

Die Abbildung zeigt ein verkürztes Zungenbändchen und deutlich gestaute Unterzungenvenen. Diese Venenstauung weist auf ein Cor pulmonale hin: Im vorliegenden Fall hat die Sklerodermie zu einer Lungenfibrose mit starker Luftnot geführt. Als Folge der Lungenfibrose ist es zu einer Rechtsherzinsuffizienz gekommen.

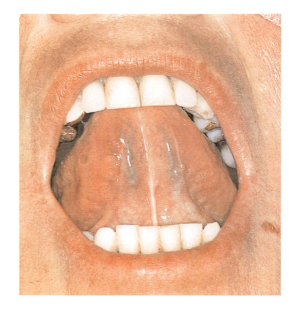

5 Das Herz

Abb. 5-1 ▶ Lage des Herzens im Mediastinum

Das Herz liegt zwischen den Lungen, hinter dem Brustbein (auf der Abbildung entfernt), vor der Speiseröhre und über dem Zwerchfell.

Die Gefäße, die sauerstoffreiches Blut führen, sind rot dargestellt, die Gefäße mit sauerstoffarmem Blut blau.

 1 Herz .... *Cor*
 2 Lunge .... *Pulmo*
 3 Aortenbogen .... *Arcus aortae*
 4 Zwerchfell .... *Diaphragma*
 5 Stamm der Lungen-
    schlagader .... *Truncus pulmonalis*
 6 Lungenvenen .... *Vv. pulmonalis*
 7 Bauchaorta .... *Aorta abdominalis*
 8 Obere Hohlvene .... *V. cava superior*
 9 Untere Hohlvene .... *V. cava inferior*
10 Speiseröhre .... *Oesophagus*
11 Luftröhre .... *Trachea*

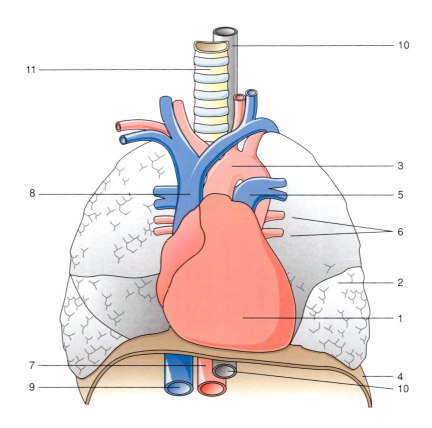

Abb. 5-2 ▶ Schichtaufbau des Herzens

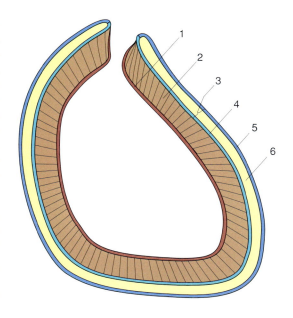

Der Hohlmuskel Herz baut sich aus dem Endokard, dem Myokard und dem Perikard auf. Am Perikard kann man ein viszerales und ein parietales Blatt unterscheiden, die durch einen Gleitspalt getrennt sind. Das parietale Blatt ist außen durch eine Schicht derber, einander überkreuzender Kollagenfasern verstärkt. Dadurch ist es nur eingeschränkt dehnbar und wirkt so einer Überdehnung des Herzens entgegen. Außerdem ist das parietale Blatt mit dem Sehnenzentrum des Zwerchfells verwachsen, wodurch das Herz in seiner Lage stabilisiert wird.

1 Herzinnenhaut (Endokard) .... *Endocardium*
2 Herzmuskelschicht (Myokard) .... *Myocardium*
3 Herzbeutel (Perikard) .... *Pericardium*
4 Inneres Blatt des
   Herzbeutels .... *viszerales Blatt des Perikards*
5 Äußeres Blatt des
   Herzbeutels .... *parietales Blatt des Perikards*
6 Gleitspalt

Abb. 5-3 ▶ Schematische Darstellung der Herzhöhlen

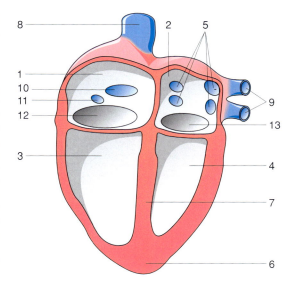

Das Herz besteht aus zwei Vorhöfen und zwei Kammern. Die Herzinnenhaut bildet die Segel- und die Taschenklappen des Herzens.

1 Rechter Vorhof .... *Atrium dextrum*
2 Linker Vorhof .... *Atrium sinistrum*
3 Rechte Kammer .... *Ventriculus dexter*
4 Linke Kammer .... *Ventriculus sinister*
5 Einmündungsstellen   *Einmündungsstellen der*
   der Lungenvenen .... *Vv. pulmonales*
6 Herzspitze .... *Apex cordis*
7 Herzscheidewand .... *Septum interventriculare*
8 Obere Hohlvene .... *V. cava superior*
9 Lungenvenen .... *Vv. pulmonales*
10 Einmündungsstelle   *Einmündungsstelle der*
   der oberen Hohlvene .... *V. cava superior*
11 Sammelstelle der Herzvenen .... *Sinus coronarius*
12 Dreizipfelige Segelklappe
   (Trikuspidalklappe) .... *Valva tricuspidalis*
13 Zweizipfelige Segelklappe
   (Mitralklappe) .... *Valva mitralis*

Abb. 5-4 ▶ Herz von vorne

Der Herzbeutel (7) ist aufgeschnitten und größtenteils entfernt. In diesem Herzbeutel liegt das Herz eingestülpt wie eine Faust. Es hat nicht die Form eines Herzsymbols, sondern die eines Kegels, dessen Spitze nach vorn links unten zeigt und im 5. Interkostalraum die vordere Brustwand berührt. Die Herzspitze ist dort als Herzspitzenstoß tastbar. Da die Herzlängsachse gegenüber der Horizontal- und Vertikalachse um etwa 40 Grad geneigt ist und das Herz zusätzlich um 40 Grad gegen den Uhrzeigersinn gedreht ist, liegt die rechte Kammer vorne dem Zwerchfell auf (s. Abb. 5-11).

Als Herzohren (17) bezeichnet man die normalen Ausbuchtungen der Vorhöfe.

1 Rechter Vorhof .... *Atrium dextrum*
2 Rechte Herzkammer .... *Ventriculus dexter*
3 Linker Vorhof .... *Atrium sinistrum*
4 Linke Herzkammer .... *Ventriculus sinister*
5 Arm-Kopf-Schlagaderstamm .... *Truncus brachiocephalicus*
6 Obere Hohlvene .... *V. cava superior*
7 Herzbeutel .... *Pericardium*
8 Rechte Herzkranzschlagader .... *A. coronaria dextra*
9 Gemeinsame Halsschlagader .... *A. carotis communis*
10 Schlüsselbeinschlagader .... *A. subclavia*
11 Aortenbogen .... *Arcus aortae*
12 Stamm der Lungenschlagader .... *Truncus pulmonalis*
13 Linke Herzkranzschlagader .... *A. coronaria sinistra*
14 Herzspitze .... *Apex cordis*
16 Rechte Lungenschlagader ...... *A. pulmonalis dextra*
17 Rechtes Herzohr .... *Auricula dextra*
18 Botallo-Band .... *Lig. arteriosum*
19 Linke Lungenschlagader .... *A. pulmonalis sinistra*
20 Große Herzvene .... *V. cardiaca magna*
21 Linke Herzkranzschlagader .... *A. coronaria sinistra*
22 Ausflußbahn der rechten Herzkammer .... *Conus arteriosus*
23 Fettgewebe .... *Textus adiposus*

Herz von vorne

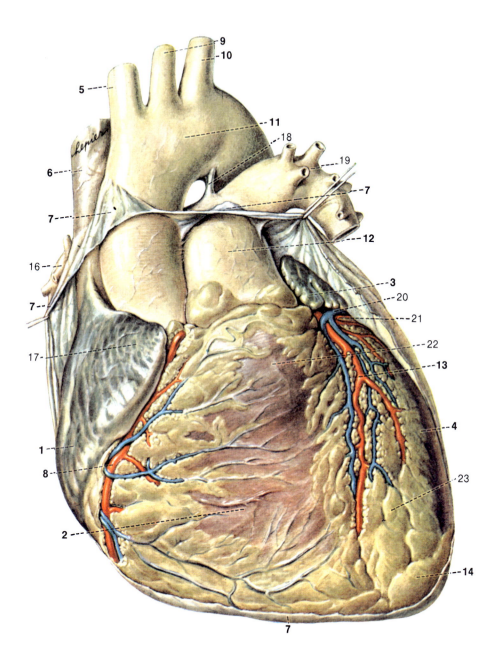

Abb. 5-5 ▶ Hinterwand des Herzbeutels nach Entfernung des Herzens

Durch die Entfernung des Herzens aus dem Herzbeutel ist der hintere Teil des Herzbeutels sichtbar. Erkennbar sind die obere (7) und untere Hohlvene (8), die in den rechten Vorhof einmünden. Die vier Lungenvenen (6) treten von hinten in den linken Vorhof ein, die Aorta (9) entspringt aus der linken Kammer. Der Stamm der Lungenschlagader (Truncus pulmonalis) geht von der rechten Kammer ab.

1 Obere Hohlvene .... *V. cava superior*
2 Brustfell .... *Pleura*
3 Lunge .... *Pulmo*
4 Quere Herzbeutelbucht .... *Sinus transversus pericardii*
5 Herzbeutel .... *Pericardium*
6 Lungenvenen .... *Vv. pulmonales*
7 Fettgewebe .... *Textus adiposus*
8 Untere Hohlvene .... *V. cava inferior*
9 Hauptschlagader .... *Aorta*
10 Zwerchfellnerv .... *N. phrenicus*
Schlagader von Herzbeutel und Zwerchfell .... *A. pericardiacophrenica*
Vene von Herzbeutel und Zwerchfell .... *V. pericardiacophrenica*
11 Vegetatives Nervengeflecht an der Aorta .... *Plexus aorticus*
12 X. Hirnnerv (Vagus) .... *N. vagus*
13 Stamm der Lungenschlagadern .... *Truncus pulmonalis*
14 Schräge Herzbeutelbucht .... *Sinus obliquus pericardii*

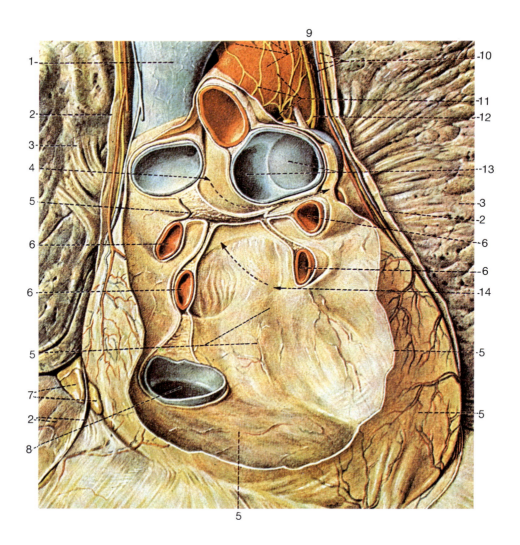

Abb. 5-6 ▶ Herz aufgeschnitten

Beachten Sie den unterschiedlichen Aufbau der Segel- und der Taschenklappen. Die Segelklappen sind durch Sehnenfäden an den Papillarmuskeln befestigt, wodurch ein Zurückschlagen der Klappen verhindert wird. Die Segelklappen öffnen sich passiv durch den bestehenden Druckunterschied zwischen Vorhof und Kammer. Die Papillarmuskeln spielen also beim Öffnen der Klappen keine Rolle!

Bei den Taschenklappen gibt es keine Sehnenfäden und auch keine Papillarmuskeln. Die Taschenklappen sind an den Wänden der Gefäße festgewachsen, damit sie nicht durchschlagen können. Sie haben die Form von Taschen, beziehungsweise von Halbmonden. Die Öffnungen der Taschen liegen so, dass sie vom zurückströmenden Blut gefüllt werden, wodurch sich die Öffnung verschließt. Beide Taschenklappen, also die Aortenklappe und die Pulmonalklappe, haben jeweils drei Taschen, im Unterschied zu den Klappen der Venen und Lymphgefäße mit jeweils nur zwei Taschen.

1 Rechter Vorhof .... *Atrium dextrum*
2 Linker Vorhof .... *Atrium sinistrum*
3 Rechte Kammer .... *Ventriculus dexter*
4 Linke Kammer .... *Ventriculus sinister*
5 Sehnenfäden .... *Chordae tendineae*
6 Papillarmuskel .... *M. papillaris*
7 Herzscheidewand .... *Septum interventriculare*
8 Hauptschlagader (Aorta) .... *Aorta*
9 Aortenklappe .... *Valva aortae*

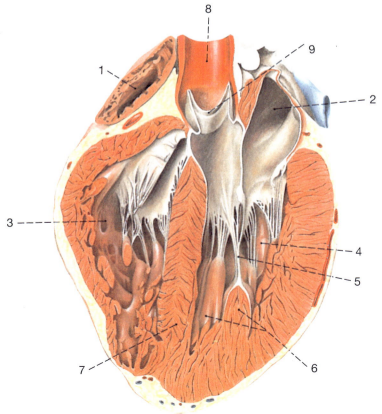

Abb. 5-7 ▶ Schnitt durch die Klappenebene des Herzens

Die Entfernung der beiden Vorhöfe lässt die Klappenebene des Herzens erkennen.

Die Pulmonalklappe (5) und die Aortenklappe (22) sind geschlossen. Kommt es zur Strömungsumkehr, so fließt das Blut in die Taschen der Klappen, die sich dadurch so aufblähen, dass ein Zurückfließen des Blutes verhindert wird.

Die in die Zeichnung eingetragenen Ziffern 1 bis 3 bezeichnen die einzelnen Zipfel der Mitral- und Trikuspidalklappe.

1 Vorderer Zipfel (von der zwei- und der dreizipfeligen Klappe) .... Cuspis anterior
2 Hinterer Zipfel (von der zwei- und der dreizipfeligen Klappe) ...... Cuspis posterior
3 Septaler Zipfel (von der dreizipfeligen Klappe) .... Cuspis septalis
4 Stamm der Lungenschlagadern .... Truncus pulmonalis
5 Lungenschlagaderklappe .... Valva trunci pulmonalis
6 Linke Herzkranzschlagader, vorderer Zwischenkammerast .... A. coronaria sinistra, R. interventricularis anterior
7 Linke Herzkranzschlagader .... A. coronaria sinistra
8 Linke Herzkranzschlagader, umbiegender Ast .... A. coronaria sinistra, R. circumflexus
9 Faserdreieck des Herzskeletts ... Trigonum fibrosum
10 Große Herzvene .... V. cardiaca magna
11 Faserring am Klappenrand .... Anulus fibrosus
12 Sammelvene .... Sinus coronarius
13 His-Bündel .... Fasciculus atrioventricularis
14 Mittlere Herzvene .... V. cardiaca media
15 Rechte Herzkranzschlagader, hinterer Zwischenkammerast .... A. coronaria dextra, R. interventricularis posterior
16 Klappe der Sammelvene (Sinusklappe) .... Valvula sinus coronarii
17 Kleine Herzvene .... V. cardiaca parva
18 Faserdreieck des Herzskeletts ... Trigonum fibrosum
19 Faserring am Klappenrand .... Anulus fibrosus
20 Rechte Herzkranzschlagader .... A. coronaria dextra
21 Rechte Herzkranzschlagader, Ast für die rechte Ausflußbahn .... A. coronaria dextra, R. coni arteriosi
22 Aortenklappe mit drei halbmondförmigen Taschen .... Valva aortae

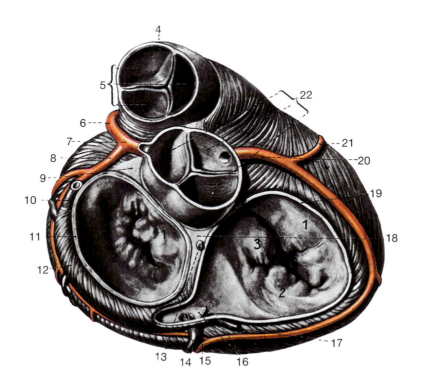

Abb. 5-8 ▶ Versorgung des Herzens

Die Versorgung des Herzens wird durch einen Kunststoffausguss der Herzkranzgefäße (Koronararterien) gezeigt. Man sieht, dass die großen Gefäße direkt aus der Aorta entspringen und an der Oberfläche des Herzens verlaufen. Von hier zweigen kleine Arterien ab und ziehen in die Herzmuskelschicht, wo sie sich zu einem dichten Netz verzweigen, um jede einzelne Herzmuskelzelle mit Blut zu versorgen.

Findet eine Verlegung (Verschluss) einer Herzkranzarterie statt, kommt es zum Herzinfarkt, da der Anteil des Herzmuskels, der von der betroffenen Arterie versorgt wird, keinen Sauerstoff und keine Nährstoffe mehr erhält. Infolgedessen stirbt dieser Teil ab. Das Ausmaß des Infarktes hängt entscheidend davon ab, wie groß der abgestorbene Bereich ist. Ist es zur Verlegung eines Hauptstammes gekommen, so fällt ein großer Bereich für die Muskelarbeit des Herzens aus. Die Folgen davon sind unmittelbar lebensbedrohend. Ist allerdings nur ein kleiner Seitenast betroffen, so ist der Schaden entsprechend geringer. Es gibt auch kleine Infarkte, so genannte Mikroinfarkte, bei denen der Patient gar nicht spürt, dass bei ihm ein Infarkt abläuft. Diese Mikroinfarkte sind nicht mit einem „stummen Infarkt" zu verwechseln. Einem stummen Infarkt liegt eine Neuropathie zugrunde, die die Schmerzempfindung beeinträchtigt. Vor allem bei Diabetikern und älteren Menschen tritt der stumme Infarkt auf.

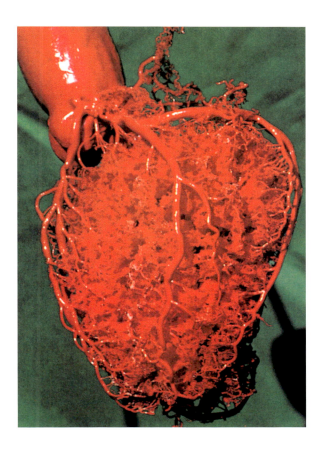

Abb. 5-9 ▶ Herzschlag mit Systole und Diastole

Diastole der Kammern

Die beiden Kammern sind entspannt (Entspannungszeit 4). Die Segelklappen zwischen Vorhöfen und Kammern sind geöffnet und durch die Kontraktion der beiden Vorhöfe wird das Blut aus den Vorhöfen in die Kammern gepresst (Füllungszeit 5,1).

Systole der Kammern

Nachdem sich die beiden Kammern mit Blut gefüllt haben, kommt es zum Zuschlagen der beiden Segelklappen. Die Kammern kontrahieren sich (Anspannungszeit 2), die Taschenklappen öffnen sich und das Blut wird in die abgehenden Gefäße Aorta und Truncus pulmonalis ausgepresst (Austreibungszeit 3).

Genau genommen kann man also bei der Herzarbeit vier Arbeitsphasen unterscheiden:
a) Kammersystole mit
   – Anspannungszeit und
   – Austreibungszeit
b) Kammerdiastole mit
   – Entspannungszeit und
   – Füllungszeit

1 Füllungszeit
2 Anspannungszeit (1. Phase der Kammersystole)
3 Austreibungszeit (2. Phase der Kammersystole)
4 Entspannungszeit (1. Phase der Kammerdiastole)
5 Füllungszeit (2. Phase der Kammerdiastole)

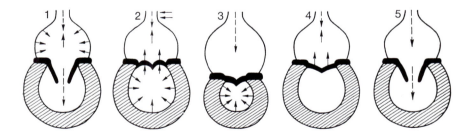

Abb. 5-10 ▶ Erregungsleitungssystem des Herzens

Das Erregungsleitungssystem des Herzens wird von spezialisierten Herzmuskelzellen gebildet, nicht von Nervenfasern.

Sinusknoten (Keith-Flack-Knoten)

Er sitzt an der Herzrückwand, zwischen den Einmündungsstellen von oberer und unterer Hohlvene. Hier entstehen rhythmische Erregungen (Sinusrhythmus), die sich über die Vorhöfe ausbreiten. Vorhöfe und Kammern sind durch das „Herzskelett", einem Faserring aus derbem, kollagenem Bindegewebe, getrennt. Dieser Faserring verhindert, dass die Erregung von den Vorhöfen auf die Kammern überspringt. Deshalb kann die Erregung nur über eine Lücke in diesem Faserring zum AV-Knoten gelangen.

AV-Knoten (Atrioventrikularknoten)

Er bildet auch rhythmische Erregungen, allerdings nur mit einer Eigenfrequenz von ungefähr 40 Schlägen pro Minute. Diese Eigenerregung wird normalerweise nicht bemerkt, da die höherfrequente Sinuserregung am AV-Knoten eintritt bevor die langsamere Eigenerregung des AV-Knotens wirksam wird. Fällt allerdings die Erregung durch den Sinusknoten aus, kommen die rhythmischen Erregungen des AV-Knotens (Kammerrhythmus) mit ungefähr 40 Schlägen pro Minute zum Tragen.

His-Bündel

Das His-Bündel verbindet Vorhöfe und Kammern durch die Lücke im Herzskelett und zieht dann noch ein kleines Stück an der Herzscheidewand weiter, um sich dann in die beiden Tawara-Schenkel zu teilen.

Tawara-Schenkel (Kammerschenkel)

Je ein Schenkel zieht rechts und links des muskulösen Teiles der Kammerscheidewand in Richtung Herzspitze.

Purkinje-Fasern

Von den Tawara-Schenkeln und ihren Ästen zweigen viele Fasern ab, die zur Kammermuskulatur ziehen.

1 Rechter Vorhof .... *Atrium dextrum*
2 Rechte Herzkammer .... *Ventriculus dexter*
3 Linker Vorhof .... *Atrium sinistrum*
4 Linke Herzkammer .... *Ventriculus sinister*
5 Kammerscheidewand .... *Septum interventriculare*
6 Obere Hohlvene .... *V. cava superior*
7 Untere Hohlvene .... *V. cava inferior*
8 Lungenvenen .... *Vv. pulmonales*
9 Dreizipfelige Segelklappe
   (Trikuspidalklappe) .... *Valva tricuspidalis*
10 Zweizipfelige Segelklappe
   (Mitralklappe) .... *Valva bicuspidalis (mitralis)*
11 Sinusknoten
   (Keith-Flack-Knoten) .... *Nodus sinu-atrialis*
12 AV-Knoten (Aschoff-
   Tawara-Knoten) .... *Nodus atrioventricularis*
13 His-Bündel .... *Fasciculus atrioventricularis*
14 Linker Tawara-Schenkel .... *Crus sinistrum*
15 Rechter Tawara-Schenkel .... *Crus dextrum*
16 Sammelvene .... *Sinus coronarius*

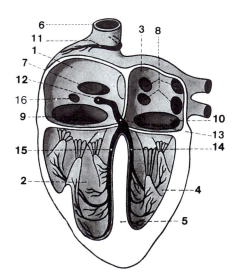

Abb. 5-11 ▶ Palpation des Herzspitzenstoßes und Perkussion der Herzgröße

Die Abbildung zeigt die Projektion des Herzens und der großen Blutgefäße auf die vordere Brustwand.
- **Violett:** rechter Vorhof und obere Hohlvene
- **Blau:** rechte Herzkammer und Lungenschlagadern
- **Orange:** linker Vorhof
- **Rot:** linke Herzkammer und Aorta

Palpation des Herzspitzenstoßes

Der Herzspitzenstoß wird im 5. Interkostalraum (Zwischenrippenraum) etwas innerhalb der linken Medioklavikularlinie (mittleren Schlüsselbeinlinie) getastet. Beim Herzspitzenstoß handelt es sich um ein Anschlagen des Herzens an die Brustwand während der Kammersystole. Bei Rechtsherzhypertrophie ist der Herzspitzenstoß nach links außen verlagert; bei Linksherzhypertrophie nach links außen und unten.

Perkussion der Herzgröße

Durch Perkussion kann die ungefähre Herzgröße festgestellt werden. Wird laut und kräftig perkutiert, so wird der Perkussionsschall mehr von tiefer liegenden Strukturen beeinflusst. Über der Lunge ist ein sonorer Klopfschall zu hören. Über dem Herzen kommt es zur Herzdämpfung, dabei wird zwischen absoluter und relativer Herzdämpfung unterschieden.

Absolute Herzdämpfung

Zur absoluten Herzdämpfung kommt es in dem Bereich, in dem das Herz direkt der Brustwand anliegt. Um sie zu hören, muss leise (leicht) perkutiert werden.

Die absolute Herzdämpfung ist beispielsweise beim Emphysematiker verkleinert, da das überblähte Lungengewebe das Herz zu weit überlagert.

Relative Herzdämpfung

Die relative Herzdämpfung tritt in den Bereichen auf, in denen das Herz von Lungengewebe überlagert ist. Dieser Bereich wird durch laute, feste Perkussion ermittelt, um das Lungengewebe zu „durchschlagen".

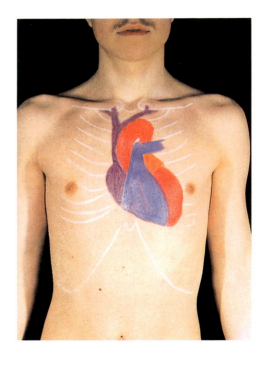

Abb. 5-12 ▶ Auskultation der Herzklappen

Dargestellt ist die Klappenebene des Herzens mit den von hier ausgehenden Auskultationsstellen, die durch grüne Ringe markiert sind. Die Pfeile kennzeichnen die Richtung des Blutstroms, die das Klappengeräusch zur Oberfläche leiten. Man sieht, dass die Auskultationsstellen nicht dort liegen, wo man sie aufgrund ihrer anatomischen Lage vermuten würde, sondern sie liegen da, wo sie durch den Blutstrom und der vorliegenden Gewebebeschaffenheit am besten zur Oberfläche geleitet werden.

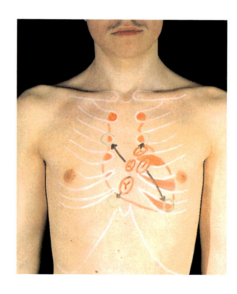

Rechts oben: Abhörstelle der Aortenklappe
Rechts unten: Abhörstelle der Trikuspidalklappe
Links oben: Abhörstelle der Pulmonalklappe
Links unten: Abhörstelle der Mitralklappe

Abb. 5-13 ▶ Stethoskop

Ein Stethoskop dient vor allem dazu, Herz/Kreislauferkrankungen zu erkennen. Da jedes Instrument seinen eigenen Klang hat, sollten die zu deutenden Geräusche immer durch das gleiche eigene Gerät gehört werden. Achten Sie bei der Auskultation darauf, dass das Stethoskop der Brustwand ganz aufliegt.

1 Oliven (Ohrteile): Die Oliven müssen schallabschließend ins Ohr passen. Beim Aufsetzen müssen die Ohrteile etwas nach vorne gerichtet sein, damit sie sich in den Gehörgang einpassen können; die Olivenöffnungen müssen in Richtung Gehörgang weisen.

2 Spange vor dem Kinn: Die Spange vor dem Kinn kann durch Anheben oder Senken verstellt werden und ermöglicht dadurch eine individuelle Anpassung des Stethoskops.

3 Schlauch: Der Schlauch soll möglichst steif, dickwandig und kurz (ca. 35 cm) sein. Viele Stethoskope haben lange und sehr weiche Gummischläuche mit großem Luftinhalt und deshalb niedriger Eigenfrequenz. Dadurch kann die mechanische Verstärkung der auszukultierenden Geräusche durch das Stethoskop ungenügend sein.

4 Membranteil für hohe Frequenzen: Der Membranteil für hohe Frequenzen hat einen größeren Durchmesser und eine flache äußere Umrandung. Der Membranteil muss der Körperwand vollständig anliegen, damit keine störenden Geräusche entstehen.

5 Aufnahmetrichter (Glocke) **für niedrige Frequenzen:** Die Glocke hat einen kleinen Durchmesser und im Idealfall einen Gummiring, der auch an unebenen Stellen ein schalldichtes Aufsetzen ermöglicht.

6 Drehvorrichtung: Durch Drehen kann vom Membranteil auf den Aufnahmetrichter umgeschaltet werden. Je nach Modell kann die Umschaltstelle unterschiedlich angebracht sein.

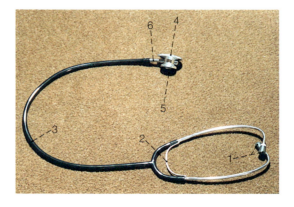

Abb. 5-14 ▶ Blutdruckmessung

Beim Blutdruckmessen ist darauf zu achten, dass sich die Manschette in Herzhöhe befindet. Liegt die Manschette zu tief unter dem Herzniveau, werden zu hohe Blutdruckwerte gemessen. Liegt die Manschette erheblich über dem Herzniveau, wird ein zu niedriger Blutdruck gemessen.

Der Arm ist im Ellenbogen etwas gebeugt und wird auf einen Tisch aufgelegt, damit der Muskel entspannt ist. Ein erhöhter Muskeltonus kann den diastolischen Blutdruck um bis zu 10% anheben. Hängt der Arm herab, ermittelt man zu hohe Blutdruckwerte.

Um den richtigen Wert festzustellen, bis zu dem die Manschette aufgeblasen werden muss, legt man zwei Finger auf die Arteria brachialis in der Ellenbeuge und pumpt die Manschette bis ungefähr 30 mmHg oberhalb des Wertes auf, bei dem die Pulsationen aufhören.

Muss man am gleichen Arm den Blutdruck nochmals messen, so muss man die Luft aus der Manschette vollständig ablassen und dann ein bis zwei Minuten warten, bevor man die Messung wiederholt.

1 Aufblasbare Blutdruckmanschette

Die aufblasbare Blutdruckmanschette muss die richtige Größe haben. Neben der Standardmanschette soll eine Manschette für Kleinkinder und eine breitere für dickere Oberarme verfügbar sein. Der aufblasbare Teil der Manschette sollte mindestens 80% des Umfanges des Oberarmes betragen. Manschetten, die zu schmal oder zu breit sind, können zu falschen Messwerten führen. Die Manschette wird ungefähr 3 cm oberhalb der Ellenbeuge angesetzt. Beim Anlegen ist darauf zu achten, dass noch zwei Finger unter die Manschette geschoben werden können.

2 Blasebalg

Der Blasebalg dient dem Aufblasen der Manschette.

3 Druckmesser (Manometer)

Der Druckmesser dient dem Ablesen der Blutdruckwerte.

4 Stethoskop

Gehen Sie also beim Blutdruckmessen folgendermaßen vor: Legen Sie die Manschette, wie vorstehend beschrieben, um den Oberarm. Schließen Sie das Ventil am Druckmesser. Pumpen Sie die Manschette so auf, dass die Oberarmarterie abgeklemmt wird. Senken Sie den Druck in der Manschette durch *langsames* Öffnen des Ventils. Achten Sie auf den Beginn der arteriellen Pulsationen. Sie stellen den systolischen Wert des Blutdruckes dar. Lassen Sie weiterhin langsam und kontinuierlich den Druck ab. Registrieren Sie den Wert, bei dem die Pulsationen aufhören. Dieser Punkt ergibt den diastolischen Wert.

Denken Sie daran, dass Blutdruckmessgeräte alle zwei Jahre sicherheitstechnisch überprüft werden müssen (früher: geeicht).

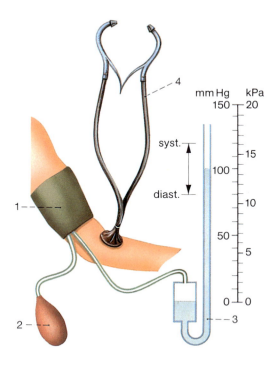

Abb. 5-15 ▶ Auskultatorische Lücke

Manchmal stellt man bei einem Patienten eine auskultatorische Lücke fest. Dabei handelt es sich um eine stumme Phase im Intervall zwischen systolischem und diastolischem Blutdruck. Wird diese auskultatorische Lücke nicht richtig erkannt, können bei der Ablesung Fehler auftreten, denn der systolische Blutdruck kann dann irrtümlich zu tief oder der diastolische zu hoch abgelesen werden.

Ursache einer auskultatorischen Lücke können Arrhythmien, atemabhängige Blutdruckschwankungen und Blutdruckschwankungen anderer Ursachen sein.

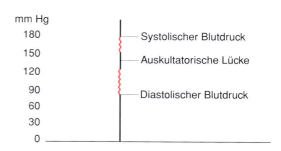

Abb. 5-16 ▶ Beinödem
(Aus Siegenthaler)

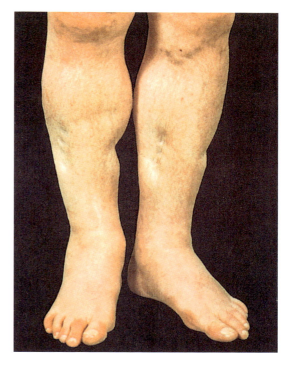

Es ist ein Patient mit ausgeprägten Knöchel- und Unterschenkelödemen zu sehen. Es handelt sich um ein eindrückbares Ödem, wie man aus den tiefen Dellen ersieht, die nach Fingerdruck auf diese Stellen zurückgeblieben sind.

Wichtige Ursachen für Ödeme sind Rechtsherzinsuffizienz, Niereninsuffizienz, venöse und lymphatische Abflusshindernisse.

Ödeme, die durch **Rechtsherzinsuffizienz** bedingt sind, bilden sich typischerweise zuerst in der Knöchelgegend aus und verschwinden anfangs über Nacht wieder. Meist muss der Betreffende nachts einige Male aufstehen und Wasser lassen (Nykturie). Bei schwerer und länger andauernder Rechtsherzinsuffizienz steigen die Ödeme weiter auf und verschwinden auch über Nacht nicht mehr völlig. Es können sich generalisierte Ödeme bilden.

Ödeme, die sich aufgrund einer **Niereninsuffizienz** bilden, treten besonders morgens als Lid- und Gesichtsödeme auf. Mit Fortschreiten der Erkrankung bilden sich generalisierte Ödeme, die sich vor allem an Füßen und Händen zeigen. Bitte beachten Sie zur Eiweißverlustniere auch die Abb. 15-19.

Bestehen Beinödeme bei gleichzeitiger zyanotischer Verfärbung der betroffenen Region, so spricht das für eine **venöse Zirkulationsstörung**. Bei chronischer venöser Insuffizienz und beim postthrombotischen Syndrom kann es darüber hinaus zu Verhärtungen, Pigmentierungszunahme und zum Unterschenkelgeschwür (Ulcus cruris venosum) kommen. Beim venös bedingten Ödem sind in der Regel die Zehen ausgespart, wohingegen diese beim lymphatisch bedingten Ödem mit einbezogen sind.

Bitte beachten Sie zu den **Lymphödemen** die Abb. 8-11, 8-12 und 8-13.

Abb. 5-17 ▶ Lokalisationsstellen bei Angina-pectoris-Schmerz

Für den Angina-pectoris-Anfall ist es typisch, dass es zu plötzlich einsetzenden Schmerzen im Brustkorb kommt. Diese Beschwerden können zusammen mit einem gürtelförmigen Engegefühl um den Brustkorb herum auftreten. Häufig kommt es gleichzeitig zu Erstickungsanfällen und Atemnot, manchmal begleitet von Vernichtungsgefühl und Todesangst. Die Schmerzen können Sekunden bis Minuten anhalten.

Die Schmerzen sind meist nicht scharf lokalisiert, sondern werden als ein Druckgefühl angegeben, das meist hinter dem Brustbein lokalisiert ist. Oft strahlen die Schmerzen in den linken Arm, und zwar in die Kleinfingerseite aus. Es ist aber auch möglich, dass der Patient Schmerzen an weniger typischen Stellen schildert, wie sie die Abbildungen zeigen.

Allerdings muss in jedem einzelnen Fall sorgfältig geprüft werden, ob es sich tatsächlich um einen Angina-pectoris-Anfall handelt und nicht etwa um einen Herzinfarkt. Ein wichtiges differenzialdiagnostisches Unterscheidungsmerkmal ist die Ansprechbarkeit der Beschwerden auf Nitroglycerin. Handelt es sich um einen Angina-pectoris-Anfall, so verbessern sich im Allgemeinen die Beschwerden nach Einnahme des Medikamentes prompt. Liegt allerdings ein Herzinfarkt vor, so können sich die Beschwerden nach Einnahme eventuell leicht verbessern, ansonsten bestehen die Symptome im Wesentlichen unverändert weiter.

Vor Verabreichung eines Nitropräparates muss allerdings immer sorgfältig der Blutdruck kontrolliert werden. Liegt der systolische Wert unter 120 mmHg, darf das Medikament nicht verabreicht werden, da sonst der Blutdruck zu stark abfallen könnte und sich ein Schock entwickeln kann.

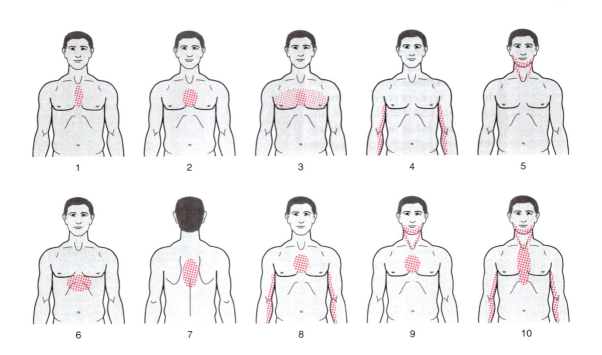

Abb. 5-18 ▸ Trommelschlegelfinger und Uhrglasnägel bei Fallot-Tetralogie

Bei der Fallot-Tetralogie treten angeborenermaßen gleich vier Herzfehler auf: Kammerseptumdefekt, Pulmonalklappenstenose, Rechtsherzhypertrophie und eine teilweise Verlagerung der Aorta nach rechts („reitende Aorta").

Die Abbildung zeigt die Trommelschlegelfinger und Uhrglasnägel eines Patienten mit Fallot-Tetralogie. Trommelschlegelfinger sind Auftreibungen der Fingerendglieder bei einer gleichzeitigen Weichteilverdickung. Uhrglasnägel sind große, gewölbte Nägel. Ihren Namen haben sie daher, weil sie von ihrer Wölbung her an Uhrgläser erinnern, wie sie früher üblich waren. Trommelschlegelfinger und Uhrglasnägel kommen vor allem bei schweren Herz- und Lungenerkrankungen und gelegentlich bei Leberzirrhose vor.

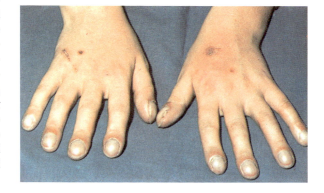

6 Das Kreislaufsystem

Abb. 6-1 ▶ Schematische Darstellung des Wandaufbaus einer herzfernen Arterie

An einer Arterie sind drei Wandschichten unterscheidbar: Intima, Media und Adventitia.

Intima

Die **Intima** (Tunica intima) besteht aus Gefäßendothel. Dabei handelt es sich um flache Epithelzellen, die einer Basalmembran aufsitzen. Darunter befindet sich etwas Bindegewebe.

Media

Die **Media** (Tunica media) besteht bei *herzfernen* Arterien, vor allem bei der A. brachialis und A. femoralis, aus einem hohen Anteil an glatter Muskulatur (Arterie vom muskulären Typ). Die einzelnen Muskelfasern verlaufen vorwiegend ringförmig in der Gefäßwand. Damit kann die Weite des Gefäßdurchmessers und damit die Menge des durchströmenden Bluts gut geregelt werden. Diese Steuerung der Gefäßweite erfolgt durch das vegetative Nervensystem.

Im Unterschied dazu besitzen die *herznahen* Arterien einen hohen Anteil elastischer Fasern in ihrer Muskelschicht. Dadurch können sich diese Gefäße besonders gut unterschiedlichen Füllungszuständen anpassen. Auch werden sie besser mit erhöhter Druckbelastung durch Bluthochdruck fertig. Deshalb schädigt Bluthochdruck zuerst die kleinen Gefäße, setzt also Schäden von peripher nach zentral.

Adventitia

Die **Adventitia** (Tunica adventitia, Tunica externa) besteht aus Bindegewebe. Von hier aus wird die Gefäßwand ernährt. Dazu enthält die Adventitia wiederum kleine Blutgefäße: die Blutgefäße der Blutgefäße, die sog. Vasa vasorum.

Zu Gefäßkrämpfen kann es bei Störungen des vegetativen Nervensystems kommen, beispielsweise bei Rauchern. Solche Krampfzustände gehen mit einer Minderdurchblutung in dem betroffenen Organ einher und infolgedessen mit Angina-pectoris-Anfällen, Schmerzen im Bein und anderen Beschwerden.

1 Adventitia (äußere Schicht) .... *Tunica adventitia, Tunica externa*
2 Media (mittlere Schicht) .... *Tunica media*
3 Intima (innere Schicht) .... *Tunica intima*
4 Äußere elastische Schicht .... *Membrana elastica externa*
5 Innere elastische Schicht .... *Membrana elastica interna*
6 Ringförmig verlaufende Muskelfasern .... *Stratum circulare*
7 Längsverlaufende Muskelfasern .... *Stratum longitudinale*

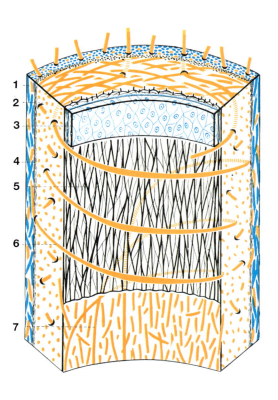

Abb. 6-2 ▶ Schnitt durch die Brustaorta

Die Aorta hat eine wichtige „Windkesselfunktion": Das Herz pumpt das Blut rhythmisch in die Aorta. Die Dehnbarkeit der Aortenwand verwandelt den rhythmisch pulsierenden Blutstrom in einen nicht ganz gleichmäßigen Blutstrom. Hätte die Aorta diese „Windkesselfunktion" nicht und würde sie sich wie ein starres Rohr verhalten, so würde nur Blut fließen, wenn die linke Kammer ihr Blut aus dem Herzen austreibt. Während der Füllungsphase der Kammer käme der Blutstrom somit zum Erliegen.

Wenn die linke Herzkammer das Blut in die Aorta pumpt, entsteht eine Druckwelle, die die Wand der Arterien kurzfristig dehnt. Diese sich fortpflanzende Druckwelle kann man als Puls, beispielsweise über der Halsschlagader, tasten.

1 Adventitia (äußere Schicht) .... *Tunica adventitia*
2 Media (mittlere Schicht) .... *Tunica media*
3 Intima (innere Schicht) .... *Tunica intima*
4 Blutgefäße in der Adventitia
   (Gefäße der Gefäße) .... *Vasa vasorum*

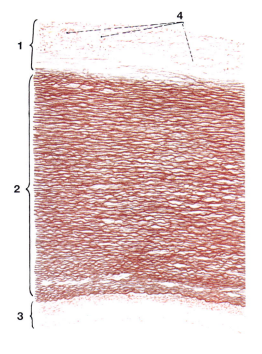

Abb. 6-3 ▶ Wandbeschaffenheit der Gefäße in den einzelnen Abschnitten des Blutkreislaufs

(Nach Kahle, Leonhardt, Platzer)

Der Wandaufbau der großen, mittleren und kleinen Gefäße unterscheidet sich. Beachten Sie die unterschiedliche Wanddicke.

A Aorta und große herznahe Arterien

Es handelt sich um Arterien vom elastischen Typ, da in der Media die elastischen Bindegewebsfasern überwiegen.

B Große herzferne Arterien

Es handelt sich um Arterien vom muskulären Typ. Je weiter die Arterie vom Herzen entfernt ist, desto mehr nehmen die Muskelfasern der glatten Muskulatur zu und die elastischen Fasern des Bindegewebes ab.

C Kleine herzferne Arterien

Die Media besteht überwiegend aus muskulären Fasern. Das Lumen der Gefäße nimmt immer mehr ab.

D Arteriole

Es handelt sich um präkapillare (vor den Kapillaren befindliche) Abschnitte des Kreislaufsystems. Die Media besteht aus ringförmigen Lagen glatter Muskelfasern.

E Kapillaren

Hier liegt der Ort des Stoff- und Gasaustausches zwischen dem Blut und den Körperzellen. Die Kapillaren bestehen aus einer Schicht Endothelzellen und einer Basalmembran.

F Venolen

Es handelt sich um postkapillare (den Kapillaren nachgeordnete) Abschnitte des Kreislaufsystems. Der Aufbau ähnelt dem der Arteriolen, ihr Durchmesser ist jedoch größer. Manche, aber nicht alle Venolen, haben eine Muskelschicht. In einigen Organen (Milz, Leber) können sich diese Venolen erweitern (Sinus venosus). Sie können dann als Blutspeicher dienen.

G Kleine herzferne Venen

Da in den Venen ein geringerer Druck als in den Arterien besteht, ist die Gefäßwand dünner. In den kleinen und großen herzfernen Venen kommen taschenförmige Venenklappen vor. Im Pfortadersystem, in der oberen und unteren Hohlvene und in den Nieren- und Hirnvenen sind keine Venenklappen vorhanden.

H Große herzferne Venen

Sie sind ähnlich wie die kleinen herzfernen Venen gebaut, aber die Gefäßwand ist dicker. Es ist eine Venenklappe im Querschnitt dargestellt.

I Obere und untere Hohlvene

Sie haben einen ähnlichen dreischichtigen Wandaufbau wie die anderen Venen, besitzen aber keine Klappen. Da hier ein größerer Druck herrscht, ist die Media kräftig ausgebildet.

1 Intima (innere Schicht) .... *Tunica intima*
2 Media (mittlere Schicht) .... *Tunica media*
3 Adventitia (äußere Schicht) .... *Tunica adventitia*
4 Venenklappe .... *Valvula venosa*

Wandbeschaffenheit der Gefäße in den einzelnen Abschnitten des Blutkreislaufs

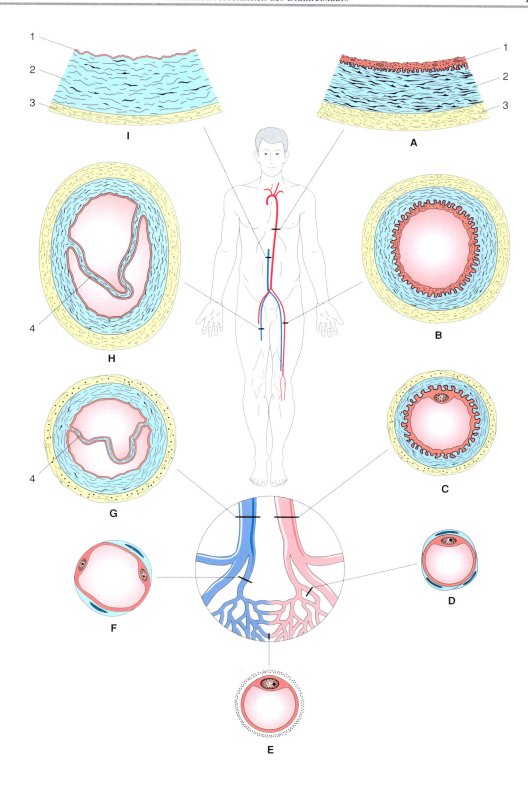

Abb. 6-4 ▶ Blutgefäßsystem
(Nach Silbernagl, Despopoulos)

Blutgefäße, die von der Aorta kommen, zweigen sich in Arterien, dann in Arteriolen und letztendlich in Kapillaren auf. Hier findet der eigentliche Stoffaustausch statt. Kapillaren bilden häufig ein dreidimensionales Netz. Danach vereinigen sich die Kapillaren wieder zu Venolen (Venulen), dann zu Venen und schließlich zur oberen und unteren Hohlvene, die das Blut zum rechten Herzen zurückbringen (A).

Die Kapillaren haben zwar eine wesentlich kleinere Lichtung als die Arteriolen (B), doch ist ihre Gesamtzahl so groß, dass sie den größten Anteil an der gemeinsamen Querschnittsfläche aller Gefäße darstellen (C).

Venen haben nicht nur die Aufgabe, das Blut wieder zu sammeln, sondern sie spielen auch als Blutspeicher eine wichtige Rolle (D). Voraussetzung für ihre Speicherfunktion sind der niedrige Druck der hier herrscht und die Dehnbarkeit der Wände.

A Gefäßarten
B Durchmesser des einzelnen Gefäßes
C Gemeinsame Querschnittsfläche
D Gemeinsames Fassungsvolumen

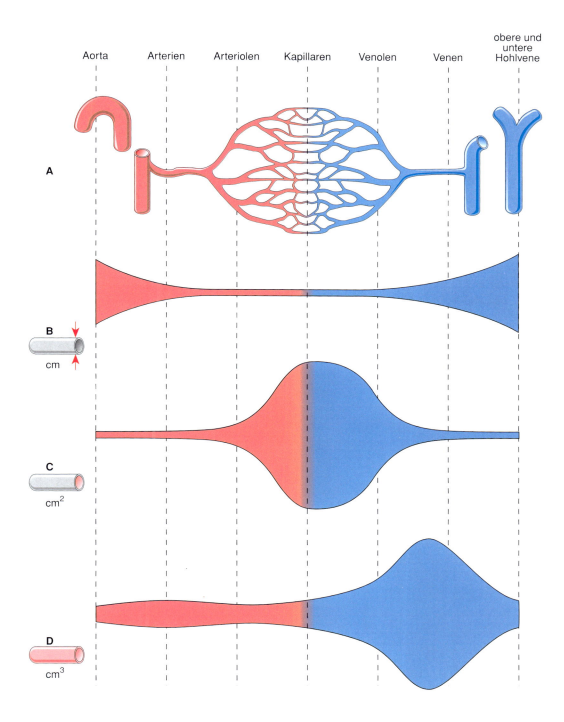

Abb. 6-5 ▶ Kapillaren
(Nach Kahle, Leonhardt, Platzer)

Kapillaren sind im Allgemeinen ungefähr 1 mm lang. Ihr Durchmesser beträgt 5–15 µm. In Leber, Milz und Knochenmark kommen besonders weite Kapillaren vor. Sie werden als Sinusoide bezeichnet.

Die Wand der Kapillaren besteht aus einschichtigem Endothel, das einer Basalmembran aufsitzt. Die Endothelzellen sind aneinandergereiht und bilden so ein „Endothelrohr". Der Stofftransport findet in zwei Richtungen statt: einerseits aus der Kapillare ins umliegende Gewebe und andererseits vom umliegenden Gewebe in die Kapillare hinein. Dieser Stoffaustausch kann sowohl durch die Zelle hindurch (transzellulär) als auch zwischen den Zellen (interzellulär) erfolgen.

Nach dem Aufbau des Endothels kann man drei Arten von Kapillaren unterscheiden:

Endothel ohne Fensterung

Mit Fensterung bezeichnet man eine fensterartige Öffnung. Wenn man also von einem Endothel ohne Fensterung spricht, meint man, dass hier die Endothelzellen die Kapillarwand lückenlos auskleiden. Diese Endothelart ist die häufigste. Sie kommt beispielsweise in Muskeln, Gehirn und Lungen vor. Der Stofftransport erfolgt durch die Zelle (transzellulär).

Endothel mit Fensterung

Dieses Endothel kommt in Organen mit sehr starkem Stoffaustausch vor, beispielsweise in den Darmzotten, der Bauchspeicheldrüse, in Hormondrüsen und in den Nieren. Zwar kleiden auch hier die Endothelzellen die Kapillaren lückenlos aus, die einzelne Endothelzelle enthält jedoch intrazelluläre Poren. Diese Poren sind lediglich durch eine dünne Wand verschlossen. Diese verdünnte Wand wird auch als „Diaphragma" (Scheidewand) bezeichnet. Den Zellen liegt außen noch eine Basalmembran an.

Diskontinuierliches Endothel

Dieses Endothel kommt in den Sinusoiden der Leber, der Milz, des Knochenmarks und in den Glomeruli der Nieren vor. Hier klaffen Lücken zwischen den einzelnen Endothelzellen. Außer-

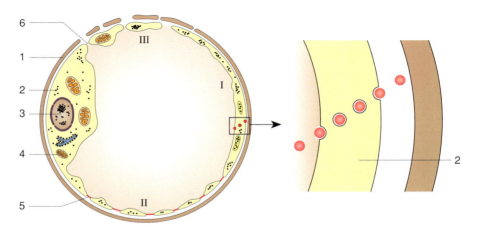

(Fortsetzung zu Abb. 6-5)

dem fehlt stellenweise die Basalmembran. Infolgedessen kann die Kapillarflüssigkeit direkt durch diese Öffnungen treten (interzellulär).

A Endothelformen

I Endothelzelle ohne Fensterung
II Endothelzelle mit Fensterung
III Diskontinuierliches Endothel

B Stoffdurchtritt durch eine Endothelzelle (transzellulärer Transport)

Größere Teilchen werden durch eine Einstülpung der Zellmembran ins Zellinnere gebracht. Dann durchqueren sie in einer bläschenförmigen Umhüllung die Zelle und werden in einem umgekehrten Vorgang durch die gegenüberliegende Zellmembran wieder ausgeschleust.

1 Basalmembran
2 Endothelzelle
3 Zellkern
4 Mitochondrium
5 Scheidewand („Diaphragma")
6 Interzelluläre Öffnung

Abb. 6-6 ▶ Koppelung von Arterien und Venen
(Nach Kahle, Leonhardt, Platzer)

Die mittleren und kleinen Arterien haben meist zwei Begleitvenen. Die Pulswellen der Arterien führen zu Kompressionen der Vene. In den Venen verhindern die Klappen ein Zurückströmen des Blutes.

Es gibt aber noch andere Pumpmechanismen, die das Blut in den Venen vorantreiben: Eine wichtige Rolle spielt die „Muskelpumpe". Beim Zusammenziehen des Muskels wird die dort verlaufende Vene eingedrückt und der Veneninhalt vorwärts gepresst. Weitere Pumpmechanismen sind Druckdifferenzen bei der Atmung, die Pumparbeit des Herzens und Bewegungen des Magen-Darm-Kanals. Der venöse Rücktransport erfolgt also weitgehend als Produkt anderer Bewegungen; so wird im Körper Energie gespart.

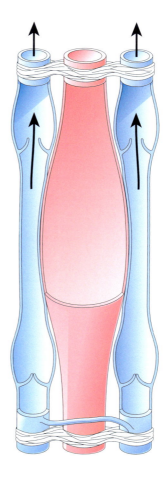

Abb. 6-7 ▸ Verlauf wichtiger Arterien und Venen

A Wichtige Arterien
1 Gemeinsame
   Halsschlagader .... *A. carotis communis*
2 Schlüsselbeinschlagader .... *A. subclavia*
3 Leber, dahinterliegend Niere .... *Hepar, Ren*
4 Innere Beckenschlagader .... *A. iliaca interna*
5 Herz .... *Cor*
6 Magen, dahinterliegend Niere .... *Gaster, Ren*
7 Bauchaorta .... *Aorta abdominalis*
8 Gemeinsame
   Beckenschlagader .... *A. iliaca communis*
9 Dickdarm .... *Colon*
10 Oberschenkelschlagader .... *A. femoralis*

B Wichtige Venen
1 Obere Hohlvene .... *V. cava superior*
2 Lebervenen .... *Vv. hepaticae*
3 Pfortader .... *V. portae hepatis*
4 Innere Beckenvene .... *V. iliaca interna*
5 Große Hautvene des Beines
   (Saphena) .... *V. saphena magna*
6 Innere Drosselvene
   (Halsvene) .... *V. jugularis interna*
7 Schlüsselbeinvene .... *V. subclavia*
8 Hauptschlagader (Aorta) .... *Aorta*
9 Herz .... *Cor*
10 Niere .... *Ren*
11 Untere Hohlvene .... *V. cava inferior*
12 Dickdarm .... *Colon*
13 Oberschenkelvene .... *V. femoralis*
14 Speichenvene .... *V. radialis*

Verlauf wichtiger Arterien und Venen

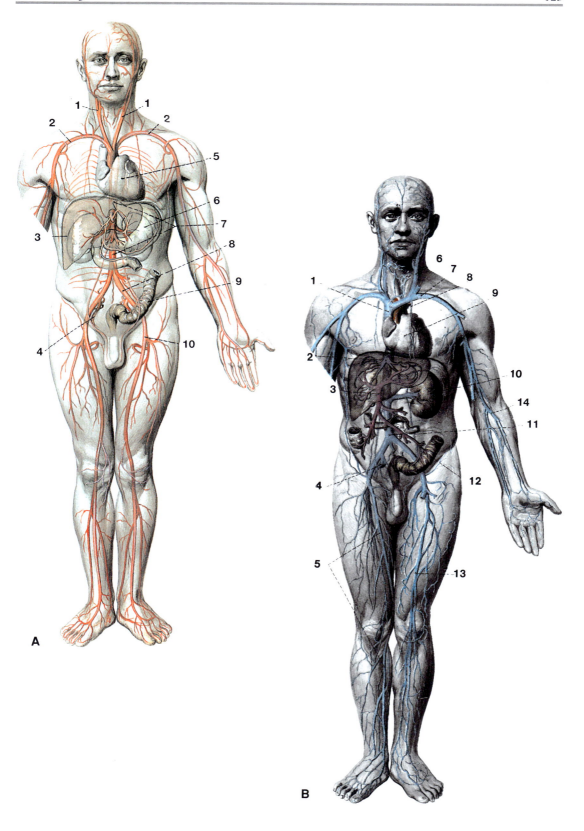

Abb. 6-8 ▶ Pfortaderkreislauf

Die Pfortader (Vena portae) erhält Blut von den unpaaren Baucheingeweiden Dünn- und Dickdarm, Magen, Milz und Bauchspeicheldrüse. Sie wird durch den Zusammenfluss von Milzvene (15) und oberer (19) und unterer (20) Gekrösevene gebildet. Bis zu ihrem Eintritt in die Leber ist sie ungefähr fünf Zentimeter lang.

Das Pfortadersystem wird auch als „Wundernetz" bezeichnet, weil in der Leber „wunderbarerweise" ein zweites Kapillarnetz durchlaufen wird. Hier wird das venöse Blut aus den Verdauungsorganen über die Leber umgeleitet, bevor es in die untere Hohlvene mündet. Das Blut der Pfortader ist sauerstoffarm, aber nährstoffreich. Im Körperkreislauf dagegen wird nur einmal ein Kapillargebiet durchströmt, dann bringen die Venen das Blut zum Herzen zurück, damit in der Lunge wieder Sauerstoff aufgenommen werden kann, da dieser im Kapillargebiet abgegeben wurde.

Das Pfortadersystem gewährleistet den Firstpass-effekt der Leber, das heißt, es verhindert, dass schädliche Stoffe gleich in den Körperkreislauf gelangen. Im Darm wurden nämlich nicht nur die Nahrungsbestandteile Glukose, Aminosäuren und Fettsäuren aufgenommen, sondern auch unverwertbare und sogar schädliche Stoffe. Diese werden nun zunächst der Leber zugeführt, damit diese Schadstoffe entgiftet und in eine nierengängige Form gebracht werden, damit die Niere diese erkennen und ausscheiden kann.

Ein Nachteil des Pfortadersystems ist, dass manche Medikamente, die oral zugeführt werden, in der Leber abgebaut werden und deshalb ihren Bestimmungsort nicht erreichen können. In diesen Fällen muss das Medikament entweder parenteral oder rektal verabreicht werden.

1a Rechter Leberlappen .... *Lobus hepatis dexter*
1b Linker Leberlappen .... *Lobus hepatis sinister*
1c Quadratischer Leberlappen .... *Lobus quadratus*
1d Geschwänzter Leberlappen .... *Lobus caudatus*
2 Magenkuppel .... *Fundus ventricularis*
3 Milz .... *Splen, Lien*
4a Kopf der Bauchspeicheldrüse .... *Caput pancreatis*
4b Schwanz der Bauchspeicheldrüse .... *Cauda pancreatis*
5 Zwölffingerdarm .... *Duodenum*
6 Krummdarm .... *Ileum*
7 Blinddarm .... *Caecum*
8 Aufsteigender Dickdarm .... *Colon ascendens*
8a Rechte Dickdarmkrümmung ..... *Flexura coli dextra*
8b Linke Dickdarmkrümmung ..... *Flexura coli sinistra*
8c Absteigender Dickdarm .... *Colon descendens*
8d S-förmiger Dickdarmabschnitt (Sigmoid) .... *Colon sigmoideum*
9 Mastdarm .... *Rectum*
10 Pfortader .... *V. portae hepatis*
 Leberschlagader .... *A. hepatica*
11 Gallenblase mit .... *Vesica fellea mit*
 Gallenblasenvene .... *V. cystica*
12 Gemeinsamer Lebergallengang ... *Ductus hepaticus communis*
 Gallenblasengang .... *Ductus cysticus*
 Gallengang .... *Ductus choledochus*
13 Untere Hohlvene .... *V. cava inferior*
14 Magen-Leber-Milz-Schlagaderstamm .... *Truncus coeliacus*
15 Milzarterie und Milzvene .... *A. lienalis und V. lienalis*
16 Obere Gekröseschlagader .... *A. mesenterica superior*
17 Nierenarterie und Nierenvene .... *A. renalis und V. renalis*
18 Bauchaorta .... *Aorta abdominalis*
19 Obere Gekrösevene .... *V. mesenterica superior*
20 Untere Gekrösevene .... *V. mesenterica inferior*
21 Sichelförmiges Leberband ... *Lig. falciforme hepatis*
22 Rundes Leberband .... *Lig. teres hepatis*
23 Rechte Magenvene und .... *V. gastrica dextra und*
 Magenausgangsvene .... *V. praepylorica*
24 Rechte Magen-Netz-Schlagader .... *A. gastro-omentalis dextra*
25 Obere Bauchspeicheldrüsen-Zwölffingerdarm-Schlagader .... *A. pancreatico-duodenalis superior*
26 Bauchspeicheldrüsen-Zwölffingerdarm-Venen .... *Vv. pancreaticoduodenales*
27 Rechte Magen-Netz-Vene .... *V. gastro-omentalis dextra*
28 Rechte Dickdarmvene .... *V. colica dextra und*
 und mittlere Dickdarmvene .... *V. colica media*
29 Krummdarm-Dickdarm-Vene .... *V. ileocolica*
30 Wurmfortsatzvene .... *V. appendicularis*
31 Kronenband der Leber .... *Lig. coronarium*
32 Linke Magenschlagader .... *A. gastrica sinistra und*
 und Magenvene .... *V. gastrica sinistra*
33 Linkes Dreieckband .... *Lig. triangulare sinistrum*
34 Kurze Magenvenen .... *Vv. gastricae breves*
35 Linke Magen-Netz-Vene .... *V. gastro-omentalis sinistra*
36 Mündung der unteren Gekrösevene .... *V. mesenterica inferior*
 in die Milzvene .... *V. lienalis*
37 Mittlere Dickdarmvene .... *V. colica media*
38 Linke Dickdarmvene .... *V. colica sinistra*
39 Leerdarmvenen und .... *Vv. jejunales und*
 Krummdarmvenen .... *Vv. ilei*
40 Venen des S-förmigen .... *Vv. sigmoideae*
 Dickdarmabschnittes
41 Obere Mastdarmvene .... *V. rectalis superior*

Pfortaderkreislauf

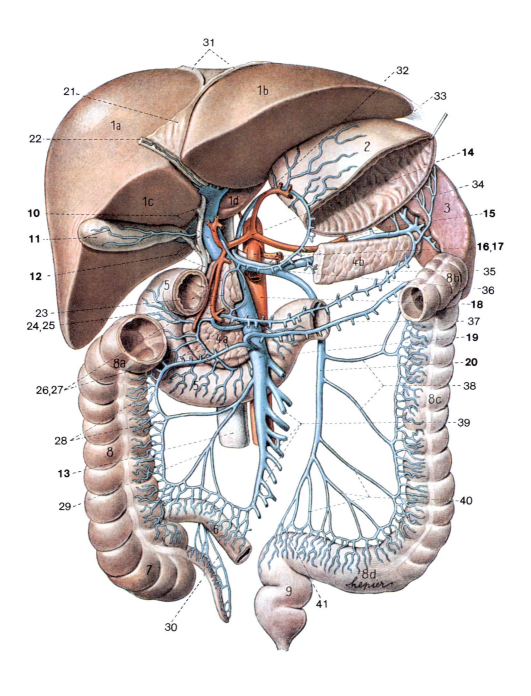

Abb. 6-9 ▶ Obere und untere Hohlvene mit Rumpfwand

Die obere und die untere Hohlvene zeigen einen vertikalen Verlauf. Sie münden beide in den rechten Vorhof ein, und zwar die obere Hohlvene von oben und die untere Hohlvene von unten. Die obere Hohlvene entsteht durch die Vereinigung der linken und der rechten Kopf-Arm-Vene. Die untere Hohlvene entsteht aus dem Zusammenfluss der beiden gemeinsamen Beckenvenen. Sie bringt das Blut der unteren Körperhälfte zum Herz zurück.

 1 Rechte Arm-Kopf-
   Vene .... *V. brachiocephalica dextra*
 2 Obere Hohlvene .... *V. cava superior*
 3 Unpaare rechte Brustwandvene .... *V. azygos*
 4 Lebervenen .... *Vv. hepaticae*
 5 Nebenniere .... *Glandula suprarenalis*
 6 Niere .... *Ren*
 7 Rechte Eierstockvene .... *V. ovarica dextra*
   (rechte Hodenvene) .... *(V. testicularis dexter)*
 8 Innere Drosselvene
   (innere Halsvene) .... *V. jugularis interna*

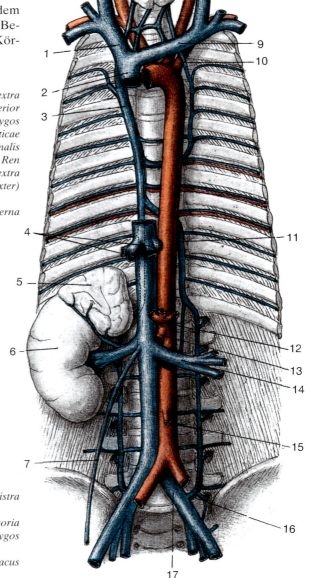

 9 Linke Arm-Kopf-
   Vene .... *V. brachiocephalica sinistra*
10 Hinzukommende unpaare
   linke Brustwandvene .... *V. hemiazygos accessoria*
11 Unpaare linke Brustwandvene .... *V. hemiazygos*
12 Magen-Leber-Milz-
   Schlagaderstamm .... *Truncus coeliacus*
13 Obere Gekröse-
   schlagader .... *A. mesenterica superior*
14 Nierenvene .... *V. renalis*
15 Untere Gekröse-
   schlagader .... *A. mesenterica inferior*
16 Hüft- und Lendenvene .... *V. iliolumbalis*
17 Gemeinsame Beckenvene .... *V. iliaca communis*

Abb. 6-10 ▸ Projektion wichtiger Venen auf die Körperoberfläche

Dargestellt sind die obere Hohlvene, die linke und rechte Arm-Kopf-Vene, die linke und rechte Schlüsselbeinvene und die linke und rechte Drosselvene.

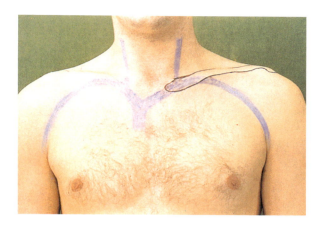

Abb. 6-11 ▸ Darstellung wichtiger Halsvenen

Der Unterkiefer-Zungenbein-Muskel wurde entfernt, um einen Blick auf die tieferliegenden Gefäße zu ermöglichen. Die wichtigste Vene des Halses ist die Drosselvene (V. jugularis).

1 Beinerv (XI. Hirnnerv) .... N. accessorius
2 Innere Drosselvene
   (innere Halsvene) .... V. jugularis interna
3 X. Hirnnerv (Vagus) .... N. vagus
4 Dreieckige Halsregion unter
   dem Unterkiefer...... Trigonum submandibulare
5 Unterzungennerv
   (XII. Hirnnerv) .... N. hypoglossus
6 Gesichtsvene .... V. facialis
7 Teilungsstelle der
   Halsschlagader .... Bifurcatio carotidis
8 Drosselvene (Halsvene) .... V. jugularis

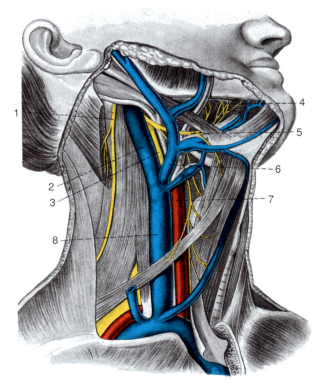

Abb. 6-12 ▸ Projektion der Aorta und wichtiger Abzweigungen auf die vordere Körperoberfläche

Dargestellt sind die wichtigsten Abgänge aus dem Aortenbogen und ihre weitere Aufzweigung. Beachten Sie auch die Teilungsstelle der Aorta links unterhalb des Nabels in die beiden gemeinsamen Beckenschlagadern (7). Die linke Bildseite zeigt die innere Brustkorbschlagader (15), die die obere Schlüsselbeinschlagader mit der äußeren Beckenschlagader verbindet.

1 Aufsteigende Aorta .... *Aorta ascendens*
2 Aortenbogen .... *Arcus aortae*
3 Absteigende Aorta .... *Aorta descendens*
4 Magen-Leber-Milz-Schlagaderstamm .... *Truncus coeliacus*
5 Nierenschlagader .... *A. renalis*
6 Obere Gekröseschlagader .... *A. mesenterica superior*
7 Gemeinsame Beckenschlagader .... *A. iliaca communis*
8 Innere Beckenschlagader .... *A. iliaca interna*
9 Äußere Beckenschlagader .... *A. iliaca externa*
10 Schlüsselbeinschlagader .... *A. subclavia*
11 Achselschlagader .... *A. axillaris*
12 Armschlagader .... *A. brachialis*
13 Speichenschlagader .... *A. radialis*
14 Ellenschlagader .... *A. ulnaris*
15 Innere Brustkorbschlagader .... *A. thoracica interna*
16 Untere Gekröseschlagader .... *A. mesenterica inferior*

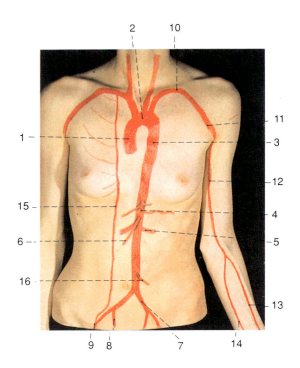

Abb. 6-13 ▶ Projektion der Oberschenkelschlagader auf die Körperoberfläche

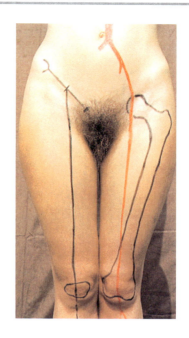

Aus der Teilungsstelle der Bauchaorta links unterhalb des Nabels gehen die beiden gemeinsamen Beckenschlagadern hervor, die sich kurz danach in die innere und die äußere Beckenschlagader teilen. Die äußere Beckenschlagader wird zur Oberschenkelschlagader und verläuft im Oberschenkel.

Die linke Bildseite zeigt die Projektion der Traglinie des Beines.

Abb. 6-14 ▶ Wichtige Pulspalpationsstelle: Speichenschlagader (A. radialis)

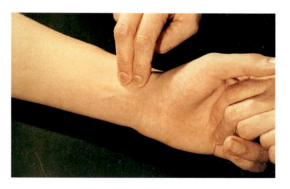

Zur Pulstastung legen Sie Zeige- und Mittelfinger oder Zeige- bis Ringfinger Ihrer rechten Hand auf die linke A. radialis des Patienten. Finden Sie bei einem sehr niedrigen Blutdruck nicht auf Anhieb die richtige Stelle zur Pulstastung, so gehen Sie am besten folgendermaßen vor: Tasten Sie an der Speiche die kleine Erhebung und gleiten Sie sanft mit den Fingern in die Radialisrinne.

Abb. 6-15 ▶ Wichtige Pulspalpationsstelle: Halsschlagader (A. carotis)

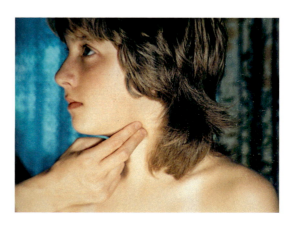

Stellen Sie sich vor oder etwas seitlich des Patienten, tasten Sie seinen „Adamsapfel" und gleiten Sie mit den palpierenden Fingern sanft an den seitlichen Rand des Kehlkopfes. Die A. carotis wird nun medial des Kopfwendermuskels gefunden.

Vermeiden Sie bei der Palpation der Karotiden einen größeren Druck, denn sonst können Sie beim Patienten Arrhythmien und Bradykardien bis hin zum Herzstillstand auslösen. Palpieren Sie nicht beide Karotiden gleichzeitig, sondern jeweils nur nacheinander.

Abb. 6-16 ▶ Wichtige Pulspalpationsstelle: Oberschenkelschlagader (A. femoralis)

Sie stehen seitlich des liegenden Patienten und legen Zeige-, Mittel- und Ringfinger oder Zeige- und Mittelfinger entlang der Linie des Leistenbandes auf. Die Oberschenkelschlagader verläuft in der Mitte zwischen dem vorderen oberen Darmbeinstachel und dem Oberrand der Schambeinfuge. An dieser Stelle kann die Oberschenkelschlagader auch als Erste-Hilfe-Maßnahme bei Verletzungen abgedrückt werden.

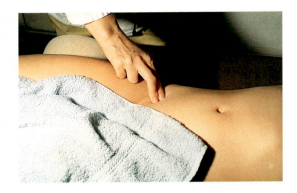

Abb. 6-17 ▶ Wichtige Pulspalpationsstelle: Bauchaorta (Aorta abdominalis)

Der Patient liegt mit dem Rücken auf der Liege und der Untersucher palpiert mit der flachen Hand das Abdomen. Drücken Sie dazu etwas links der Mittellinie in das Abdomen. Die Pulsationen der Bauchaorta können sie am besten bei tiefer abdominaler Palpation am entspannt liegenden Patienten bei leicht angehobenen Beinen tasten. Bei schlanken Patienten kann die Bauchaorta schon bei leichtem Druck auf das Abdomen getastet werden.

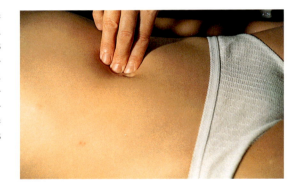

Abb. 6-18 ▶ Wichtige Pulspalpationsstelle: Hintere Schienbeinschlagader (A. tibialis posterior)

Die hintere Schienbeinschlagader wird zwischen dem inneren Knöchel und der Achillessehne getastet. Die Fingerspitzen werden dazu hinter und etwas unterhalb des inneren Knöchels gelegt. Ist die Knöchelgegend ödematös oder adipös verändert, so ist dieser Puls schwer zu tasten.

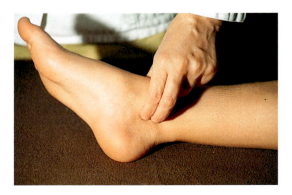

Abb. 6-19 ▶ Wichtige Pulspalpationsstelle: Fußrückenschlagader (A. dorsalis pedis)

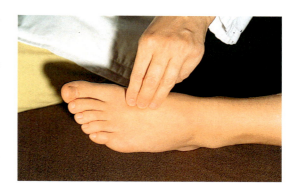

Auf dem Fußrücken, aber nicht über der Fußwurzel, wird der Fußrückenpuls lateral des ersten Strahls getastet. Das heißt, man palpiert zwischen der Strecksehne der Großzehe und der Strecksehne der zweiten Zehe. Kann der Puls an dieser Stelle nicht getastet werden, so versucht man die Pulstastung etwas weiter lateral vorzunehmen (lateral des zweiten Strahls).

Ein Fehlen des Fußrückenpulses kann allerdings nicht in jedem Fall als Zeichen einer Durchblutungsstörung gewertet werden, denn es gibt auch Fälle, in denen diese Arterie fehlt. Der Fußrücken wird dann von einer lateral gelegenen Arterie versorgt.

Abb. 6-20 ▶ Wichtige Auskultationszonen von Arterien

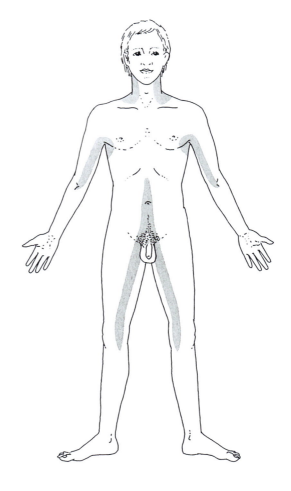

Liegt in einem Gefäß eine Einengung des Lumens vor, so kann es zu einer Wirbelbildung und damit zu einem hörbaren Strömungsgeräusch kommen. Deshalb kann man durch die Auskultation erste Hinweise auf das Vorliegen von Gefäßeinengungen gewinnen. Auskultieren Sie deshalb beidseitig die Hals-, Schlüsselbein- und Oberschenkelschlagader und außerdem die Bauchaorta.

Achten Sie bei der Auskultation darauf, dass Sie das Stethoskop ohne Druck aufsetzen, denn Sie können sonst durch den ausgeübten Druck ein Stenosegeräusch auslösen. Auch sollte der Patient vor der Auskultation einige Minuten ruhen, da nach Anstrengung aufgrund einer Hyperzirkulation physiologische Strömungsgeräusche auftreten können. Es ist deshalb zweckmäßig, zuerst die Pulse zu prüfen und erst anschließend die Arterienauskultation vorzunehmen.

Abb. 6-21 ▶ Kreislauffunktionsprüfung nach Ratschow

Der Patient legt sich mit dem Rücken auf die Liege und hebt beide Beine senkrecht an, wobei seine Hände die Oberschenkel stützen. Er führt nun für ungefähr zwei bis fünf Minuten Rollbewegungen im Sprunggelenk aus. Danach lässt der Patient die Beine von der Liege herabhängen. (Weiteres siehe Abb. 6-22.)

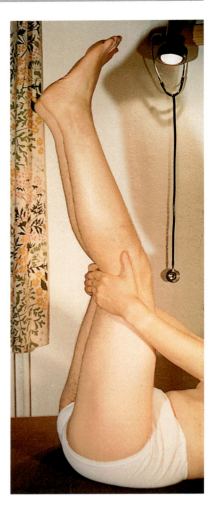

Abb. 6-22 ▶ Reaktive Mehrdurchblutung

Nachdem der Patient die Rollbewegung in der vorgeschriebenen Art und Weise durchgeführt hat (siehe Abb. 6-21), wird er aufgefordert, die Beine von der Liege herabhängen zu lassen. Man prüft nun die reaktive Mehrdurchblutung, die beim Gesunden innerhalb einiger Sekunden als deutliche Mehrdurchblutung auftritt. Nach fünf bis zehn Sekunden sind auch die Venen wieder gefüllt.

Die drei Abbildungen zeigen einen Patienten mit einer arteriosklerotischen Erkrankung des rechten Beines.

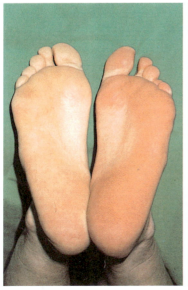
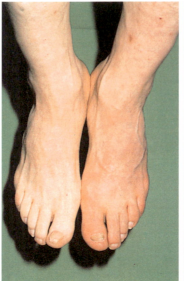
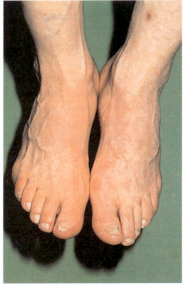

(Fortsetzung zu Abb. 6-22)

A Der Patient hat die Beine angehoben. Schon während er die Rollbewegungen im Sprunggelenk gemäß der Ratschow-Übung durchführt, sieht man ein deutliches Abblassen der rechten Fußsohle.
B Der Patient lässt die Füße nun von der Liege herabhängen. Das rechte Bein und der rechte Fuß zeigen noch eine deutliche Blutleere, während der linke Fuß eine klare reaktive Mehrdurchblutung und eine sichtbare Venenfüllung aufweist.
C Einige Zeit später sieht man ein krankhaftes Nachröten des rechten Fußes.

Abb. 6-23 ▶ Morbus Raynaud

Der Morbus Raynaud ist eine funktionelle Durchblutungsstörung, die meist durch Kälteeinwirkung oder durch Vibrationen ausgelöst wird. Anfangs kommt es zu einer deutlichen Abblassung des betroffenen Hautbereiches, die dann in eine blaurote Verfärbung übergeht. Es kommt bei den Betroffenen zu stechenden Schmerzen und Kribbeln.

Die Abbildung zeigt die Hände einer Patientin mit sekundärem Morbus Raynaud in einem Frühstadium von progressiver Sklerodermie. An den Fingern, mit Ausnahme des Daumens, kommt es zu einer stellenweisen Minderdurchblutung, die eine deutliche Abblassung des betroffenen Hautbezirks zur Folge hat. Darüber hinaus sind an den Fingern teigige Schwellungen und eine ausgeprägte Verdickung der Nagelhäutchen zu erkennen. Weitere Abbildungen zu progressiver Sklerodermie siehe Abb. 4-60, 4-61, 4-62.

▼

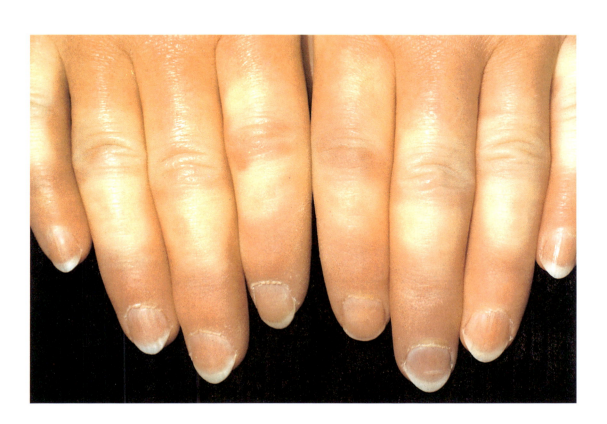

Abb. 6-24 ▸ Frostbeulen (Pernionen)

Durch wiederholte längere Kälteeinwirkung kann es zu Frostbeulen kommen. Es handelt sich um bläuliche oder rötlich-bläuliche, teigige Schwellungen, die bevorzugt an Zehen und Fingern auftreten. Bei Erwärmung beginnen sie häufig zu jucken und zu brennen. Es besteht eine Neigung zu Blasen- und Geschwürbildung in dem betroffenen Hautbereich.

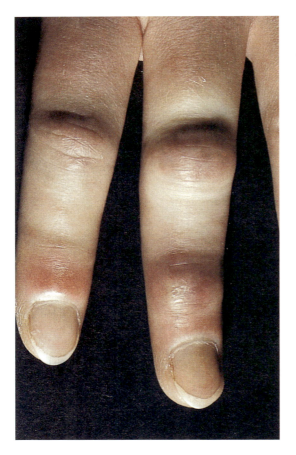

Abb. 6-25 ▸ Entwicklung von Arteriosklerose

Die Abbildungen zeigen die unterschiedlichen Entwicklungsstufen einer sich ausbildenden Arteriosklerose.

A Man sieht hier die Innenwand einer völlig gesunden Arterie, wie sie typischerweise bei Kindern auftritt.

B Hier ist eine Arterienwand dargestellt, in die bereits Fette eingelagert wurden; man spricht in diesem Zusammenhang von Atheromatose. Solche Gefäßwandveränderungen kommen mit zunehmendem Lebensalter früher oder später bei fast jedem vor. Dieser Vorgang wird durch einen erhöhten Blutfettspiegel, Bluthochdruck, Zigaretten rauchen, Übergewicht und durch Stoffwechselkrankheiten begünstigt. Beachten Sie auch die zunehmende Verdickung der Intima.

C Der Prozess ist weit fortgeschritten. Aufgrund eines einsetzenden Zellzerfalls von Muskelzellen in der Media kommt es zur Bindegewebsvermehrung (Sklerose). In diesem Stadium wird nun zusätzlich Kalk (Calcium) in die Gefäßwände eingelagert. Damit ist es zur Arteriosklerose gekommen. Die Gefäßwand wird starr und kann sich nicht mehr ausreichend den durchfließenden Pulsationen anpassen. Infolgedessen steigt der Blutdruck, was seinerseits die Arteriosklerose verstärkt.

D In den solchermaßen veränderten Gefäßen können sich Thromben (Blutgerinnsel) bilden. Thromben engen aber die Lichtung des betroffenen Gefäßes ein, so dass diese Gefäße ihrer Aufgabe, bestimmte Körperteile mit Blut zu versorgen, nur noch unzureichend nachkommen können.

Ein arteriosklerotisch verändertes Gefäß kann, vor allem bei Blutdruckanstieg, leichter brechen. Hiervon sind bevorzugt die Hirngefäße betroffen. Es kann zur Hirnblutung, zum Schlaganfall, kommen.

Abb. 6-26 ▶ Kollateralen und Endverzweigung von Schlagadern

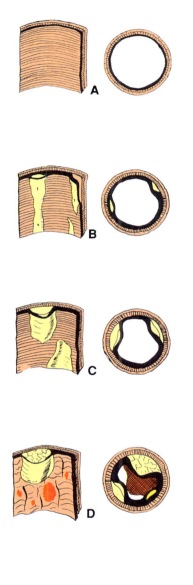

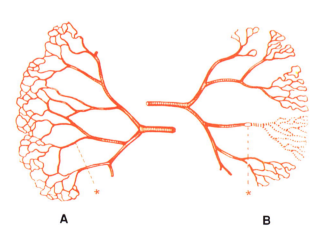

A Die Äste der Schlagadern bilden ein dichtes Netz. Kommt es zum Verschluss eines Astes durch ein Blutgerinnsel bei der mit * gekennzeichneten Stelle, so hat dies kaum nachteilige Folgen, weil nun das Blut über die Nachbaräste in das Versorgungsgebiet strömt. Da auf den Nachbarästen nun ein verstärkter Druck herrscht, bilden sie sich kräftiger aus und können so das betroffene Gebiet mit versorgen. Man spricht in diesem Zusammenhang von Kollateralgefäßen (Umgehungsgefäßen).

B Kommt es in dem mit * gekennzeichneten Ast zu einem Blutgerinnsel, so können sich keine Kollateralgefäße ausbilden, da jeder Schlagaderast sein Verzweigungsgebiet allein versorgt. Ein solches Gefäß wird als Endarterie bezeichnet. Wird nun eine Endarterie durch ein Blutgerinnsel verschlossen, so wird der entsprechende Organbereich nicht mehr ausreichend mit Blut versorgt und stirbt ab.

Abb. 6-27 ▶ Erweiterung eines verengten Gefäßes mittels eines Ballonkatheters

a) Ein vorgeformter Führungskatheter wird an das stenosierte Gefäß herangeführt.
b) Ein Führungsdraht wird unter Röntgenkontrolle durch die Stenose geschoben.
c) Der Ballonkatheter wird über den Führungsdraht in den verengten Gefäßabschnitt gebracht. Der Ballondurchmesser ist dem Innendurchmeser des zu erweiternden Gefäßes angeglichen.
d) Der Ballon wird mit geringem Druck gefüllt.
e) Es erfolgt eine weitere Druckerhöhung, bis der Ballon vollständig entfaltet ist. Der Ballon führt nun zu einer Aufsplittung der atheromatösen Plaques mit Einrissen der Intima und der Media. Das Atherom kann in die Media gedrückt werden.
f) Ergebnis: Der Innendurchmesser des Gefäßes ist wieder weit genug, um einen ausreichenden Blutfluss sicherzustellen.

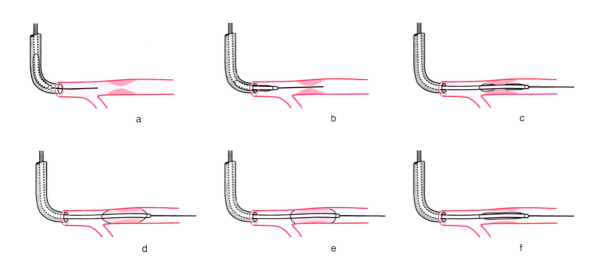

Abb. 6-28 ▶ Ergebnis einer Ballondilatation

Bei der Abbildung handelt es sich um eine angiographische Darstellung. Dazu wurde ein Kontrastmittel in eine Arterie eingebracht und auffolgend das zu untersuchende Gebiet geröntgt.

A Der Pfeil zeigt auf eine Verengung der Arterie in den Herzkranzgefäßen.

B Unter Röntgenkontrolle wurde der Ballonkatheter in das betroffene Gebiet eingeführt und der verengte Gefäßabschnitt damit erweitert.

C Zustand nach der Ballondilatation. Die Stenose ist aufgehoben. Das Blut kann die vormals verengte Stelle wieder ungehindert passieren.

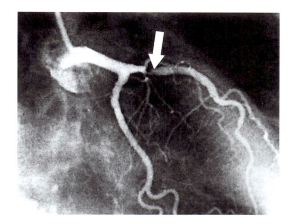

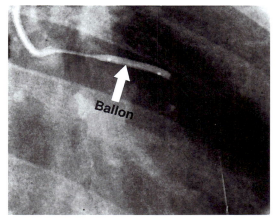

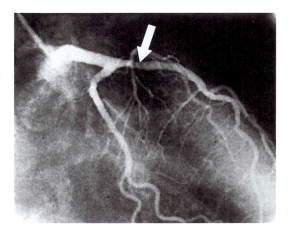

Abb. 6-29 ▶ Lokalisationsverteilung arterieller Embolien der Extremitäten
(Nach Kappert)

Bei einer arteriellen Embolie kommt es zu einer plötzlichen Unterbrechung des Blutzuflusses. Wird nicht umgehend richtig behandelt, so kommt es zum Gewebetod des unterversorgten Gebietes. Prädilektionsstellen embolischer Verschlüsse sind Lumenveränderungen der Arterien durch Abknickungen, Aufteilungen oder durch Gefäßwandverengungen.

Wie man in der Abbildung sieht, spielt sich die arterielle Embolie nur zu 15% in den Armen ab. Am häufigsten sind die Beine betroffen, hier vor allem die Oberschenkelschlagader (A. femoralis).

Abb. 6-30 ▶ Morbus Osler

Beim Morbus Osler besteht eine angeborene Störung der Gefäßwandstruktur in deren Folge es zu Gefäßveränderungen und erhöhter Blutungsneigung kommt.

Bei der Patientin auf der Abbildung finden sich sichtbare Erweiterungen kleinster Gefäße (Teleangiektasien) und kleine rötliche Knötchen (angiomatöse Teleangiektasien) vor allem an Wangen und Lippen. Gleichartige Erscheinungen bestehen im vorliegenden Fall auch noch an der Nasen- und der Mundschleimhaut. Bei der Patientin kam es zu häufigem, schwer stillbarem Nasenbluten. Ihre Mutter leidet an der gleichen Krankheit.

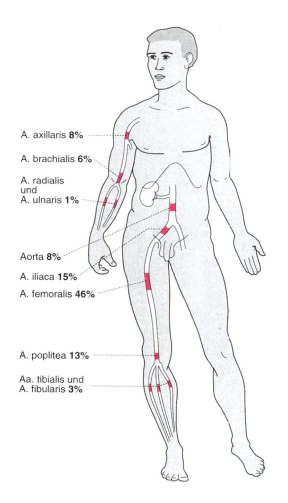
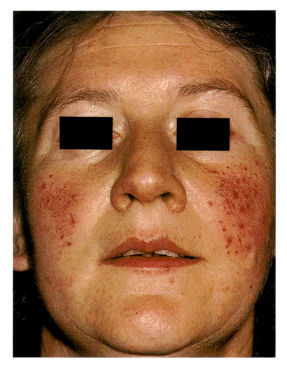

Abb. 6-31 ▶ Krampfaderentstehung

Die schematische Abbildung (A) zeigt, dass die Hautvenen mit den tiefen Venen durch eine Art Kurzschluss verbunden sind. Hierbei handelt es sich um die Venae perforantes. In diesen Gefäßen kann das Blut nur von den oberflächlichen Venen in die tiefen fließen, weil Klappen ein Zurückströmen des Blutes verhindern.

Sind allerdings die Klappen der Vv. perforantes defekt, so strömt das Blut von den tiefer liegenden Venen in die oberflächlicheren, weil in den tiefen Venen ein höherer Druck herrscht (B). Die Venenwand der Hautvenen kann aber diesem vermehrten Druck nicht standhalten und weitet sich aus (blow out).

Man unterscheidet zwischen primären und sekundären Krampfadern.

Primäre Krampfadern

Die Ursachen liegen in den Venen selbst, beispielsweise in fehlenden oder undichten Klappen. Fehlen Klappen in den Hautvenen, so kann Blut in beide Richtungen strömen und es kommt nicht zu einem zügigen Rücktransport des Blutes zum Herzen.

Sekundäre Krampfadern

Verschließt ein Blutgerinnsel in den tiefen Venen die Lichtung, so sucht sich das Blut einen Weg über Umgehungsgefäße (Kollateralgefäße) zum Herzen zurück. In diesem Fall werden die Hautvenen zu stark beansprucht und erweitern sich, um die vermehrte Blutfülle aufnehmen zu können. Übersteigt dies ein bestimmtes Ausmaß, so werden die Klappen undicht und das Blut staut sich.

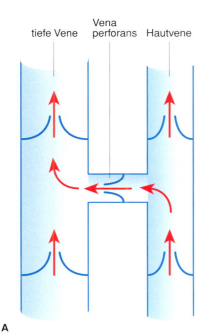
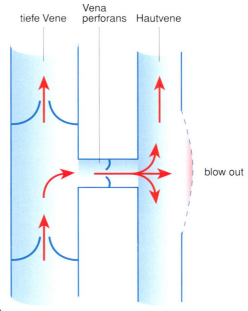

Abb. 6-32 ▶ Krampfadern (Varizen)

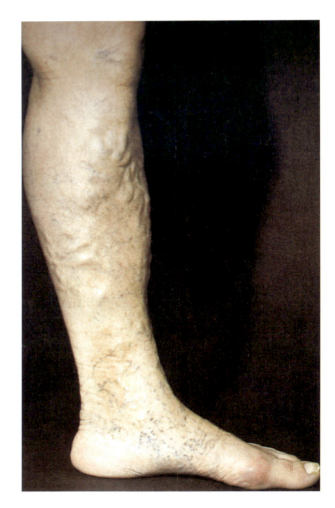

Man sieht im Unterschenkelbereich knotig aufgeweitete Venen. Venenerweiterungen gibt es auch im Bereich des Knies, hier allerdings als so genannte Besenreiservarizen. Dabei handelt es sich um dicht unter der Haut fast parallel verlaufende, erweiterte, kleinste Venen. Auch an der Fußinnenseite sieht man einen Venenkranz aus gestauten kleinsten Hautvenen. Beachten Sie auch die leichte Braunverfärbung in der Knöchelgegend. Es handelt sich um eine vermehrte Eisenablagerung in der Haut (Hämosiderose).

Als Nebenbefund können Sie einen **Hallux valgus** mit Bursitis (Schleimbeutelentzündung) feststellen. Bei einem Hallux valgus handelt es sich um eine Belastungsdeformität, die vor allem durch enge, spitze Schuhe hervorgerufen wird. Die Großzehe knickt im Großzehengrundgelenk zur Kleinzehenseite hin ab. Im Bereich des Hallux valgus verhornt und entzündet sich häufig die Haut.

Abb. 6-33 ▶ Unterschenkelgeschwür (Ulcus cruris) mit akuter oberflächlicher Thrombophlebitis

Ein Unterschenkelgeschwür, das sich aufgrund venöser Durchblutungsstörungen entwickelt hat, sitzt meist in der unteren Unterschenkelhälfte, und zwar in der medialen Knöchelgegend. Es ist im Allgemeinen nur wenig schmerzhaft. Eine Ausnahme bildet der im Endstadium der Erkrankung auftretende Ruheschmerz. Typischerweise lagert der Patient die Beine zur Schmerzlinderung hoch. Beachten Sie auf der Abbildung auch die anderen typischen Zeichen einer venösen Insuffizienz wie geschlängelte, knotig aufgeweitete Venen, Rötung und zunehmende Pigmentierung.

Im Bereich der rechten Knieinnenseite sieht man eine akute oberflächliche Thrombophlebitis, in deren Folge es im betroffenen Gebiet zur Rötung, zur Überwärmung und zu Schmerzen gekommen ist.

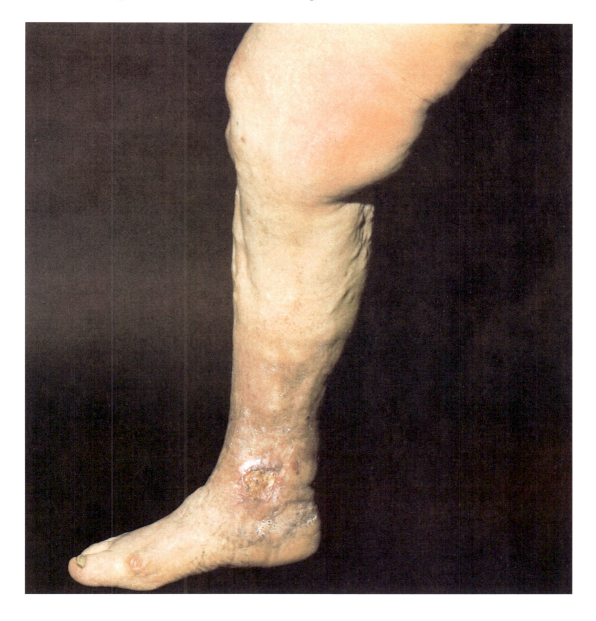

Abb. 6-34 ▶ Venöses Unterschenkelgeschwür (Ulcus cruris)

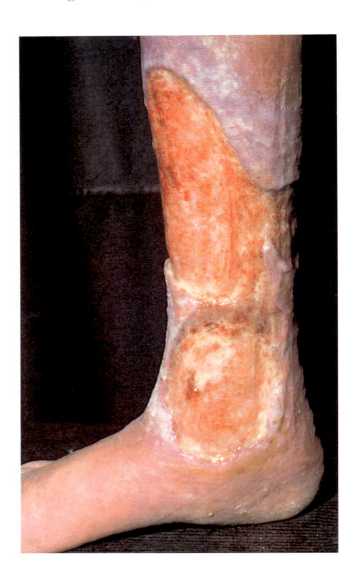

Man sieht ein tiefgreifendes Unterschenkelgeschwür, das von der Gegend der Fußinnenknöchel bis zur halben Höhe des Unterschenkels heraufreicht. Die Geschwürunterfläche besteht aus einer feinen, granulierenden, feuchten Wundfläche.

Abb. 6-35 ▶ Oberflächliche und tiefe Thrombophlebitis (Phlebothrombose)

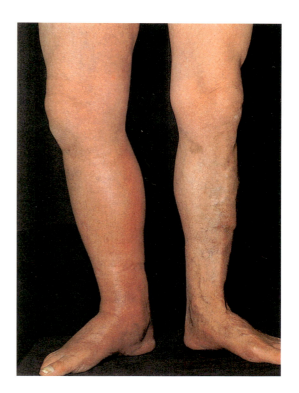

Es besteht eine Schwellung des rechten Fußrückens und des rechten Unter- und Oberschenkels. Aufgrund der bestehenden Entzündung ist es zu einer unscharf begrenzten Rötung des gesamten Beines gekommen. Durch das vorliegende Ödem glänzt die Oberfläche des Unterschenkels und der Knöchelgegend vermehrt.

An der Unterschenkelinnenseite ist eine entzündete oberflächliche Vene als roter Strang zu sehen. Beachten Sie, dass das rechte Bein insgesamt deutlich dicker ist als das linke. Wäre ausschließlich die Hautvene entzündet, würde sich kein Ödem entwickeln, da der Abtransport des Blutes über die tiefliegenden Venen erfolgt. In dem vorliegenden Fall ist also zusätzlich zur oberflächlichen eine tiefliegende Vene entzündet (Phlebothrombose). Bei einer oberflächlichen Venenentzündung ist jedesmal sorgfältig zu prüfen, ob nicht zusätzlich noch eine tiefe Vene betroffen ist!

Leitsymptome der Phlebothrombose sind: Schwellung, zyanotische Verfärbung und Überwärmung. Bei Verdacht auf Phlebothrombose darf sich der Patient nicht mehr bewegen. Er wird liegend mit dem Krankenwagen ins Krankenhaus gebracht.

Eine wichtige medizinische Diagnosemöglichkeit zur Aufdeckung einer Phlebothrombose ist die Phlebographie (Venographie). Bei der Phlebographie wird ein wasserlösliches Kontrastmittel in die Venen gespritzt, anschließend wird geröntgt.

Abb. 6-36 ▶ Chronisch-venöse Insuffizienz (CVI, postthrombotisches Syndrom)

Mit postthrombotischem Syndrom bezeichnet man die Veränderungen, die sich nach einer Phlebothrombose einstellen. Als Folge eines postthrombotischen Syndroms kann sich durch Wandveränderungen in den Venen eine chronisch-venöse Insuffizienz einstellen. Durch diese chronisch-venöse Insuffizienz kann es zu Ödembildung, sekundären Varizen und Hautveränderungen kommen. Häufig bildet sich ein Stauungsekzem mit Rötung, Schuppung und Juckreiz. Als mögliche Komplikation kann es zu einer bakteriellen Besiedlung kommen. Manchmal entwickelt sich ein allergisches Kontaktekzem, das seine Ursache oft in der Anwendung bestimmter Salben hat, die zur Behandlung eingesetzt wurden.

Die Abbildung zeigt einen Zustand bei einem Patienten, bei dem vor zwölf Jahren eine Phlebothrombose ablief. Als Folge dieser Erkrankung haben sich eine chronisch-venöse Insuffizienz mit sekundärer Varikosis, Ödeme und zunehmende Pigmentierung entwickelt. Auffallend bei der vorliegenden Abbildung ist die Rötung und Verhärtung des Unterschenkels. Durch den mangelhaften Blutrückfluss ist es zu einer Stauung im betroffenen Gebiet gekommen, die zu einer Verhärtung (Induration) und zu einer Bindegewebsneubildung (Fibrose) geführt hat.

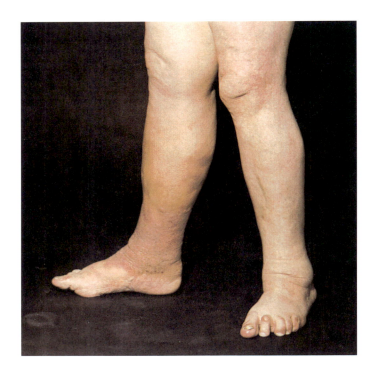

7 Das Blut

Abb. 7-1 ▶ Abwehrzellen aus einem Lymphknoten

In dem elektronenmikroskopischen Bild (Vergrößerung 1800-fach) sind verschiedene Abwehrzellen zu sehen.

Retikulumzellen: Sie befinden sich im retikulären Bindegewebe der lymphatischen Organe und im roten Knochenmark. Sie haben sowohl Abwehrfunktion als auch die Aufgabe, Retikulinfasern herzustellen, die ein wichtiger Bestandteil des retikulären Bindegewebes sind.

Monozyten: Monozyten sind Makrophagen, die ein bis zwei (evtl. 5) Tage im Blut zirkulieren, dann ins Gewebe auswandern und zu Histiozyten bzw. Gewebsmakrophagen werden, um hier ihrer Abwehrfunktion nachzukommen.

Lymphozyten: Bei den Lymphozyten sind die beiden Hauptgruppen B- und T-Lymphozyten zu unterscheiden: Trifft ein B-Lymphozyt mit seinem Antikörper auf ein passendes Antigen, so wandelt er sich zur **Plasmazelle** um und beginnt sich zu klonen, das heißt, er stellt identische Abbilder von sich her. Die Plasmazellen sind die wichtigsten Antikörperbildner.

1 Retikulumzelle .... *Reticulocytus*
2 Monozyt (große Freßzelle,
   Makrophage) .... *Macrophagocytus*
3 Lymphozyt .... *Lymphocytus*
4 Plasmazelle (Differenzierungsform
   der B-Lymphozyten) .... *Plasmocytus*

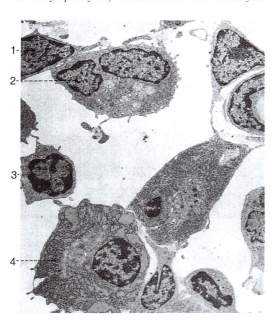

Abb. 7-2 ▶ Lymphozyten

Rasterelektronenmikroskopische Aufnahme (Vergrößerung 2400-fach) der Lederhaut mit Lymphozyten aus der Umgebung einer bösartigen Geschwulst. Es handelt sich um B- und um T-Lymphozyten, die sich von ihrem Aussehen her nicht unterscheiden lassen. Man sieht außerdem Bündel kollagener Fasern des Bindegewebes, die von einzelnen elastischen Fasern umgeben sind.

B-Lymphozyten können sich zu Plasma- (s. Abb. 7-1) und zu Gedächtniszellen ausdifferenzieren; T-Lymphozyten zu Helfer-, Unterdrücker-, Gedächtnis- und Killerzellen. Killerzellen werden differenziert in zytotoxische Killerzellen, die mittels Antigenpräsentation arbeiten und in natürliche Killerzellen, die nicht antigenspezifisch arbeiten, sondern virus- und krebsbefallene Zellen direkt angreifen können.

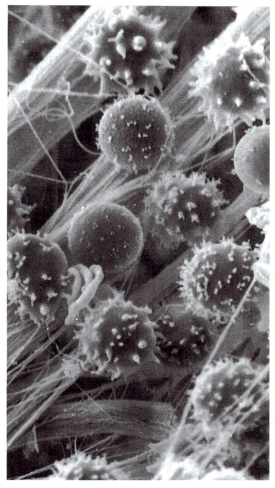

Abb. 7-3 ▶ Linksverschiebung am Beispiel der chronischen myeloischen Leukämie

Die Verteilungskurve der neutrophilen Granulozyten ergibt eine Normalverteilung (Gauß-Verteilung). Kommt es aufgrund von Infektionskrankheiten oder Entzündungen zu einer Zunahme der stabkernigen neutrophilen Granulozyten, so spricht man von einer Linksverschiebung, da sich die Verteilungskurve nach links verschiebt.

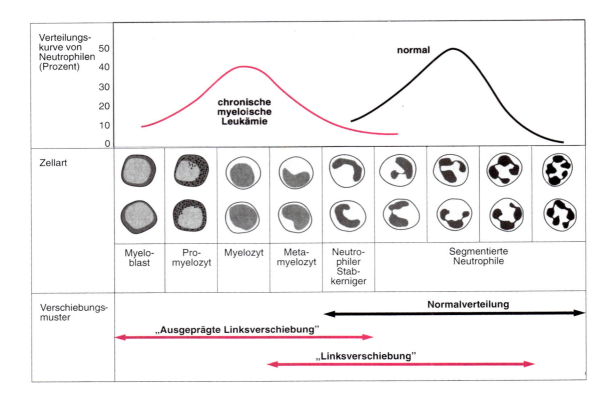

Abb. 7-4 ▶ Blutausstrich bei Eisenmangelanämie

Bei Eisenmangel zeigt der Blutausstrich hypochrome, mikrozytäre rote Blutkörperchen. Hypochrom bedeutet, dass der Farbstoffgehalt (Hämoglobingehalt) der einzelnen Erythrozyten vermindert ist. Mikrozytär heißt, dass abnorm kleine Erythrozyten vorliegen.

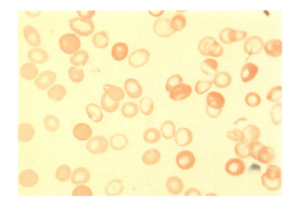

Abb. 7-5 ▶ Knochenmarkausstrich bei perniziöser Anämie (Vitamin-B$_{12}$-Mangelanämie)

Bei einem Knochenmarkausstrich (Hämatomyelogramm) handelt es sich um ein „zentrales Blutbild". Hierbei wird die qualitative und quantitative Zusammensetzung der Blutkörperchenanteile des Knochenmarks dargestellt. Im Gegensatz dazu handelt es sich bei einem Blutausstrich um ein „peripheres Blutbild", bei dem die qualitative und quantitative Zusammensetzung des Blutes untersucht wird.

Die Abbildung zeigt einen Knochenmarkausstrich bei perniziöser Anämie mit hyperchromen, makrozytären roten Blutkörperchen. Hyperchrom bedeutet, dass der Farbstoffgehalt (Hämoglobingehalt) der einzelnen Erythrozyten erhöht ist. Makrozytär heißt, dass abnorm große Erythrozyten vorliegen. Ursache der abnorm großen roten Blutkörperchen ist eine Verzögerung der Zellteilung, die durch den Vitamin-B$_{12}$-Mangel bedingt ist, bei sonst normal schnellem Zellwachstum. Der Vitaminmangel führt zu einer insgesamt gesteigerten, aber fehlerhaften

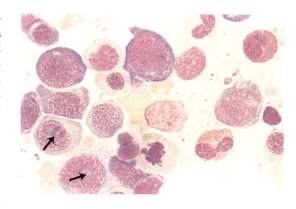

Produktion von Blutzellen, die teilweise vorzeitig untergehen. Folge des gesteigerten Hämoglobinanfalles ist eine Zunahme von Bilirubin im Blut. Dieser Bilirubinanstieg kann bei dem Patienten zu einem leichten Ikterus führen, wodurch es zu der typischen fahlen Hautblässe mit gelblichem Unterton kommt.

Abb. 7-6 ▶ Blutausstrich bei Kugelzellanämie

Der Blutausstrich zeigt kugelförmige, unterschiedlich große rote Blutkörperchen. Die Kugelzellanämie kommt vor allem bei der erblichen hämolytischen Anämie vor. Aufgrund ihrer Formveränderung werden die Erythrozyten in der Milz als fehlerhaft erkannt und abgebaut.

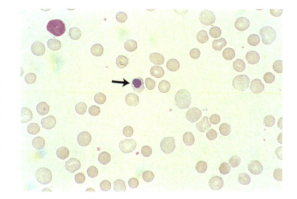

Abb. 7-7 ▶ Blutausstrich bei Sichelzellanämie

Der Blutausstrich zeigt hier unterschiedlich geformte Erythrozyten. Es treten unter anderem auch typische sichelzellförmige rote Blutkörperchen auf. Die Sichelzellanämie kommt fast ausschließlich bei Schwarzen und im Mittelmeerraum vor. Es besteht eine erhöhte Thromboseneigung, weil die sichelförmigen Erythrozyten nicht mehr ausreichend verformbar sind.

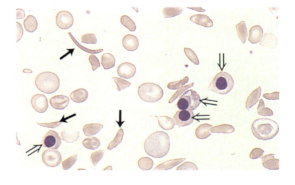

Abb. 7-8 ▶ Akute Leukämie

Unter dem Begriff „Leukämie" werden verschiedene Erkrankungen zusammengefasst, die durch eine maligne Entartung des blutbildenden Gewebes entstehen. Gemeinsames Merkmal der Leukämien ist die Wucherung von Leukämiezellen im Knochenmark und/oder den Lymphknoten. Akute Leukämien verlaufen rasch fortschreitend; unbehandelt führen sie in kurzer Zeit zum Tode.

Symptome bei akuter Leukämie

1. **Abnahme der roten Blutkörperchen (Anämie)**
   Blässe, Müdigkeit, Leistungsschwäche, Tachykardie, Schwindel, Atemnot bei Belastung.
2. **Abnahme der Granulozyten (Granulozytopenie)**
   Oft: Fieber, eitrige Hautinfektionen, Soor.
   Selten: Pneumonie, Pyelonephritis, Meningitis.
3. **Abnahme der Thrombozyten (Thrombozytopenie)**
   Oft: Hämatome nach leichten Verletzungen, Petechien, Nasen- und Zahnfleischbluten.
   Selten: Blutungen aus Magen und Darm, Bluthusten, Hirnblutung.

Die Abbildung zeigt eine Hautveränderung des Unterschenkels bei akuter Leukämie. Solche Hautinfiltrationen durch unreife Zellen (Blasten) kommen vor allem bei der akuten lymphatischen Leukämie vor.

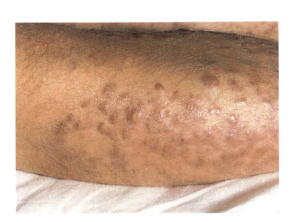

Abb. 7-9 ▶ Petechien bei akuter Leukämie

Durch eine Abnahme der Thrombozyten (Thrombozytopenie) kann es bei Leukämie zu einer erhöhten Blutungsneigung kommen.

Die Abbildung zeigt einen Patienten mit akuter Leukämie. Es haben sich unterschiedlich große Petechien ausgebildet. Petechien sind kleinste punktförmige Haut- oder Schleimhautblutungen. Die vermehrte Blutungsneigung trat nach Sonneneinstrahlung auf. An den durch ein kurzärmeliges Hemd bedeckten Körperstellen sind kaum Petechien aufgetreten.

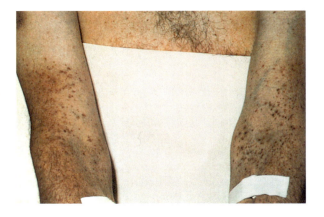

Abb. 7-10 ▶ Gelenkveränderung bei Hämophilie

Die Hämophilie ist eine erblich bedingte Blutgerinnungsstörung. Neben bedrohlichen Blutungen, die aufgrund von Verletzungen entstehen können, spielen Gelenk- und Muskelblutungen eine große Rolle. Bei den Gelenkblutungen sind vor allem die großen Gelenke betroffen: Knie-, Ellenbogen- und Sprunggelenke. Wiederholte Gelenkblutungen führen zu Gelenkstörungen bis hin zu Gelenkversteifungen.

Die Abbildung zeigt das Kniegelenk eines 45-jährigen Bluters. Man sieht eine ausgeprägte Verschmälerung des Gelenkspaltes, eine Abflachung und Deformierung des inneren und des seitlichen Gelenkknorrens und eine Sklerosierung (Verhärtung) der Gelenkflächen. Des Weiteren sieht man in dem gelenknahen Knochengewebe strähnige Auflockerungen und Zysten.

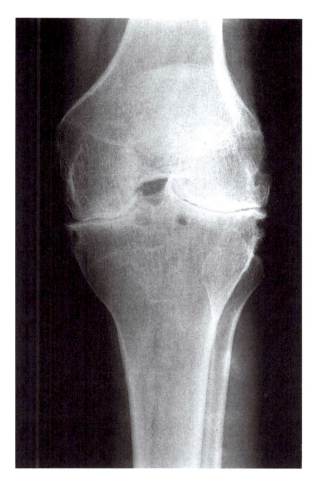

8 Das lymphatische System

Abb. 8-1 ▶ Wichtige Lymphgefäße

Das Lymphgefäßsystem bildet ein eigenes Transportsystem, das neben dem Blutkreislauf besteht. In diesem Transportsystem befindet sich Wasser, Eiweiße, langkettige Fettsäuren, Zellen (z.B. Leukozyten, Krebszellen), Staubpartikel und Farbstoffe (z.B. nach Tätowierung).

Lymphgefäße nehmen aus dem Zwischenzellraum Flüssigkeit auf. Täglich strömen etwa 20 l Flüssigkeit aus den Blutgefäßen in den Zwischenzellraum (Interstitium). Davon werden ca. 90% wieder in den Blutkreislauf rückresorbiert, etwa 2 Liter werden über das Lymphsystem abtransportiert. Beim Lymphgefäßsystem handelt es sich aber nicht um einen tatsächlichen, echten „Kreislauf", denn die Lymphgefäße beginnen blind enden im Zwischenzellraum und münden später in den venösen Anteil des Blutkreislaufes ein.

Die Wand der Lymphgefäße entspricht in ihrem Aufbau den dünnwandigen Venen. Sie haben eine kleine Muskelschicht, die den Lymphstrom vorwärtstreiben. Als „Lymphpumpe" bezeichnet man alle Faktoren, die helfen, den Lymphfluss voranzutreiben, also die Muskelbewegungen, arterielle Pulsationen, Druckdifferenzen bei der Atmung, die Pumparbeit des Herzens und Bewegungen des Magen-Darm-Kanals. Die Lymphgefäße – mit Ausnahme der Lymphkapillaren haben Taschenklappen, die dafür sorgen, dass die Lymphe nur in eine Richtung strömen kann. Dadurch können sich die Faktoren der „Lymphpumpe" nicht gegenseitig aufheben.

Die Lymphkapillaren sind ähnlich wie die Blutkapillaren gebaut. Allerdings ist ihre Wand aus Endothelzellen noch dünner.

1 Rechter Hauptlymphgang .... Ductus lymphaticus dexter
2 Achsellymphknoten .... Nodi lymphatici axillares
3 Milchbrustgang .... Ductus thoracicus
4 Leistenlymphknoten .... Nodi lymphatici inguinales
5 Innere Drosselvene .... V. jugularis interna
6 Mündungsstelle des Milchbrustganges in das venöse System .... –
7 Schlüsselbeinvene .... V. subclavia
8 Darmlymphgefäße .... Truncus gastro intestinalis
9 Dünndarm .... Intestinum tenue

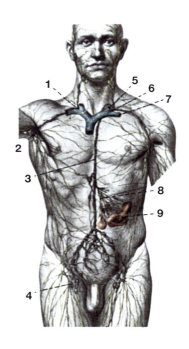

Abb. 8-2 ▶ Hauptlymphstämme

Der **Milchbrustgang** (Ductus thoracicus) entspringt aus der Cisterna chyli (2). Die Cisterna chyli wird aus dem Zusammenfluss der großen Lymphgefäße der unteren Extremitäten gebildet, nämlich des rechten und des linken Beckenhauptlymphgefäßes (Truncus lumbalis) und des Eingeweidelymphganges (Truncus intestinalis). Der Milchbrustgang ist das größte Lymphgefäß des Körpers. Seinen Namen „Milchbrustgang" hat er von der milchig-trüben Lymphe (Chylus), die nach fettreichen Mahlzeiten durch das Gefäß hindurchfließt.

Der Milchbrustgang tritt zusammen mit der Aorta durch das Zwerchfell, verläuft dann zwischen Aorta und Wirbelsäule im Brustraum, bis er schließlich im linken „Venenwinkel" in den Blutkreislauf eintritt. Der linke Venenwinkel wird durch den Zusammenfluss der linken Drosselvene (V. jugularis) und der linken Schlüsselbeinvene (V. subclavia) gebildet.

Der **rechte Hauptlymphstamm** (Ductus lymphaticus dexter) ist nur ungefähr einen Zentimeter lang. Er bringt die Lymphe vom rechten oberen Körperquadranten und der rechten Kopf-Hals-Seite in den rechten „Venenwinkel". Der rechte Venenwinkel wird durch den Zusammenfluss der rechten Drosselvene (V. jugularis) und der rechten Schlüsselbeinvene (V. subclavia) gebildet.

1 Milchbrustgang .... *Ductus thoracicus*
2 Sammelstelle der Lymphe des Bauch- und Beckenraumes .... *Cisterna chyli*
3 Rechtes Beckenhauptlymphgefäß .... *Truncus lumbalis dexter*
4 Linkes Beckenhauptlymphgefäß .... *Truncus lumbalis sinister*
5 Eingeweidelymphgefäß .... *Truncus intestinalis*
6 Linker Halslymphstamm .... *Truncus jugularis sinister*
7 Drosselvene .... *V. jugularis*
8 Schlüsselbeinvene .... *V. subclavia*
9 Obere Hohlvene .... *V. cava superior*
10 Arm-Kopf-Vene .... *V. brachiocephalica*

Hauptlymphstämme 157

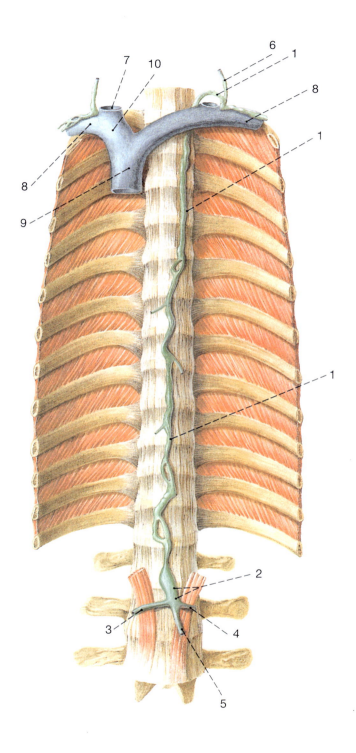

Abb. 8-3 ▶ Darstellung der tiefen Lymphgefäße des unteren linken Halsabschnitts, der vorderen Brustwand und der Achselhöhle

Zur besseren Darstellung wurden der Kopfwendermuskel und das Schlüsselbein größtenteils entfernt, der große und der kleine Brustmuskel durchtrennt und zur Seite gelegt.

Lymphgefäße beginnen als blind endende Lymphkapillaren im Zwischenzellraum. Die Kapillaren ermöglichen durch kleine Öffnungen den Einstrom von Gewebsflüssigkeit: Sie münden in größere Sammel- und Transportgefäße, die eine Muskelschicht besitzen, die durch Kontraktionswellen die Lymphe in die Lymphstämme weiterbefördern. Diese münden schließlich in die zwei Hauptlymphstämme: Milchbrustgang (Ductus thoracicus) und rechter Hauptlymphstamm (Ductus lymphaticus dexter).

In die Lymphgefäße sind Lymphknoten eingeschaltet, die die Funktion von Filterstationen haben und in denen sich die B- und T-Lymphozyten durch Zellteilung vermehren.

1 Lymphknoten .... *Nodus lymphaticus*
2 Drosselvene .... *V. jugularis*
3 Schlüsselbeinvene .... *V. subclavia*
4 Milchbrustgang
   (Einmündungsstelle) .... *Ductus thoracicus*
5 Schlüsselbein .... *Clavicula*

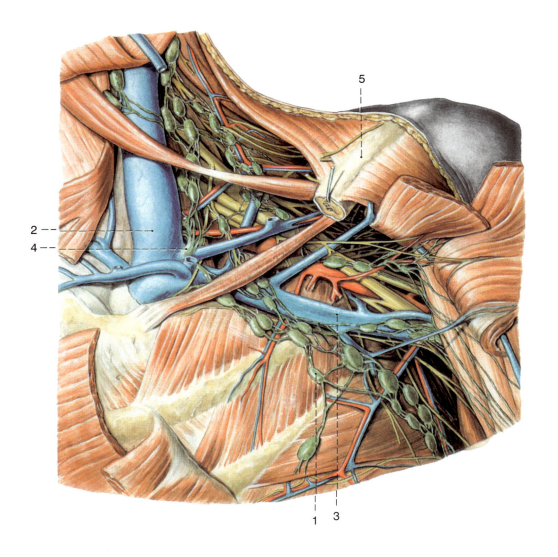

Abb. 8-4 ▶ Einzugsgebiete der Lymphknoten

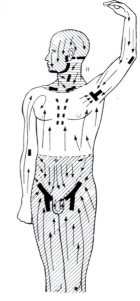

Bevor die Lymphe ins Blut gelangt, durchfließt sie mindestens einen Lymphknoten zur Reinigung. Die für eine bestimmte Körperregion zuständigen Lymphknoten bezeichnet man als regionäre (regionale) Lymphknoten. Allerdings durchfließt die Lymphe auf ihrem Weg ins venöse Blut meist nicht nur die regionären Lymphknoten, sondern mehrere Lymphknoten nacheinander.

Die **Achsellymphknoten** sind wichtige regionäre Lymphknoten für die Brustdrüsen, die Arme und die Brustwand.

Die **Leistenlymphknoten** sind wichtige regionäre Lymphknoten für das Gesäß, die Beine und die Bauchwand.

Die **Halslymphknoten** sind wichtige regionäre Lymphknoten für den Hals und den Kopf.

Abb. 8-5 ▶ Milz

Die Milz ist etwa handtellergroß und hat die Form einer Kaffeebohne. Sie liegt vollständig intraperitoneal im Bereich des linken Oberbauchs auf der Höhe der 9.–11. Rippe. Sie ist ungefähr 12 cm lang, 7 cm breit und 4 cm dick. Sie wiegt 150 bis 200 g.

Bei Bluterkrankungen, wie beispielsweise hämolytische Anämie, bei denen vermehrt Erythrozyten abgebaut werden, kann sich die Milz so vergrößern, dass sie mehrere Kilogramm wiegt. In diesen Fällen dehnt sie sich bis in den linken Unterbauch aus.

Die Milz ist von einer bindegewebigen Kapsel umhüllt. Die Abbildung zeigt die Milzarterie und die Milzvene bei ihrem Durchtritt in das Organ.

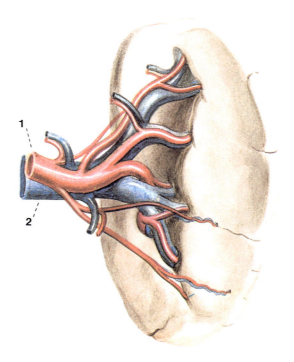

1 Milzarterie .... *A. splenica (lienali*
2 Milzvene .... *V. splenica (lienali*

Abb. 8-6 ▶ Schematische Darstellung des Aufbaus der Milz

An der aufgeschnittenen Milz kann man eine weiße und eine rote Pulpa unterscheiden. Aufgrund der weißen Pulpa zählt man die Milz zu den lymphatischen Organen. Die weiße Pulpa liegt wie eine Scheide um die kleinen Arterien (Zentralarterien) in der Milz. Stellenweise zeigt sie kugelige Verdickungen, die so genannten Malpighi-Körperchen oder Follikel. In der weißen Pulpa vermehren sich die B- und T-Lymphozyten durch Zellteilung.

In der roten Pulpa fließt das Blut in Sinusoiden. Da an den Wänden dieser Sinusoide viele Retikulumzellen sitzen, hat die rote Pulpa eine wichtige Abwehrfunktion. Auch werden in der Milz überalterte Blutkörperchen abgebaut (Blutmauserung).

1 Milzkapsel .... *Tunica fibrosa*
2 Milzbalken .... *Trabecula splenica*
3 Zentralschlagader .... *A. lymphonoduli*
4 Weiße Pulpa .... *Pulpa alba*
5 Malpighi-Körperchen .... *Lymphonodulus splenicus*

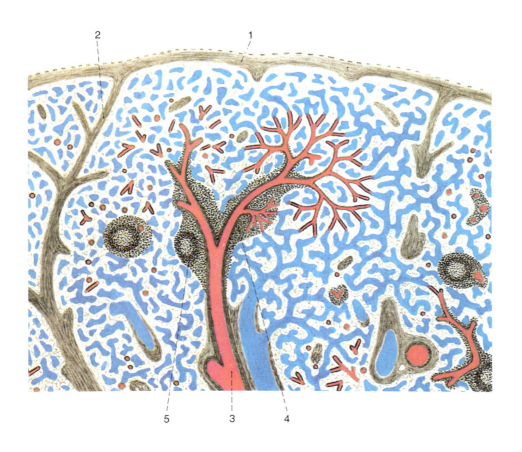

Abb. 8-7 ▶ Thymus beim Erwachsenen

Der Thymus besteht aus zwei Lappen. Er liegt im oberen vorderen Mediastinum und reicht, wie man in der Abbildung sieht, bis zum Herzbeutel. Rückwärts liegen die großen Gefäße, nämlich die obere Hohlvene, die Aorta und die Arm-Kopf-Vene an. Beim Erwachsenen überragt er nach oben normalerweise nicht das Brustbein.

Während der Fetalzeit und in der frühen Kindheit wandern Lymphozyten aus dem Knochenmark über die Blutbahn in die äußere Rindenschicht des Thymus ein. Hier beginnen sie sich zu teilen und sich dabei weiter in Richtung Mark vorzuschieben. Während die Lymphozyten diese Entwicklung durchmachen, werden sie zu T-Lymphozyten geprägt. Sind sie zu fertigen T-Lymphozyten herangereift, so wandern sie wieder in die Blutbahn ein und besiedeln von hier aus die sekundären lymphatischen Organe: Lymphknoten, Milz, Lymphfollikel und Mandeln, wo sie sich durch Zellteilung vermehren. Aufgrund dieser Aufgabe bezeichnet man den Thymus als primäres lymphatisches Organ.

1 Lungenfell .... *Pleura visceralis*
2 Thymus (Bries) .... *Thymus*
3 Herzeinschnitt der linken Lunge ... *Incisura cardiaca*
4 Herzbeutel .... *Pericardium*
5 Schilddrüse .... *Glandula thyroidea*
6 Lungenspitze .... *Apex pulmonis*
7 Rippenfell .... *Pleura parietalis*
8 Rechte Lunge .... *Pulmo dexter*
9 Kopfwendermuskel .... *M. sternocleidomastoideus*
10 Gemeinsame Halsschlagader .... *A. carotis communis*
11 Innere Halsvene (Drosselvene) .... *V. jugularis interna*
12 Arm-Kopf-Vene .... *V. brachiocephalica*
13 Linke Lunge .... *Pulmo sinister*
   (Oberlappen) .... *(Lobus superior)*
14 Linke Lunge .... *Pulmo sinister*
   (Unterlappen) .... *(Lobus inferior)*
15 Unpaares Schilddrüsenvenengeflecht .... *Plexus thyroideus impar*
16 Vorderer Rippenheber .... *M. scalenus anterior*
17 Schlüsselbein und .... *Clavicula*
   Unterschlüsselbeinmuskel .... *M. subclavius*
18 Erste Rippe .... *Costa prima*
19 Vorderrand der Lunge .... *Margo anterior*
20 Innere Brustkorbvene .... *V. thoracica interna*
21 Großer Brustmuskel .... *M. pectoralis major*
22 Kleiner Brustmuskel
   (Ursprünge) .... *M. pectoralis minor*

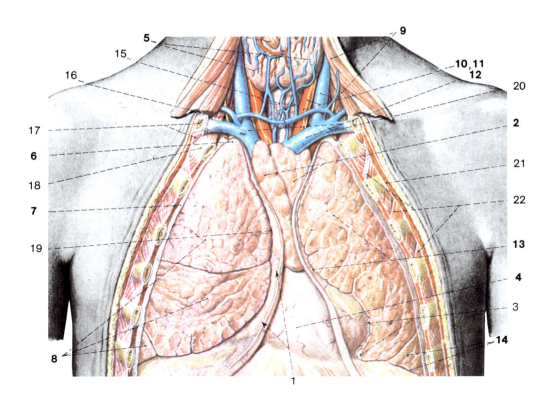

Abb. 8-8 ▶ Querschnitt durch den Wurmfortsatz

Der Wurmfortsatz (Appendix vermiformis – in der vorliegenden Abb. in 10-facher Vergrößerung) ist ein Anhängsel des Dickdarms, das von dessen unterem Teil ausgeht. Die Appendix ist durchschnittlich 8 bis 10 cm lang und bleistiftdick. Die Länge kann allerdings variieren und zwischen 25 cm und 0 cm (angeborenes Fehlen des Wurmfortsatzes) betragen. Bitte beachten Sie zu den zahlreichen Lagevariationen die Abb. 9-35 bis 9-37.

Sein Wandaufbau entspricht grundsätzlich der übrigen Dickdarmwand, allerdings hat er nur eine Lichtung von ungefähr sechs Millimetern und in seine Wand ist reichlich lymphatisches Gewebe eingelagert. Deshalb wird der Wurmfortsatz auch als die **„Mandel des Darmes"** bezeichnet.

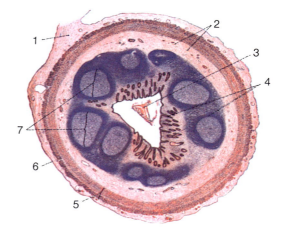

1 Wurmfortsatzgekröse
  (enthält Nerven und Gefäße) .... *Meso-appendix*
2 Verschiebeschicht (Submukosa) .... *Tela submucosa*
3 Lichtung .... *Lumen*
4 Darmdrüsen (Krypten) .... *Cryptae intestinales*
5 Muskelschicht .... *Tunica muscularis*
6 Bauchfell .... *Peritoneum*
7 Lymphknötchen .... *Folliculi lymphatici*

Abb. 8-9 ▶ Lymphatischer Abwehrring

Innenansicht des Rachens von hinten. Die hintere Rachenwand wurde durch einen Längsschnitt in der Mittellinie eröffnet. Das Hinterhaupt ist entfernt.

Der lymphatische Abwehrring (Waldeyer Abwehrring) bildet ein erstes Abwehrsystem am Eingang des Verdauungs- und Atmungssystems. Er besteht aus einer Rachenmandel, zwei Gaumenmandeln, der Zungenmandel (Ansammlung von Lymphfollikeln am Zungengrund) und den lymphatischen Seitensträngen.

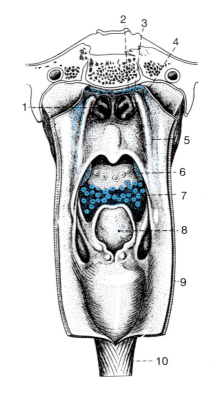

1 Hintere Nasenöffnung .... *Choana*
2 Rachenmandel .... *Tonsilla pharyngea*
3 Rachenmündung der Ohr-   *Ostium pharyngeum*
  trompete .... *tubae auditivae*
4 Rachendach (mit
  lymphatischem Gewebe) .... *Recessus pharyngeus*
5 „Seitenstrang" .... *Plica salpingopharyngea*
6 Gaumenmandel .... *Tonsilla palatina*
7 Zungenmandel .... *Tonsilla lingualis*
8 Kehldeckel .... *Epiglottis*
9 Rachen (aufgeschnittene Hinterwand) ...... *Pharynx*
10 Speiseröhre .... *Oesophagus*

Abb. 8-10 ▶ Plaut-Vincent-Angina

Typisch für die Plaut-Vincent-Angina ist der einseitige Belag mit geschwürigem Zerfall der Mandel. Die Erkrankung tritt meist zwischen dem 20. und 40. Lebensjahr auf. Fieber und Krankheitsgefühl können fehlen. Es bestehen kaum Schluckbeschwerden.

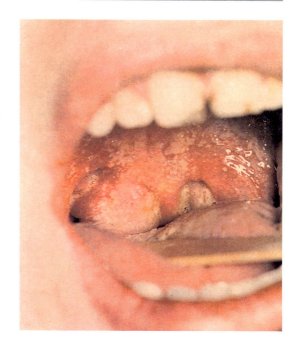

Abb. 8-11 ▶ Sekundäres Lymphödem (Elephantiasis)

Beim Lymphödem ist es zu einer vermehrten Ansammlung von Lymphflüssigkeit im subkutanen Gewebe gekommen. Je nach der Entstehungsursache unterscheidet man ein primäres und ein sekundäres Lymphödem.

a) **Primäres Lymphödem**
   Das primäre Lymphödem entsteht aufgrund einer Entwicklungsstörung der Lymphgefäße. Ein solches Lymphödem kann seit der Geburt bestehen oder sich im Laufe des Lebens entwickeln. Oft sind Frauen unter 35 Jahren betroffen.

b) **Sekundäres Lymphödem**
   Das sekundäre Lymphödem kann als Folge von Verlegungen von Lymphbahnen aufgrund von Operationen oder von Metastasen auftreten. Es kann sich jedoch auch nach einer Strahlentherapie oder nach abgelaufenen Entzündungen von Lymphgefäßen (Lymphangitis, Erysipel) bilden. Aus diesen Entstehungsursachen ergibt sich, dass das sekundäre Lymphödem meist einseitig auftritt.

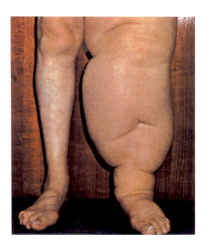

Auf der Abbildung sieht man ein sekundäres Lymphödem in einem weit fortgeschrittenen Stadium (Elephantiasis).

Abb. 8-12 ▶ Primäres Lymphödem

Die vorliegende Abbildung zeigt ein beidseitiges primäres Lymphödem. Es entwickelt sich meist langsam fortschreitend, wobei die auslösenden Ursachen oder die Gründe der Verschlechterung Entzündungen der Lymphbahnen, hormonelle oder klimatische Faktoren sein können.

Man sieht teigige Schwellungen des Fußrückens, der Knöchelgegend und des Unterschenkels. Am Unterschenkel befindet sich eine Rötung, die nach distal scharf begrenzt ist, nach proximal unscharf. Des Weiteren sieht man auf der Haut stärker verhornende, gelbliche Wucherungen, die sich aufgrund der gestörten Durchblutung entwickelt haben. Auch an den Zehennägeln sieht man Veränderungen, die auf schweren Ernährungsstörungen beruhen.

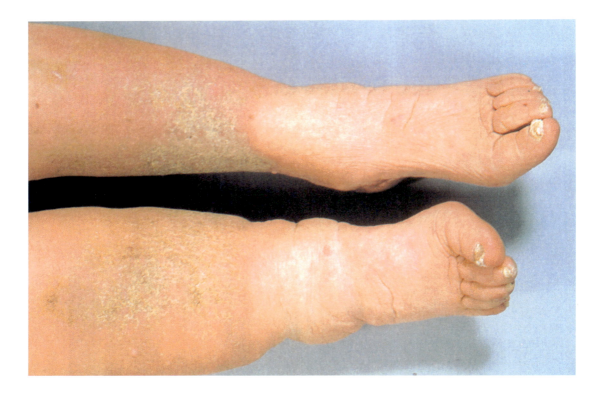

Abb. 8-13 ▶ Lymphödem vor und nach einer durchgeführten Therapie

Die Abbildung zeigt einen 19-jährigen Patienten. Er schilderte, dass zunächst eine schmerzlose Schwellung des rechten Fußrückens bestand, später auch der Knöchelgegend und des distalen Unterschenkels. Diese Schwellung war weich und eindrückbar und bildete sich über Nacht vollständig zurück (reversibles Stadium). Später ließ sich dann das Ödem nicht mehr eindrücken und es bildete sich auch über Nacht nicht mehr zurück (irreversibles Stadium).

Bevor sich der Patient in Behandlung begab, kam es in den Wochen zuvor zu Fieberschüben. Die Untersuchung ergab einen Lymphstau, der zur Elephantiasis mit einer lokalen Rötung und Überwärmung des Vorderfußes und des Unterschenkels geführt hatte. Ursache dieser Entzündungszeichen war ein Erysipel, das von einem Fußpilzbefall zwischen den Zehen ausgegangen war. Bei einem Erysipel (Wundrose) handelt es sich um eine durch Streptokokken verursachte Entzündung von Haut und Unterhaut. Charakteristisch für ein Erysipel sind die flammenförmige Rötung und Schwellung bei scharfer Abgrenzung. Bitte beachten Sie zum Erysipel auch die Abb. 8-14 und 8-15.

Die Behandlung des Erysipels erfolgte durch den Arzt mittels Antibiotika. Außerdem wurde zur Herdsanierung eine Fußpilzbehandlung durchgeführt. Nach Abklingen der akuten Entzündungszeichen wurde eine manuelle Lymphdrainage in Verbindung mit einer Kompressionsbehandlung durchgeführt. Infolgedessen bildete sich das Lymphödem fast vollständig zurück.

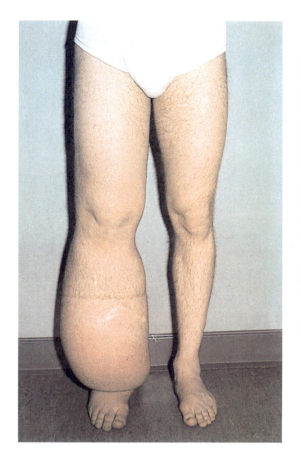
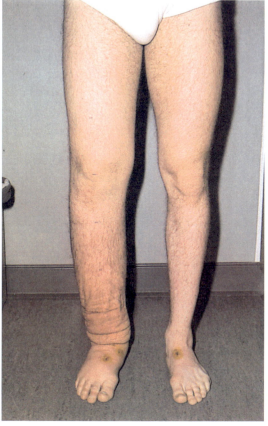

Abb. 8-14 ▶ Erysipel, frühes Stadium

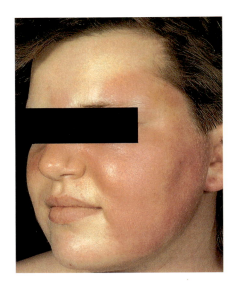

Beim Erysipel handelt es sich um eine akute Hautinfektion, die meist durch Streptokokken verursacht wird. Die Erreger treten über kleine Hautverletzungen ein, wie z.B. Rhagaden am Mundwinkel bzw. durch Pilzbefall vorgeschädigte Stellen im Zwischenzehenbereich. Es entwickeln sich eine scharf begrenzte, flammenförmige Rötung der Haut, die mit Schmerzen und Überwärmung sowie mit mehr oder weniger schweren Allgemeinerscheinungen und rasch ansteigendem Fieber einhergeht. Es kommt zur Vergrößerung der regionalen Lymphknoten.

Prädilektionsstellen des Erysipels sind Gesicht und Unterschenkel.

Bitte beachten Sie zum Erysipel, spätes Stadium, auch die Abb. 8-15.

Abb. 8-15 ▶ Erysipel, spätes Stadium

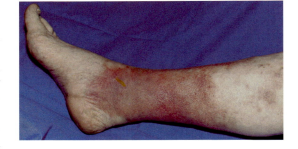

Zu sehen ist ein Erysipel im Abklingen mit teils scharfen, teils unscharf begrenzten, flächenhaften, dunkelroten Herden. Es ist zu zahlreichen Einblutungen gekommen.

Als häufigste Komplikation entwickeln sich Rezidive. Dabei kann durch Verlegung der Lymphgefäße ein Lymphstau auftreten. Komplikationen eitriger Art, wie z.B. Phlegmone, Meningitis, Bronchitis, Myokarditis sind seltener. Ebenso immunologische Komplikationen in Folge der Streptokokkeninfektion (z.B. Glomerulonephritis) sowie Thrombosen.

9 Der Verdauungsapparat

Abb. 9-1 ▶ Mundhöhle

Die Wangen wurden eingeschnitten, um den Mund weiter öffnen zu können. Bei der Mundhöhle sind zu unterscheiden: die eigentliche Mundhöhle, die innerhalb der Zahnbögen liegt und die Mundhöhle im weiteren Sinne mit dem Vorhof der Mundhöhle – der Bereich zwischen Zähnen und Wangen bzw. Lippen.

Aufgrund des „Gesetzes über die Ausübung der Zahnheilkunde" dürfen Erkrankungen der Mundhöhle nur vom Zahnarzt behandelt werden. Als „Ausübung der Zahnheilkunde" wird definiert: die berufsmäßige, auf zahnärztlich wissenschaftliche Erkenntnisse gegründete Feststellung und Behandlung von Zahn-, Mund- und Kieferkrankheiten. Als Krankheit ist jede von der Norm abweichende Erscheinung im Bereich der Zähne, des Munds und der Kiefer anzusehen, einschließlich der Anomalien der Zahnstellung und des Fehlens von Zähnen.

1 Weicher Gaumen .... *Palatum molle*
2 Gaumenzäpfchen .... *Uvula palatina*
3 Gaumenmandelnische .... *Fossa tonsillaris*
4 Rachen, Hinterwand .... *Pharynx*
5 Schlundenge .... *Isthmus faucium*
6 Zungenrücken .... *Dorsum linguae*
7 Zahnfleisch .... *Gingiva*
8 Vorhof der Mundhöhle .... *Vestibulum oris*
9 Oberes Lippenbändchen .... *Frenulum labii sup.*
10 Harter Gaumen .... *Palatum durum*
11 Hinterer Gaumenbogen .... *Arcus palatopharyngeus*
12 Vorderer Gaumenbogen .... *Arcus palatoglossus*
13 Wange .... *Bucca*
14 Gaumenmandel .... *Tonsilla palatina*
15 Unteres Lippenbändchen .... *Frenulum labii inf.*

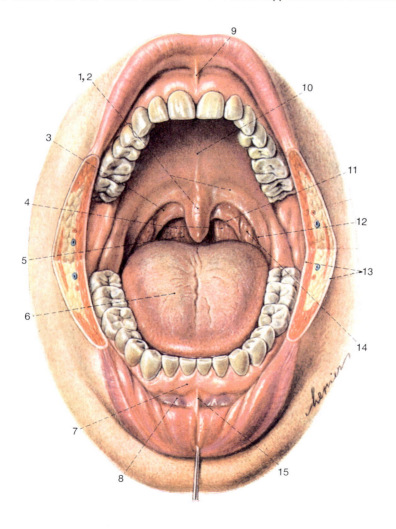

Abb. 9-2 ▶ Zungenrücken mit der V-förmigen Linie der Wallpapillen

Die Zunge hat vielfältige Aufgaben. Sie ist ein Muskel, der willkürlich bewegt werden kann und der wichtige Funktionen beim Sprechen, Schlucken und Kauen hat. Darüber hinaus ist sie auch ein wichtiges Tastorgan. Die Zungenspitze ist der berührungsempfindlichste Teil des Körpers. Deshalb stecken kleine Kinder häufig Gegenstände in den Mund, um sie so möglichst gut „erfühlen" zu können.

Außerdem enthält die Zunge viele Geschmacksrezeptoren zur Überprüfung der Speisen und ist damit ein wichtiges Geschmacksorgan. Die einzelnen Geschmacksknospen sind aber nicht gleichmäßig über die Zunge verteilt, sondern können vor allem in bestimmten Zungenbereichen gefunden werden. So wird die Geschmacksqualität süß vornehmlich an der Zungenspitze, sauer am Zungenrand, salzig an der Zungenspitze und am Zungenrand und bitter im Bereich der Wallpapillen registriert.

Des Weiteren ist die Zunge auch wichtig für die Abwehr, denn am Zungengrund liegt reichlich lymphatisches Gewebe (s. Abb. 17-5, Nr. 27).

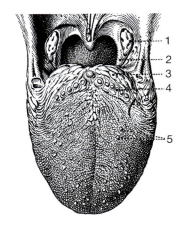

1 Gaumenmandel .... *Tonsilla palatina*
2 Hinterer Gaumenbogen ...... *Arcus palatopharyngeus*
3 Zungenmandel .... *Tonsilla lingualis*
4 Wallpapillen .... *Papillae vallatae*
5 Zungenrücken .... *Dorsum linguae*

Abb. 9-3 ▶ Zungenoberfläche

Auf der Zungenoberfläche kann man Faden-, Pilz-, Blatt- und Wallpapillen unterscheiden, die die Schleimhautoberfläche der Zunge vergrößern. Ein Grauschimmer der Zungenoberfläche ist physiologisch. Kommt es zu einem Zungenbelag, so liegt ein verstärktes Wachstum der Papillen vor, wobei die Ursache ungenügendes Kauen und damit eine fehlende Hautabschilferung sein kann. Der Zungenbelag kann verstärkt werden durch verhornte Plattenepithelien, Speisereste, Mikroorganismen (Bakterien, Pilze) und Schleim.

Die Betrachtung der Zunge gehört zu den ältesten diagnostischen Untersuchungsmaßnahmen nicht nur in der westlichen Medizin, sondern auch in der TCM (Traditionellen Chinesischen Medizin) mit ihrer viertausendjährigen Tradition.

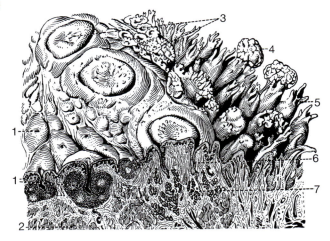

1 Zungenmandel .... *Tonsilla lingualis*
2 Schleimdrüsen .... *Glandulae mucosae*
3 Wallpapillen .... *Papillae vallatae*
4 Pilzpapille .... *Papilla fungiformis*
5 Fadenpapille .... *Papilla filiformis*
6 Wallgraben .... *Vallum papillae*
7 Seröse Spüldrüsen .... *Glandulae serosae*

Abb. 9-4 ▶ Schematische Darstellung eines Zahns

Ein Zahn besteht im Wesentlichen aus dem Zahnbein (2), einem Gewebe, das mit dem Knochen verwandt ist. Das Zahnbein ist in seinem aus dem Kiefer herausragenden Anteil mit Zahnschmelz (1) überzogen. Dieser Zahnschmelz, die härteste Substanz im Körper, kann allerdings durch säurebildende Bakterien aufgelöst werden (Karies). Da sich im Zahnschmelz keine Zellen befinden, ist ein solcher Defekt irreparabel.

Am Zahn sind ferner zu unterscheiden: Zahnkrone, Zahnhals und Zahnwurzel. Die Zahnkrone ist der Anteil des Zahnes, der sich oberhalb des Zahnfleischs befindet; der Zahnhals ist von Zahnfleisch bedeckt und die Zahnwurzel steckt im Kieferknochen. Innerhalb der Zahnwurzel befindet sich die Pulpa (4) mit Nerven, Blut- und Lymphgefäße, die den Zahn versorgen.

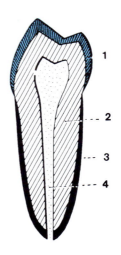

1 Zahnschmelz .... *Enamelum*
2 Zahnbein (Dentin) .... *Dentinum*
3 Zement .... *Cementum*
4 Zahnpulpa (Zahnmark) .... *Pulpa dentis*

Abb. 9-5 ▶ Zähne des Unterkiefers, Blick von oben

Das bleibende Gebiss besteht aus 32 Zähnen. Je 8 Zähne sitzen in einer Ober- und einer Unterkieferhälfte. Man unterscheidet je Unterkieferhälfte 2 Schneidezähne, 1 Eckzahn, 2 vordere Backenzähne und 3 Mahlzähne. Die hintersten Mahlzähne werden auch als Weisheitszähne bezeichnet, da sie meist erst nach dem 16. Lebensjahr durchbrechen, manchmal sogar Jahrzehnte später.

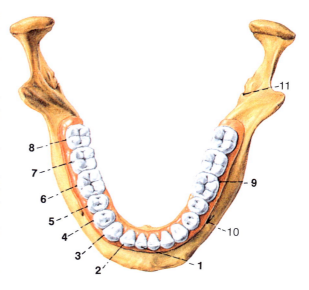

1 Erster Schneidezahn .... *Dens incisivus I*
2 Zweiter Schneidezahn .... *Dens incisivus II*
3 Eckzahn .... *Dens caninus*
4 Erster vorderer Backenzahn
   (Prämolar) .... *Dens premolaris I*
5 Zweiter vorderer
   Backenzahn .... *Dens premolaris II*
6 Erster Mahlzahn (Molar) .... *Dens molaris I*
7 Zweiter Mahlzahn .... *Dens molaris II*
8 Dritter Mahlzahn
   (Weisheitszahn) .... *Dens molaris III*
9 Zahnfleisch .... *Gingiva*
10 Kinnloch .... *Foramen mentale*
11 Unterkieferloch .... *Foramen mandibulae*

Abb. 9-6 ▶ Harter und weicher Gaumen einschließlich der Zähne des Oberkiefers, Blick von unten

Der Gaumen bildet das Dach der Mundhöhle. Man unterscheidet einen harten und einen weichen Gaumen. Der harte Gaumen wird vom Oberkieferknochen gebildet, der an dieser Stelle zwischen 0,5 und 1 cm dick ist. Der weiche Gaumen besteht aus quergestreifter Muskulatur und Bindegewebe. Untersucht man den weit geöffneten Mund und drückt mit einem Spatel die Zunge hinunter, so stellt man fest, dass ausgehend vom Zäpfchen zwei Schleimhautfalten bogenartig nach seitlich unten verlaufen. Zwischen diesen vorderen und hinteren Gaumenbögen (13, 14) sitzen die Gaumenmandeln (siehe auch Abb. 9-1).

1 Erster Schneidezahn .... *Dens incisivus I*
2 Zweiter Schneidezahn .... *Dens incisivus II*
3 Eckzahn .... *Dens caninus*
4 Erster vorderer Backenzahn
 (Prämolar) .... *Dens premolaris I*
5 Zweiter vorderer Backenzahn ... *Dens premolaris II*
6 Erster Mahlzahn (Molar) .... *Dens molaris I*
7 Zweiter Mahlzahn .... *Dens molaris II*
8 Dritter Mahlzahn (Weisheits-
 zahn) .... *Dens molaris III*
9 Harter Gaumen .... *Palatum durum*
10 Weicher Gaumen .... *Palatum molle*
11 Gaumenzäpfchen .... *Uvula palatina*
12 Gaumenspeicheldrüsen
 (Mündungen) .... *Glanduiae palatinae*
13 Vorderer Gaumenbogen .... *Arcus palatoglossus*
14 Hinterer Gaumenbogen .... *Arcus palatopharyngeus*
15 Quere Gaumenfalten ... *Plicae palatinae transversae*
16 Mittelständige Gaumenleiste .... *Raphe palati*
17 Vorwölbung .... *Papilla incisiva*

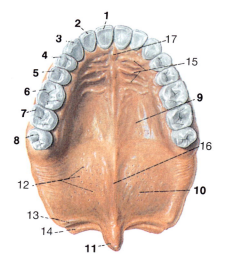

Speicheldrüsen 173

Abb. 9-7 ▸ Milchgebiss (blau) und Anlage des bleibenden Gebisses (grün) im Ober- und Unterkieferknochen bei einem 6-jährigen Kind

Beim Milchgebiss kann man in jeder Kieferhälfte zwei Milchschneidezähne, einen Milcheckzahn und zwei Milchmahlzähne unterscheiden, insgesamt also 20 Milchzähne. Mit zunehmender Kiefergröße können nach und nach die einzelnen Zähne durchbrechen. Dieser Vorgang beginnt meist zwischen dem 6. bis 8. Monat mit dem Durchbruch des ersten Milchschneidezahns und ist ungefähr im Alter von 2 bis 2 1/2 -Jahren beendet.

1 Milcheckzahn .... *Dens caninus deciduus*
2 Milchmahlzähne .... *Dentes molares decidui*
3 Eckzahn .... *Dens caninus*
4 Kinnloch .... *Foramen mentale*
5 Erster und zweiter vorderer
  Backenzahn .... *Dens premolaris I + II*
6 Erster Mahlzahn .... *Dens molaris I*
7 Zweiter Mahlzahn .... *Dens molaris II*
8 Unterkieferkanal .... *Canalis mandibulae*

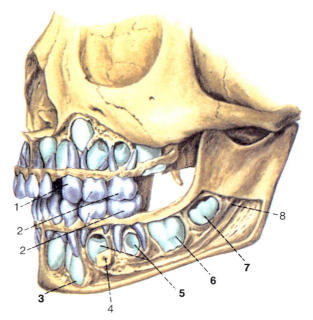

Abb. 9-8 ▸ Speicheldrüsen

Pro Tag produziert ein Mensch ungefähr 1 Liter Speichel. Neben den großen, paarigen Speicheldrüsen, den Ohr-, Unterkiefer- und Unterzungenspeicheldrüsen, gibt es auch noch kleine Speicheldrüsen. Sie liegen in der Submukosa der Mundschleimhaut und haben meist seröse und muköse Anteile.

1 Ohrspeicheldrüse
  (Parotis) .... *Glandula parotidea*
2 Ausführungsgang der
  Ohrspeicheldrüse .... *Ductus parotideus*
3 Unterkieferspeicheldrüse .... *Glandula submandibularis*
4 Ausführungsgang der   *Ductus*
  Unterkieferspeicheldrüse .... *submandibularis*
5 Unterzungenspeicheldrüse .... *Glandula sublingualis*
6 Unterkiefer-Zungenbein-
  Muskel .... *M. mylohyoideus*
7 Unterzungenwärzchen
  (Mündung des Unterkiefer-   *Caruncula*
  speichelganges) .... *sublingualis*

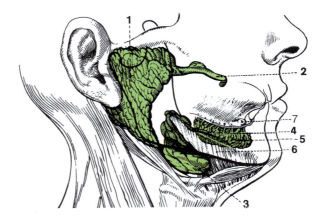

Abb. 9-9 ▶ Innenseite des rechten Unterkiefers

Dargestellt ist (nach Entfernung der Zunge) die Mundhöhlenseite des rechten Unterkiefers mit Unterkiefer- und Unterzungenspeicheldrüse sowie dem Ausführungsgang der Unterkieferspeicheldrüse.

Die Mündungsstelle des Ausführungsganges der Unterkieferspeicheldrüse liegt auf einer kleinen Warze unterhalb der Zunge (siehe auch Abb. 9-10 Nr. 8). Die Mündungsstellen der kleineren Ausführungsgänge der Unterzungenspeicheldrüse liegen am seitlichen Zungengrund (1), ein größerer Ausführungsgang mündet meist gemeinsam mit dem Ausführungsgang der Unterkieferspeicheldrüse auf der kleinen Warze unterhalb der Zungenspitze (siehe Abb. 9-10).

1 Kleine Unterzungen-
  speichelgänge .... *Ductus sublinguales minores*
2 Mundschleimhaut .... *Tunica mucosa oris*
3 Unterzungenwärzchen .... *Caruncula sublingualis*
  (Mündung des Unterzungenganges)
4 Unterzungen-
  speicheldrüse .... *Glandula sublingualis*
5 Kinn-Zungen-Muskel .... *M. genioglossus*
6 Kinn-Zungenbein-Muskel .... *M. geniohyoideus*
7 Zweibäuchiger Muskel .... *M. digastricus*
8 Unterkieferspeichelgang ... *Ductus submandibularis*
  (Ausführungsgang der Unterkieferspeicheldrüsen)
9 Zungenbein .... *Os hyoideum*
10 Unterkiefer-Zungenbein-
   Muskel .... *M. mylohyoideus*
11 Unterkieferspeicheldrüse .... *Glandula submandibularis*
12 Innerer Flügelmuskel .... *M. pterygoideus medialis*

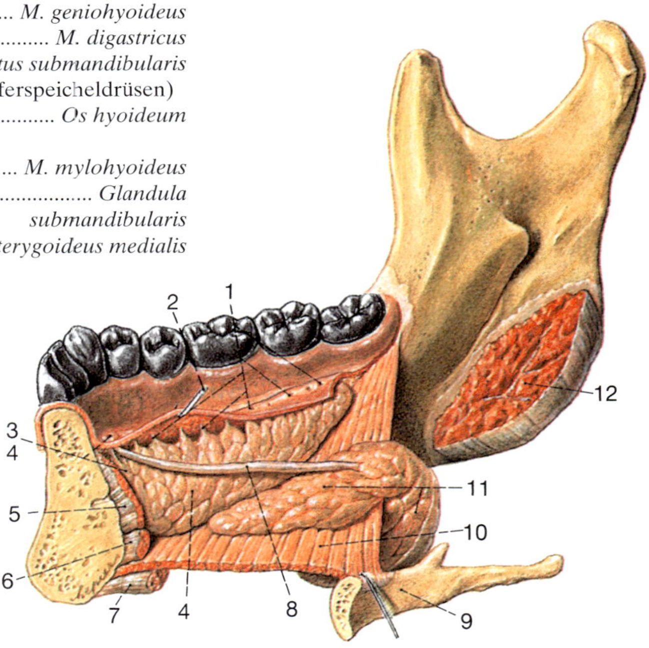

Abb. 9-10 ▶ Geöffneter Mund mit angehobener Zunge

Man sieht das Unterzungenwärzchen (8), die Mündungsstelle des Ausführungsganges der Unterkieferspeicheldrüse. Meist mündet an dieser Stelle auch noch gleichzeitig ein größerer Ausführungsgang der Unterzungenspeicheldrüse.

1 Zungenrand .... *Margo linguae*
2 Zungenunterfläche .... *Facies inferior linguae*
3 Zungenbändchen .... *Frenulum linguae*
4 Unterzungenfalte .... *Plica sublingualis*
5 Unterlippe .... *Labium inferius*
6 Oberlippe .... *Labium superius*
7 Fransenfalte an der
  Zungenunterseite .... *Plica fimbriata*
8 Unterzungenwärzchen .... *Caruncula sublingualis*
  (Mündung des Unterkieferspeichelganges)

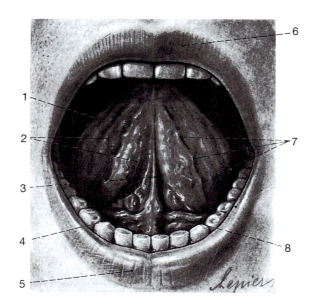

Abb. 9-11 ▶ Rachen von hinten

Die Hinterwand des Rachens wurde entlang der Mittellinie aufgeschnitten und auseinandergeklappt. Auf der rechten Rachenwand wurde die Schleimhaut entfernt, um einen Blick auf die Rachenmuskulatur zu ermöglichen.

Damit eröffnet sich der Blick auf die die paarige hintere Nasenöffnung (Choanen) zum Nasenrachen (Epipharynx). Dabei handelt es sich um den Übergang der inneren Nase zum Rachen. Die Choanen befinden sich an der Stelle, an der die Nasenscheidewand (1) zu Ende ist.

1 Nasenscheidewand .... *Septum nasi*
2 Obere, mittlere und   *Concha nasalis superior,*
   untere Nasenmuschel .... *media et inferior*
3 Rachenmandel .... *Tonsilla pharyngea*
4 Ohrtrompete (Eustachi-Röhre) .... *Tuba auditiva*
5 Gaumenmandel .... *Tonsilla palatina*
6 Hinterer Gaumenbogen .... *Arcus palatopharyngeus*
7 Zungengrund .... *Radix linguae*
8 Kehldeckel .... *Epiglottis*
9 Speiseröhre .... *Oesophagus*
10 Schilddrüse .... *Glandula thyroidea*
11 Nebenschilddrüse .... *Glandula parathyroidea*
12 Luftröhre .... *Trachea*
13 Aortenbogen .... *Arcus aortae*
14 Arm-Kopf-
    Schlagaderstamm .... *Truncus brachiocephalicus*
15 Schlüsselbeinschlagader .... *A. subclavia*
16 Gemeinsame Hals-
    schlagader .... *A. carotis communis*
17 Innere Halsschlagader .... *A. carotis interna*
18 Obere Hohlvene .... *V. cava superior*
19 Arm-Kopf-Vene .... *V. brachiocephalica*
20 Schlüsselbeinvene .... *V. subclavia*
21 Innere Halsvene
    (innere Drosselvene) .... *V. jugularis interna*
22 S-förmiger Blutleiter .... *Sinus sigmoideus*
23 Vagus (zehnter Hirnnerv) .... *N. vagus*
24 Rückläufiger Kehlkopfnerv
    (Rekurrens) .... *N. laryngeus recurrens*
25 Grenzstrang des
    Sympathikus .... *Truncus sympathicus*
26 Oberes Halsganglion
    des Sympathikus .... *Ganglion cervicale superius*
27 Mittleres Halsganglion
    des Sympathikus .... *Ganglion cervicale medium*
28 Unteres Halsganglion
    des Sympathikus .... *Ganglion stellatum*

Rachen von hinten

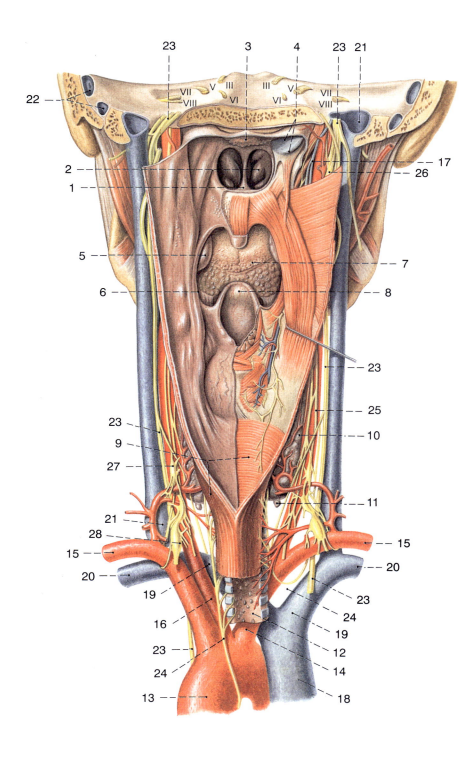

Abb. 9-12 ▶ Rachenwand von hinten

An der Muskelwand des Rachens kann man zwei quergestreifte Muskelsysteme unterscheiden:
a) Schlundschnürer (2, 3, 5)
  Es handelt sich um eine geschlossene Lage ringförmig angeordneter Muskeln, die den Rachen bei ihrer Kontraktion verengen.
b) Schlundheber (12, 13)
  Es handelt sich um von der Schädelbasis und vom weichen Gaumen in Längsrichtung in die Rachenwand innen und außen einstrahlende Muskelzüge, die den Rachen anheben können.

 1 Griffelfortsatz .... *Processus styloideus*
 2 Oberer Schlund-
   schnürer .... *M. constrictor pharyngis superior*
 3 Mittlerer Schlund-
   schnürer .... *M. constrictor pharyngis medius*
 4 Zungenbein .... *Os hyoideum*
 5 Unterer Schlund-
   schnürer .... *M. constrictor pharyngis inferior*
 6 Speiseröhre .... *Oesophagus*
 7 Luftröhre .... *Trachea*
 8 Aufhängung des Rachens
   an der Schädebasis .... *Fascia pharyngobasilaris*
 9 Kanal der inneren
   Halsschlagader .... *Canalis caroticus*
10 Drosselloch .... *Foramen jugulare*
11 Zweibäuchiger Muskel .... *M. digastricus*
12 Griffelfortsatz-Rachen-
   Muskel .... *M. stylopharyngeus*
13 Griffelfortsatz-Zungenbein-
   Muskel .... *M. stylohyoideus*
14 Innerer Flügelmuskel .... *M. pterygoideus medialis*
15 Gaumen-Rachen-Muskel .... *M. palatopharyngeus*

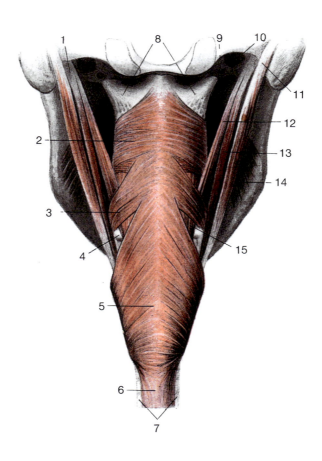

Abb. 9-13 ▶ Medianschnitt durch Kopf und Hals

Der blaue Pfeil zeigt den Weg, den die Nahrung nimmt und der rote Pfeil zeigt den Weg der Atemluft. Im Mundrachenraum (Mesopharynx) kreuzen sich die beiden Wege.

Damit gehört der Rachen zu den Atem- und zu den Verdauungsorganen.

1 Stirnhöhle .... *Sinus frontalis*
2 Keilbeinhöhle .... *Sinus sphenoidalis*
3 Obere Nasenmuschel .... *Concha nasalis superior*
4 Mittlere Nasenmuschel .... *Concha nasalis media*
5 Untere Nasenmuschel .... *Concha nasalis inferior*
6 Zunge .... *Lingua*
7 Kehlkopf .... *Larynx*
8 Schilddrüse .... *Glandula thyroidea*
9 Speiseröhre .... *Oesophagus*
10 Schädeldach .... *Calvaria*
11 Balken .... *Corpus callosum*
12 Großhirn .... *Cerebrum*
13 Kleinhirn .... *Cerebellum*
14 Ohrtrompete (Eustachi-Röhre) .... *Tuba auditiva*
15 Rückenmark .... *Medulla spinalis*
16 Wirbelkörper .... *Corpus vertebrae*

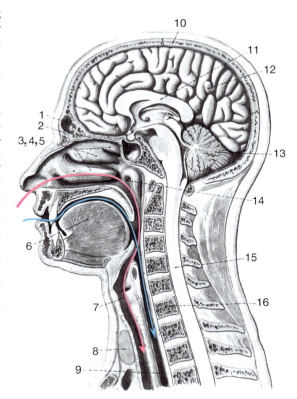

Abb. 9-14 ▶ Abschnitte des Rachenraumes

Der Rachen wird in drei Abschnitte unterteilt:
– **Epipharynx** (Nasenrachenraum)
  Er beginnt im Anschluss an die Nasenhöhle und erstreckt sich bis zum weichen Gaumen. Er gehört zu den Atemwegen.
– **Mesopharynx** (Mundrachenraum)
  Er erstreckt sich vom weichen Gaumen bis zum Kehldeckel. Hier kreuzen sich Atem- und Speiseweg.
– **Hypopharynx** (Kehlkopfrachenraum)
  Er verläuft hinter dem Kehlkopf bis zur Speiseröhre. Er gehört zum Verdauungstrakt.

Orange: Nasenrachenraum .... *Pars nasalis*
                                                                    (Epipharynx)
Violett: Mundrachenraum .... *Pars oralis*
                                                                  (Mesopharynx)
Blau: Kehlkopfrachenraum .... *Pars laryngea*
                                                                  (Hypopharynx)

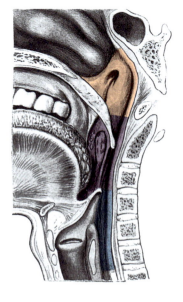

Abb. 9-15 ▶ Speiseröhre, Luftröhre, Aorta und Zwerchfell, Ansicht von vorne

Die Speiseröhre (Ösophagus) ist ein schlauchartiges Gebilde, das die Aufgabe hat, den geschluckten Bissen (Bolus) vom Rachen in den Magen zu transportieren. Der Ösophagus beginnt in Höhe des Unterrandes des Ringknorpels des Kehlkopfs. Er verläuft im Brustkorb hinter der Luftröhre und vor der Aorta und der Wirbelsäule. Dann tritt er beim Hiatus oesophageus durch das Zwerchfell in den Oberbauchraum ein.

Beim Hiatus oesophageus ist die Speiseröhre nicht fest mit dem Zwerchfell verwachsen, wie beispielsweise die untere Hohlvene, so dass sie sich auf- und abwärts verschieben kann. Dieser relativ lockere Einbau der Speiseröhre in den Hiatus oesophageus kann zu einer Hiatushernie (Zwerchfellbruch) führen (siehe Abb. 9-56), in dessen Folge Magenanteile in den Brustkorb treten.

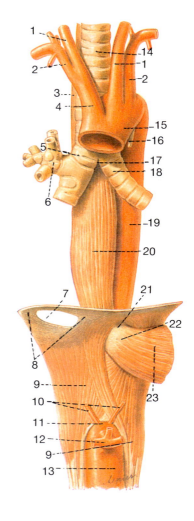

1 Gemeinsame Halsschlagader .... A. carotis communis
2 Schlüsselbeinschlagader .... A. subclavia
3 Speiseröhre, Halsabschnitt .... Oesophagus, Pars cervicalis
4 Arm-Kopf-Schlagaderstamm (nur rechts) .... Truncus brachiocephalicus
5 Rechter Stammbronchus .... Bronchus principalis dexter
6 Rechter Oberlappenbronchus .... Bronchus lobaris superior dexter
7 Hohlvenenloch (im Zwerchfell) .... Foramen venae cavae
8 Sehnenzentrum (des Zwerchfells) .... Centrum tendineum
9 Zwerchfell .... Diaphragma
10 Untere Zwerchfellschlagader ... A. phrenica inferior
11 Aortenschlitz (Lücke im Zwerchfell für die Aorta) .... Hiatus aorticus
12 Magen-Leber-Milz-Schlagaderstamm .... Truncus coeliacus
13 Bauchaorta .... Aorta abdominalis
14 Luftröhre .... Trachea
15 Aortenbogen .... Arcus aortae
16 Schlagaderband (Rest des Botallo-Ganges) .... Lig. arteriosum
17 Luftröhrengabelung .... Bifurcatio tracheae
18 Linker Stammbronchus .... Bronchus principalis sinister
19 Brustaorta .... Aorta thoracica
20 Speiseröhre, Brustabschnitt .... Oesophagus, Pars thoracica
21 Speiseröhrenschlitz (Lücke im Zwerchfell) .... Hiatus oesophageus
22 Speiseröhre, Bauchabschnitt .... Oesophagus, Pars abdominalis
23 Mageneingang (Kardia) .... Ostium cardiacum

Abb. 9-16 ▶ Speiseröhre, Luftröhre und Aorta, Ansicht von rechts

1 Oberer Kehlkopfnerv .... *N. laryngeus superior*
2 Unterer Schlundschnürer .... *M. constrictor pharyngis inferior*
3 Schilddrüse .... *Glandula thyroidea*
4 Speiseröhre, Halsabschnitt .... *Oesophagus, Pars cervicalis*
5 Luftröhre .... *Trachea*
6 Hintere Zwischenrippen-schlagadern .... *Aa. intercostales posteriores*
7 Brustaorta .... *Aorta thoracica*
8 Zungenbein .... *Os hyoideum*
9 Schildknorpel-Zungenbein-Membran .... *Membrana thyrohyoidea*
10 Schildknorpel .... *Cartilago thyroidea*
11 Ringknorpel-Schildknorpel-Muskel .... *M. cricothyroideus*
12 Gemeinsame Halsschlagader .... *A. carotis communis*
13 Schlüsselbeinschlagader .... *A. subclavia*
14 Arm-Kopf-Schlagaderstamm .... *Truncus brachiocephalicus*
15 Aortenbogen .... *Arcus aortae*
16 Schlagaderband (Rest des Botallo-Ganges) .... *Lig. arteriosum*
17 Rechter Oberlappen-bronchus .... *Bronchus lobaris superior dexter*
18 Rechter Stammbronchus .... *Bronchus principalis dexter*
19 Speiseröhre, Brustabschnitt .... *Oesophagus, Pars thoracica*

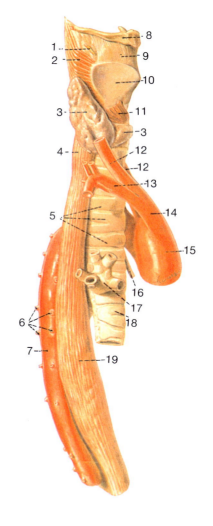

Abb. 9-17 ▶ Natürliche Engstellen der Speiseröhre

Die Speiseröhre zeigt drei physiologische Engstellen, an denen sie mit der Umgebung verwachsen ist und an denen ihre Lichtung eingeengt ist. Verschluckte Fremdkörper bleiben bevorzugt hier hängen, aber hier nehmen auch oft Tumoren und Entzündungen ihren Ausgang.

– **Obere Speiseröhrenenge**
 Sie befindet sich am Übergang vom Rachen in die Speiseröhre (Speiseröhrenmund), in Höhe des unteren Randes des Kehlkopfs. Der Speisröhrenmund ist die engste Stelle des Ösophagus (Durchmesser ca. 14 mm)

– **Mittlere Speiseröhrenenge**
 Diese liegt etwa 10 cm tiefer; sie entsteht durch die Anlagerung des Aortenbogens.

– **Untere Speiseröhrenenge**
 Die untere Enge liegt an der Durchtrittstelle durch das Zwerchfell (Hiatus oesophageus). Diese befindet sich ungefähr ein bis zwei Zentimeter vor der Mündungsstelle in den Magen. Die Größe der Zwerchfellenge ist vom Muskeltonus des Zwerchfells abhängig.

1 Luftröhre .... *Trachea*
2 Aortenbogen .... *Arcus aortae*
3 Zwerchfell .... *Diaphragma*
4 Bauchaorta .... *Pars abdominalis aortae*

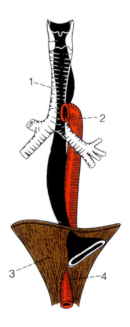

Abb. 9-18 ▶ Querschnitt durch die Speiseröhre, Lupenpräparat

An der Speiseröhrenwand kann man die Schleimhaut (1), die Verschiebeschicht (2), die Muskelwand (3) und die Hüllschicht (4) unterscheiden. Mit Hilfe der Muskelwand wird der geschluckte Bisse durch peristaltische Bewegungen in den Magen transportiert. Diese peristaltischen Bewegungen sind so kräftig, dass sie sogar flüssige Nahrung entgegen der Schwerkraft transportieren können. Deshalb ist es möglich, im Handstand oder Kopfstand zu trinken.

1 Schleimhaut (Mukosa) .... *Tunica mucosa*
2 Verschiebeschicht (Submukosa) .... *Tela submucosa*
3 Muskelwand (Muskularis) .... *Tunica muscularis*
4 Hüllschicht (Adventitia) .... *Tunica adventitia*
5 Epithelüberzug der
  Schleimhaut .... *Lamina epithelialis*
6 Bindegewebsschicht der
  Schleimhaut .... *Lamina propria mucosae*
7 Muskelschicht der
  Schleimhaut .... *Lamina muscularis mucosae*
8 Ringförmige (zirkuläre)
  Muskelschicht .... *Stratum circulare*
9 Längsgerichtete
  Muskelschicht .... *Stratum longitudinale*

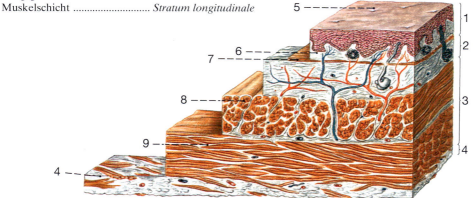

Abb. 9-19 ▶ Magen und Anfangsteil des Zwölffingerdarms

Der Magen hat folgende Aufgaben:
- Zwischenspeicherung und Zerkleinerung der aufgenommenen Nahrung durch segmentale und peristaltische Bewegungen sowie portionsweise Abgabe in den Dünndarm
- Abtötung von Mikroorganismen durch den sauren Magensaft (pH 1,0–1,5), Beginn der Eiweißverdauung durch Pesin, Denaturierung der Eiweiße durch Salzsäure
- Sekretion des für die Aufnahme von Vitamin B_{12} notwendigen Intrinsic-Faktors

Die wichtigsten Anteile des Magen sind Mageneingang (Pars cardiaca), Magenkuppel (Fundus gastricus), Magenkörper (Corpus gastricus), Magenausgangsteil (Antrum pyloricum) und Magenausgang (Pylorus).

1 Speiseröhre, Bauchabschnitt .... *Oesophagus, Pars abdominalis*
2 Linke Magenschlagader .... *A. gastrica sinistra*
3 Mageneingangsnaher Abschnitt .... *Pars cardiaca*
4 Kleine Magenkrümmung .... *Curvatura ventriculi minor*
5 Leberschlagader .... *A. hepatica propria*
6 Pfortader .... *V. portae hepatis*
7 Lebergallengang .... *Ductus hepaticus*
8 Gallenblasengang .... *Ductus cysticus*
9 Leber-Zwölffingerdarm-Band .... *Lig. hepatoduodenale*
10 Zwölffingerdarm, oberer Teil .... *Duodenum, Pars superior*
11 Magenausgang (Pförtner) .... *Pylorus*
12 Zwölffingerdarm, absteigender Teil .... *Duodenum, Pars descendens*
13 Rechte Magen-Netz-Schlagader .... *A. gastro-omentalis dextra*
14 Zwölffingerdarm, unterer Teil .... *Duodenum, Pars inferior*
15 Magenausgangsteil .... *Antrum pyloricum (Pars pylorica)*
16 Magenkörper .... *Corpus ventriculi*
17 Linke Magen-Netz-Schlagader .... *A. gastro-omentalis sinistra*
18 Große Magenkrümmung .... *Curvatura ventriculi major*

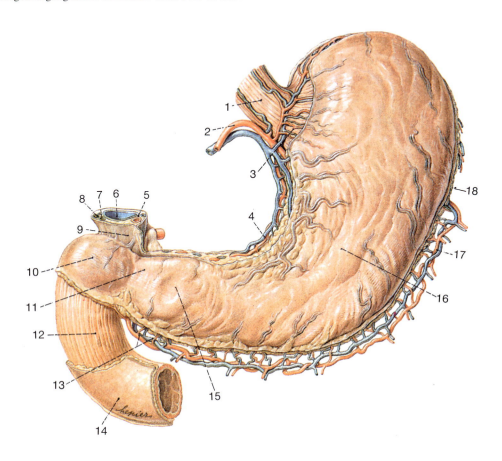

Abb. 9-20 ▶ Verschiedene Magenformen

Zu sehen sind verschiedene Magenformen des Gesunden bei der Röntgenuntersuchung. Das Kontrastmittel erscheint in der Abbildung schwarz. In der Magenkuppel befindet sich meist etwas Luft, die mit der Nahrung heruntergeschluckt wurde. Luft kann auch durch „Luftschlucken" (Aerophagie) in den Magen und weiter in den Darm gelangen. Es handelt sich dabei um einen unbewusst auftretenden Vorgang, bei dem aus einer psychischen Störung heraus, manchmal auch aufgrund einer Magenerkrankung, Luft geschluckt wird. Dies kann zu Meteorismus führen.

Die Luftansammlung in der Magenkuppel bezeichnen Röntgenologen als „Magenblase".

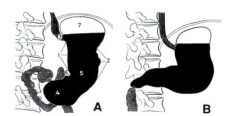
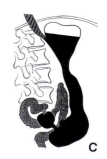

A Normaler Magen
B Stierhornform beim Pykniker (= breitwüchsig, gedrungener Typ)
C Langmagen des Asthenikers (= Leptosomer mit langen dünnen Gliedmaßen, mager, blass, schmalgesichtig)

1 Kleine Magenkrümmung .... *Curvatura ventriculi minor*
2 Große Magenkrümmung .... *Curvatura ventriculi major*
3 Speiseröhre .... *Oesophagus*
4 Magenausgangsteil .... *Antrum pyloricum*
5 Magenkörper .... *Corpus ventriculi*
6 Winkeleinschnitt, tiefster Punkt der kleinen Magenkrümmung .... *Incisura angularis*
7 Magenkuppel .... *Fundus ventricularis*

Abb. 9-21 ▶ Aufgeschnittener Magen

Zu sehen sind die Falten (Plicae gastricae) der Mageninnenwand. Bei gefülltem Magen sind diese Schleimhautfalten verstrichen. Beachten Sie die Schleimhautfalten, die parallel zur kleinen Krümmung (1) liegen. Diese Magenstraßen dienen als Reservefalten bei gefülltem Magen dem schnellen Durchlauf von Flüssigkeiten.

Die Magenbewegung geht vom Auerbach-Plexus aus. Dabei handelt es sich um eine Ansammlung von Nervenzellen des autonomen Nervensystems, die sich zwischen der ringförmigen und der längsgerichteten Muskelschicht der Magenwand (Muskularis) befindet. Ausgelöst wird die Tätigkeit des Auerbach-Plexus durch den Berührungsreiz der Nahrung mit der Magenwand. Seine Aktivität wird durch den Parasympathikus erhöht.

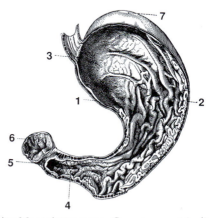

1 Kleine Magenkrümmung *Curvatura ventriculi minor*
2 Große Magenkrümmung .... *Curvatura ventriculi major*
3 Mageneingang .... *Ostium cardiacum*
4 Magenausgangsteil .... *Antrum pyloricum*
5 Magenausgang (Pförtner) .... *Pylorus*
6 Zwölffingerdarm .... *Duodenum*
7 Magenkuppel .... *Fundus ventricularis*

Abb. 9-22 ▶ Magendrüse aus der Magenkuppel

Zu sehen ist eine schlauchförmige Drüse in 200-facher Vergrößerung (rot = Nebenzellen; gelb = Belegzellen, grau = Hauptzellen)

Nebenzellen (= rot)

Sie befinden sich im oberflächlich liegenden Anteil der Drüse. Hier wird alkalischer Schleim (Muzin) produziert. Dieser legt sich als schützender Film über die Magenwand, damit diese nicht durch den aggressiven Magensaft geschädigt wird.

Belegzellen (= gelb)

Sie sondern Salzsäure und den Intrinsic-Faktor ab. Die Salzsäure denaturiert die Eiweiße und aktiviert Pepsinogen zu Pepsin. Der Intrinsic-Faktor wird benötigt, um das mit der Nahrung aufgenommene Vitamin B_{12} im Ileum durch die Darmwand zu transportieren.

Hauptzellen (= grau)

Sie befinden sich am Grund der Drüsen und produzieren das eiweißverdauende Enzym Pepsinogen, die Vorstufe des Pepsins. Es baut die Eiweiße zu Polypeptiden (Albumosen, Peptonen) ab.

1 Epithelüberzug der Magen-
  schleimhaut (Mukosa) .... *Epithelium mucosae*
2 Magengrübchen .... *Foveola gastrica*
3 Nebenzelle .... *Mucocytus cervicalis*
4 Belegzelle .... *Exocrinocytus parietalis*
5 Hauptzelle .... *Exocrinocytus principalis*
6 Schaltstück .... *Ductus intercalatus*

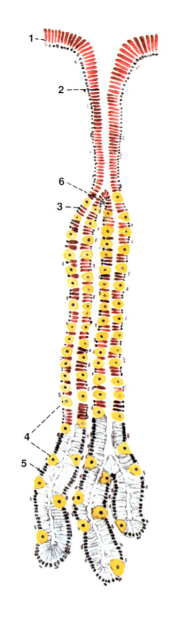

Abb. 9-23 ▶ Schnittbild der Magenschleimhaut

Zu sehen ist ein mikroskopisches Schnittbild der Magenschleimhaut (50-fache Vergrößerung) aus der Nähe zum Zwölffingerdarm. Hier wird vor allem Schleim (Muzin) und das Hormon Gastrin gebildet. Gastrin stammt aus den G-Zellen des Antrums. Es gelangt auf dem Blutweg zum Magenfundus, wo es in den Belegzellen die Salzsäureproduktion stimuliert. Zudem fördert es die Magenmotorik und die Pepsinogenproduktion.

1 Magengrübchen .... *Foveola gastrica*
2 Blutgefäß .... *Vas*
3 Magenpförtnerdrüsen .... *Glandulae pyloricae*
4 Verschiebeschicht (Submukosa) .... *Tela submucosa*

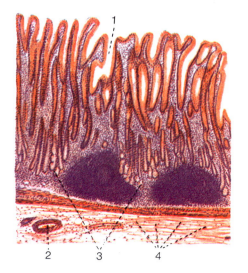

Abb. 9-24 ▶ Schematische Darstellung des Feinbaus der Magenwand

Dargestellt sind (in 15-facher Vergrößerung) die Schleimhaut (1, 2), die Verschiebeschicht (3), die Muskelschicht (4, 5) und der Bauchfellüberzug (6). Bei den kleinen Pünktchen auf den Magenfeldern (7) handelt es sich um die Mündungsstellen der Magendrüsen, die vergleichbar sind mit den Hautporen an den Mündungen der Ausführungsgänge der Schweißdrüse (siehe auch hierzu Abb. 9-25 + 9-26).

1+2 Schleimhaut (Mukosa) .... *Tunica mucosa*
1 Schleimhaut mit
   Magendrüsen .... *Lamina propria mucosae et Glandulae gastricae propriae*
2 Schleimhautmuskelschicht .... *Lamina muscularis mucosae*
3 Verschiebeschicht (Submukosa) .... *Tela submucosa*
4 Muskelschicht, *Tunica muscularis,*
   Ringschicht .... *Stratum circulare*
5 Muskelschicht, *Tunica muscularis,*
   Längsschicht .... *Stratum longitudinale*
6 Bauchfellüberzug .... *Tunica serosa*
7 Magenfelder
   (an der Schleimhautoberfläche) .... *Areae gastricae*

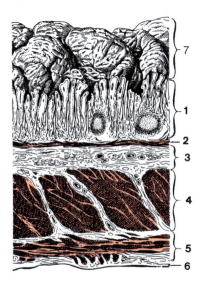

Abb. 9-25 ▶ Querschnitt durch die Magenwand

Man kann deutlich die Schleimhaut (1) mit ihrem Überzug aus Zylinderepithel (5) und der darunter liegenden Bindegewebeschicht (6) erkennen. Bitte beachten Sie, wie sich die Magendrüsen tief in das Bindegewebe der Schleimhaut einstülpen. Den Abschluss der Schleimhaut bildet eine dünne Schleimhautmuskelschicht (8). Es schließt sich eine Verschiebeschicht (2) an. Darunter liegt eine Muskelwand (3) aus zirkulär (9) und längsverlaufenden (10) Muskelfasern. An bestimmten Magenteilen gibt es darüber hinaus noch eine schrägverlaufende Muskelschicht. Außen ist der Magen vom Bauchfell (4) umgeben. Dadurch erhält der Magen von außen sein glattes, glänzendes Aussehen. Die zwischen dem Bauchfell und der Muskelschicht liegende Verschiebeschicht (11) besteht aus Bindegewebe und verbindet den Magen verschieblich mit seiner Umgebung.

1 Schleimhaut (Mukosa) .... *Tunica mucosa*
2 Verschiebeschicht (Submukosa) ..... *Tela submucosa*
3 Muskelwand (Muskularis) .... *Tunica muscularis*
4 Bauchfellüberzug .... *Tunica serosa*
5 Überzug aus einschichtigem Zylinderepithel .... *Epithelium mucosae*
6 Bindegewebe der Schleimhaut .... *Lamina propria mucosae*
7 Schlauchförmige Drüsen der Schleimhaut .... *Lamina epithelialis*
8 Muskelschicht der Schleimhaut .... *Lamina muscularis mucosae*
9 Ringförmige (zirkuläre) Muskelschicht .... *Stratum circulare*
10 Längsgerichtete Muskelschicht .... *Stratum longitudinale*
11 Verschiebeschicht zwischen Muskelwand und Bauchfell .... *Tela subserosa*
12 Bauchfell .... *Peritoneum (Tunica serosa)*

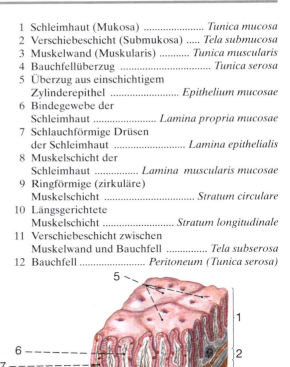

Abb. 9-26 ▶ Oberfläche der Magenschleimhaut

Zu sehen ist (in 30-facher Vergrößerung) ein Magenfeld (Area gastrica), eine beetartige beziehungsweise warzenförmige Vorwölbung von ein bis sechs Millimeter Durchmesser. Die Magenfelder verleihen den Schleimhautfalten eine feinhöckrige Oberfläche und dienen der Oberflächenvergrößerung. Die zahlreichen schwarzen Löcher sind Magengrübchen (Foveolae gastricae siehe Abb. 9-27), die Mündungen der Magendrüsen.

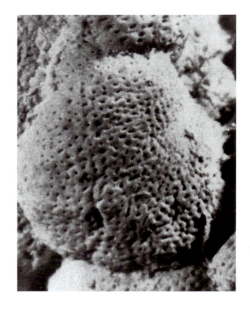

Abb. 9-27 ▶ Schleimhautoberfläche des Magens

Es handelt sich um ein Bild in 500-facher Vergrößerung. Man sieht die Magengrübchen (Foveolae gastricae), die Mündungen der Magendrüsen.

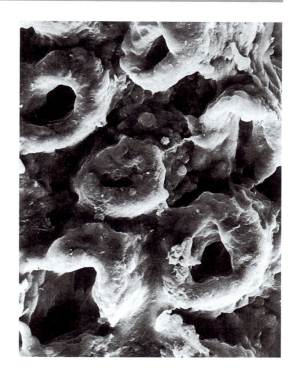

Abb. 9-28 ▶ Lage des Dünndarms

Der Dünndarm beginnt am Pförtner (Pylorus) des Magens und erstreckt sich bis zum Dickdarm. Auf der Abbildung sind die Leber bräunlich, die Gallenblase und Gallenwege grün und die Bauchspeicheldrüse gelb dargestellt.

Am Dünndarm kann man drei Abschnitte unterscheiden, und zwar Zwölffingerdarm (Duodenum), Leerdarm (Jejunum) und Krummdarm (Ileum). Das Jejunum liegt mehr links oben im Bauchraum, das Ileum mehr rechts unten.

1 Speiseröhre .... Oesophagus
2 Magen .... Ventriculus (Gaster)
3 Leber .... Hepar
4 Gallenblase .... Vesica fellea
5 Lebergallengang .... Ductus hepaticus
6 Bauchspeichelgang .... Ductus pancreaticus
7 Dünndarm .... Intestinum tenue
8 Bauhin-Klappe
 (Ileozäkalklappe) .... Valva ileocaecalis
9 Blinddarm .... Caecum
10 Wurmfortsatz .... Appendix vermiformis
11 Aufsteigender Dickdarm .... Colon ascendens
12 Querliegender Dickdarm .... Colon transversum
13 Absteigender Dickdarm .... Colon descendens
14 S-förmiger Abschnitt
 (Sigmoid) .... Colon sigmoideum
15 Mastdarm .... Rectum

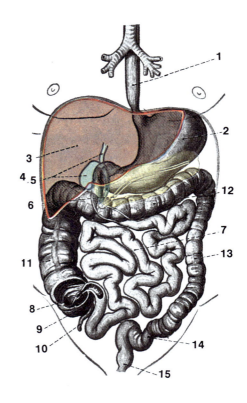

Abb. 9-29 ▶ Lage des Zwölffingerdarms

Der Zwölffingerdarm (Duodenum) ist mit der Hinterwand des Oberbauchs verwachsen; er liegt retroperitoneal (siehe Abbildung 9-43). Das Duodenum umgibt hufeisenförmig den Kopf des Pankreas (8). Diese C-förmige Schlinge liegt vollständig oberhalb des Nabels.

Im Zwölffingerdarm liegt die Vater-Papille, die Mündungsstelle des Gallen- und Bauchspeicheldrüsengangs.

1 Zwerchfell .... Diaphragma
2 Nebenniere .... Glandula suprarenalis
3 Gemeinsamer Lebergallengang .... Ductus hepaticus communis
4 Gallenblasengang .... Ductus cysticus
5 Zwölffingerdarm, Duodenum, oberer Teil .... Pars superior
6 Niere .... Ren
7 Zwölffingerdarm, Duodenum, absteigender Teil .... Pars descendens
8 Kopf der Bauchspeicheldrüse .... Caput pancreatis
9 Zwölffingerdarm, Duodenum, unterer Teil .... Pars inferior
10 Gallengang .... Ductus choledochus
11 Pfortader .... V. portae hepatis
12 Leberschlagader .... A. hepatica propria
13 Untere Hohlvene .... V. cava inferior
14 Lebervenen .... Vv. hepaticae
15 Gemeinsame Leberschlagader .... A. hepatica communis
16 Mageneingangnaher Magenabschnitt .... Pars cardiaca
17 Stamm der Magen-, Leber- und Milzarterie .... Truncus coeliacus
18 Milzschlagader und Milzvene .... A. lienalis und V. lienalis
19 Bauchspeicheldrüse .... Pancreas
20 Obere Gekröseschlagader   A. mesenterica superior und obere Gekrösevene .... V. mesenterica superior
21 Übergang vom Zwölffingerdarm in den Leerdarm .... Flexura duodenojejunalis
22 Teilungsstelle der Aorta .... Bifurcatio aortae
23 Harnleiter .... Ureter
24 Aortenschlitz im Zwerchfell .... Hiatus aorticus
25 Speiseröhrenschlitz im Zwerchfell .... Hiatus oesophageus
26 Linke Magenschlagader und .... A. gastrica sinistra linke Magenvene .... V. gastrica sinistra
27 Untere Gekrösevene .... V. mesenterica inferior
28 Viereckiger Lendenmuskel .... M. quadratus lumborum

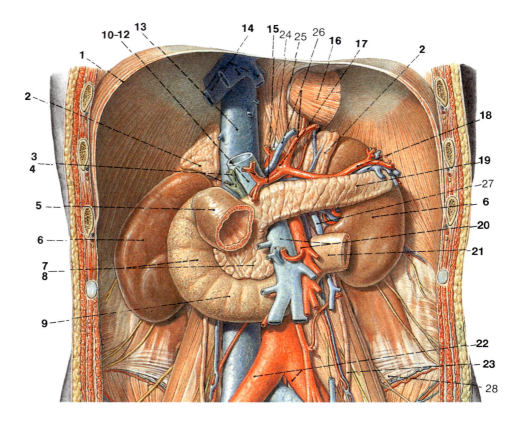

Abb. 9-30 ▶ Schematische Darstellung vom Aufbau der Dünndarmwand

An der Darmwand kann man die Schleimhaut (Mukosa), die Verschiebeschicht (Submukosa), die Muskelwand (Muskularis) und das Bauchfell (Peritoneum) unterscheiden. In der Muskelwand verlaufen die glatten Muskelfasern in zwei Hauptrichtungen, und zwar in einer inneren Ringmuskelschicht und einer äußeren Längsmuskelschicht. Eine Besonderheit weist die Schleimhaut des Dünndarmes auf: sie hat Ringfalten (Kerckring-Falten, 7) und Zotten (siehe Abb. 9-32, 9-33, 9-34).

1 Schleimhautschicht (Mukosa) .... *Tunica mucosa*
2 Verschiebeschicht (Submukosa) .... *Tela submucosa*
3 Muskelwand, *Tunica muscularis*,
   Ringschicht .... *Stratum circulare*
4 Muskelwand, *Tunica muscularis*,
   Längsschicht .... *Stratum longitudinale*
5 Verschiebeschicht
   unter dem Bauchfell .... *Tela subserosa*
6 Gekröse .... *Mesenterium*
7 Ringfalte der Darmschleimhaut .... *Plica circularis*
   (Kerckring-Falte) mit Zotten .... *Villus intestinalis*

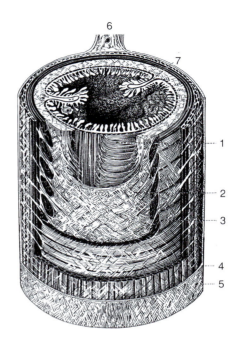

Abb. 9-31 ▶ Darstellung der Schleimhaut des Jejunums

Die Abbildung zeigt, dass die Schleimhaut des Jejunums in Falten liegt. Diese Falten werden als Ringfalten (Plicae circularis) bezeichnet. Früher wurden sie auch Kerckring-Falten genannt, da Theodor Kerckring im Jahre 1717 diese Falten beschrieben hat. Diese Ringfalten dienen, ebenso wie die Zotten, der Oberflächenvergrößerung des Darmes. Sie sind allerdings nicht in allen Dünndarmabschnitten gleich stark ausgebildet. Bitte vergleichen Sie hierzu auch Abb. 9-33 und 9-34.

1 Ringfalten der Darmschleimhaut
   (Kerckring-Falten) .... *Plicae circulares*
2 Muskelwand (Muskularis) .... *Tunica muscularis*
3 Bauchfell (Peritoneum) .... *Tunica serosa*
4 Verschiebeschicht zwischen
   Muskelwand und Bauchfell .... *Tela subserosa*

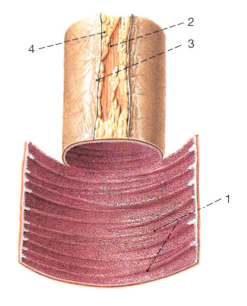

Abb. 9-32 ▶ Schnitt durch die Dünndarmwand

Zotten (Villi) sind fingerartige Ausstülpungen, die in das Darmlumen hineinreichen. Sie vergrößern die Resorptionsfläche des Darms außerordentlich. Die etwa ein Millimeter hohen Zotten sind außen von einem einschichtigen Epithel überzogen. Diese Oberflächenepithelzellen des Darms haben nur eine Lebensdauer von ungefähr zwei Tagen und werden als gealterte Zellen ständig an der Zottenspitze abgestoßen. Die neuen Zellen wachsen aus den Krypten, aus Einstülpungen des Schleimhautepithels, auch Lieberkühn-Drüsen (9) genannt, nach oben. Bei dieser Erneuerung werden die Zellen wie auf einem Fließband nach oben geschoben. Aufgrund dieser hohen Zellteilungsrate ist die Darmschleimhaut sehr strahlenempfindlich.

Eingelagert im Bindegewebe der Schleimhaut (11) und auf der Schleimhaut (siehe Abb. 9-33), befinden sich Ansammlungen von lymphatischem Gewebe.

1 Schleimhaut (Mukosa) .... *Tunica mucosa*
2 Verschiebeschicht (Submukosa) ..... *Tela submucosa*
3 Muskelwand (Muskularis) .... *Tunica muscularis*
4 Bauchfell (Peritoneum) .... *Tunica serosa*
5 Epithelüberzug der
  Schleimhaut .... *Lamina epithelialis*
6 Bindegewebe der
  Schleimhaut .... *Lamina propria mucosae*
7 Muskelschicht der
  Schleimhaut .... *Lamina muscularis mucosae*
8 Zentrales Lymphgefäß .... *Vas lymphaticum*
9 Lieberkühn-Drüsen .... *Glandulae intestinales*
10 Becher-Zelle .... –
11 Lymphatisches Gewebe
  (Lymphfollikel) ..... *Folliculus lymphaticus solitarius*

Abb. 9-33 ▶ Peyer-Plaques im Ileum

Man sieht den Dünndarm (Ileum) aufgeschnitten. Bitte beachten Sie die Ansammlung von lymphatischem Gewebe. Wie bei der vorstehenden Abbildung schon erwähnt, befindet sich lymphatisches Gewebe auf und innerhalb der Schleimhaut.

Man unterscheidet größere Ansammlungen von lymphatischem Gewebe, die so genannten Peyer-Plaques (1), von kleineren einzeln stehenden Lymphfollikeln (2).

1 Peyer-Plaques .... *Folliculi lymphatici aggregati*
2 Lymphfollikel
  einzelstehend .... *Folliculi lymphatici solitarii*
3 Ringfalten der Darmschleimhaut
  (Kerckring-Falten) .... *Plicae circulares*

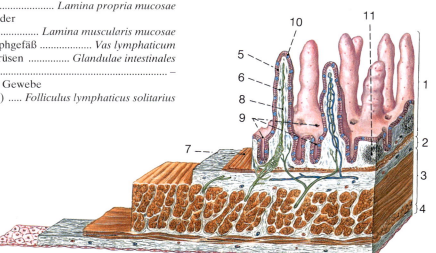

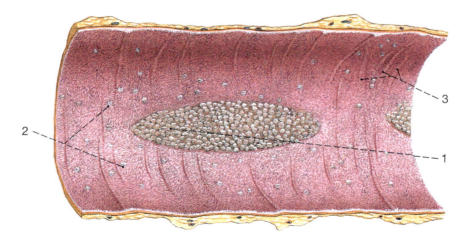

Abb. 9-34 ▶ Wand des Jejunums

Bei diesem mikroskopischen Schnittbild der Dünndarmwand (20-fache Vergrößerung) sind zwei Kerckring-Falten (1) mit Zotten (2) zu sehen.

Zottenbewegungen („Zottenpumpe") werden durch Kontraktionen der Schleimhautmuskelschicht (5) ausgelöst. Dadurch wird der Zotteninhalt aus dem zentralen Lymphgefäß und den Zottenvenen ausgepresst. Außerdem wird durch diese Bewegungen der Kontakt zwischen Chymus (Nahrungsbrei) und resorbierenden Epithelzellen verbessert.

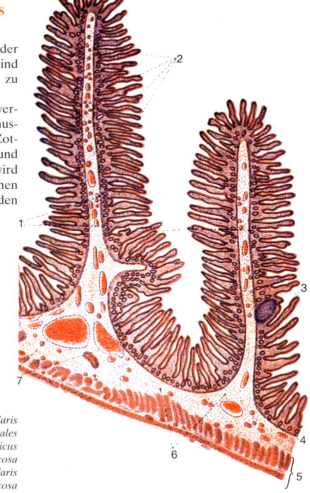

1 Ringfalte der Darmschleimhaut
  (Kerckring-Falte) .... *Plica circularis*
2 Darmzotten .... *Villi intestinales*
3 Lymphknötchen .... *Nodulus lymphaticus*
4 Schleimhaut (Mukosa) .... *Tunica mucosa*
5 Muskelschicht (Muskularis) .... *Tunica muscularis*
6 Verschiebeschicht (Submukosa) .... *Tela submucosa*
7 Vene .... *Vena*

Abb. 9-35 ▶ Schematische Darstellung des Dickdarms

Die Hauptaufgaben des Dickdarms besteht darin, die Ausscheidung der unverdauten Nahrungsbestandteile vorzubereiten, indem er den optimalen Wassergehalt einstellt und Schleim zur Verbesserung der Gleitfähigkeit beimengt.

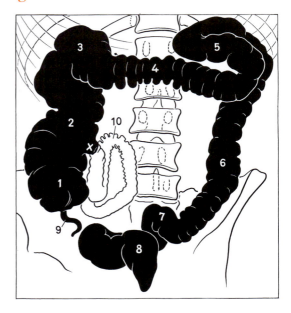

1 Blinddarm .... Caecum
2 Aufsteigender Dickdarm .... Colon ascendens
3 Rechte Dickdarm-
   krümmung .... Flexura coli dextra
4 Querliegender Dickdarm .... Colon transversum
5 Linke Dickdarmkrümmung .... Flexura coli sinistra
6 Absteigender Dickdarm .... Colon descendens
7 Sigmoid .... Colon sigmoideum
8 Mastdarm .... Rectum
9 Wurmfortsatz .... Appendix vermiformis
10 Krummdarm .... Ileum
X Bauhin-Klappe .... Valva ileocaecalis

Abb. 9-36 ▶ Blinddarm mit Bauhin-Klappe und Wurmfortsatz

Zwischen Dünn- und Dickdarm ist ein Verschlussmechanismus eingebaut, der den durchfließenden Nahrungsbrei nur in einer Richtung passieren lässt. Die Bauhin-Klappe (Ileozäkalklappe, 2) öffnet sich periodisch und lässt Darminhalt aus dem Dünn- in den Dickdarm treten, verhindert aber einen Rückfluss und somit eine Kontamination des keimarmen Dünndarms mit Bakterien des Dickdarms. Die Klappe arbeitet mit Hilfe von Druckunterschieden zwischen Dünn- und Dickdarm. Herrscht im Dünndarm ein höherer Druck als im Dickdarm, öffnet sich die Schleimhautfalte und lässt den Speisebrei passieren. Liegt der Druck im Dickdarm über dem des Dünndarms, bleibt die Klappe geschlossen.

Der Wurmfortsatz (1), der trichterförmig vom Blinddarm abgeht, gehört zu den lymphatischen Organen, da seine Wand im Wesentlichen aus lymphatischem Gewebe besteht. Deshalb wird er auch als die „Mandel des Darmes" bezeichnet. Spricht man umgangssprachlich von Blinddarmentzündung, so meint man damit die Appendizitis, da nicht der Blinddarm (Caecum), sondern der Wurmfortsatz (Appendix) entzündet ist.

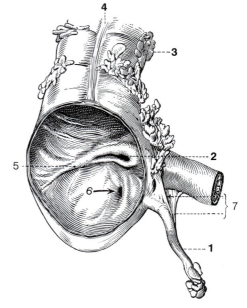

1 Wurmfortsatz .... Appendix vermiformis
2 Bauhin-Klappe .... Valva ileocaecalis
3 Fettanhängsel .... Appendix epiploica
4 Streifen aus Längsmuskulatur .... Taenia
5 Zügel der Bauhin-Klappe ..... Frenulum valvae ilealis
6 Mündung des
   Wurmfortsatzes .... Ostium appendicis vermiformis
7 Wurmfortsatzgekröse .... Meso-appendix

Abb. 9-37 ▶ Unterscheidung von Dickdarm- und Dünndarmschlingen

Die äußere Dickdarmwand unterscheidet sich von der Dünndarmwand durch
Tänien (10, Längsmuskelstreifen, Bandstreifen),
Haustren (Ausbuckelungen der Dickdarmwand) und
Fettanhängsel (9).

Beim Dickdarm ist die Längsmuskelschicht der Darmwand dünner als die Ringschicht (s. auch Abb. 9-38). Deshalb sind drei, ungefähr ein Zentimeter breite Tänien (Längsmuskelstreifen) außen angelagert. Diese Tänien ziehen an der Dickdarmwand ununterbrochen entlang. Zwischen den Längsmuskelstreifen wölbt sich die Dickdarmwand halbkugelig (Haustren) vor. Diese einzelnen Ausbuckelungen werden durch tiefe Einschnürungen voneinander getrennt.

In den Fettanhängseln können große Mengen Fett gespeichert werden. Die Größe der Fettanhängsel hängt vom Ernährungszustand des Individuums ab. Fett kann aber nicht nur in den Fettanhängseln eingelagert werden, sondern auch in der Bauchhaut, im großen Netz und im Gekröse.

1 Zwölffingerdarm
  (unter dem Bauchfell) .... *Duodenum*
2 Leerdarm .... *Jejunum*
3 Krummdarm .... *Ileum*
4 Blinddarm .... *Caecum*
5 Wurmfortsatz .... *Appendix vermiformis*
6 Aufsteigender Dickdarm .... *Colon ascendens*
7 S-förmiger Dickdarmabschnitt
  (Sigmoid) .... *Colon sigmoideum*
8 Dünndarmgekröse .... *Mesenterium*
9 Fettanhängsel .... *Appendices epiploicae*
10 Längsmuskelstreifen .... *Taenia libera*
11 Eierstockaufhängeband .... *Lig. suspensorium ovarii*

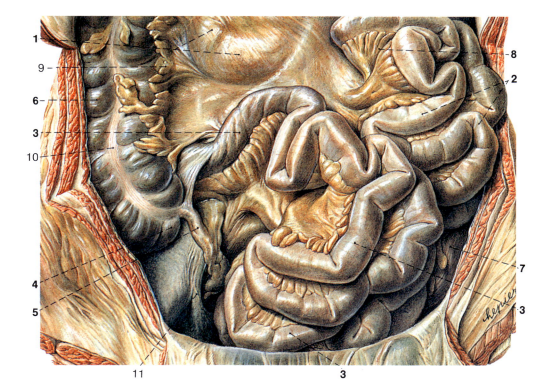

Abb. 9-38 ▶ Aufbau der Dickdarmwand

Dargestellt ist ein Schnitt durch die Dickdarmwand in 33-facher Vergrößerung. Die Dickdarmwand besteht aus einer Schleimhautschicht (Mukosa, 1), einer Verschiebeschicht (Submukosa, 2) und einer Muskelwand (Muskularis, 3), wobei man eine Ring- und eine Längsmuskelschicht unterscheiden kann. Außerdem ist sie von einem Bauchfellüberzug (Serosa, 13) umgeben.

Die Dickdarmschleimhaut weist im Unterschied zur Schleimhaut des Dünndarms keine Zotten auf, sondern nur noch Krypten (Einbuchtungen, Zerklüftungen), die tief ins Bindegewebe hineinreichen. Diese so genannten Lieberkühn-Drüsen haben eine Länge von 0,4 bis 0,6 mm. Vor allem in ihrem unteren Abschnitt befinden sich zahlreiche schleimproduzierende Becherzellen. Der Schleim hat die Aufgabe, den Speisebrei für die Ausscheidung als Stuhl gleitfähig zu machen. Allerdings kann bei Dickdarmentzündungen die Schleimproduktion so gesteigert werden, dass es zu „Schleimstühlen" kommt.

1 Schleimhautschicht (Mukosa) .... *Tunica mucosa*
2 Verschiebeschicht (Submukosa) ..... *Tela submucosa*
3 Muskelwand (Muskularis) .... *Tunica muscularis*
4 Bauchfellüberzug (Serosa) .... *Tunica serosa*
5 Lieberkühn-Drüse .... *Glandula intestinalis*
6 Becherzelle .... –
7 Epithelgewebe der
  Schleimhaut .... *Lamina epithelialis*
8 Bindegewebe der
  Schleimhaut .... *Lamina propria mucosae*
9 Muskelschicht der
  Schleimhaut .... *Lamina muscularis mucosae*
10 Ringförmige (zirkuläre)
  Muskelschicht .... *Stratum circulare*
11 Längsgerichtete
  Muskelschicht .... *Stratum longitudinale*
12 Verschiebeschicht zwischen
  Muskelwand und Bauchfell .... *Tela subserosa*
13 Bauchfell .... *Peritoneum (Tunica serosa)*

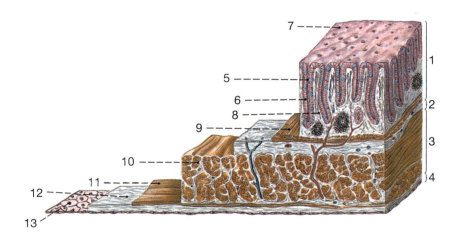

Abb. 9-39 ▶ **Projektion der Verdauungsorgane und der großen Schlagadern auf die vordere Körperoberfläche**

Leber braun, Magen und Zwölffingerdarm violett, Bauchspeicheldrüse und Gallenblase grün und Schlagadern rot.

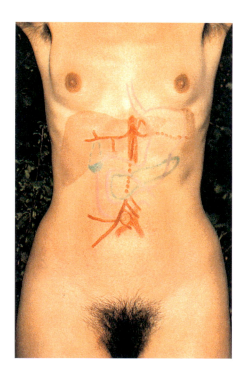

Abb. 9-40 ▶ Längsschnitt durch Mastdarm und After

Der Mastdarm (Rektum) geht in Höhe des 2.–3. Sakralwirbels ohne scharfe Grenze aus dem Sigmoid (Colon sigmoideum) hervor. Er ist ein ca. 12 bis 15 cm langer Speicherbehälter für den Stuhl, damit dieser nicht ständig in kleinen Portionen abgegeben werden muss.

Der Hauptteil des Mastdarms ist stark erweiterungsfähig, damit er dieser Aufgabe gerecht werden kann. Dazu gibt es Falten in der Mastdarmschleimhaut; die mittlere und kräftigste querverlaufende Mastdarmfalte heißt Kohlrausch-Falte (18). Sie befindet sich ungefähr sechs Zentimeter vor dem Analkanal.

Der 3–4 cm lange Analkanal ist von Afterschließmuskeln umgeben, die es ermöglichen, den Stuhl zurückzuhalten.

In seinem oberen Anteil hat der Analkanal acht bis zehn Längsfalten (Aftersäulen, 3) zwischen denen die Afternischen (4) liegen. Diese Aftersäulen enthalten Gefäßgeflechte, so genannte Schwellkörper (Corpus cavernosum), die die Aufgabe haben, den After gasdicht zu verschließen. Diese Schwellkörper sind mit arteriellem Blut gefüllt. Vergrößern sich einzelne Abschnitte des Schwellkörpers, so bilden sich *innere* Hämorriden. Kommt es zu Blutungen aus diesen Hämorriden, so handelt es sich um hellrotes, arterielles Blut, das dem Stuhl oben aufliegt. Die von den Schwellkörpern abgehenden Venen durchtreten die Schließmuskeln. Sind die Schließmuskeln kontrahiert, so ist der Blutabfluss behindert und es kommt zu Stauungen in den Schwellkörpern, was wiederum die Entstehung von inneren Hämorriden begünstigt. Ein häufiges Anspannen der Gesäßmuskulatur durch Angst oder Stress fördert somit die Bildung von Hämorriden (siehe auch Abb. 9-79, 9-80, 9-81).

Äußere Hämorriden spielen sich dagegen in oberflächlichen Venen ab (siehe Abb. 9-81 und Text zu Abb. 9-80).

Man vermutet, dass die häufigen Krebserkrankungen des Enddarms mit seiner Speicherfunktion zusammenhängen. Krebserregende Stoffe aus der Nahrung können viel länger auf die Schleimhaut einwirken, als wenn der Nahrungsbrei diese Stelle nur passieren würde. Diese Theorie würde auch erklären, warum Magenkrebs häufig auftritt.

Im Mastdarm gibt es keine Haustren und keine Tänien. Die Längsmuskelschicht ist hier geschlossen.

1 Mastdarmschleimhaut .... *Rectum, Tunica mucosa*
2 Grenzlinie zwischen Mastdarm und Afterkanal .... *Linea anorectalis*
3 Aftersäulen (Längsfalten der Afterwand) .... *Columnae anales*
4 Afternischen .... *Sinus anales*
5 Grenzlinie zwischen Afterkanal und Haut .... *Linea anocutanea*
6 Unterhautfettgewebe .... *Panniculus adiposus*
7 Innerer Afterschließmuskel .... *M. sphincter ani internus*
8 Äußerer Afterschließmuskel .... *M. sphincter ani externus*
9 Sitzbein .... *Os ischii*
10 Afterheber .... *M. levator ani*
11 Innerer Hüftlochmuskel .... *M. obturator internus*
12 Hüftlochmembran .... *Membrana obturatoria*
13 Äußerer Hüftlochmuskel ...... *M. obturator externus*
14 Samenbläschen *Glandula vesiculosa* (Bläschendrüse) .... (*Vesicula seminalis*)
15 Bauchfell .... *Peritoneum*
16 Haut .... *Cutis*
17 Sitzbein-After-Grube .... *Fossa ischio-analis*
18 Querfalten der Mastdarmschleimhaut .... *Plicae transversales recti* (Kohlrausch-Falte)
19 Innere Schamschlagader .... *A. pudenda interna* und innere Schamvene .... *V. pudenda interna*
20 Schamnerv .... *N. pudendus*

Krümmungen des Mastdarms

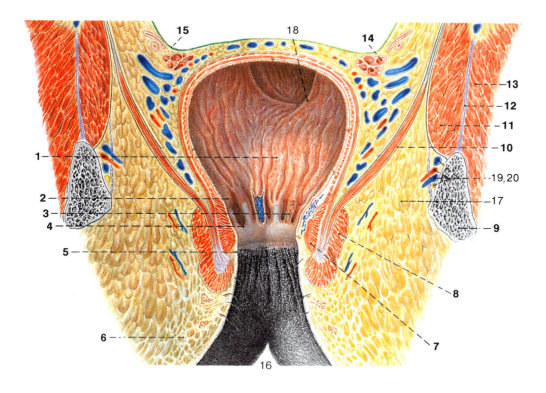

Abb. 9-41 ▶ Krümmungen des Mastdarms

Obwohl der Mastdarm „Rectus" = gerade heißt, verläuft er nicht gerade, sondern S-förmig. Diese S-Form des Mastdarms gewährleistet, dass der Stuhl im Speicherbehälter nicht auf dem Afterkanal lastet, sondern auf dem Beckenboden. Nur so ist ein gut funktionierender Afterverschluss möglich. Zur Stuhlentleerung (Defäkation) wird der Stuhl mittels der Analmuskulatur über den Afterkanal angehoben.

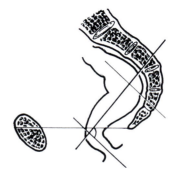

Abb. 9-42 ▶ Afterschließmuskeln

Der Verschlussapparat des Afters besteht aus Muskulatur, Bindegewebe und Schwellkörpern. Die wichtigste Rolle spielen:
- die S-Form des Mastdarms (siehe Abb. 9-41)
- die Schwellkörper des Afterkanals (siehe Abb. 9-40)
- die drei am Verschluss des Afterkanals beteiligten Muskeln, nämlich der innere und der äußere Afterschließmuskel und der Afterheber (siehe auch Abb. 9-40). Sie gewährleisten einen flüssigkeitsdichten Verschluss, während die Schwellkörper zu einem gasdichten Verschluss führen.

Innerer Afterschließmuskel

Der innere Afterschließmuskel (M. sphincter ani internus) ist ein Ringmuskel, der aus glatter Muskulatur besteht und am unteren Ende des Mastdarmes sitzt (2). Er umfasst die oberen $2/3$ des Analkanals. Sein hoher Ruhetonus wird vom Sympathikus aufrechterhalten (siehe auch Abb. 9-40).

Äußerer Afterschließmuskel

Der äußere Afterschließmuskel (M. sphincter ani externus) ist ein Ringmuskel, der aus quergestreifter Skelettmuskulatur besteht (3). Er liegt um und unterhalb des inneren Afterschließmuskels (siehe auch Abb. 9-40). Da er aus quergestreifter Muskulatur besteht, ist er willentlich beeinflussbar. Das Kleinkind muss lernen, diesen Muskel bewusst zu steuern, um eine kontrollierte Stuhlabgabe zu erreichen.

Afterheber

Der Afterheber (M. levator ani) besteht ebenfalls aus quergestreifter Muskulatur. Er entspringt am Schambein und umfasst den Mastdarm schlingenförmig (siehe Abb. 9-40 Nr. 10). Er ist wesentlich an der S-Form des Mastdarms mitbeteiligt, da er das Analrohr nach vorne zieht, wodurch der Analkanal abgeknickt wird.

Innervation des Afterkanals

Der Verschluss des Afterkanals wird von verschiedenen Nerven gesteuert: der innere Afterschließmuskel vom Sympathikus, der äußere vom Kreuzbeinnervengeflecht (N. pudendus) und der Afterheber von Steißbeinnervengeflecht. Gasdicht verschlossen wird der After von den Schwellkörpern des Afterkanals (siehe Abb. 9-40).

1 Mastdarmschleimhaut .... *Rectum, Tunica mucosa*
2 Innerer Afterschließ-
   muskel .... *M. sphincter ani internus*
3 Äußerer Afterschließ-
   muskel .... *M. sphincter ani externus*
4 Unterhautfettgewebe .... *Panniculus adiposus*
5 Haut .... *Cutis*

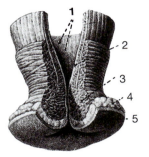

Abb. 9-43 ▶ Bauchfell

Das Bauchfell (Peritoneum) gehört wie das Brustfell und der Herzbeutel zu den serösen Häuten. Es hat die Aufgabe, mit seiner glatten Oberfläche und einem Feuchtigkeitsfilm für die Verschieblichkeit der inneren Organe zu sorgen. Das Bauchfell besteht aus zwei Anteilen (Blättern), dem viszeralen und dem parietalen Blatt. Diese beiden Blätter hängen kontinuierlich zusammen und bilden den geschlossenen Bauchfellsack.

- **Peritoneum viscerale**
  Das viszerale Blatt des Bauchfells überzieht die Oberfläche der meisten Baucheingeweide. Es wird von vegetativen Eingeweidenerven versorgt und ist deshalb kaum schmerzempfindlich.
- **Peritoneum parietale**
  Das parietale Blatt des Bauchfells überzieht die Innenseite der Bauchwand. Es wird von Spinalnerven innerviert und ist außerordentlich schmerzempfindlich.

▶

Bauchfell

Bei der Lage der Bauchorgane unterscheidet man eine intraperitoneale, eine retroperitoneale und eine extraperitoneale Lage.

Intraperitoneale Lage

Das Organ wird vom viszeralen Blatt eingehüllt. So liegen Magen, Leber, Milz, Dünndarm, Blinddarm, Wurmfortsatz, querliegender Dickdarm, Sigmoid, Eierstock, Eileiter und der Körper der Gebärmutter intraperitoneal. Diese Lage gewährleistet, dass sich die Organe gut bewegen und ihre Größe verändern können, beispielsweise der Dünndarm bei seiner Verdauungsarbeit.

Retroperitoneale Lage

Ein Organ liegt retroperitoneal, wenn es mehr oder weniger vollständig hinter dem viszeralen Blatt liegt. Zu den retroperitoneal gelegenen Organen gehören die Niere, die Harnblase, der Zwölffingerdarm, die Bauchspeicheldrüse sowie der auf- und absteigende Teil des Dickdarms. Zwölffingerdarm, Pankreas und Dickdarm sind mit der hinteren Bauchwand verwachsen.

Extraperitoneale Lage

Extraperitoneale Lage heißt, dass das betreffende Organ an keiner Stelle vom Bauchfell berührt wird. Dies trifft für die Vorsteherdrüse zu.

Mesenterium

Das Bauchfell darf die Bauchorgane jedoch nur so umgeben, dass Nerven, Blut- und Lymphgefäße in die Organe eintreten können. Damit also der Darm mit Gefäßen und Nerven versorgt werden kann, lässt das Bauchfell an der hinteren Darmwand jeweils bestimmte Stellen frei, an denen diese hindurchtreten können. Diese Stellen gehören zum Gekröse (Mesenterium). Bitte beachten Sie hierzu auch Abb. 9-44 und 9-45.

1 Zwerchfell .... *Diaphragma*
2 Kleines Netz .... *Omentum minus*
3 Magen .... *Gaster (Ventriculus)*
4 Dickdarmgekröse .... *Mesocolon*
5 Querliegender Dickdarm .... *Colon transversum*
6 Großes Netz .... *Omentum majus*
7 Leerdarm und Krummdarm .... *Jejunum et Ileum*
8 Gebärmutter .... *Uterus*
9 Bauchfelltasche zwischen Harnblase
   und Gebärmutter .... *Excavatio vesico-uterina*
10 Verwachsungsfläche der Leber
   mit dem Zwerchfell .... *Area nuda*
11 Eingang in den Netzbeutel .... *Foramen omentale*
12 Bauchspeicheldrüse (Pankreas) .... *Pancreas*
13 Netzbeutel .... *Bursa omentalis*
14 Zwölffingerdarm .... *Duodenum*
15 Dünndarmgekröse .... *Mesenterium*
16 Mastdarm .... *Rectum*
17 Bauchfelltasche zwischen Mastdarm   *Excavatio*
   und Gebärmutter (Douglas-Raum) ...... *recto-uterina*

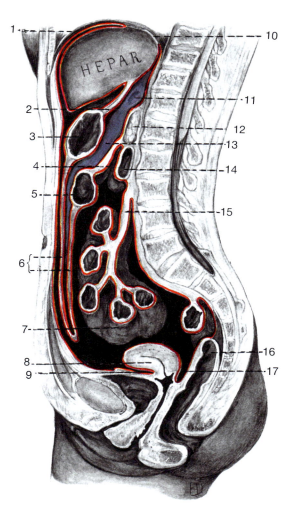

Abb. 9-44 ▶ Blutversorgung von Dünn- und Dickdarm aus der oberen Gekröseschlagader

Das viszerale und das parietale Blatt des Bauchfells bilden zusammen einen geschlossenen Sack. Dazu schlägt sich das Bauchfell von der Wand der Körperhöhle auf das Organ um (siehe hierzu auch Abb. 9-43). Das hierbei entstehende kurze Verbindungsstück zwischen dem viszeralen und dem parietalen Blatt des Bauchfells nennt man Gekröse. Die einzelnen Organgekröse werden mit „Meso" und dem griechischen Namen des Organs bezeichnet, beispielsweise

Mesocolon = Dickdarmgekröse,
Mesogastrium = Magengekröse,
Meso-appendix = Wurmfortsatzgekröse und
Mesometrium = Gebärmuttergekröse.
Das Gekröse des Dünndarms ist das Mesenterium.

Das Gekröse hat zwei wichtige Aufgaben. Es dient einerseits als „Versorgungsstraße", das heißt, dass hier Nerven, Blut- und Lymphgefäße zu den betreffenden Organen ziehen. Andererseits dient es als Halteband der Organe, denn es befestigt die Organe in ihrer Lage.

1 Querdickdarmgekröse .... *Mesocolon transversum*
2 Rechte Dickdarmschlagader .... *A. colica dextra*
3 Untere Bauchspeicheldrüsen-Zwölffingerdarm-Schlagader .... *A. pancreaticoduodenalis inferior*
4 Mittlere Dickdarmschlagader .... *A. colica media*
5 Obere Gekröse-schlagader .... *A. mesenterica superior*
6 Zwölffingerdarm-Leerdarm-Übergang .... *Flexura duodenojejunalis*
7 Linke Dickdarmschlagader .... *A. colica sinistra*
8 Leerdarmschlagadern .... *Aa. jejunales*
9 Krummdarmschlagadern .... *Aa. ileales*
10 Wurmfortsatzgekröse .... *Meso-appendix*
11 Wurmfortsatzschlagader .... *A. appendicularis*
12 Krummdarm-Dickdarm-Schlagader .... *A. ileocolica*

Abb. 9-45 ▶ Blick auf das Gekröse (Mesenterium)

Die Bauchmuskulatur wurde durchtrennt und aufgeklappt. Der querliegende Dickdarm und das große Netz wurden nach oben gelegt. Dadurch wird deutlich, dass das große Netz (Abb. 9-46) nicht an den Darmschlingen festgewachsen ist, sondern wie eine „Schürze" davor hängt.

Beachten Sie auch das Gekröse (3), das den Dünndarm an der Bauchrückwand befestigt und von dem aus die Versorgung des Darmes erfolgt.

1 Großes Netz (nach oben gelegt) ..... *Omentum majus*
2 Querliegender Dickdarm .... *Colon transversum*
3 Gekröse .... *Mesenterium*
4 Dünndarm .... *Intestinum tenue*
5 S-förmiger Dickdarmabschnitt
   (Sigmoid) .... *Colon sigmoideum*
6 Wurmfortsatz .... *Appendix vermiformis*

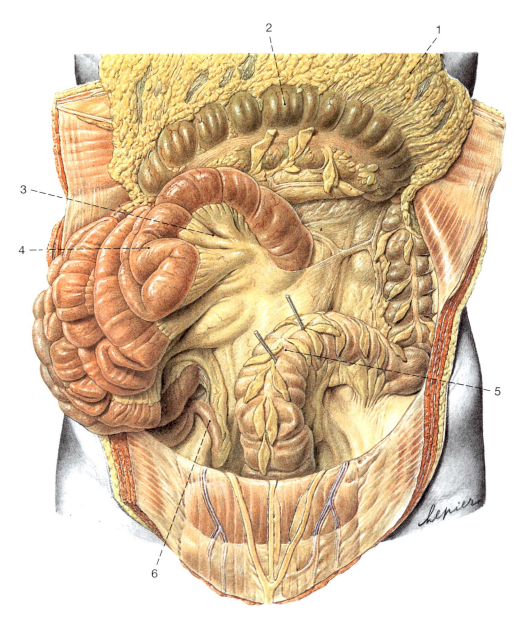

Abb. 9-46 ▶ Großes Netz

Das große und das kleine Netz sind Bindegewebsplatten, die beidseitig vom viszeralen Blatt umgeben sind.

Das große Netz (Omentum majus)

Es geht vom querliegenden Dickdarm und von der großen Magenkrümmung aus und hängt schürzenartig vor dem Darm. Es fungiert als Fettdepot und übernimmt wichtige Abwehrfunktionen, denn es ist reich an Fresszellen und Lymphozyten. Bei Entzündungen im Bauchfellraum, kann sich das große Netz auf die betreffende Stelle legen und diese abdichten. Auf diese Weise kann unter Umständen ein Eiterdurchbruch in die Bauchfellhöhle vermieden oder zumindest verzögert werden. Zudem kann das große Netz Flüssigkeit und kleine Teilchen resorbieren.

Bei Adipositas kann das große Netz mehrere Zentimeter dick werden und als „Fettschürze" bis zu den Knien herabhängen.

Das kleine Netz (Omentum minus)

Das kleine Netz verbindet die kleine Kurvatur des Magens sowie den Zwölffingerdarm mit der Leber. Es enthält die Gefäße, die zur Leber führen, und zwar die Leberschlagader (A. hepatica propria), die Pfortader (V. portae hepatis) und den Gallengang (Ductus choledochus).

Eine Abbildung des kleinen Netzes finden Sie bei Abb. 11-1.

1 Großes Netz .... *Omentum majus*
2 S-förmiger Dickdarmabschnitt
 (Sigmoid) .... *Colon sigmoideum*
3 Blinddarm .... *Caecum*
4 Querliegender Dickdarm .... *Colon transversum*
5 Rechter Leberlappen .... *Lobus hepatis dexter*
6 Linker Leberlappen .... *Lobus hepatis sinister*
7 Magen .... *Ventriculus (Gaster)*
8 Aufsteigender Dickdarm .... *Colon ascendens*

Großes Netz

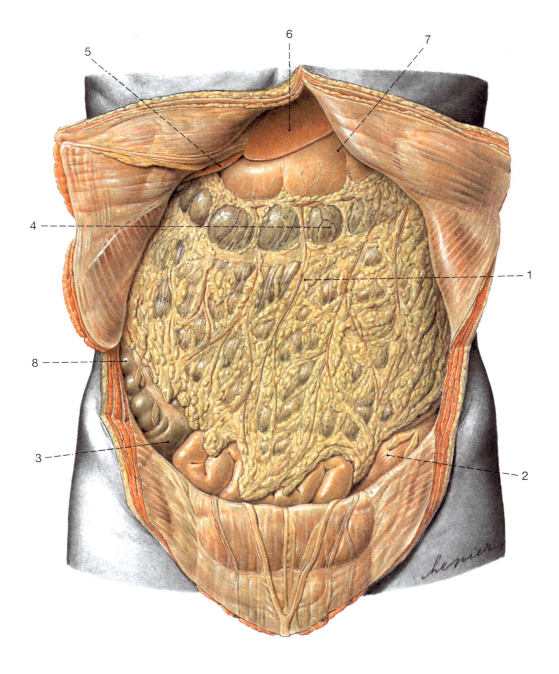

Abb. 9-47 ▶ Hinterwand des Bauchraums

Dargestellt ist die Hinterwand des Bauchraums, die vom parietalen Blatt ausgekleidet ist. Um diese Ansicht zu ermöglichen, mussten Magen, Leber sowie große Teile des Dünn- und Dickdarms entfernt werden. Die Anheftungsstellen des auf- und absteigenden Dickdarms an der hinteren Bauchwand wurden mit * gekennzeichnet.

Das parietale Blatt bedeckt die Wand der Bauch- und Beckenhöhle und umschließt so die Bauchhöhle, die auch als Peritonealraum bezeichnet wird. Der Raum, der hinter dem parietalen Blatt liegt, heißt Retroperitonealraum. Hier liegen z.B. die Nieren und die Bauchspeicheldrüse (siehe auch Abb. 15-1).

1 Nebenniere (unter dem Bauchfell) .... *Glandula suprarenalis*
2 Niere (unter dem Bauchfell) .... *Ren*
3 Zwölffingerdarm (unter dem Bauchfell) .... *Duodenum*
4 Bauchfell .... *Peritoneum*
5 Bauchspeicheldrüse (unter dem Bauchfell) .... *Pancreas*
6 Mastdarm .... *Rectum*
7 Harnblase .... *Vesica urinaria*
8 Gebärmutter .... *Uterus*
9 Kleines Becken .... *Pelvis minor*
10 Eileiter .... *Tuba uterina*
11 Eierstock .... *Ovarium*
12 Untere Hohlvene und Lebervenen .... *V. cava inferior et Vv. hepaticae*
13 Mageneingang (durchgetrennt) .... *Pars cardiaca*
14 Milz .... *Splen (Lien)*
15 Harnleiter .... *Ureter*

Hinterwand des Bauchraumes

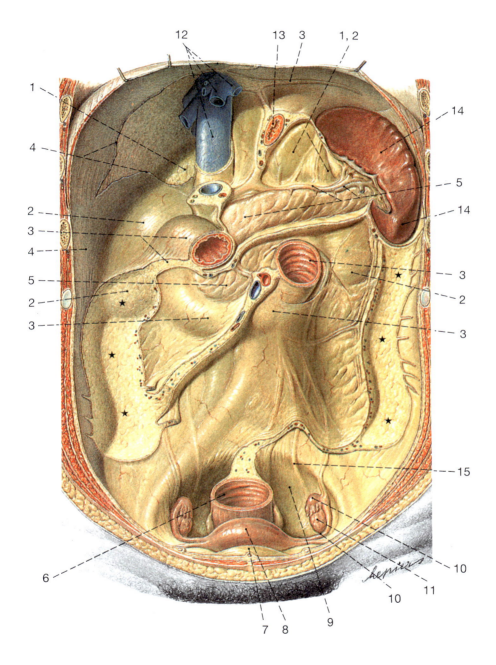

Abb. 9-48 ▶ Projektion der möglichen Lagen des Wurmfortsatzes auf die Körperoberfläche

Rot dargestellt sind mögliche Lagen des Wurmfortsatzes, grün abgebildet sind Blinddarm und aufsteigender Dickdarm.

Der Wurmfortsatz ist durchschnittlich ungefähr 10 cm lang, allerdings kann die Länge variieren vom völligen Fehlen bis hin zu 25 cm. Diese verschiedenen Lagen und Längen des Appendix sind für die unterschiedlichen Schmerzlokalisationen bei einer Appendizitis verantwortlich. Die wichtigste Stelle, die geprüft werden muss, ist der McBurney-Punkt (siehe Abb. 9-49). Zudem sind der Lanz-Punkt, das Rovsing-Zeichen (siehe Abb. 9-50), das Blumberg-Zeichen und das Psoas-Zeichen zu prüfen. Sind diese Befunde negativ, wird noch eine rektale Austastung vorgenommen.

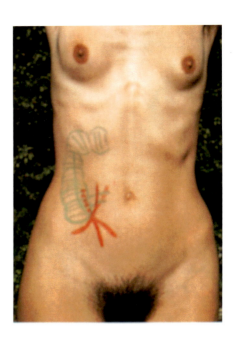

Abb. 9-49 ▶ Lage des McBurney-Punkts und des Lanz-Punkts

Typische Druckschmerzpunkte bei Wurmfortsatzentzündung (Appendizitis) sind der McBurney-Punkt und der Lanz-Punkt.

Der **McBurney-Punkt** liegt in der Mitte zwischen Nabel und vorderem oberem Darmbeinstachel. Er entspricht ungefähr dem *Abgang* des Wurmfortsatzes vom Blinddarm.

Der **Lanz-Punkt** liegt auf der Verbindungslinie der beiden vorderen oberen Darmbeinstacheln am rechten Drittelpunkt. Er entspricht der *Spitze* des herabhängenden Wurmfortsatzes.

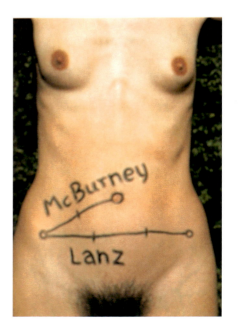

Abb. 9-50 ▶ Rovsing-Zeichen

Zum Auslösen des Rovsing-Zeichens streicht man den Dickdarm entgegen seiner natürlichen Transportrichtung aus. Liegt eine Wurmfortsatzentzündung vor, nimmt der Schmerz im Appendixbereich zu, da der Druck im Wurmfortsatz erhöht wird.

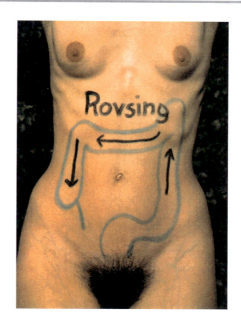

Abb. 9-51 ▶ Kolondoppelkontrasteinlauf

Mittels eines Kolonkontrasteinlaufes kann der gesamte Dickdarm vom Mastdarm bis zum Blinddarm dargestellt werden. Zur Vorbereitung erhält der Patient ein Abführmittel. Er wird zwei Tage lang flüssig ernährt. Zur Durchführung des Doppelkontrasteinlaufes erhält der Patient einen Einlauf mit einem positiven Kontrastmittel, beispielsweise Bariumsulfat. Nach Ablassen dieses Kontrastmittels wird über ein Darmrohr ein negatives Kontrastmittel (z.B. Luft oder Sauerstoff) zugeführt.

Werden gleichzeitig ein positives (Bariumsulfat) und ein negatives (z.B. Luft) Röntgenkontrastmittel zur Reliefdarstellung benutzt, spricht man vom Doppelkontrasteinlauf. Mit Hilfe des noch an der Innenwand des zu untersuchenden Dickdarmes haftenden Bariumsulfats und der zusätzlichen Luft ergibt sich die Reliefdarstellung des Darmes. So können feinste Veränderungen des Dickdarms erfasst werden.

Die Abbildung zeigt einen Kolondoppelkontrasteinlauf bei einem Patienten ohne krankhafte Veränderungen.

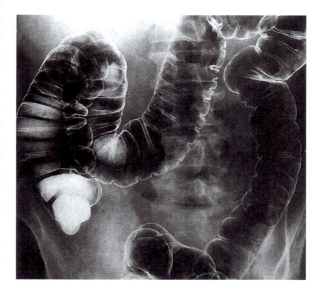

Abb. 9-52 ▶ Stomatitis herpetica (Stomatitis aphthosa, Aphthen)

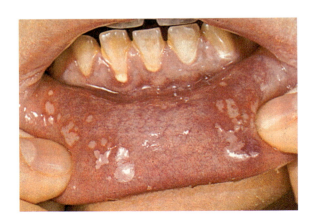

Im gezeigten Fall handelt es sich um infektiöse Aphthen, die durch das Herpes-simplex-Virus hervorgerufen wurden. Man sieht zahlreiche oberflächliche kleine Erosionen mit einem weißlichen Fibrinbelag, die von einem scharfen, roten Hof umgeben sind. Im Allgemeinen heilen infektiöse Aphthen schneller ab als nichtinfektiöse.

Differenzialdiagnostisch muss bei Erscheinungen im Mundhöhlen- und Lippenbereich immer daran gedacht werden, dass sich hier Melanome und Spinaliome entwickeln können, vor allem bei Patienten mit Nikotin- und Alkoholabusus. Beachten Sie hierzu bitte auch die Abb. 21-39 und 21-42.

Denken Sie bitte daran, dass der HP aufgrund des „Gesetzes über die Ausübung der Zahnheilkunde" keine Erkrankung der Mundhöhle behandeln darf.

Abb. 9-53 ▶ Mundwinkelrhagaden (Faulecken, Perlèche, Angulus infectiosus)

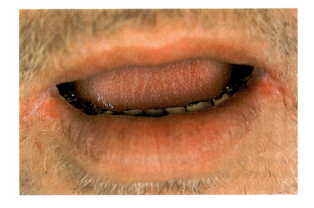

Mundwinkelrhagaden sind schlecht heilende Einrisse in den Mundwinkeln. Sie treten oft in Folge von Mangelernährung und bei ausgeprägten Resorptionsstörungen auf; vor allem Eisen- und Vitaminmangel spielen eine wichtige Rolle. Allerdings muss man bei Mundwinkelrhagaden auch bakterielle Entzündungen (Staphylokokken, Streptokokken) und Pilzbesiedelungen in Betracht ziehen.

Abb. 9-54 ▶ Speiseröhrenverengung (Striktur) nach Laugenverätzung

Zu Verätzungen der Speiseröhre kommt es durch absichtliches (Selbsttötung) oder versehentliches Trinken von Laugen oder Säuren.

Die Abbildung zeigt eine Röntgendarstellung der Speiseröhre. Bei dem Patienten war es zu einer Laugenverätzung der Speiseröhre gekommen, die mit einer Verengung (Striktur) ausgeheilt ist. Beachten Sie auch die deutliche Erweiterung (Dilatation) der Speiseröhre vor der verengten Stelle.

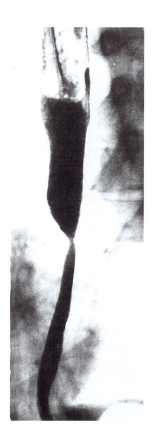

Abb. 9-55 ▶ Ösophagoskopie bei schwerer Refluxösophagitis

Bei der Refluxösophagitis kommt es zum Rückfluss von Mageninhalt in die Speiseröhre. Die Folge sind charakteristische erosive Schleimhautveränderungen. Zum Nachweis oder zum Ausschluss erosiver Schleimhautveränderungen kann in Kliniken eine Ösophagoskopie durchgeführt werden.

Die Abbildung zeigt eine endoskopische Aufnahme einer schweren Refluxösophagitis. Man sieht erosive, konfluierende Schleimhautdefekte und hämorrhagische „Straßen".

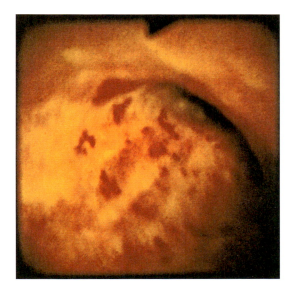

Abb. 9-56 ▶ Schematische Darstellung verschiedener Arten von Hiatushernien

Eine Hiatushernie ist ein Zwerchfellbruch, in dessen Folge Magenanteile durch das Zwerchfell (Hiatus oesophageus) hindurch in den Brustkorb treten. Die weitaus meisten Hiatushernien sind **Gleithernien.** Dabei steigt die Kardia (Mageneingang) zusammen mit den angrenzenden Magenabschnitten durch den Hiatus in den Brustkorb auf. Die meisten Gleithernien sind klein, gelegentlich können sie jedoch eine beträchtliche Größe erreichen. Der größte Anteil der Patienten mit Gleithernien ist beschwerdefrei. Manchmal kommt es jedoch zu einer Insuffizienz des unteren Speiseröhrenschließmuskels, wodurch sich Beschwerden wie Sodbrennen, Aufstoßen, Druck- und Schmerzgefühl hinter dem Brustbein einstellen können.

Bei der **Paraösophagealhernie** behält die Kardia ihre Lage im Hiatus bei, aber es steigen zunächst kleinere, später größere Magenteile durch den Hiatus in den Brustkorb. Auch Paraösophagealhernien können beschwerdefrei bleiben, sie können aber auch zu uncharakteristischen Beschwerden wie Völlegefühl, Übelkeit und Herzbeklemmung nach dem Essen führen. Als Komplikation kann es zur Einklemmung oder Abklemmung des hernierten Magens kommen. In diesem Fall entwickelt sich ein akutes Abdomen.

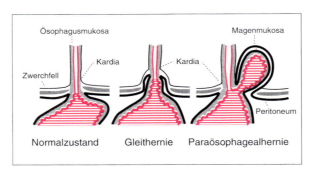

Abb. 9-57 ▶ Röntgenologische Darstellung einer Gleithernie

Der weiße Pfeil der Abbildung zeigt auf die Kardia (Mageneingang), der schwarze Pfeil auf den hernierten Magenabschnitt.

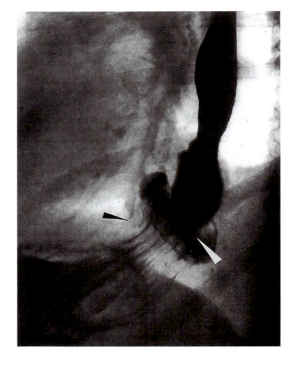

Abb. 9-58 ▸ Speiseröhrendivertikel (Ösophagusdivertikel)

Ösophagusdivertikel sind sackartige Ausstülpungen der Speiseröhrenwand. Ein großer Teil der Ösophagusdivertikel tritt am Übergang von der Muskelschicht des Rachens (Hypopharynx) in die Muskelschicht der Speiseröhre auf. Hier entsteht aufgrund der unterschiedlichen Verlaufsrichtungen der Muskelfasern ein muskelschwaches Dreieck (Laimer-Dreieck). An dieser Schwachstelle kann sich das Zenker-Divertikel entwickeln.

Die Abbildung zeigt unterschiedliche Entwicklungsstadien eines solchen Zenker-Divertikels. Im Stadium I kann sich das Divertikel beim Schlucken mit Speisebrei füllen und sich so allmählich vergrößern. Der Patient hat das Gefühl, als ob ihm der Bissen im Hals stecken bliebe. Bleiben im Divertikel Speisereste zurück, so können diese von Bakterien zersetzt werden und zu einer Entzündung der Schleimhaut führen (Divertikulitis). Im Stadium II des Divertikels stehen Schlingstörungen im Vordergrund der Beschwerden. Hat das Divertikel Stadium III erreicht, kann die Speise nicht mehr in den Ösophagus gelangen. Es kommt zum Erbrechen von unverdauter Nahrung.

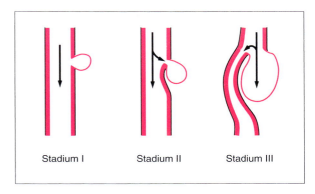

Abb. 9-59 ▸ Röntgendarstellung von Ösophagusdivertikeln (Zenker-Divertikel)

A Der schwarze Pfeil zeigt auf das prall gefüllte Zenker-Divertikel, das bereits Stadium III (s. Abb. 9-58) erreicht hat. Beachten Sie auch die Ansammlung von Kontrastmittel im erweiterten Hypopharynx. Das Divertikel hat sich zu einem Passagehindernis entwickelt. In diesem Stadium kann es zu lebensbedrohlichen Komplikationen kommen wie Schluckpneumonie und extremer Abmagerung.

B Der schwarze Pfeil zeigt auf ein Divertikel, das im mittleren Speiseröhrenabschnitt liegt. Solche Divertikel entstehen meist durch Schrumpfung benachbarter Lymphknoten, die eine Zugwirkung auf die Speiseröhrenwand ausüben. Diese Divertikel sind selten, machen keine Beschwerden und werden meist als Zufallsbefund bei Röntgenkontrollen erhoben.

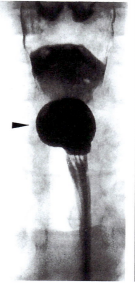 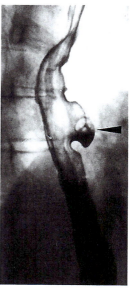

Abb. 9-60 ▶ Speiseröhrenkrebs (Ösophaguskarzinom)

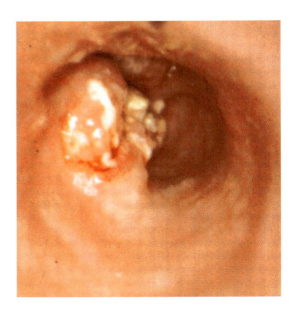

Tumoren der Speiseröhre sind fast immer bösartig. Sie befinden sich vorzugsweise im mittleren und unteren Speiseröhrenabschnitt. Die Tumoren wachsen schnell, so dass es bald zur Einengung der Speiseröhre kommt. Ösophaguskarzinome setzen schon in einem frühen Stadium Metastasen.

Speiseröhrenkrebs verursacht in einem frühen Stadium meist keine Beschwerden. Symptome entwickeln sich erst, wenn der Tumor alle Wandschichten durchsetzt hat. Leitsymptom des fortgeschrittenen Karzinoms ist die Schlingstörung. Zuerst ist das Schlucken fester Nahrung gestört, dann das weicher Speise, dann kann nur noch getrunken werden. Letztendlich kann auch nicht mehr getrunken werden, wenn die Passage vollständig blockiert ist. Allerdings kann bereits in einem frühen Stadium das Unvermögen auftreten, den eigenen Speichel zu schlucken. Weitere Kennzeichen eines Speiseröhrenkarzinoms sind Gewichtsverlust, Regurgitation, Mundgeruch und Druckgefühl beziehungsweise Schmerz hinter dem Brustbein.

Abb. 9-61 ▶ Röntgendarstellung eines Speiseröhrenkrebses

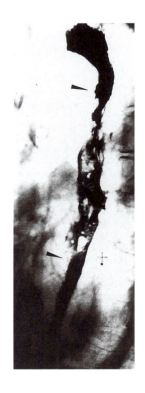

Die röntgenologische Darstellung zeigt ein ausgedehntes Karzinom im oberen und mittleren Speiseröhrenabschnitt. Beachten Sie, wie sich der Speiseröhrenabschnitt zwischen den beiden schwarzen Pfeilen aufgrund des Tumors nicht mehr mit Kontrastbrei füllen kann. Stellenweise ist es zu einer beträchtlichen Lumeneinengung gekommen. Der Bereich vor der Stenose dagegen zeigt eine deutliche Erweiterung (Dilatation).

Abb. 9-62 ▶ Laugenverätzung ersten bis dritten Grades der Magenschleimhaut

Die endoskopische Darstellung zeigt eine Laugenverätzung der Magenschleimhaut. Ähnlich wie bei Verbrennungen kann man auch bei Verätzungen verschiedene Schweregrade abgrenzen:

Verätzung 1. Grades
Geröteter und etwas geschwollener Bereich.

Verätzung 2. Grades
Weißlicher Bereich mit flachen Schleimhautgeschwüren mit Fibrinbelag. Die Mukosa ist zerstört.

Verätzung 3. Grades
Schwarzer Bereich. Es ist zu einer Nekrose der Schleimhaut und der darunter liegenden Schichten gekommen.

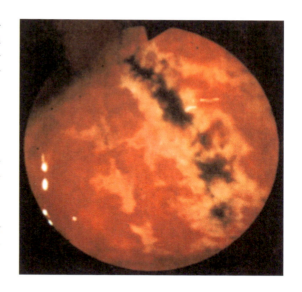

Abb. 9-63 ▶ Magengeschwür (Ulcus ventriculi)

Die endoskopische Darstellung zeigt bei dem schwarzen Pfeil ein Magengeschwür, das an der großen Kurvatur sitzt, und zwar am Übergang des vertikalen in den horizontalen Abschnitt, dem so genannten Magenknie oder Angulus ventriculi.

Die bevorzugte Lokalisation eines Magengeschwürs ist allerdings die kleine Kurvatur. Der weiße Pfeil zeigt auf den Pförtner (Pylorus). Man sieht am oberen Bildrand den Magenkörper, am unteren Bildrand blickt man in den Magenausgangsteil (Antrum).

Für ein Magengeschwür ist der Frühschmerz typisch, der eine halbe bis eine Stunde nach der Nahrungsaufnahme einsetzt. Weitere mögliche Beschwerden sind Schmerzen im Oberbauch, Druck- und Völlegefühl nach den Mahlzeiten, Übelkeit und Aufstoßen. Besonders säurelockende Speisen werden schlecht vertragen. Allerdings kann bei einem Magengeschwür auch Beschwerdefreiheit bestehen.

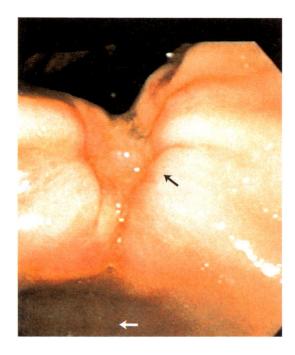

Abb. 9-64 ▶ Zwölffingerdarmgeschwür (Ulcus duodeni)

Die schwarzen Pfeile in der Abbildung zeigen auf mehrere Zwölffingerdarmgeschwüre an der Vorderwand des Anfangsabschnittes des Duodenums. Beachten Sie bitte, dass ein Geschwür zu bluten begonnen hat. Die beiden helleren Pfeile weisen auf zusätzlich bestehende Erosionen.

Für das Zwölffingerdarmgeschwür ist zum einen der Nüchternschmerz typisch, der vor allem nachts auftritt und zum anderen der Spätschmerz, der mehrere Stunden nach der letzten Nahrungsaufnahme einsetzt.

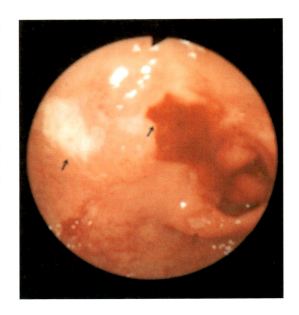

Abb. 9-65 ▶ Akut blutendes Magengeschwür

Aus dem Geschwür ist es zu einer spritzenden arteriellen Blutung gekommen. Es handelt sich um einen Notfall, der sofort operiert werden muss. Es besteht die Gefahr, dass es zu einem hypovolämischen Schock, einem Magendurchbruch oder zu einer Peritonitis kommt.

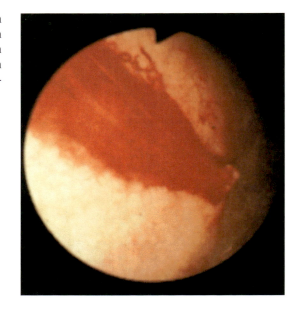

Abb. 9-66 ▶ Magenpolypen

Als Magenpolypen bezeichnet man gestielte (manchmal auch breitbasige) Geschwülste, die aus Schleimhaut aufgebaut sind. Allerdings wird eine gestielte Geschwulst häufig auch dann als Polyp bezeichnet, wenn sie nicht von der Schleimhaut ausgeht, beispielsweise ein Fibrom oder ein Lipom. Es handelt sich dann um einen so genannten nichtepithelialen Polypen. Polypen verursachen keine Beschwerden, wenn sie nicht die physiologischen Engen verschließen. Allerdings können Polypen ulzerieren oder bluten. Bei chronischen Sickerblutungen kann sich eine Eisenmangelanämie entwickeln.

A Kleiner Magenpolyp im Magenkörper.
B An der großen Kurvatur sitzen mehrere kleine Polypen (schwarze Pfeile).

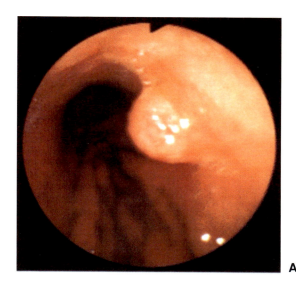

A

Abb. 9-67 ▶ Schematische Darstellung einer endoskopischen Entfernung von Polypen

Polypen, die von den Drüsen des Magen-Darm-Traktes ausgehen (Adenome), können maligne entarten. Allerdings ist ihre maligne Potenz umstritten.

Die Abbildung zeigt die Entfernung eines Polypen mittels einer Hochfrequenz-Diathermieschlinge. Mit dieser Diathermieschlinge wird ein gewebszerstörender Wärmegrad erreicht, so dass sie sich als Schneidinstrument verwenden lässt. Der letzte Teil der Abbildung zeigt die anschließende Bergung des Polypen mit einer Fasszange.

▼

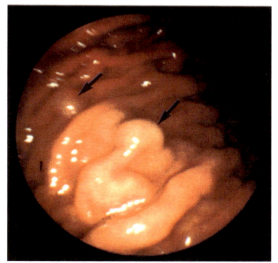

B

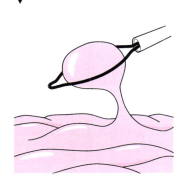 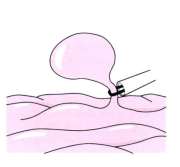 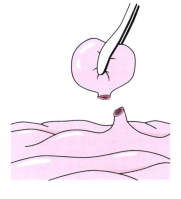

Abb. 9-68 ▶ Magenkarzinom

A Das endoskopische Bild zeigt ein Magenkarzinom. In der Mitte des Bildes ist eine karzinogene Einsenkung zu sehen. Beachten Sie die aufgeworfenen Ränder der malignen Veränderung. Die Magenfalten, die auf die Entartung zulaufen, brechen hier ab.

B Hier zeigt die Endoskopie einen submukösen Magentumor. Dieser maligne Tumor ist von glatter Schleimhaut überzogen und hat eine kugelige Form.

Da Magenkrebs im Frühstadium auf die Mukosa und die Submukosa begrenzt bleibt und nicht in die Muskelschicht eindringt, hat eine Operation in diesem Stadium gute Erfolgsaussichten. Deshalb ist eine frühzeitige Abklärung mit Hilfe der Endoskopie in allen Verdachtsfällen anzustreben.

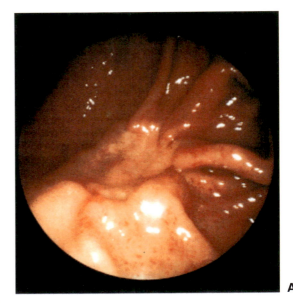

A

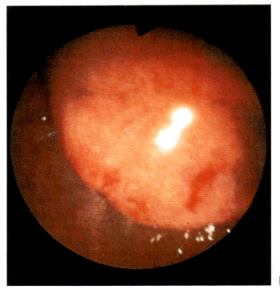

B

Abb. 9-69 ▶ Schematische Darstellung von fortgeschrittenen malignen Magentumoren, Klassifikation nach Borrmann

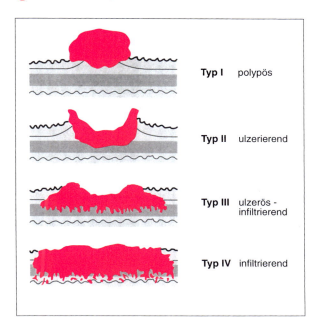

Abb. 9-70 ▶ Morbus Crohn (Enteritis regionalis Crohn)

Der Morbus Crohn kann alle Abschnitte des Verdauungstraktes von der Speiseröhre, eventuell sogar von der Mundhöhle, bis zum Dickdarm befallen. Die schematisierte Darstellung zeigt, dass am häufigsten der letzte Abschnitt des Ileums (Ileitis terminalis Crohn) und der Dickdarm (Colitis Crohn) von der Erkrankung befallen werden.

Der Morbus Crohn betrifft meist jüngere Erwachsene. Oft verläuft die Erkrankung chronisch, wobei es immer wieder zu Krankheitsschüben kommt. Bei jedem Patienten mit unklaren chronischen Bauchbeschwerden, die mit Schmerzen und Durchfällen einhergehen, muss differenzialdiagnostisch ein Morbus Crohn in Betracht gezogen werden.

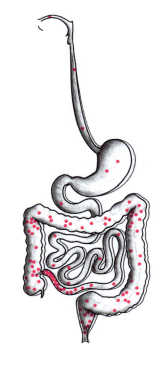

Abb. 9-71 ▶ Endoskopische Aufnahmen bei Morbus Crohn

Bei Morbus Crohn sind alle Wandschichten von der Entzündung betroffen. Die Erkrankung beginnt mit unspezifischen entzündlichen Reaktionen. Auffolgend entstehen flache Schleimhautgeschwüre und Granulome. Im weiteren Krankheitsverlauf bilden sich durch die Geschwüre tiefe, langgestreckte Fissuren (Einrisse, Schrunden). Die dazwischen liegende Schleimhaut schwillt entzündlich an, so dass ein „Pflastersteinrelief" entsteht. Schließlich ist die Darmwand stark verdickt und von Narben durchzogen. Es kommt zur Lumeneinengung. Aus den tiefen Geschwüren und Fissuren können sich Abszesse und Fisteln zu den benachbarten Darmschlingen oder zur Hautoberfläche bilden.

A Endoskopische Aufnahme bei einem rasch fortschreitenden Morbus Crohn. Man sieht gerötete Schleimhaut, die stellenweise blutet. Daneben befinden sich gelbliche Bereiche mit Fibrinauflagerungen.

B Fortgeschrittenes Stadium eines Morbus Crohn. Man sieht eine stark veränderte Schleimhaut mit Fibrinauflagerungen und Geschwüren.

C Fortgeschrittenes chronisches Stadium eines Morbus Crohn. Man erkennt das „Pflastersteinrelief" der angeschwollenen, entzündlichen Schleimhaut.

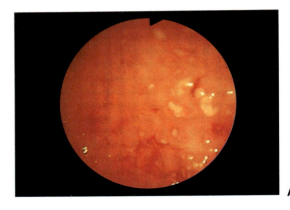
A

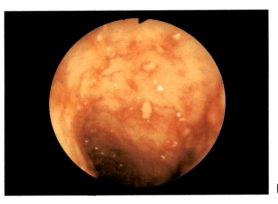
B

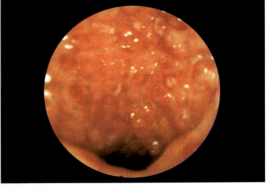
C

Abb. 9-72 ▶ Sprue (Zöliakie)

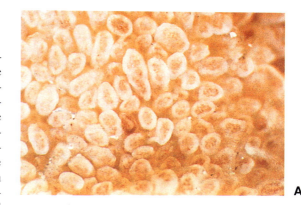

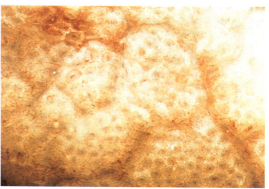

Tritt Sprue im Kindesalter auf, so wird sie als Zöliakie bezeichnet. Es handelt sich um eine Überempfindlichkeit der Dünndarmschleimhaut gegen Gluten, dem Klebereiweiß im Getreide. Meidet der Betroffene glutenhaltige Mehlprodukte, so regeneriert sich die Darmschleimhaut und nimmt ihre Resorptionsfunktion wieder auf. Die wichtigste Beschwerde, die auf Sprue hinweist, sind Durchfälle. Es kann aber auch zu Gewichtsverlust, Schwäche, Zungenbrennen, Meteorismus, Flatulenz und Bauchschmerzen kommen. Durch den gestörten Calciumstoffwechsel kann es zu Tetanie, Knochenschmerzen und Blutungsneigung kommen.

Allerdings treten bei Sprue auch symptomenarme Verläufe auf. Hierbei können Durchfälle fehlen. Oft steht dann eine unklare Eisenmangelanämie im Vordergrund. Des Weiteren kann es zu Knochenschmerzen, Osteomalazie und Knochenbrüchen kommen.

A Gesunde Dünndarmschleimhaut. Man sieht zahlreiche Zotten.

B Krankhaft veränderte Dünndarmschleimhaut bei Sprue. Die Zotten sind atrophiert. Die Krypten, in denen sich die Lieberkühn-Drüsen befinden, sind vertieft.

Abb. 9-73 ▶ Colitis ulcerosa

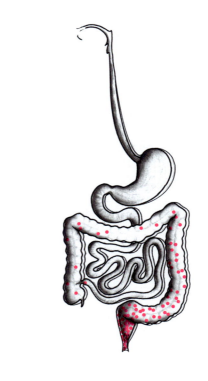

Colitis ulcerosa ist eine chronisch rezidivierende Entzündung des Dickdarms. Es kommt zu schleimig-blutigen Durchfällen. Typisch ist bei den Betroffenen ein blasses Aussehen infolge Anämie. Des Weiteren bestehen ein druckempfindliches Abdomen, lebhafte Darmgeräusche und Tachykardie. Die Abbildung zeigt, in welcher Häufigkeit die Erkrankung in den verschiedenen Darmabschnitten auftritt.

Abb. 9-74 ▶ Endoskopische Aufnahmen von Colitis ulcerosa

Bei Colitis ulcerosa kommt es meist zu einer granulomatösen Entzündung der Dickdarmschleimhaut bei gleichzeitiger Rückbildung der Becherzellen. Es kann aber auch zur allgemeinen Schleimhautatrophie kommen.

A Endoskopische Aufnahme des Blinddarmes mit Bauhin-Klappe (links im Bild) bei einer stark ausgeprägten Colitis ulcerosa. Man sieht eine starke Rötung mit vereinzelten Blutauflagerungen und umschriebene Fibrinausschwitzungen.

B Es handelt sich um eine chronische Colitis ulcerosa, bei der es zur Bildung von Pseudopolypen gekommen ist. Diese Pseudopolypen sind keine echten Neubildungen, weshalb sie als **Pseudo**polypen bezeichnet werden. Sie sind aus entzündlichem Granulationsgewebe aufgebaut und sie sind typisch für chronisch-entzündliche Darmerkrankungen. Das weißlich erscheinende Gewebe ist atrophierte Schleimhaut.

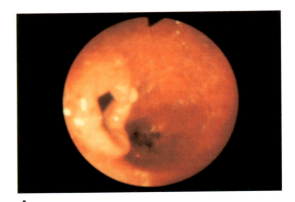

A

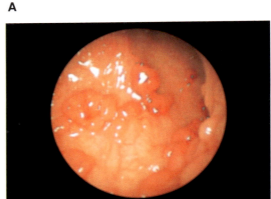

B

Abb. 9-75 ▶ Röntgenaufnahme bei Colitis ulcerosa

Es handelt sich um eine Röntgenkontrastaufnahme. Auffallend sind die Wandkonturunregelmäßigkeiten, die durch Pseudopolypen und Geschwüre entstanden sind.

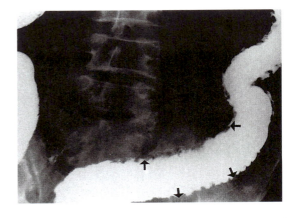

Abb. 9-76 ▶ Divertikel

Es handelt sich um eine schematische Darstellung von Dickdarmdivertikeln. Divertikel sind Ausstülpungen der Darmwand. Führt die Darmwand peristaltische Bewegungen aus, so klafft an der Stelle, an der Blutgefäße eintreten, die Ringmuskulatur auseinander. An dieser Stelle können sich Divertikel bilden.

Als Ursache der Erkrankung kommen eine verminderte Festigkeit der Dickdarmwand, eine herabgesetzte Dehnungsfähigkeit des Dickdarms, eine altersbedingte Veränderung des Kollagens und eine Schwächung der Längsmuskulatur in Betracht. Besonders Patienten mit Bindegewebserkrankungen neigen zu Divertikelbildung. Ballaststoffarme Ernährung fördert ihre Entstehung.

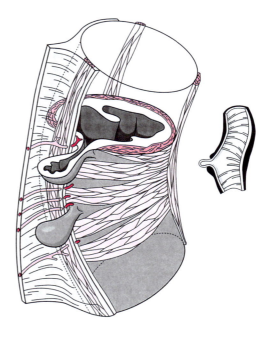

Abb. 9-77 ▶ Ausgeprägte Divertikulose

Die Röntgendarstellung zeigt eine ausgeprägte Divertikulose. Vor allem der absteigende Dickdarm (Colon descendens) und der S-förmige Abschnitt (Sigmoid) des Dickdarms sind betroffen.

Man muss zwischen Divertikulose und Divertikulitis unterscheiden: Mit Divertikulose meint man die Tatsache, dass Divertikel vorhanden sind, mit Divertikulitis bezeichnet man die Entzündung eines oder mehrerer Divertikel. Hierbei kann es zu schweren Komplikationen wie Abszessen, Fistelbildung, Blutungen oder Darmverschluss kommen.

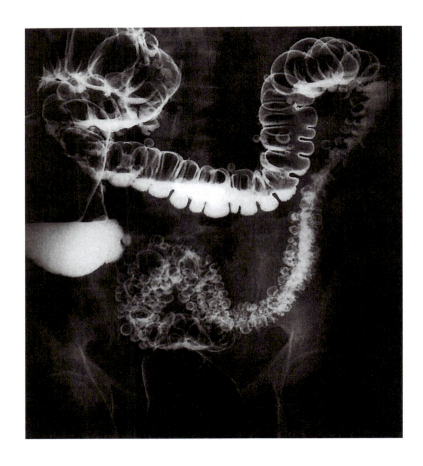

Abb. 9-78 ▶ Dickdarmkrebs

Dickdarmkrebse entwickeln sich in ungefähr 60 bis 70% der Fälle im Rektum und im Sigmoid. Bei der Entstehung des Dickdarmkrebses spielen Umweltfaktoren, Adenome und Colitis ulcerosa eine wichtige Rolle. Vom Dickdarmkrebs sind bevorzugt das 6. und 7. Lebensjahrzehnt betroffen. Jedoch kann der Tumor auch bereits vor dem 30. Lebensjahr auftreten.

Die Röntgen-Doppelkontrastdarstellung zeigt ein ausgedehntes Karzinom im absteigenden Dickdarm (Colon descendens), das bereits zu einer erheblichen Stenosierung geführt hat.

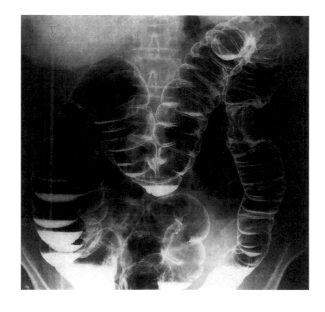

Abb. 9-79 ▶ Hämorriden

Innere Hämorriden sind eine knotenförmige Erweiterung der Schwellkörper (Corpus cavernosum), die auf einer Hyperplasie (Vergrößerung durch Zellvermehrung) beruhen. Bitte beachten Sie hierzu auch Abb. 9-40. Ursache dieser Hyperplasie können sein: Bewegungsmangel, häufige Verstopfung, Abführmittelmissbrauch, angeborene Bindegewebsschwäche, zu starke Anspannung des Afterschließmuskels und Schwangerschaft. Hämorriden sind in der Bevölkerung außerordentlich verbreitet. Sie können bei 70% der über Dreißigjährigen gefunden werden.

Einteilung der inneren Hämorriden nach dem Schweregrad

1. Stadium
Es liegen im After kleine Knoten vor, die von außen nicht sichtbar sind. Es kann beim Stuhlgang zu hellroten Blutungen (Rektumkrebs ausschließen!) kommen. In diesem Stadium bestehen keine Schmerzen, da die Darmschleimhaut schmerzunempfindlich ist.

2. Stadium
Die Knoten haben sich vergrößert und werden beim Stuhlgang unter Schmerzen vor die Afteröffnung gepresst. Nach dem Stuhlgang wandern die Hämorridalknoten wieder von selbst in den Afterkanal zurück. Da die Afterschleimhaut schmerzempfindlich ist, kommt es in diesem Stadium zu starken Schmerzen. Die Blutungen gehen im Allgemeinen zurück.

3. Stadium
Die Hämorridalknoten sinken weiter herab und bleiben nun auch nach dem Stuhlgang vor dem After liegen, können jedoch mit dem Finger wieder durch den After nach oben geschoben werden. In diesem Stadium kann es zu Juckreiz, Schmerzen und Blutungen kommen. Es kann sich eine beginnende Inkontinenz einstellen, das heißt, eine Unfähigkeit Winde und Stuhl willkürlich zurückzuhalten.

4. Stadium
Die Hämorridalknoten sind nicht mehr mit dem Finger in den Afterkanal reponierbar, sondern liegen ständig vor dem After.

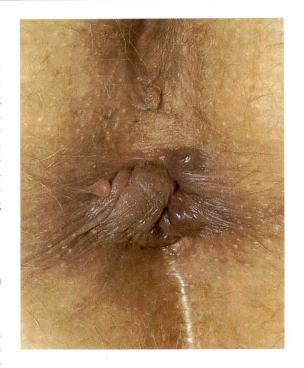

Von diesen inneren Hämorriden werden die äußeren Hämorriden abgegrenzt.

Äußere Hämorriden

Äußere Hämorriden treten in der äußeren Zone um die Aftergegend auf. Es handelt sich um gestaute Äste der Vena rectalis inferior. Dadurch kann es zu Analvenenthrombosen kommen oder zu perianalen Hämatomen.

Zur besseren Lokalisierung von Untersuchungsbefunden am After wird die Lage von Veränderungen in Analogie zum Zifferblatt der Uhr angegeben (Steinschnittlage). Man beschreibt beispielsweise einen Befund am After mit: Lage bei „5 Uhr". Dabei geht man von einer Rückenlage des Patienten mit gespreizten und im Hüft- und Kniegelenk gebeugten Beinen aus.

Die Abbildung zeigt bei 9 Uhr eine Hämorride 2. Grades. Weiter sind am After folgende Komplikationen zu sehen: Bei 1, 4 und 6 Uhr gestaute Analvenen. Es handelt sich hierbei um „äußere Hämorriden". Außerdem sieht man von 7 bis 9 Uhr Teile der heraustretenden Darmschleimhaut.

Abb. 9-80 ▶ Vorfall der Analschleimhaut bei Hämorridalleiden

Man sieht eine vorgefallene, rötlich entzündliche Darmschleimhaut. Des Weiteren befinden sich bei 1 und bei 7 Uhr Marisken. Marisken sind nicht mehr reponierbare Hautfalten außen am Anus. Sie stellen den harmlosen Restzustand eines abgeheilten Hämorridalknotens dar. Im Unterschied zu Hämorriden füllen sich Marisken beim Betätigen der Bauchpresse nicht mit Blut.

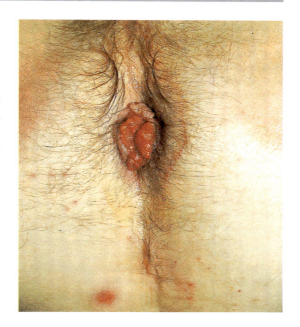

Abb. 9-81 ▶ Analvenenthrombose

Von 6 bis 7 Uhr sitzt ein großer bläulicher, nicht ausdrückbarer Knoten mit einer glatten, glänzenden Oberfläche. Oberhalb der Analvenenthrombose befindet sich noch eine Mariske. Aufgrund der Analvenenthrombose bestehen bei der Betroffenen erhebliche Schmerzen.

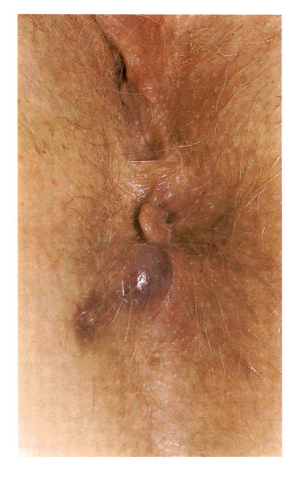

Abb. 9-82 ▶ Marisken

Marisken sind derbe, schlaffe Hautfalten, die sich beim Pressen nicht füllen und die sich nicht reponieren lassen. Sie können sich aus abgeheilten Hämorridalknoten oder aufgrund anderer entzündlicher Prozesse bilden.

Feigwarzen (Condylomata acuminata) sind von Marisken zu unterscheiden. Sie kommen in der Anal-Genital-Gegend vor. Bei ihrer Entstehung spielen Epitheldefekte und Feuchtigkeit eine Rolle. Es handelt sich um eine Abart der vulgären Warze, hervorgerufen durch ein Virus der Papilloma-Gruppe. Feigwarzen können durch Geschlechtsverkehr übertragen werden.

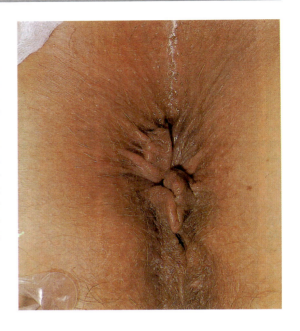

Abb. 9-83 ▶ Akute Analfissuren und Ulkus

Analfissuren sind schmerzhafte, linear verlaufende Haut-Schleimhaut-Einrisse in der Aftergegend. Sie reichen bis an den inneren Analsphinkter. Sie dürfen nicht mit Analrhagaden verwechselt werden, die oberflächlicher, meist radiär verlaufen und die auch schmerzhaft sind.

Auf der Abbildung sieht man außer den Analfissuren noch bei 6 Uhr ein ovales Ulkus, in dem die Längsfaserung des Musculus sphincter internus zu sehen ist. Es bestehen starke Schmerzen.

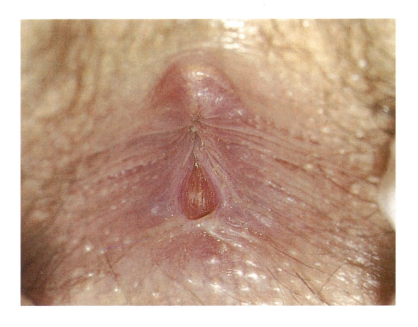

Abb. 9-84 ▶ Roseolen bei Typhus abdominalis

Bei ungefähr einem Drittel der Patienten mit Typhus abdominalis kommt es ab der zweiten Krankheitswoche zu Roseolen. Es handelt sich hierbei um kleine, rosarote Flecken, die bevorzugt am Bauch und dem seitlichen Rumpf auftreten. Bei schweren Krankheitsverläufen kommen Roseolen auch an den Extremitäten vor (siehe Abbildung).

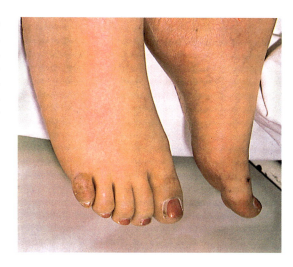

Abb. 9-85 ▶ Spulwurmei

Zu einer Infektion mit Spulwürmern kommt es, wenn Nahrungsmittel (Gemüse und Obst) mit den Eiern des Spulwurmes verseucht sind.

Die Abbildung zeigt das Ei eines Spulwurmes von der Größe: 50–75 × 40–60 µm. Typisch für das Spulwurmei ist seine dicke, unregelmäßige Außenhülle. Spulwürmer wachsen zu 30 cm langen Weibchen oder 20 cm langen Männchen heran.

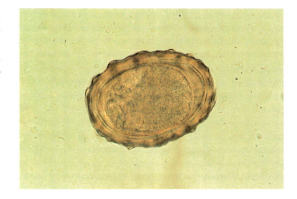

Abb. 9-86 ▶ Schematische Darstellung der Spulwurmentwicklung

1. Die Spulwürmer werden als Wurmeier mit dem verseuchten Nahrungsmittel aufgenommen.
2. Die Wurmeier gelangen in den Dünndarm, wo die Larven ausschlüpfen. Diese geschlüpften Larven durchdringen die Dünndarmwand und wandern in die Darmvenen ein.
3. Die Larven lassen sich über das Blut des Pfortadersystems zur Leber schwemmen. Von hier aus gelangen sie über die untere Hohlvene zum Herz und von hier aus zur Lunge.
4. In der Lunge durchwandern sie die Alveolarwand und werden von den Bronchien aus, durch Husten, in den Kehlkopf befördert.
5. Durch Verschlucken gelangen die Larven nun wieder in den Dünndarm.
6. Hier wachsen die Larven innerhalb von ungefähr 60 Tagen heran und erlangen Geschlechtsreife.
7. Die erste Eiausscheidung beginnt ungefähr 70 Tage nach der Infektion.

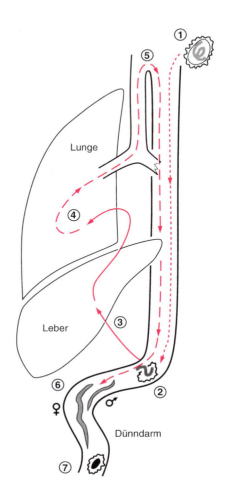

Abb. 9-87 ▶ Madenwurmeier

Die Madenwurmeier haben eine Größe von 50–60 × 20–30 µm. Sie sind typischerweise asymmetrisch und enthalten pro Ei eine gut erkennbare Larve. Von Madenwürmern werden in erster Linie Kinder befallen.

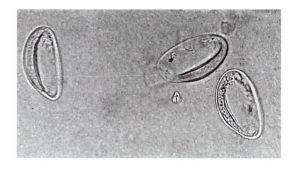

Abb. 9-88 ▸ Trichinella spiralis

Trichinella spiralis ist der Erreger der Trichinose, einer im Erkrankungsfalle meldepflichtigen Wurmerkrankung.

Die Abbildung zeigt Gewebe, das bei einer Muskelbiopsie gewonnen wurde, 70 Tage nach der Infektion. Innerhalb einer zur Kapsel umgebildeten Muskelfaser sind vier Wurmlarven zu erkennen. An den oberen und unteren Polen der Kapseln sieht man Reste eines entzündlichen Infiltrats. (Unter einem Infiltrat versteht man die Gesamtheit aller in normales Gewebe eingelagerten fremdartigen, vor allem krankheitserregenden Substanzen). Durch die gesetzlich vorgeschriebene Fleischbeschauung ist die Trichinose bei uns selten geworden.

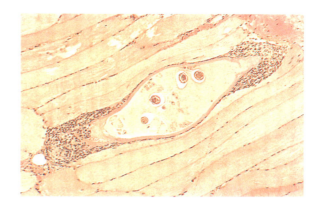

Abb. 9-89 ▸ Rinderbandwurm

Der Rinderbandwurm (hier im Maßstab 1:1) kann eine Länge von ungefähr 10 Metern erreichen. Bandwürmer bestehen aus einem Kopf und aus einer langen Kette von Gliedern (Proglottiden).

Die Abbildung zeigt Teile eines Rinderbandwurmes. Man sieht deutlich die einzelnen Glieder, aus denen sich der Wurm zusammensetzt (Proglottidenkette). Kleinere derartige Bandwurmglieder können spontan mit dem Stuhl abgehen und den Betroffenen so auf die Bandwurminfektion hinweisen.

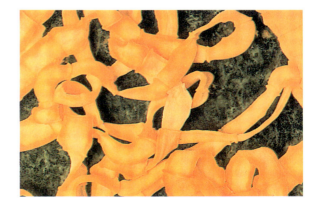

10 Stoffwechsel

Fettsucht (Adipositas) 235

Abb. 10-1 ▶ Magersucht (Anorexia nervosa)

Magersucht tritt überwiegend bei jungen Mädchen im Anschluss an die Pubertät auf. Sie entwickelt sich durch eine psychische Reifungskrise, bei der die Ablehnung der weiblichen Rolle im Mittelpunkt des Konfliktes steht. Folge der extremen Abmagerung ist bald ein Ausbleiben der Regel, ein Absinken des Blutdruckes, des Pulses und der Körpertemperatur. In ausgeprägten Fällen von Magersucht kann es zum Verhungern kommen.

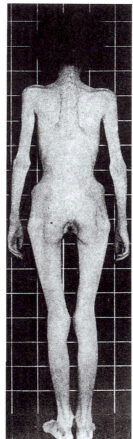
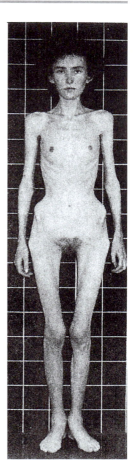

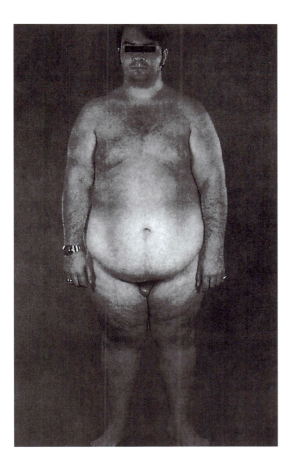

Abb. 10-2 ▶ Fettsucht (Adipositas)
(Aus Siegenthaler)

Abgebildet ist ein 20-jähriger Mann, der größere Mengen Fett, vor allem in das Bauchfell, eingelagert hat, weshalb sich eine „Fettschürze" ausgebildet hat. Weitere wichtige Fettdepots sind das Unterhautfettgewebe, das Gewebe zwischen den Muskeln und um die Organe herum, hier bevorzugt um das Herz und um die Nieren.

Übergewicht begünstigt eine Vielzahl von Krankheiten wie Bluthochdruck, Diabetes mellitus und Gicht. Häufig bestehen Pulsbeschleunigung, Atemnot, deutlich erhöhte Blutfettwerte, Schäden an Gelenken und Bändern und weiße Streifen (Striae) auf der Haut.

Abb. 10-3 ▶ Xanthome bei Hyperlipidämie

Bei Hyperlipidämie liegt eine Erhöhung der Blutfette vor.

Xanthome können bei Patienten mit Fettstoffwechselstörungen auftreten. Dabei handelt es sich um stecknadelkopf- bis bohnengroße Knötchen, die in seltenen Fällen walnussgroß werden können. Es sind weißliche bis gelbliche Gebilde, die Lipoproteine (Fett-Eiweiß-Gemisch) enthalten.

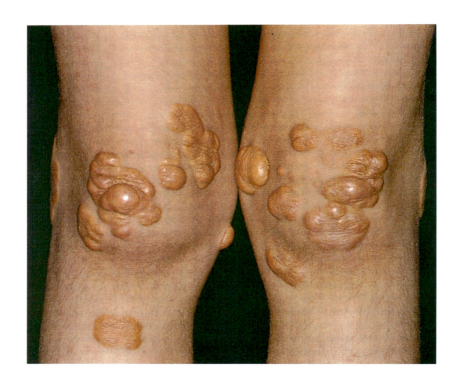

Abb. 10-4 ▶ Xanthelasmen

Xanthelasmen sind flache weißlich-gelbe Hautveränderungen, die bevorzugt um die Augen herum auftreten. Sie enthalten ebenso wie die Xanthome (s. Abb. 10-3) Lipoproteine. Beachten Sie auch die Gebilde an der linken Nasolabialfalte und am Naseneingang. Bei dem abgebildeten Patienten wurden trotz des auffallenden Befundes keine erhöhten Fettwerte im Blut gefunden! Findet man allerdings bei jüngeren Patienten Xanthome, sind diese meist die Folge einer Erhöhung der Blutfettwerte (Hyperlipidämie). Bei einer Normalisierung der Blutfettwerte, können sich Xanthome spontan zurückbilden.

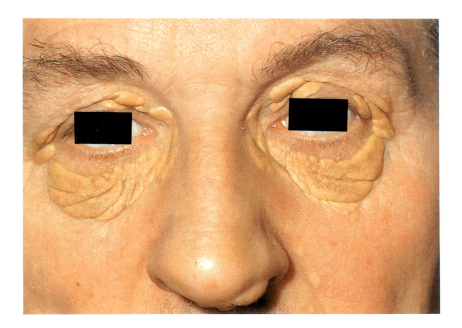

Abb. 10-5 ▶ Xanthome der Handsehnen

Die Abbildung zeigt Xanthome, die sich an den Strecksehnen der Finger gebildet haben. Sie sind schmerzlos und verschieblich. Diese Sehnenxanthome können in Verbindung mit Hautxanthomen auftreten oder für sich alleine.

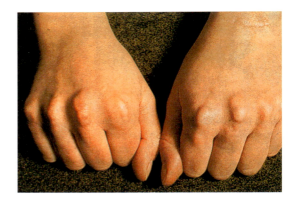

Abb. 10-6 ▶ Xanthome der Achillessehne

Die Abbildung zeigt einen Patienten mit einer erblich bedingten Erhöhung des Blutfettspiegels. Es ist zu Fetteinlagerungen an den Achillessehnen gekommen. Diese Beschwerden können bereits im Kindesalter auftreten.

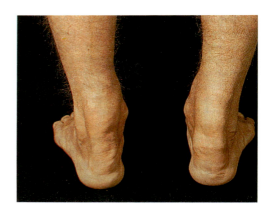

Abb. 10-7 ▶ Kornealring

Der Kornealring wird noch als Arcus lipoides corneae, Arcus senilis oder als Greisenring bezeichnet. Man versteht hierunter eine ringförmige, weißliche Fetteinlagerung in die Hornhautperipherie (nicht in die Iris!). Der Kornealring kann zirkumskript, das heißt, um die gesamte Kornea herum oder nur partiell auftreten.

Kommt es im jugendlichen Alter zum Auftreten eines Kornealringes, so liegt meist eine erblich bedingte Erhöhung der Blutfette vor. Bei älteren Menschen können sich Kornealringe auch ohne Hyperlipidämie ausbilden.

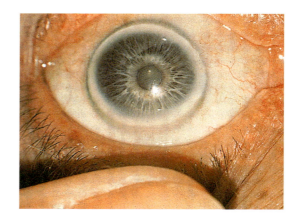

Abb. 10-8 ▶ Chronische Gicht

Der Gicht liegt eine Störung des Purinstoffwechsels zugrunde. Im Blut findet man erhöhte Harnsäurewerte. Harnsäurekristalle werden vor allem in Gelenken, Geweben und als Steine in den Nieren abgelagert.

Beachten Sie in der vorliegenden Abbildung die Auftreibung der Fingergrund- und mittelgelenke. Außerdem haben sich in der Nähe von mehreren Gelenken derbe, gerötete Knoten (Gichtknoten) gebildet. Die meisten Finger sind in einer Beugestellung fixiert.

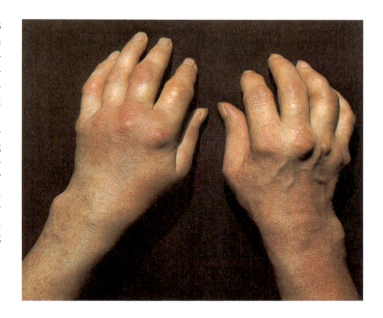

Abb. 10-9 ▶ Röntgendarstellung der chronischen Gicht

Bei der Abbildung handelt es sich um die Röntgendarstellung der Hände eines Patienten mit chronischer Gicht. Beachten Sie bitte die fortgeschrittenen Gelenkzerstörungen. Die Gichtknoten sind als Weichteilschatten ebenfalls erkennbar. Bei Gichtknoten handelt es sich um schmerzlose, meist derbe Knötchen, in denen Harnsäure enthalten ist.

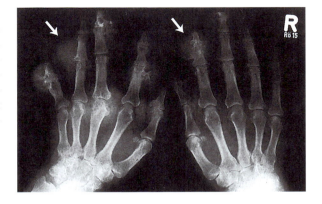

11 Die Leber

Abb. 11-1 ▶ Lage der Leber

Dargestellt sind die Organe des Oberbauches nach Entfernung der vorderen Bauchwand. Um die hinter der Leber liegenden Organe zu zeigen, wurde der linke Leberlappen mit einem Haken nach oben gezogen.

Die Leber reicht mit ihrem linken Lappen bis vor den Magen. Nach oben ist sie teilweise mit dem Zwerchfell verwachsen, nach hinten und unten liegt sie den Baucheingeweiden an.

1 Zwerchfell .... *Diaphragma*
2 Zwerchfellfläche
   der Leber .... *Facies diaphragmatica*
3 Leberpforte .... *Porta hepatis*
4 Quadratischer Leberlappen .... *Lobus quadratus*
5 Gallenblasengang .... *Ductus cysticus*
6 Kleines Netz .... *Omentum minus*
7 Zwölffingerdarm, *Duodenum*,
   oberer Teil .... *Pars superior*
8 Gallenblase .... *Vesica fellea*
9 Rechte Dickdarmbiegung .... *Flexura coli dextra*
10 Abdruck des Dickdarms .... *Impressio colica*
11 Zwölffingerdarm, *Duodenum*,
   absteigender Teil .... *Pars descendens*
12 Aufsteigender Dickdarm .... *Colon ascendens*
13 Querliegender Dickdarm .... *Colon transversum*
14 Magenausgang (Pförtner) .... *Pylorus*
15 Magenausgangsteil
   (Antrum pyloricum) .... *Pars pylorica*
16 Großes Netz .... *Omentum majus*
17 Unterer Leberrand .... *Margo inferior hepatis*
18 Kleines Netz .... *Omentum minus*
19 Linker Leberlappen .... *Lobus hepatis sinister*
20 Mageneingang (Kardia) .... *Pars cardiaca*
21 Bauchfell .... *Peritoneum*
22 Magenkuppel (Fundus) .... *Fundus ventricularis*
23 Magenkörper .... *Corpus ventriculare*
24 Große Magenkrümmung .... *Curvatura ventricularis major*
25 Kleine Magenkrümmung .... *Curvatura ventricularis minor*
26 Sichelförmiges Leberband ... *Lig. falciforme hepatis*
27 Magen-Milz-Band .... *Lig. gastrolienale*
28 Bauchfellfalte von der
   Leber zum Zwerchfell ...... *Lig. triangulare sinistrum*
29 Spalte für das runde
   Leberband .... *Fissura ligamenti teretis*
30 Spaltraum zwischen Zwerchfell
   und Leberlappen.................... *Recessus subphrenicus*
31 Magen-Dickdarm-Band .... *Lig. gastrocolicum*
32 Eingang in den Netzbeutel .... *Foramen omentale*
33 Rundes Leberband .... *Lig. teres hepatis*

Lage der Leber

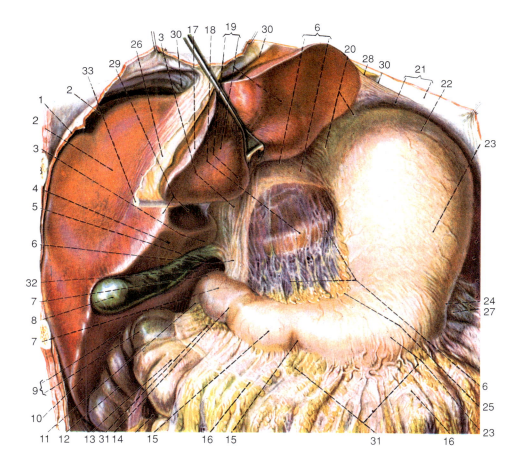

Abb. 11-2 ▶ Aufbau der Leber

Die Ansicht der Leber von hinten, lässt den rechten (1), linken (2), geschwänzten und den quadratischen (4) Leberlappen erkennen.

Durch die Leberpforte treten die Pfortader (9), die Leberarterie (8) und der gemeinsame Lebergallengang (7) durch. Beachten Sie, dass durch die Leberpforte *keine* Lebervene durchtritt. Die Lebervenen (meist drei Lebervenen) münden direkt in die untere Hohlvene (10) ein.

1 Rechter Leberlappen .... *Lobus hepatis dexter*
2 Linker Leberlappen .... *Lobus hepatis sinister*
3 Geschwänzter Leberlappen .... *Lobus caudatus*
4 Quadratischer Leberlappen .... *Lobus quadratus*
5 Gallenblase .... *Vesica fellea*
6 Gallengang .... *Ductus choledochus*
7 Gemeinsamer Lebergallengang .... *Ductus hepaticus communis*
8 Leberschlagader .... *A. hepatica propria*
9 Pfortader .... *V. portae hepatis*
10 Untere Hohlvene .... *V. cava inferior*
11 Bauchfell .... *Peritoneum*
12 Verwachsungsfläche der Leber mit dem Zwerchfell .... *Area nuda*
13 Abdruck des querliegenden Dickdarms .... *Impressio colica*
14 Rundes Leberband .... *Lig. teres hepatis*

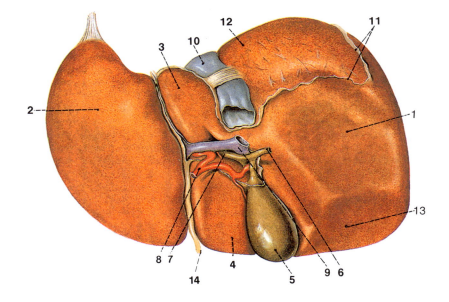

Abb. 11-3 ▶ Leberläppchen aus einer Kaninchenleber

Die kleinsten Funktionseinheiten in der Leber sind die Leberläppchen. Sie haben einen Durchmesser von 1 bis 2 mm und eine sechseckige Form.

Die Abbildung (50-fache Vergrößerung) zeigt das Leberläppchen einer Kaninchenleber. Die Venen erscheinen blau, weil in die Pfortader ein blauer Farbstoff eingespritzt wurde. Die Kerne der einzelnen Leberzellen wurden rot angefärbt, sie erscheinen deshalb als rote Punkte. In der Mitte sieht man die Zentralvene, die im Läppchenzentrum liegt und die das abführende Gefäß ist. Die Richtung des Blutflusses geht vom Rand des Leberläppchens zur Mitte hin.

Die zuführenden Blutgefäße (Äste der Pfortader und der Leberschlagader) verlaufen mit den Gallengängen vereint zwischen den einzelnen Läppchen als so genannter Portalkanal (Pfortaderkanal, Trias hepatica). Diese Lebertrias ist jeweils von etwas Bindegewebe umgeben. Im Präparat sieht man diese Lebertrias an den Ecken des Leberläppchens. Sie wird hier als Glisson-Dreieck (2) bezeichnet, zum Gedenken an Francis Glisson (1597–1677), der dieses Dreieck schon im Jahre 1654 beschrieb.

Bei dem abgebildeten Präparateschnitt wurden teilweise die Zwischenläppchenvenen der Länge nach angeschnitten und erscheinen deshalb besonders groß und deutlich.

1 Zwischenläppchenvene
  (Ast der Pfortader) .... *V. interlobularis*
2 Glisson-Dreieck .... *Trias hepatica,*
  (Portalkanal, Pfortaderkanal) .... *Canalis portalis*
3 Lebersinusoide .... *Vasa sinusoide*
4 Zentralvene .... *V. centralis*

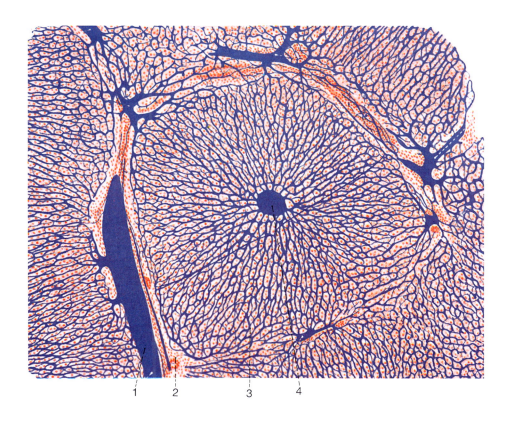

Abb. 11-4 ▶ Schematische Darstellung der Gefäßverzweigung der Leber

Das Blut fließt von den Ästen der Pfortader (1) und den Ästen der Leberschlagader (7) in die Lebersinuoide (3), wo es sich vermischt. Von den Lebersinuoiden fließt es über die Zentralvene (4) des Leberläppchens in Sammelvenen (6), die zu Lebervenen (5) zusammenfließen, die dann in die untere Hohlvene einmünden.

Fließt das Blut im Leberläppchen, wie eben geschildert, von peripher nach zentral, so hat die Galle die umgekehrte Fließrichtung von zentral nach peripher. Die Leberzellen bilden die Galle und geben diese an die Gallenkapillaren ab. Die Gallenkapillaren haben keine eigene Wand, sondern werden durch Aussparungen zwischen den Leberzellen gebildet. Diese Gallenkapillaren laufen zu den Gallenausführungsgängen zusammen, die sich schließlich zu Zwischenläppchen-Gallengängen vereinigen. Diese münden in den rechten und linken Lebergallengang (Ductus hepaticus dexter et sinister) ein, die sich zum gemeinsamen Lebergallengang (Ductus hepaticus communis) vereinigen.

1 Ast der Pfortader .... *V. portae hepatis*
2 Zwischenläppchenvene .... *V. interlobularis*
3 Lebersinuoide
   (Leberkapillaren) .... *Vasa sinusoidea*
4 Zentralvene .... *V. centralis*
5 Ast der Lebervene .... *V. hepatica*
6 Sammelvene .... *V. sublobularis*
7 Ast der Leberschlagader .... *A. hepatica propria*
8 Zwischenläppchenschlagader .... *A. interlobularis*
9 Gallenausführungsgang .... *Ductulus bilifer*
10 Zwischenläppchen-
   Gallengang .... *Ductulus interlobularis*
11 Gallenkapillare .... *Canaliculus bilifer*

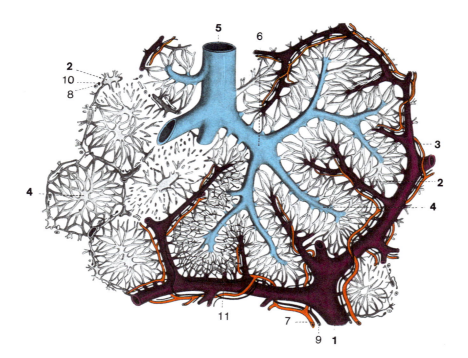

Abb. 11-5 ▶ Schematisierte räumliche Darstellung eines Leberläppchens

Achtung: Die Zentralvene befindet sich jeweils rechts und links in der Abbildung. In der Mitte stehen die Zwischenläppchenvene, die Zwischenläppchenschlagader und der Zwischenläppchengallengang.

Das Blut fließt von der Zwischenläppchenvene, einem Ast der Pfortader, (violett) in die Lebersinusoiden (Aussparungen zwischen den Leberzellbalken) zur Zentralvene (blau). In den Lebersinusoiden können Stoffe aus dem Blut an die Leberzellen abgegeben werden, und umgekehrt können die Leberzellen Abbaustoffe in das Blut einleiten. Damit die Leberzellen ausreichend mit Sauerstoff versorgt werden können, gibt die Leberschlagader sauerstoffreiches Blut in die Lebersinusoide ab, denn das Blut der Pfortader ist sauerstoffarm, da es im Darm schon ein Kapillargebiet durchlaufen hat.

Die Leberzellen bilden auch noch den Gallensaft. Dieser wird in einem eigenen Kanalsystem transportiert.

1 Zwischenläppchenvene (Ast der Pfortader) .... *V. interlobularis*
2 Lebersinusoide (Leberkapillaren) .... *Vasa sinusoidea*
3 Zentralvene .... *V. centralis*
4 Zwischenläppchenschlagader .... *A. interlobularis* (Ast der Leberschlagader)
5 Zwischenläppchen-Gallengang .... *Ductulus interlobularis*
6 Leberzelle .... *Hepatocyt*
7 Kurzschluss zwischen Schlagader und Vene .... *Anastomosis arteriovenosa*
8 Faserige Gefäßscheide um den Pfortaderast ... *Capsula fibrosa perivascularis*

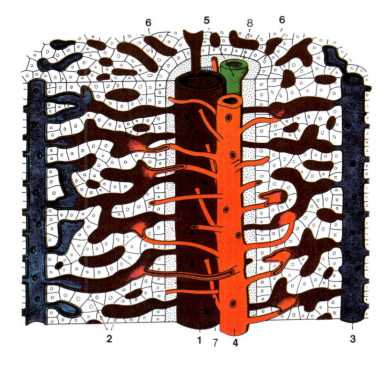

Abb. 11-6 ▶ Leberzirrhose

Bei der Leberzirrhose wird abgestorbenes Lebergewebe durch Bindegewebe ersetzt. Dabei wird das verbleibende Leberparenchym mit Narben durchzogen und knotig umgebaut. Vergleichen Sie die hier abgebildete zirrhotische Leber mit der gesunden Leber von Abb. 11-2.

Das weißliche Gewebe ist Bindegewebe, das dunklere Leberparenchym. Das verbliebene Leberparenchym hat sich knotig vermehrt, damit die Leber ihrer Aufgabe besser nachkommen kann.

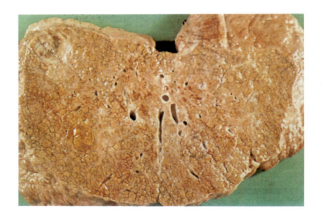

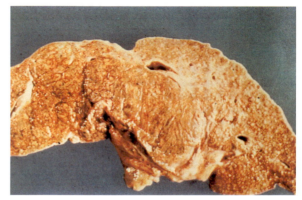

Abb. 11-7 ▶ Portokavale Anastomosen

Eine Anastomose ist eine angeborene oder erworbene Verbindung zwischen zwei Hohlorganen. So kennt man beispielsweise **arteriovenöse** Anastomosen. Hierbei handelt es sich um eine direkte Verbindung zwischen einer Arterie und einer Vene, ohne dass das Blut ein Kapillarsystem durchläuft. Diese arteriovenösen Anastomosen dienen der Umgehung, Entlastung oder Stilllegung von Kapillargebieten. Sie können auch operativ angelegt werden.

Dagegen ist eine **portokavale** Anastomose eine Verbindung zwischen der Pfortader und der unteren oder oberen Hohlvene. Sie dient der Drosselung oder Freigabe des Blutstromes, der die Leber durchfließen soll. Solche portokavale Anastomosen kommen im Bereich des Rektums (24), der Speiseröhre (32) und der Bauchdecke vor.

Bestehen aufgrund eines zirrhotischen Umbaus in der Leber Einflussstörungen, so kommt es in diesen portokavalen Anastomosen zu Rückstauungen, in deren Folge sich Rektumvarizen, Speiseröhrenkrampfadern oder ein Medusenhaupt der Bauchdecke ausbilden können. Das Blut, das sich in diesen portokavalen Anastomosen staut, kann nun der unteren beziehungsweise der oberen Hohlvene zugeführt werden und entlastet so den überforderten Pfortaderkreislauf.

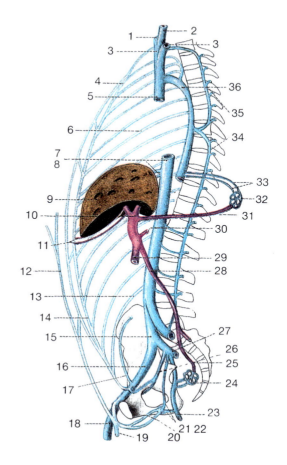

1 Schlüsselbeinvene .... *V. subclavia*
2 Innere Drosselvene
  (Halsvene) .... *V. jugularis interna*
3 Arm-Kopf-Vene .... *V. brachiocephalica*
4 Innere Brustkorbvenen .... *Vv. thoracicae internae*
5 Obere Hohlvene .... *V. cava superior*
6 Hintere Zwischenrippen-
  venen .... *Vv. intercostales posteriores*
7 Untere Hohlvene .... *V. cava inferior*
8 Lebervenen .... *Vv. hepaticae*
9 Leber .... *Hepar*
10 Pfortader .... *V. portae hepatis*
11 Nabelgebietvenen .... *Vv. para-umbilicales*
12 Oberflächliche
   Bauchwandvene .... *V. epigastrica superficialis*
13 Lendenvene .... *V. lumbalis*
14 Untere Bauchwandvene .... *V. epigastrica inferior*
15 Gemeinsame Beckenvene .... *V. iliaca communis*
16 Äußere Beckenvene .... *V. iliaca externa*
17 Tief liegende umbiegende
   Darmvene .... *V. circumflexa iliaca profunda*
18 Oberschenkelvene .... *V. femoralis*
19 Große Hautvene
   des Beines (Saphena) .... *V. saphena magna*
20 Äußere Schamvenen .... *Vv. pudendae externae*
21 Mittlere Mastdarmvenen .... *Vv. rectales mediae*
22 Untere Mastdarmvenen .... *Vv. rectales inferiores*
23 Innere Schamvenen .... *Vv. pudendae internae*
24 Mastdarmvenengeflecht .... *Plexus venosus rectalis*
25 Obere Mastdarmvene .... *V. rectalis superior*
26 Hüftlochvene .... *V. obturatoria*
27 Innere Beckenvene .... *V. iliaca interna*
28 Innere Gekrösevene .... *V. mesenterica inferior*
   (mündet hier als Varietät in die innere
   Gekrösevene und nicht in die Milzvene)
29 Obere Gekrösevene .... *V. mesenterica superior*
30 Milzvene .... *V. splenica (V. lienalis)*
31 Linke Magenvene .... *V. gastrica sinistra*
32 Portokavale Anastomose .... –
33 Speiseröhrenvenen .... *Vv. oesophageales*
34 Unpaare linke Brustwandvene .... *V. hemiazygos*
35 Hinzukommende unpaare
   linke Brustwandvene .... *V. hemiazygos accessoria*
36 Unpaare rechte Brustwandvene .... *V. azygos*

Abb. 11-8 ▶ Medusenhaupt bei Pfortaderhochdruck

Ein zunehmender zirrhotischer Umbau der Leber behindert den Blutdurchfluss in der Leber. Infolgedessen staut sich das Blut vor der Leber und es kommt zu Venenerweiterungen, vor allem der Ösophagus- und der Bauchdeckenvenen.

Die Abbildung zeigt deutlich erweiterte und geschlängelte Bauchdeckenvenen bei einem Patienten mit Leberzirrhose. Außerdem sieht man eine lange Laparotomienarbe. Eine Laparotomie ist eine operative Eröffnung der Bauchhöhle.

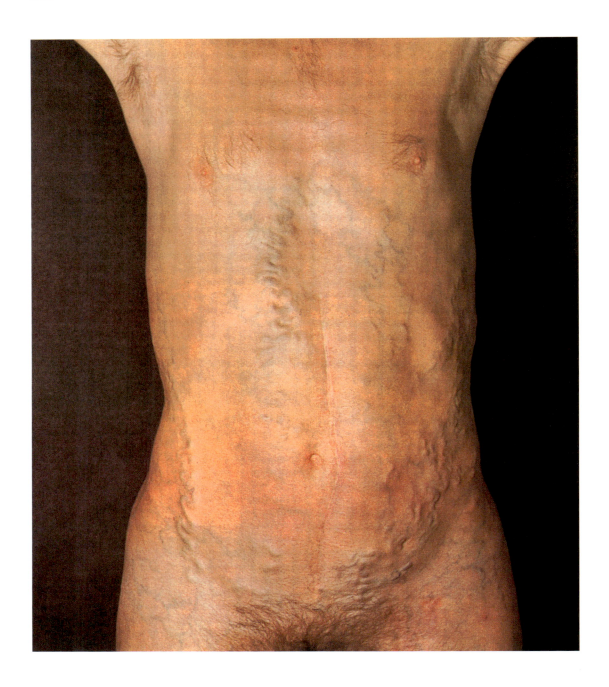

Abb. 11-9 ▸ Gelbe Skleren
(Aus Siegenthaler)

Tritt eine Gelbsucht (Ikterus) auf, so kommt es sowohl zur gelblichen Verfärbung der Haut und der Schleimhaut als auch der inneren Organe. Besonders früh und gut kann der Ikterus an einer Gelbfärbung der Lederhaut (Sklera) des Auges gesehen werden.

Ursache der Gelbsucht ist ein Übertritt von Gallenfarbstoffen, vor allem von Bilirubin, ins Blut. Vom Blutgefäßsystem aus gelangt der Gallenfarbstoff in die Haut und die übrigen Körpergewebe. Bilirubin besitzt eine große Neigung sich an die elastischen Fasern des Bindegewebes anzulagern. Wegen des weißen Untergrundes wird diese Anlagerung zuerst an der Augenbindehaut sichtbar.

Wichtige mögliche Ursachen für Gelbsucht sind Gallensteine, Entzündungen und Tumoren der abführenden Gallenwege, Virushepatitis und Medikamente. Keineswegs vergessen werden darf in diesem Zusammenhang das Pankreaskopfkarzinom.

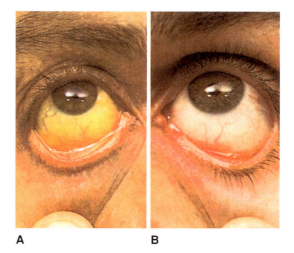

A Sklerenfarbe bei Gelbsucht
B Sklerenfarbe beim Gesunden

Abb. 11-10 ▸ Gefäßsternchen (Spinnennaevi, Spider naevi, Naevus araneus)

Gefäßsternchen können im Gesicht, an Hals und Brust auftreten. An den unteren Extremitäten kommen sie praktisch nie vor. Sie bestehen aus einer zentralen, leicht erhabenen, bis stecknadelkopfgroßen Arteriole, von der spinnenartig Teleangiektasien (erweiterte, kleine, oberflächliche Hautgefäße) abgehen.

Gefäßsternchen können bei Leberzirrhose, aber auch bei chronisch-progredienter Hepatitis auftreten. Allerdings können sie auch bei Jugendlichen vorkommen, die lebergesund sind. Treten Spider naevi während der Schwangerschaft auf, so bilden sie sich fast immer nach der Entbindung zurück.

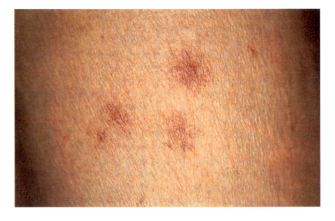

12 Die Galle

Längsschnitt durch Gallenblase und Gallenausführungsgänge

Abb. 12-1 ▶ Lage der Gallenblase

In der Abbildung wurde die Leber (1) etwas angehoben, um die darunter liegende Gallenblase (2) sichtbar zu machen. Zu sehen sind auch die Gallenabflusswege: rechter (4), linker (5), gemeinsamer (6) Lebergallengang und der Gallenblasengang (8). Gallenblase und Gallenwege sind von einem dichten Gefäßnetz umgeben.

1 Linker Leberlappen .... *Lobus hepatis sinister*
2 Gallenblase .... *Vesica fellea*
3 Dickdarm .... *Colon*
4 Rechter Lebergallengang ..... *Ductus hepaticus dexter*
5 Linker Lebergallengang ..... *Ductus hepaticus sinister*
6 Gemeinsamer
   Lebergallengang .... *Ductus hepaticus communis*
7 Gallenblasengang .... *Ductus cysticus*
8 Gallengang .... *Ductus choledochus*

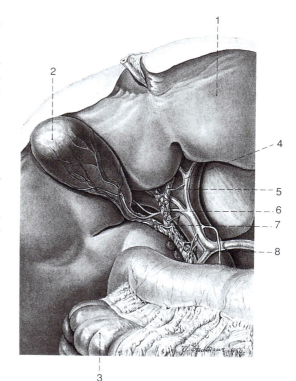

Abb. 12-2 ▶ Längsschnitt durch Gallenblase und Gallenausführungsgänge

An der Gallenblase unterscheidet man den Gallenblasengrund (1), den Gallenblasenkörper (2), den Gallenblasenhals (3) und den Gallenblasengang (4). Die Gallenblase ist innen mit Schleimhaut ausgekleidet, die eine reiche Fältelung aufweist. Es schließt sich dann eine Verschiebeschicht (submuköses Bindegewebe) an. Es folgt eine Muskelschicht (Muskularis). Außen ist die Gallenblase vom Bauchfell umgeben.

1 Gallenblasengrund .... *Fundus vesicae biliaris*
2 Gallenblasenkörper .... *Corpus vesicae biliaris*
3 Gallenblasenhals .... *Collum vesicae biliaris*
4 Gallenblasengang .... *Ductus cysticus*
5 Gemeinsamer Lebergallengang ...... *Ductus hepaticus communis*
6 Gallengang .... *Ductus choledochus*
7 Spiralfalte (Verschlußmechanismus) ..... *Plica spiralis*

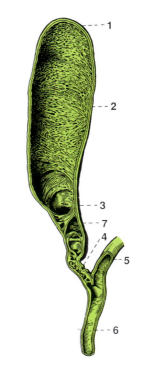

Abb. 12-3 ▶ Vater-Papille

Die Vater-Papille ist die große Papille des Zwölffingerdarmes auf der der Gallengang (Ductus choledochus) und der Ausführungsgang der Bauchspeicheldrüse (Ductus pancreaticus) gemeinsam münden und ihr Sekret in den Zwölffingerdarm abgeben. Allerdings treten diese beiden Ausführungsgänge bei einem Drittel der Menschen getrennt in den Zwölffingerdarm ein. In der Vater-Papille liegt ein kleiner Ringmuskel (Oddi-Sphinkter), der den Sekreteinfluss ins Duodenum regelt.

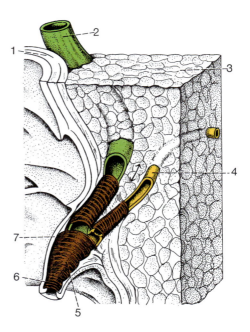

1 Zwölffingerdarm .... Duodenum
2 Gallengang .... Ductus choledochus
3 Exkretorische Endstücke der
  Bauchspeicheldrüse .... Acini pancreatici
4 Bauchspeichelgang .... Ductus pancreaticus
5 Erweiterung des vereinigten
  Ausführungsganges (Gallengang und
  Bauchspeichelgang) .... Ampulla hepatopancreatica
6 Oddi-Schließmuskel .... M. sphincter ampullae
                                      hepatopancreaticae
7 Schleimhaut des Zwölffingerdarms ... Tunica mucosa

Abb. 12-4 ▶ Lage der Gallenblase, Projektion auf die Körperoberfläche

Die Gallenblase ist grün dargestellt, die Leber braun und die Lunge blau. Die Gallenblase liegt hinter der Leber und erreicht mit ihrem Unterrand gerade den Unterrand der Leber, so dass sie nicht palpabel ist; nur die vergrößerte Gallenblase kann getastet werden. Die Gallenblase muss alle Bewegungen der Leber mitmachen, deshalb ändert sich ihre Lage je nach Atmung und Körperhaltung.

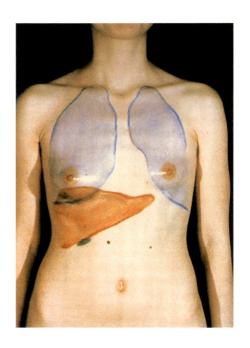

Abb. 12-5 ▶ Gallensteine

Gallensteine treten auf, wenn die normale Zusammensetzung der Gallenflüssigkeit gestört ist. In diesem Fall werden wasserunlösliche Substanzen, vor allem Cholesterin und Bilirubin, ausgefällt. Gallensteine können sich in Form und Größe sehr unterscheiden.

Es gibt ganz kleine, sandkorngroße Steine, die zu Hunderten in der Gallenblase liegen können; dabei handelt es sich um Bilirubinsteine. Eine andere Steinart sind Cholesterinsteine, die bis zu Kirschgröße heranwachsen. Es können sich auch Solitärsteine bilden, die aus verschiedenen Substanzen zusammengesetzt sind. Diese können hühnereigroß werden und dann die ganze Gallenblase ausfüllen.

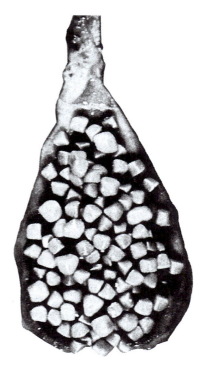

Abb. 12-6 ▶ Gallensteine

A In Nordeuropa bestehen 80 bis 90% der Gallensteine im Wesentlichen aus Cholesterin. Reine **Cholesterinsteine** sind gelb.

B Kombinationssteine (A und B) bestehen aus verschiedenen Anteilen. In ihrem Kern enthalten sie fast immer Cholesterin. An diesen Cholesterinkern lagern sich zusätzlich Kalk (B, weißliche Einlagerungen) und Bilirubin (A, schwarze Einlagerung) an. Deshalb sind Kombinationssteine mehrfarbig.

C Bilirubinsteine (Pigmentsteine) sind klein und von brauner bis schwarzer Farbe.

In der Schulmedizin stehen an Therapiemöglichkeiten bei Gallensteinen die Steinauflösung, die Zertrümmerung und die Operation zur Verfügung.

Steinauflösung (Cholelitholyse)

Die Steinauflösung gelingt nur bei Gallensteinen bestimmter chemischer Zusammensetzung, vor allem bei reinen Cholesterinsteinen. Sie erfolgt durch Medikamenteneinnahme und Ernährungsumstellung. Es ist zu bedenken, dass Cholesterinsteine nicht nur ausgefällt werden, wenn die Gallenflüssigkeit zu viel Cholesterin enthält, sondern auch, wenn im Verhältnis zum Cholesterin zu wenig Gallensäure vorhanden ist. Es wird deshalb in diesen Fällen versucht, durch Gabe von Gallensäure eine Steinauflösung herbeizuführen. Dabei muss das Medikament täglich eingenommen werden. Die Einnahmezeit beträgt oft ein bis zwei Jahre. Darüber hinaus besteht die Gefahr, dass es zu Entzündungen der Gallenblase und zum Verschlussikterus kommt.

Steinzertrümmerung (Lithotripsie)

Mit Lithotripsie bezeichnet man eine Steinzertrümmerung. In neuerer Zeit kann bei Gallenebenso wie bei Nierensteinen, eine so genannte extrakorporale (außerhalb des Körpers erfolgend) Steinzertrümmerung erfolgen. Dazu werden Stoßwellen verwendet, das sind mechanische Wellen, die eine besonders hohe Energie mit extrem steilen Anstiegsflanken haben. Diese Stoßwellen werden nun mittels eines Stoßwellengenerators genau auf die Steine gerichtet. Diese Fokusierung der einzelnen Wellenfronten auf den Stein bringt eine maximale Druckwirkung in den zu zerstörenden Stein, wobei das umgebende Gewebe nur schwach belastet wird.

Damit der Gallenstein genau lokalisiert werden kann, erfolgt eine Ortung des Steins mittels Ultraschall. Mit Hilfe des Ultraschallverfahrens kann auch der Therapieverlauf kontinuierlich überwacht werden. Bei Nierensteinen erfolgt die Lokalisation und Überwachung des Steins mittels Röntgendurchleuchtung in zwei voneinander unterschiedlichen Ebenen.

Diese moderne Therapie der Steinzertrümmerung hat zahlreiche Operationen überflüssig gemacht, wodurch für die Betroffenen das Risiko deutlich vermindert wurde. Darüber hinaus ist die Steinzertrümmerung ein wesentlich wirtschaftlicheres Verfahren als die Operation.

Operation

Es wird nur bei den Gallensteinträgern operiert, die Beschwerden haben. Das ist bei ungefähr 20% der Betroffenen der Fall.

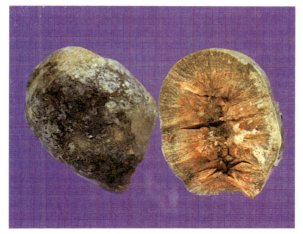

A

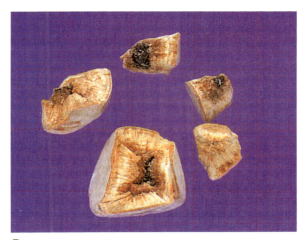

B

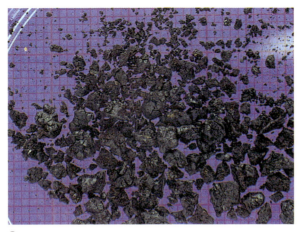

C

13 Die Bauchspeicheldrüse

Abb. 13-1 ▶ Lage und Aufbau der Bauchspeicheldrüse

An der Bauchspeicheldrüse kann man Kopf (28), Körper (18) und Schwanz (16) unterscheiden. Sie liegt in Höhe des ersten und zweiten Lendenwirbelkörpers hinter dem Magen. Sie liegt retroperitoneal hinter dem Bauchfell und ihre Hinterfläche ist mit der Bauchwand verwachsen. Ihr Kopf liegt in der C-förmigen Zwölffingerdarmschlinge und ihr Schwanz reicht bis zur Milz.

1 Zwölffingerdarm (oberer Teil) .... *Duodenum, Pars superior*
2 Gallenblase .... *Vesica fellea (biliaris)*
3 Nebenniere .... *Glandula suprarenalis*
4 Gemeinsamer Lebergallengang .... *Ductus hepaticus communis*
5 Leberschlagader .... *A. hepatica propria*
6 Pfortader .... *V. portae hepatis*
7 Gemeinsame Leberschlagader .... *A. hepatica communis*
8 Bauchaorta .... *Aorta abdominalis*
9 Leber-Milz-Magen-Schlagaderstamm .... *Truncus coeliacus*
10 Milzschlagader .... *A. lienalis (splenica)*
11 Linke Magenschlagader .... *A. gastrica sinistra*
12 Milz-Nieren-Band .... *Lig. splenorenale*
13 Milz (obere Kante) .... *Splen (Lien), Margo superior*
14 Niere .... *Ren (Nephros)*
15 Milz (Zwerchfellfläche) .... *Splen, Fascies diaphragmatica*
16 Schwanz der Bauchspeicheldrüse .... *Cauda pancreatis*
17 Endteil der Milz .... *Splen, Extremitas anterior*
18 Körper der Bauchspeicheldrüse .... *Corpus pancreatis*
19 Zwölffingerdarm-Leerdarm-Biegung .... *Flexura duodenojejunalis*
20 Obere Gekröseschlagader .... *A. mesenterica superior*
21 Mittlere Dickdarmschlagader .... *A. colica media*
22 Obere Gekrösevene .... *V. mesenterica superior*
23 Zwölffingerdarm (horizontaler Teil) .... *Duodenum, Pars horizontalis*
24 Fortsatz des Bauchspeicheldrüsenkopfes .... *Processus uncinatus*
25 Einkerbung in der Bauchspeicheldrüse .... *Incisura pancreatis*
26 Mittlere Dickdarmvene .... *V. colica media*
27 Vordere obere Bauchspeicheldrüsen- und Zwölffingerdarmschlagader .... *A. pancreaticoduodenalis superior anterior*
28 Kopf der Bauchspeicheldrüse .... *Caput pancreatis*
29 Zwölffingerdarm (absteigender Teil) .... *Duodenum, Pars descendens*
30 Hintere obere Bauchspeicheldrüsen- und Zwölffingerdarmschlagader .... *A. pancreaticoduodenalis superior posterior*
31 Gallengang .... *Ductus choledochus*
32 Gallenblasengang .... *Ductus cysticus*

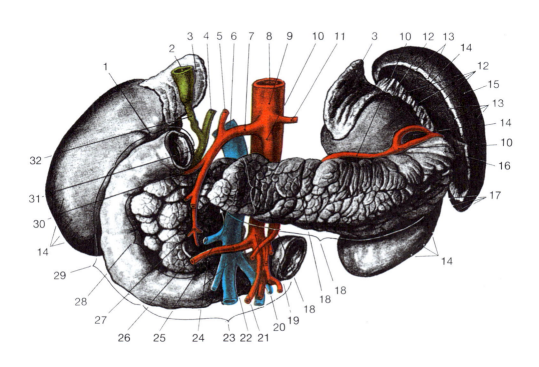

Abb. 13-2 ▶ Bauchspeicheldrüse und Zwölffingerdarm von hinten

Beachten Sie bitte, dass der Gallengang (6, Ductus choledochus) bei der vorliegenden Abbildung zwischen Duodenum und Pankreaskopf verläuft. Er kann aber auch den Kopf der Bauchspeicheldrüse durchstoßen (siehe Abb. 13-5).

 1 Magenausgangsteil (Antrum) .... *Pars pylorica*
 2 Magenausgang (Pförtner) .... *Pylorus*
 3 Pfortader .... *V. portae hepatis*
 4 Zwölffingerdarm   *Duodenum*
   (oberer Teil) .... *(Pars superior)*
 5 Obere Zwölffingerdarm-
   biegung .... *Flexura duodeni superior*
 6 Gallengang .... *Ductus choledochus*
 7 Zwölffingerdarm   *Duodenum*
   (absteigender Teil) .... *(Pars descendens)*
 8 Kopf der Bauchspeicheldrüse .... *Caput pancreatis*
 9 Vereinigung der Milzvene und der   *V. portae*
   oberen Gekrösevene zur Pfortader .... *hepatis*
10 Zwölffingerdarm   *Duodenum*
   (untere Teil) .... *(Pars inferior)*
11 Obere Gekrösevene .... *V. mesenterica superior*
12 Untere Gekröse-
   schlagader .... *A. mesenterica superior*
13 Zwölffingerdarm   *Duodenum*
   (aufsteigender Teil) .... *(Pars ascendens)*
14 Einkerbung in die
   Bauchspeicheldrüse .... *Incisura pancreatis*
15 Körper der Bauch-
   speicheldrüse .... *Corpus pancreatis*
16 Milzvene .... *V. lienalis (splenica)*

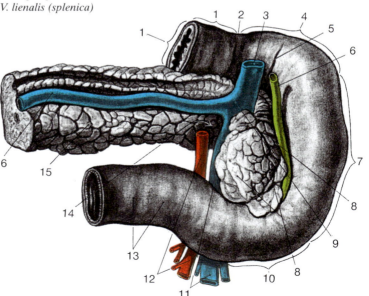

Abb. 13-3 ▶ Die Bauchspeicheldrüse und ihre Nachbarorgane

Der Magen und die Milz wurden entfernt. So lässt sich erkennen, dass der Kopf (8) der Bauchspeicheldrüse eingebettet in der C-förmigen Schlinge des Zwölffingerdarms (7) liegt; der Schwanz der Bauchspeicheldrüse läuft nach links aus und überlagert das linke Nierenhilum und reicht meist bis zum Milzhilum. Dabei berührt sie den Unterrand der Nebenniere.

 1 Zwerchfell .... *Diaphragma*
 2 Nebenniere .... *Glandula suprarenalis*
 3 Gemeinsamer Lebergallengang .... *Ductus hepaticus communis*
 4 Gallenblasengang .... *Ductus cysticus*
 5 Zwölffingerdarm *Duodenum* (oberer Teil) .... *(Pars superior)*
 6 Niere .... *Ren*
 7 Zwölffingerdarm *Duodenum* (absteigender Teil) .... *(Pars descendens)*
 8 Kopf der Bauchspeicheldrüse .... *Caput pancreatis*
 9 Zwölffingerdarm *Duodenum* (unterer Teil) .... *(Pars inferior)*
10 Gallengang .... *Ductus choledochus*
11 Pfortader .... *V. portae hepatis*
12 Leberschlagader .... *A. hepatica propria*
13 Untere Hohlvene .... *V. cava inferior*
14 Lebervenen .... *Vv. hepaticae*
15 Gemeinsame Leberschlagader .... *A. hepatica communis*
16 Mageneingangsnaher Magenabschnitt .... *Pars cardiaca*
17 Stamm der Magen-, Leber- und Milzschlagader .... *Truncus coeliacus*
18 Milzschlagader .... *A. splenica (lienalis)*
    Milzvene .... *V. splenica (lienalis)*
19 Bauchspeicheldrüse .... *Pancreas*
20 Obere Gekröseschlagader .... *A. mesenterica superior*
    Obere Gekrösevene .... *V. mesenterica superior*
21 Übergang vom Zwölffingerdarm in den Leerdarm .... *Flexura duodenojejunalis*
22 Gemeinsame Beckenschlagader .... *A. iliaca communis*
23 Harnleiter .... *Ureter*

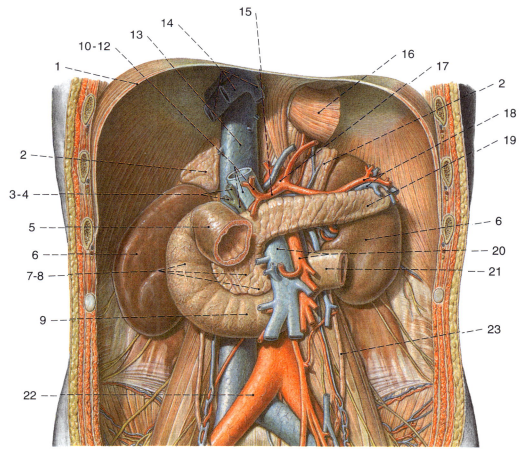

Abb. 13-4 ▶ Oberbauchorgane nach Entfernung des Magens

Die Vorderfläche der Bauchspeicheldrüse ist mit Bauchfell überzogen. Ihre Hinterfläche ist mit der hinteren Bauchwand verwachsen, siehe hierzu auch Abb. 9-43.

1 Gallenblase .... Vesica fellea
2 Kleines Netz .... Omentum minus
3 Zwölffingerdarm .... Duodenum
  (oberer Teil) .... (Pars superior)
4 Rechte Dickdarmbiegung .... Flexura coli dextra
5 Magen (Pförtnerabschnitt) ... Gaster (Pars pylorica)
6 Magen-Dickdarm-Band .... Lig. gastrocolicum
7 Dünndarmgekröse .... Mesenterium
8 Übergang vom Zwölffingerdarm
  in den Leerdarm .... Flexura duodenojejunalis
9 Bauchfelltaschen am Übergang
  vom Zwölffingerdarm in den
  Leerdarm .... Recessus duodenalis inferior
10 Querliegender Dickdarm .... Colon transversum
11 Absteigender Dickdarm .... Colon descendens
12 Bauchspeicheldrüse .... Pancreas
13 Milz .... Splen, Lien
14 Netzbeutel (Rückwand) .... Bursa omentalis
15 Mageneingangnaher
   Magenabschnitt .... Pars cardiaca
16 Geschwänzter Leberlappen .... Lobus caudatus

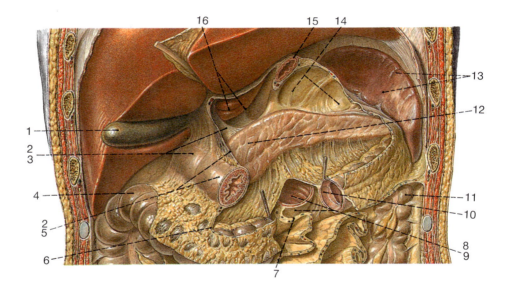

Abb. 13-5 ▶ Ausführungsgänge der Bauchspeicheldrüse

Der Hauptausführungsgang der Bauchspeicheldrüse ist der Ductus pancreaticus. Er durchzieht die Drüse in seiner ganzen Länge. Ein zusätzlicher Ausführungsgang mündet noch gesondert in den Zwölffingerdarm. Beachten Sie auch die Abb. 12-3 zur Vater-Papille.

1 Kopf der Bauchspeicheldrüse .... *Caput pancreatis*
2 Körper der Bauchspeicheldrüse .... *Corpus pancreatis*
3 Schwanz der Bauchspeicheldrüse .... *Cauda pancreatis*
4 Bauchspeicheldrüsengang .... *Ductus pancreaticus*
5 Zusätzlicher Bauchspeicheldrüsengang .... *Ductus pancreaticus accessorius*
6 Große Zwölffingerdarmpapille (Vater-Papille) .... *Papilla duodeni major*
7 Kleine Zwölffingerdarmpapille .... *Papilla duodeni minor*
8 Gallengang .... *Ductus choledochus*
9 Obere Gekröseschlagader .... *A. mesenterica superior*
10 Obere Gekrösevene............. *V. mesenterica superior*
11 Längsfalte in der Rückwand des Zwölffingerdarms .... *Plica longitudinalis duodeni*

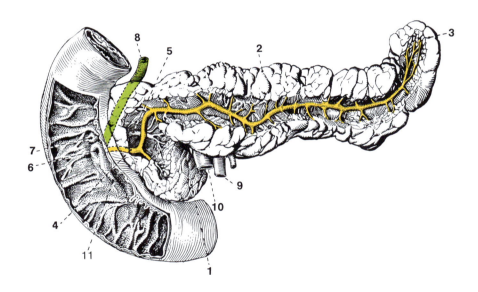

Abb. 13-6 ▶ Sonogramm (Ultraschall) der Bauchspeicheldrüse

Die Sonographie (Ultraschalluntersuchung) kann in Kliniken bei unklaren Bauchspeicheldrüsenprozessen eingesetzt werden, beispielsweise bei Entzündungen und bei Tumorverdacht.

Das Sonogramm entsteht durch die Analyse von Echos. Dazu wird ein Schallkopf, in dem sich ein Streifen Piezo-Keramik befindet, gegen die Haut gedrückt. Dieses Material schwingt nach Zuführung elektrischer Impulse mechanisch und sendet Schallwellen aus. Andererseits verwandelt der Schallkopf die ankommenden Echos in elektrische Signale. Damit ist der Schallkopf Sender und Empfänger.

Trifft der Ultraschall im Körper auf eine Grenzfläche unterschiedlich dichten Gewebes, so wird ein Teil der Wellen in Abhängigkeit vom Einfallswinkel zurückgeworfen. Aus der Laufzeit und der Stärke dieser reflektierenden Wellen rekonstruiert ein Computer das zugehörige Bild.

Knochen, Verkalkungen und Konkremente (z. B. Gallen- und Nierensteine) bewirken eine relativ hohe Schallabsorption. Sie erscheinen auf dem Sonogramm dunkel. Luft hingegen reflektiert die Wellen, deshalb ist beispielsweise Lungengewebe auf dem Sonogramm hell dargestellt.

Da Luft die Wellen also reflektiert, muss zur Ultraschalluntersuchung ein Kontaktgel benutzt werden. Ohne dieses Kontaktgel würde der Schall schon in der Luftschicht zwischen dem Schallkopf und der Haut reflektiert werden.

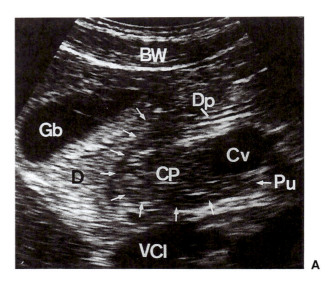

A Pankreaskopf
  BW = Bauchwand
  CP = Caput pancreatis
       (Kopf der Bauchspeicheldrüse)
  Cv = Confluens venosus
       (Venenzusammenfluss)
  D = Duodenum (Zwölffingerdarm)
  Pu = Processus uncinatus
       (hakenförmiger Fortsatz des
       Bauchspeicheldrüsenkopfes)
  VCI = Vena cava inferior
       (untere Hohlvene)
  Gb = Gallenblase

B Pankreaskörper
  Lf = Ligamentum falciforme
       (sichelförmiges Leberband)
  lL = Linker Leberlappen
  Vl = Vena lienalis (Milzvene)
  ams = Arteria mesenterica superior
       (obere Gekröseschlagader)
  A = Aorta
  VCI = Vena cava inferior
       (untere Hohlvene)

Abb. 13-7 ▶ Steineinklemmung in der Vater-Papille

Gallensteine sind die wichtigste Ursache der akuten Pankreatitis. Dabei kommt es zum Abgang kleiner Steine, beispielsweise aus der Gallenblase, die dann in der Vater-Papille hängen bleiben und zu einem Rückstau des Pankreassekretes führen. Bleibt der Stein so stecken, dass auch noch der Gallenabfluss behindert wird, so entwickelt sich zusätzlich ein Stauungsikterus.

Kann der Pankreassaft nicht abfließen, so wird schon in der Bauchspeicheldrüse statt im Duodenum das Trypsinogen zu Trypsin aktiviert. Da es sich bei Trypsin um ein eiweißverdauendes Enzym handelt, kommt es zur Andauung der Zellwände im Pankreas. Es bildet sich rasch ein Ödem aus. Angedaute Gefäße können anfangen zu bluten. Es entstehen kleinere oder größere Nekrosen, bis hin zur tödlichen Totalnekrose. Der Krankheitsablauf kann auf jeder Stufe stehen bleiben oder fortschreiten. Die Schwere des Krankheitsverlaufes entspricht dem Umfang der Nekrosen: Je ausgeprägter die Nekrosen, desto schwerer der Verlauf.

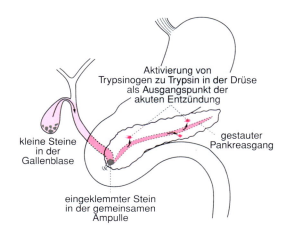

Abb. 13-8 ▶ Akute Pankreatitis

Die Abbildung zeigt eine endoskopische Aufnahme der Vater-Papille vom Zwölffingerdarm aus betrachtet. Es handelt sich um einen 55-jährigen Patienten, bei dem ein Gallenstein in der Vater-Papille eingeklemmt ist. In Folge dieses Abflusshindernisses kam es zum Rückstau von Pankreasenzymen, wodurch eine akute Pankreatitis ausgelöst wurde.

Neben in der Vater-Papille eingeklemmten Gallensteinen spielt bei der Ursache der akuten Pankreatitis der chronische Alkoholkonsum eine wichtige Rolle.

Leitsymptome der akuten Pankreatitis sind bei leichteren Verläufen Oberbauchschmerzen mit Übelkeit und Erbrechen. Bei schweren Verläufen kommt es zu heftigen Oberbauchschmerzen, oft als so genannter „gürtelförmiger Schmerz", der in den Rücken und den Bauch ausstrahlen kann. Des Weiteren kann es zum akuten Abdomen kommen mit Abwehrspannung der Bauchdecke, paralytischen Ileus (durch Bauchfellentzündung), Ikterus und Schock.

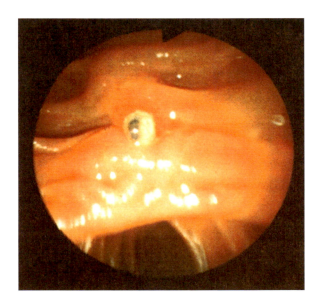

14 Endokrinologie

Abb. 14-1 ▶ Hirnanhangdrüse (Hypophyse)

Bitte beachten Sie zur Lage der Hirnanhangdrüse auch die Abb. 18-1, 18-3 und 18-8.

Dargestellt ist ein Medianschnitt durch die Hirnanhangdrüse in 10-facher Vergrößerung. Die Hirnanhangdrüse besteht aus zwei Anteilen, die sich in Aufgabe und Funktion voneinander unterscheiden:

Hypophysenvorderlappen (Adenohypophyse)

Der Hypophysenvorderlappen gliedert sich in einen Stielteil, den so genannten Trichterlappen (3), den Zwischenlappen (5) und den Hauptteil (1). Er produziert ACTH (adrenokortikotropes Hormon), TSH (thyrotropes Hormon), FSH (follikelstimulierendes Hormon), LH (luteinisierendes Hormon), STH (somatotropes Hormon) und PRL (Prolaktin). Der Hypophysenvorderlappen wird vom Hypothalamus durch Freisetzungs- und Hemmhormone gesteuert. Diese funktionelle Verbindung wird anatomisch durch ein kleines verästeltes Gefäßsystem (Pfortaderkreislauf) gewährleistet, das im Hypophysenstiel verläuft und den HVL mit dem Hypothalamus verbindet.

Hypophysenhinterlappen (Neurohypophyse)

Der Hypothalamus bildet die Hormone Oxytocin und Adiuretin und gibt diese über Nervenfortsätze, die im Hypophysenstiel verlaufen, an den Hypophysenhinterlappen ab. Der Hypophysenhinterlappen speichert diese Hormone und gibt sie seinerseits bei Bedarf ans Blut ab.

1 Vorderlappen der
   Hirnanhangdrüse .... *Adenohypophysis*
2 Bindegewebige Kapsel .... *Capsula glandularis*
3 Trichterlappen .... *Pars tuberalis*
4 Stiel der Hirnanhangdrüse .... *Infundibulum*
5 Zwischenlappen .... *Pars intermedia*
6 Hinterlappen
   der Hirnanhangdrüse .... *Neurohypophysis*
7 Reste der Rachenwand .... –

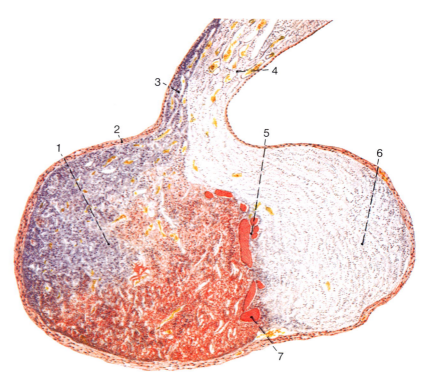

Abb. 14-2 ▶ Akromegalie (I)

Kommt es nach der Pubertät zu einer Überproduktion von Wachstumshormonen durch den Hypophysenvorderlappen, so entwickelt sich eine Akromegalie. Da hierbei das Dickenwachstum der Knochen angeregt wird, kommt es zu einer Verbreiterung der distalen Körperteile wie Kopf, Hände und Füße. Die Gesichtszüge vergröbern sich. Von der Erkrankung können aber auch innere Organe und die Haut betroffen sein.

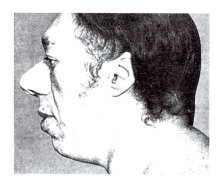

Abb. 14-3 ▶ Akromegalie (II)

Veränderung der Gesichtszüge einer Patientin mit Akromegalie im Verlauf von 15 Jahren. Beachten Sie die Größenzunahme der Nase, der Lippen, des Kiefers und die Vergröberung der Wülste über den Augenhöhlen.

Zu den Frühsymptomen der Akromegalie gehören auch Kopfschmerzen, Parästhesien, Potenz- und Libidostörungen, vermehrtes Schwitzen, Zunahme der Hautdichte, Müdigkeit und Gewichtszunahme.

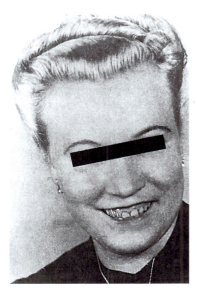
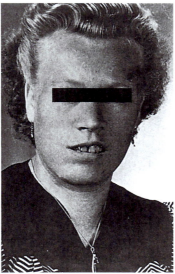
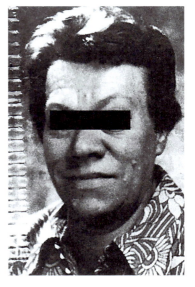

Abb. 14-4 ▶ Lage und Aussehen der Schilddrüse

Die Schilddrüse liegt im vorderen Halsbereich, unterhalb des Kehlkopfes. Sie umfasst die Luftröhre halbkreisartig. Man unterscheidet einen rechten und einen linken Lappen, die durch eine Brücke (Isthmus) verbunden sind. Die beiden Lappen sind manchmal unterschiedlich groß. Bei ungefähr der Hälfte der Menschen zieht von der Brücke aus ein Strang von Schilddrüsengewebe vor dem Schildknorpel des Kehlkopfs nach oben.

Will man die Schilddrüse palpieren, geht man am besten folgendermaßen vor: Man stellt sich hinter den sitzenden Patienten und tastet vom Kehlkopf ausgehend die Ringknorpelspange und unterhalb von dieser die Luftröhre. Nun bittet man den Patienten zu schlucken. Während des Schluckvorganges fühlt man, wie der weiche Isthmus der Schilddrüse unter den tastenden Fingern nach oben und wieder zurückgleitet. Auf diese Weise kann man die Dicke der Brücke gut beurteilen. Der rechte und der linke Lappen der Schilddrüse werden jeweils weitgehend vom Kopfwendermuskel (M. sternocleidomastoideus) bedeckt. Da es sich hierbei um kräftige Muskeln handelt, können die Lappen der gesunden Schilddrüse nicht getastet werden.

Liegt eine krankhafte Vergrößerung der Schilddrüse vor, so sind wichtige Klassifizierungen die diffuse, die solitäre und die multinoduläre Struma. Aufgrund ihrer anatomischen Lage kann sich die Schilddrüse nicht nach rückwärts ausdehnen, da sich hier die Wirbelsäule befindet, sondern nur nach vorn und zur Seite hin. Dabei wird der Kopfwendermuskel zur Seite gedrängt und der Halsumfang nimmt zu.

1 Zungenbein .... *Os hyoideum*
2 Schildknorpel .... *Cartilago thyroidea*
3 Schilddrüse .... *Glandula thyroidea* (rechter Lappen) .... *(Lobus dexter)*
4 Schilddrüse .... *Glandula thyroidea* (linker Lappen) .... *(Lobus sinister)*
5 Schilddrüsenenge   *Isthmus glandulae* (Brücke, Isthmus) .... *thyroideae*
6 Luftröhre .... *Trachea*
7 Ringknorpel-Schildknorpel-Muskel .... *M. cricothyroideus*
8 Kleines Zungenbeinhorn .... *Cornu minus*
9 Großes Zungenbeinhorn .... *Cornu majus*
10 Oberes Horn des Schildknorpels ..... *Cornu superius*
11 Schildknorpel-Zungenbein-Membran .... *Membrana thyrohyoidea*
12 Adamsapfel .... *Prominentia laryngea*
13 Ringknorpel-Schildknorpel-Band .... *Lig. cricothyroideum medianum*

Diffuse Vergrößerung der Schilddrüse (Struma diffusa)

Bei einer diffusen Vergrößerung der Schilddrüse sind der Isthmus und die beiden seitlichen Lappen tastbar, da die Kopfwendermuskeln zur Seite gedrängt werden. Die Oberfläche der Struma fühlt sich drüsig an und es sind keine Knoten zu palpieren.

Eine diffuse Struma kann bei einer Schilddrüsenüberfunktion, einer Schilddrüsenunterfunktion (z. B. bei Jodmangel) oder bei einer Hashimoto-Thyroiditis auftreten. Bei letzterer handelt es sich um eine Entzündung der Schilddrüse, die vor allem bei Frauen jenseits des 40. Lebensjahres auftritt. Im Blut können Autoantikörper gegen Schilddrüsengewebe gefunden werden. Im Laufe der Erkrankung wird immer mehr Schilddrüsengewebe zerstört, so dass sich eine ausgeprägte Schilddrüsenunterfunktion einstellen kann.

Knotige Struma (Struma nodosa)

a) Solitärer Schilddrüsenknoten

Bei einem einzelnen Knoten in der Schilddrüse stellt sich immer im besonderen Maße die Frage der Bösartigkeit, weshalb hier eine sorgfältige klinische Abklärung erfolgen muss. Besonders ungünstig ist, wenn sich ein einzelner Knoten rasch vergrößert, wenn er sich hart anfühlt und gegenüber den Nachbargeweben nicht gut verschieblich ist.

b) Multinoduläre Struma

Hier liegt eine vergrößerte Schilddrüse mit mindestens zwei oder mehreren abgrenzbaren Knoten vor. Das Auftreten mehrerer Knoten lässt eher an eine Stoffwechselstörung und weniger an einen bösartigen Prozess denken. Dennoch muss auch in diesem Fall eine klinische Abklärung erfolgen.

Szintigramm der Schilddrüse

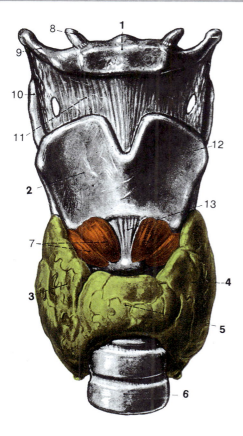

Abb. 14-5 ▸ Szintigramm der Schilddrüse

Eine häufige Untersuchungsmethode der Schilddrüse, die in Kliniken durchgeführt wird, ist das Szintigramm.

Die Schilddrüse benötigt zum Aufbau ihrer Hormone Jod. Deshalb wird fast das gesamte Jod, das dem Körper zugeführt wird, in der Schilddrüse gespeichert. Wird nun einem Patienten radioaktives Jod verabreicht, so wird dieses in die Schilddrüse transportiert. Das hierzu verwendete radioaktive Jod hat eine sehr kurze Halbwertszeit, deshalb können nun die von der Schilddrüse ausgehenden Strahlungen mit einer Gammakamera aufgezeichnet werden. Die Darstellung dieser Strahlen erfolgt mittels eines Szintiscanners, der eine Strichmarkierung auslöst, so dass ein der Aktivitätsverteilung entsprechendes Strichbild (siehe Abbildung) entsteht. Mit dieser Methode kann man sich ein genaues Bild über die Aktivitätsverteilungen innerhalb der Schilddrüse machen.

Eine gesunde Schilddrüse zeigt eine gleichmäßige Aktivitätsverteilung. Kommt es in der Schilddrüse zu einer örtlichen Aktivitätssteigerung, so spricht man von „heißen Knoten", bei örtlichen Aktivitätsausfällen von „kalten Knoten".

Ein **heißer Knoten** entsteht aufgrund einer lokal vermehrten Hormonproduktion oder einer vermehrten Hormonspeicherung. Das ist bei einem autonomen Adenom der Fall, selten auch bei einem hormonaktiven, bösartigen Kropf (Struma maligna).

Ein autonomes Adenom ist eine gutartige Vermehrung des Schilddrüsengewebes. Dieses Adenom wird als autonom bezeichnet, weil es nicht der Steuerung durch das TSH des Hypophysenvorderlappens unterliegt. Bei den autonomen Adenomen unterscheidet man zwei Formen:
a) Kompensiertes autonomes Adenom mit einer euthyreoten (normalen) Stoffwechsellage.
b) Dekompensiertes autonomes (toxisches) Adenom mit einer hyperthyreoten Stoffwechsellage.

Ein **kalter Knoten** zeigt einen Bezirk in der Schilddrüse an, in dem die zugeführte radioaktive Substanz nicht oder nur vermindert gespeichert wird. Als mögliche Ursachen kommen Zysten, Blutungen, Entzündungen, Metastasen, Verkalkungen, maligne Tumoren, Fibrosierungen und hormonell inaktive Adenome in Betracht.

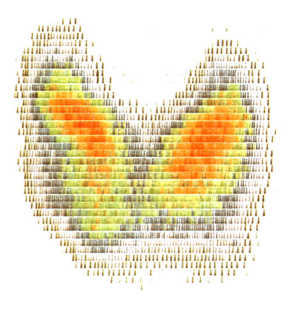

Abb. 14-6 ▶ Schilddrüsenüberfunktion (Hyperthyreose)

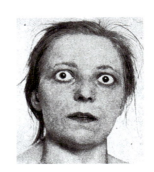

Auffallend bei der gezeigten Abbildung ist der ausgeprägte Exophthalmus (Hervortreten der Augäpfel) und die Struma (Kropf). Findet man nun bei der Untersuchung noch eine Tachykardie, so hat man die drei Hauptsymptome (Merseburger Trias) des Morbus Basedow. Beim Morbus Basedow handelt es sich um eine Autoimmunerkrankung.

Weitere mögliche Beschwerden, die bei Schilddrüsenüberfunktion auftreten können sind: Arrhythmien, Gewichtsabnahme trotz gesteigertem Appetit, Nervosität mit feinschlägigem Fingertremor, Schwitzen, Wärmeintoleranz und gesteigerte Reflexe.

Abb. 14-7 ▶ Kretinismus (angeborene Schilddrüsenunterfunktion)

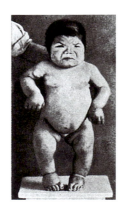 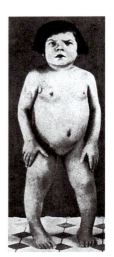

Die linke Abbildung zeigt ein 17-jähriges Mädchen mit Kretinismus. Es bestehen Minderwuchs und ein schwerer Intelligenzdefekt. Die rechte Abbildung zeigt das Mädchen nach einer dreizehn Monate dauernden Behandlung mit Schilddrüsenhormonen. Man sieht, dass es gewachsen ist, allerdings bestand der Intelligenzdefekt weiter.

Ursache des Kretinismus können ein Jodmangel der Mutter vor der Geburt sein, eine Jodfehlverwertung oder eine unzureichende Anlage der Schilddrüse beim Kind.

Abb. 14-8 ▶ Struma (Kropf)

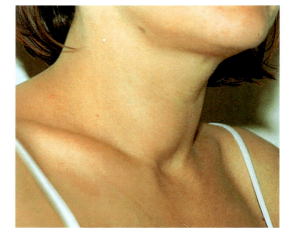

Es ist deutlich eine Schilddrüsenvergrößerung im vorderen seitlichen Halsbereich zu sehen. Beim Schlucken sieht und palpiert man, wie sich die Schilddrüse durch den Schluckakt nach oben bewegt.

Eine Struma kann sowohl bei einer Schilddrüsenüber- als auch bei einer Schilddrüsenunterfunktion auftreten. Es kann aber auch sein, dass die Schilddrüsenwerte im Blut normal sind. In diesem Fall spricht man von einer euthyreoten oder von einer blanden Struma.

Da man bei jeder Schilddrüsenvergrößerung auch einen Schilddrüsenkrebs mit in Betracht ziehen muss, ist in jedem Fall eine sorgfältige Abklärung notwendig.

Abb. 14-9 ▶ Schilddrüsenkrebs
(Aus Zatouroff)

Obwohl man bei dem abgebildeten Patienten noch deutlich die Anatomie der Schilddrüse erkennen kann und obwohl die Struma schon seit vielen Jahren bestand, lag in diesem Fall ein Schilddrüsenkrebs vor.

Da man also weder von der Inspektion noch von der Palpation her, eine gut- von einer bösartigen Schilddrüsenvergrößerung sicher unterscheiden kann, muss der Patient immer an den Arzt zur eingehenden Abklärung verwiesen werden.

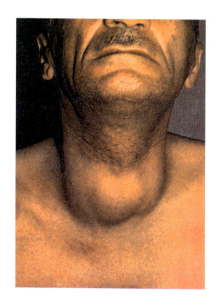

Abb. 14-10 ▶ Myxödem
(Aus Zatouroff)

Zum Myxödem kommt es bei schwerer Schilddrüsenunterfunktion. Obwohl es Myx*ödem* heißt, handelt es sich nicht um ein echtes Ödem. Vielmehr werden schleimartige Substanzen (proteingebundene Polysaccharide) in der Leder- und Unterhaut abgelagert. Deshalb ist die Haut bei Myxödem zwar leicht eindrückbar, aber es bleiben keine Dellen zurück.

Typischerweise besteht bei Myxödem eine trockene, raue, blass-fahle Haut. Des Weiteren kommt es zu trockenen, brüchigen Nägeln und zu schütterem Haar.

Da es sich um eine Schilddrüsenunterfunktion handelt, treten auch die anderen Beschwerden auf, die für diese Erkrankung typisch sind wie Neigung zu Depressionen, Müdigkeit, Kälteintoleranz, hartnäckige Obstipation, Anämie, erniedrigte Blutzuckerwerte und verlangsamte Reflexe.

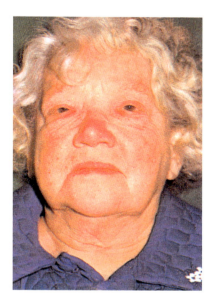

Abb. 14-11 ▸ Lage der Nebenschilddrüse

Die Nebenschilddrüse (Glandula parathyroidea) besteht aus vier hellen, weizenkorngroßen Epithelkörperchen. Diese liegen der Schilddrüse von hinten an, und zwar an den oberen und unteren Polen (vergleiche auch Abb. 14-4 und 14-12).

1 Äußere Halsschlagader .... *A. carotis externa*
2 Oberer Kehlkopfnerv .... *N. laryngealis superior*
3 Obere Schilddrüsen-
 schlagader .... *A. thyroidea superior*
4 Aufsteigende Hals-
 schlagader .... *A. cervicalis ascendens*
5 Wirbelsäule .... *Columna vertebralis*
6 Speiseröhre .... *Oesophagus*
7 Nebenschilddrüse .... *Glandula parathyroidea*
 (oberes Epithelkörperchen) .... *superior*
8 Untere Schilddrüsen-
 schlagader .... *A. thyroidea inferior*
9 Nebenschilddrüse .... *Glandula parathyroidea*
 (unteres Epithelkörperchen) .... *inferior*

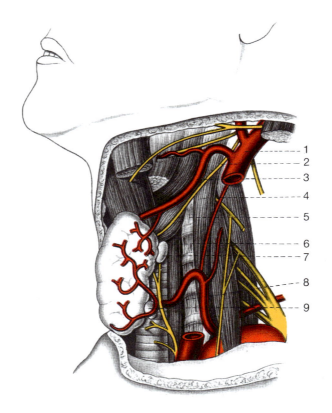

Abb. 14-12 ▶ Horizontalschnitt durch den vorderen Halsbereich

Zu sehen sind die Lage der Schilddrüse (1) und der Nebenschilddrüse (8) in Beziehung zu Luftröhre (3) und Speiseröhre (7). Kommt es zu einer Strumabildung (Kropf) der Schilddrüse, so können Atem- und Schluckbeschwerden auftreten, wenn Luft- und Speiseröhre durch die Struma komprimiert werden.

1 Schilddrüse .... Glandula thyroidea
2 Schilddrüsenenge (Brücke, Isthmus) .... Isthmus glandulae thyroidea
3 Luftröhre .... Trachea
4 Halsschlagader .... A. carotis communis
5 Innere Halsvene (innere Drosselvene) .... V. jugularis interna
6 Kopfwender .... M. sternocleidomastoideus
7 Speiseröhre .... Oesophagus
8 Nebenschilddrüse (Epithelkörperchen) .... Glandula parathyroidea
9 Rückläufiger Kehlkopfnerv („Rekurrens") .... N. laryngeus recurrens
10 Siebter Halswirbel (Prominens) .... Vertebra cervicalis VII
11 Brustbein-Schildknorpel-Muskel .... M. sternothyroideus
12 Brustbein-Zungenbein-Muskel ... M. sternohyoideus
13 Vordere Halsvene (vordere Drosselvene) .... V. jugularis anterior
14 Hautmuskel des Halses .... Platysma
15 Oberflächliche Halsfaszie .... Fascia cervicalis
16 Unpaare Schilddrüsenvenen .... Vv. thyroideae inferiores
17 Mittlere Halsfaszie .... Fascia cervicalis
18 Kapsel der Schilddrüse .... Capsula fibrosa
19 Verschieberaum zwischen Luftröhre und Speiseröhre .... Spatium oesophagotracheale
20 Nerven zu den unteren Zungenbeinmuskeln .... Ansa cervicales
21 Oberer Herznerv (sympathisch) .... N. cardiacus cervicalis superior
22 Vagus (zehnter Hirnnerv) .... N. vagus
23 Untere Schilddrüsenschlagader .... A. thyroidea inferior
24 Wirbelvene .... V. vertebralis
25 Wirbelschlagader .... A. vertebralis
26 Unteres Halsganglion des Sympathikus .... Ganglion stellatum
27 Tiefe Halsfaszie .... Fascia cervicales
28 Langer Halsmuskel .... M. longus colli
29 Membranöse Rückwand der Luftröhre .... Paries membranaceus
30 Verschiebeschicht hinter der Speiseröhre .... Spatium retro-oesophageum
31 Halslymphstamm .... Truncus jugularis

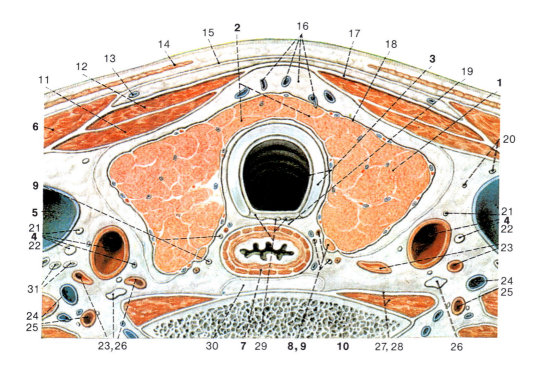

Abb. 14-13 ▶ Nebenniere (Glandula suprarenalis)

Zur Lage der Nebenniere siehe die Abb. 13-1 und 15-1.

Auf der Abbildung ist die rechte, dreieckige beziehungsweise bischofsmützenförmige Nebenniere zu erkennen. Der untere Teil der Nebenniere wurde abgeschnitten, um darstellen zu können, dass die Nebenniere aus einer Mark- und einer Rindenschicht besteht. Die Rindenschicht wird in drei Schichten gegliedert (siehe Abb. 14-15).

1 Nebennierenrinde
  (Kortex) .... *Cortex glandulae suprarenalis*
2 Nebennierenmark
  (Medulla) .... *Medulla glandulae suprarenalis*

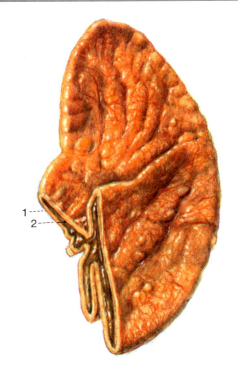

Abb. 14-14 ▶ Schnittfläche der Nebenniere

Es sind deutlich eine Rinden- und eine Markschicht zu unterscheiden. Beachten Sie den Venenreichtum der Markschicht. Venenreichtum ist für Hormondrüsen charakteristisch, denn die Drüsen geben ihr Sekret direkt ans Blut ab, da sie im Unterschied zu den exokrinen Drüsen keine Ausführungsgänge besitzen. Obwohl die Nebenniere nur 10 g wiegt, hat sie außerordentlich wichtige Aufgaben. Genau genommen sind die Nebennierenrinde und das Nebennierenmark zwei verschiedene Organe mit unterschiedlichen Funktionen und verschiedener embryonaler Abstammung. Die Nebennierenrinde entwickelt sich aus dem mittleren, das Nebennierenmark aus dem äußeren Keimblatt.

1 Bindegewebige Kapsel .... *Capsula*
2 Cholesterinablagerungen .... –
3 Zentralvene .... *V. centralis*
4 Außenschicht .... *Zona glomerulosa*
  (Schicht der Mineralokortikoide)
5 Mittelschicht .... *Zona fasciculata*
  (Schicht der Glukokortikoide)
6 Innenschicht .... *Zona reticularis*
  (Schicht der Androgene)
7 Nebennierenrinde .... *Cortex glandulae suprarenalis*
8 Nebennierenmark .... *Medulla glandulae suprarenalis*

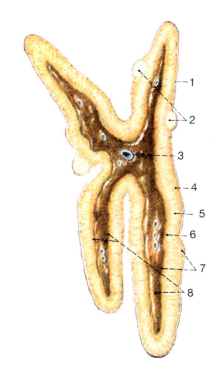

Abb. 14-15 ▶ Schnittbild der Nebenniere

Das Schnittbild der Nebenniere (100-fache Vergrößerung) zeigt deutlich die beiden Hauptabschnitte, nämlich die Nebennierenrinde (1) und das Nebennierenmark (5).

An der Nebennierenrinde kann man nochmals drei weitere Zonen unterteilen:
Außenschicht: Mineralokortikoide
(Hauptvertreter: Aldosteron)
Mittelschicht: Glukokortikoide
(Hauptvertreter: Kortisol und Kortison)
Innenschicht: Androgene
(Hauptvertreter: Testosteron)

Das Nebennierenmark produziert die Katecholamine Adrenalin und Noradrenalin. Sie unterstützen den Sympathikus in seiner Wirkung.

1 Nebennierenrinde .... *Cortex glandulae suprarenalis*
2 Außenschicht .... *Zona glomerulosa*
  (Schicht der Mineralokortikoide)
3 Mittelschicht .... *Zona fasciculata*
  (Schicht der Glukokortikoide)
4 Innenschicht .... *Zona reticularis*
  (Schicht der Androgene)
5 Nebennierenmark .... *Medulla glandulae suprarenalis*
6 Vene .... *Vena*
7 Nervenzelle .... *Gangliocytus*
8 Nervenfasern .... *Fibrae nervi*

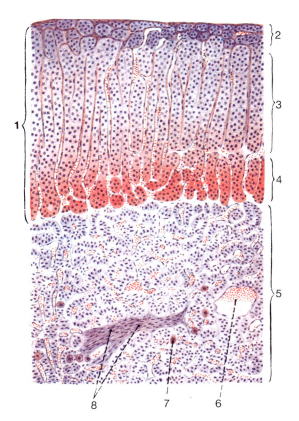

Abb. 14-16 ▶ Morbus Cushing

Bei vermehrter Kortison-Zufuhr über lange Zeit oder durch körpereigene Überproduktion von Kortison (selten) kommt es zum Krankheitsbild des Morbus Cushing.

Die Abbildung zeigt ein kleines Mädchen mit Morbus Cushing. Man sieht das so genannte „Vollmondgesicht" und die Stammfettsucht. Weitere mögliche Beschwerden des Morbus Cushing sind Wachstumshemmungen, „Büffelnacken", Striae, Hirsutismus, Amenorrhö, Potenzstörungen, Hypertonie, Diabetes mellitus, Osteoporose, Muskelschwäche und Auslösung eines Glaukoms.

Kortison hat eine stark entzündungshemmende Wirkung und wird deshalb in der Schulmedizin bei entzündlichen und allergischen Prozessen eingesetzt. Es werden dabei sowohl lokale Entzündungsprozesse als auch systemische behandelt. In der Notfallmedizin hat Kortison oft eine lebensrettende Wirkung. Zu den geschilderten Nebenwirkungen kommt es nur bei Langzeiteinnahme.

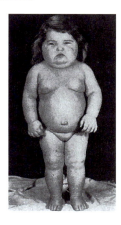

Abb. 14-17 ▶ Striae bei Morbus Cushing

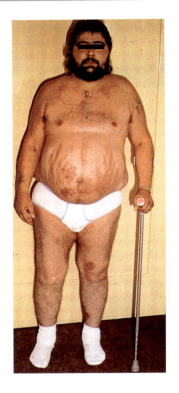

Man sieht einen Patienten mit Stammfettsucht, „Vollmondgesicht" und blauroten Striae (Streifen). Bei den Striae handelt es sich um parallele, anfangs etwas erhabene, bläulich-rote Streifen der Haut, die später unter Atrophie und Pigmentverlust abheilen. Ursache der Striaebildung ist ein vermehrter Abbau der elastischen Fasern der Haut durch den erhöhten Kortisonspiegel.

Abb. 14-18 ▶ Atrophie des Unterhautfettgewebes nach Kortison-Injektion

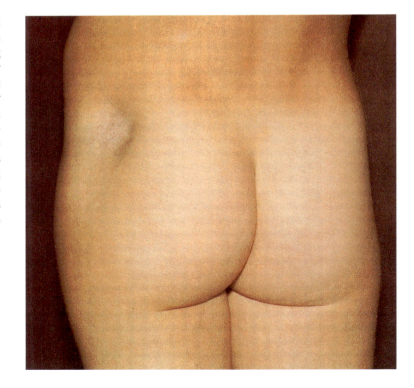

Man sieht im linken oberen äußeren Quadranten eine erhebliche Dellenbildung der Haut bei gleichzeitiger Hypopigmentierung. Die Patientin erhielt an dieser Stelle vor vier Monaten vom Arzt eine Kortison-Injektion wegen einer Allergie auf Blütenpollen. Als eine seltene Komplikation dieser Therapie ist es daraufhin zur Atrophie des Unterhautfettgewebes gekommen.

Abb. 14-19 ▶ Akneähnlicher Hautausschlag nach Kortison-Therapie

Nach innerlicher Einnahme oder nach äußerlicher Anwendung von Kortison kann es zu einem Hautausschlag kommen, der der jugendlichen Akne vom Erscheinungsbild her stark ähnelt. Akneähnliche Hautausschläge können sich aber auch nach Einnahme von Vitamen B, Barbituraten, Psychopharmaka, Brom, Jod und Tuberkulostatika einstellen.

Die Patientin auf der Abbildung hatte sich wegen einer leichten Rötung und Schuppung der Stirnhaut einige Wochen zuvor mit einer stark wirksamen Kortison-Salbe behandelt. Der akneähnliche Hautausschlag trat als Reaktion auf die Behandlung hin auf.

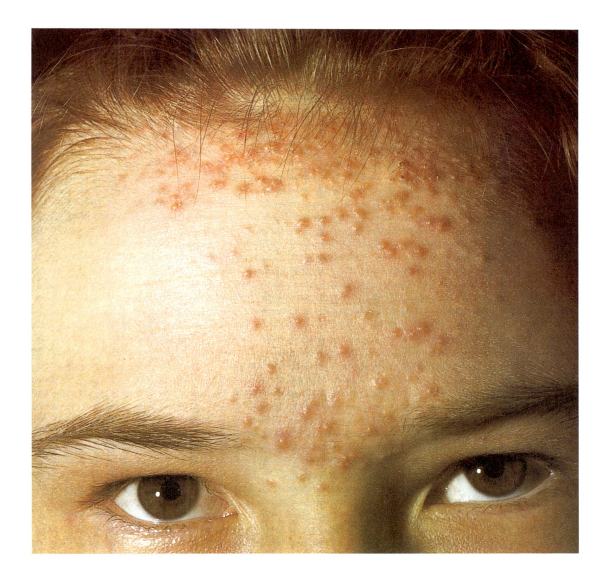

Abb. 14-20 ▶ Adrenogenitales Syndrom (AGS)

Die Abbildung zeigt eine 22-jährige Patientin mit einer angeborenen Überfunktion der Nebennierenrinde. Durch diese Überfunktion wurden zu viel Androgene produziert, was zu einer Vermännlichung (Virilismus) geführt hat. Es unterblieb eine Ausbildung der weiblichen Brust, es stellten sich eine männliche Körperform ein, es kam zu einer stärkeren Ausbildung der Körperbehaarung (Hirsutismus) und zu einem männlichen Typ der Schambehaarung (siehe hierzu Abb. 14-21). Die Klitoris der Patientin vergrößerte sich penisartig. Die Harnröhre und die Scheide haben einen gemeinsamen Ausführungsgang.

Abb. 14-21 ▶ Hirsutismus

Durch vermehrte Bildung von Androgenen ist es zum Hirsutismus gekommen. Darunter versteht man eine männliche Art der Behaarung bei Frauen. Beim Mann reicht die Schambehaarung, allmählich dünner werdend, bis zum Nabel hinauf. Bei der Frau hingegen ist die Schambehaarung oben horizontal begrenzt und zeigt somit eine dreieckige Form. Begleitend zum männlichen Behaarungstyp kann es noch zu Akne und zu Menstruationsstörungen kommen. Setzt jedoch eine allgemeine Vermännlichung der Frau ein, mit Rückbildung der weiblichen Brust, Tieferwerden der Stimme und Klitorishypertrophie, so spricht man von Virilismus (s. Abb. 14-20).

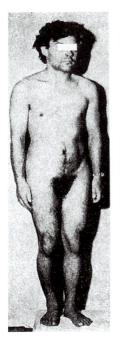
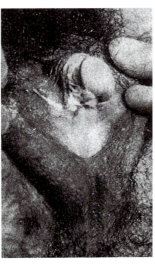

Abb. 14-22 ▶ Mikroskopisches Bild der Bauchspeicheldrüse in 400-facher Vergrößerung

In der Bauchspeicheldrüse sind zwei Organe mit ganz unterschiedlichen Aufgaben vereint:

1. Verdauungsdrüse

Hier wird ein dünnflüssiges Sekret für die Eiweiß-, Kohlenhydrat- und Fettverdauung hergestellt.

2. Hormondrüse

Hier werden die Hormone Insulin und Glukagon produziert.

Der Anteil der hormonproduzierenden Zellen an der Masse der Bauchspeicheldrüse beträgt nur 2 bis 8%. Man schätzt, dass es ungefähr eine halbe Million Langerhans-Inseln gibt.

Die Abbildung zeigt eine Langerhans-Insel (5), die in das übrige Drüsengewebe der Bauchspeicheldrüse eingelagert ist. Bitte beachten Sie zu Aufbau und Lage der Bauchspeicheldrüse auch die Abb. 13-1, 13-2 und 13-3.

Mikroskopisches Bild der Bauchspeicheldrüse

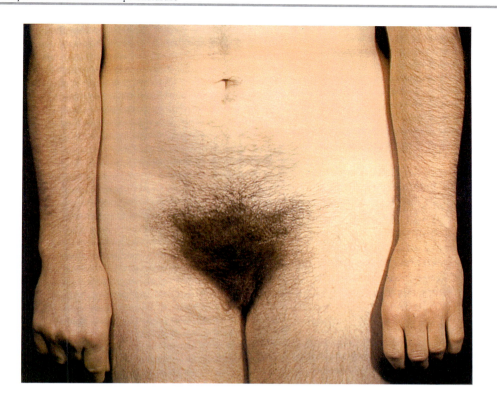

1 Haargefäß (Kapillare) .... *Vas capillare*
2 Exkretorisches Endstück
  einer Drüse .... *Acini pancreatici*
3 Ausführungsgang .... *Ductus excretorius*
4 Schaltstück .... *Ductus intercalatus*
5 Langerhans-Insel .... *Insula pancreatica*

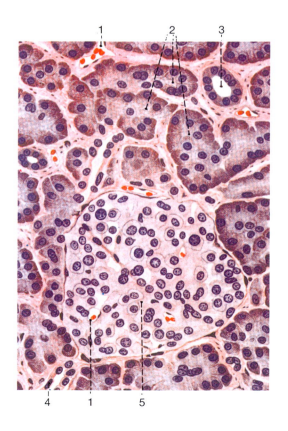

Abb. 14-23 ▸ Blutzuckerbestimmung

Zur Blutzuckerbestimmung benötigen Sie eine sterile Einmal-Lanzette (links im Bild), einen Glukose-Teststreifen, den Sie über die Apotheke beziehen können und ein Blutzuckermessgerät.

Zur Blutzuckerbestimmung entnehmen Sie Kapillarblut, das bedeutet, dass Sie mit der Lanzette entweder in die Fingerkuppe oder in das Ohrläppchen des Patienten einstechen und einen Tropfen Blut auf das Testfeld aufbringen. Nach einer bestimmten Einwirkungszeit auf das Testfeld wird der Teststreifen in das Messgerät eingeführt, das dann den entsprechenden Wert ermittelt.

Ist einmal kein Messgerät zur Hand, kann eine grobe Ermittlung des Blutzuckergehaltes auch nur mit dem Teststreifen erfolgen. Auf dem Röhrchen der Verpackung der Teststreifen befindet sich eine farbige Skala aufgedruckt, die eine ungefähre Feststellung des Blutzuckers erlaubt.

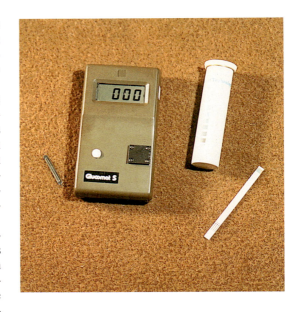

Abb. 14-24 ▸ Hautveränderung bei Diabetes mellitus

Hauterkrankungen spielen bei der Zuckerkrankheit in doppelter Hinsicht eine Rolle. Zum einen können sie zur Erkennung eines bis dahin unbekannten Diabetes mellitus führen. Zum anderen können sie aber auch bei einem bereits erkannten Diabetes mellitus als Signal dafür dienen, dass sich die Stoffwechsellage verschlechtert. Hautveränderungen können im Rahmen einer aktuellen Gewebsstoffwechselstörung schon in einem frühen Stadium der Erkrankung auftreten oder aber als diabetische Spätkomplikation durch Mikro- oder Makroangiopathien.

Bei der abgebildeten 17-jährigen Diabetikerin besteht an beiden Unterschenkeln jeweils ein roter entzündlicher Herd mit einem deutlich geröteten Randsaum. In dem Herd befinden sich atrophische, schuppende Zentren mit beginnenden Ulzerationen.

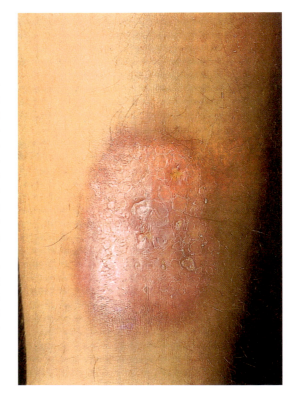

Abb. 14-25 ▸ Nackenfurunkel bei Diabetes mellitus

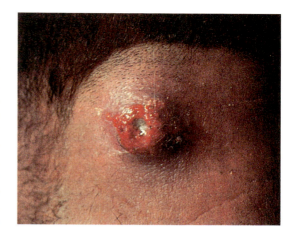

Nackenfurunkel und -karbunkel können schon in einem frühen Stadium der Diabetes-mellitus-Erkrankung auftreten. Bei einem Furunkel handelt es sich um eine Haarbalgentzündung, also um eine Entzündung eines Haarfollikels, seiner Talgdrüse und der Umgebung durch Staphylokokken. Es kommt zu einem schmerzhaften, bohnen- bis walnußgroßen, geröteten Knoten mit zentralem Eiterpfropf. Bei einem Karbunkel haben sich mehrere Haarbälge entzündet. Ein Karbunkel besteht also aus mehreren benachbarten Furunkeln.

Abb. 14-26 ▸ Diabetischer Fuß

Die Füße sind bei Diabetes-mellitus-Patienten ein besonders gefährdeter Bereich, da es hier häufig zu Schäden kommt. Zum einen besteht bei schlechter Einstellung des Blutzuckers ein erhöhtes Infektionsrisiko, zum anderen kann es aufgrund von Makro- und Mikroangiopathien zu Folgeschäden kommen. Des Weiteren können durch Polyneuropathien sensible Ausfallserscheinungen auftreten. Das bedeutet, dass die Betroffenen nicht wahrnehmen, wenn es beispielsweise durch schlecht sitzende Schuhe zu Druckstellen kommt. Aber auch durch zu heiße Wärmflaschen oder durch Kälte sind Schädigungen möglich.

Da beim Diabetiker nicht nur eine Schmerzunempfindlichkeit bestehen kann, sondern darüber hinaus auch noch eine Stoffwechselstörung vorliegt, kann sich der Schaden rasch von der Haut auf die Weichteile, bis hin zu den Knochen ausbreiten. Die Abbildung zeigt tiefe Ulzerationen. Vor allem über dem rechten Großzehenballen ist ein tiefer Defekt zu sehen, der bis zum Knochen hinabreicht. Beachten Sie auch die ausgeprägte Hyperkeratose (verstärkte Verhornung) in der Umgebung der Ulzeration.

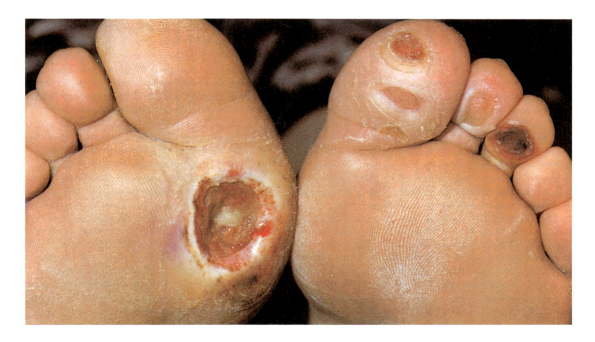

Abb. 14-27 ▶ Polyneuropathie bei Diabetes mellitus

Eine Polyneuropathie ist eine entzündliche oder degenerative Erkrankung mehrerer peripherer Nerven. Man nimmt eine direkte Schädigung der Nerven an. Als Ursache kommen Diabetes mellitus, chronischer Alkoholismus und Schwermetallvergiftung (Blei) in Betracht. An Beschwerden schildern die Betroffenen Parästhesien, Sensibilitätsstörungen und motorische Störungen. Im weiteren Verlauf der Erkrankung kann es zu schlaffen Lähmungen, Ausbleiben der Reflexe, Muskelatrophie und zu Ernährungsstörungen der Haut kommen.

Auf der Abbildung sieht man Druckschäden an den Füßen bei Polyneuropathie bei einem Patienten mit Diabetes mellitus. An den Endphalangen der Zehen, über den Fußzehengrundgelenken und an den Medialseiten der Großzehen befindet sich eine verstärkte, weißlichgelbe Verhornung (Hyperkeratose) mit zum Teil beginnenden Druckulzerationen.

Bei dem Betroffenen bestand aufgrund der Zuckerkrankheit ein Nervenschaden der Füße, aufgrund dessen sich eine Schmerzunempfindlichkeit entwickelte. Infolgedessen bemerkte er zuerst den sich am Fuß entwickelnden Schaden nicht, so dass sich tiefe Druckgeschwüre entwickeln konnten. Typisch ist bei Diabetes mellitus auch die verzögerte Wundheilung.

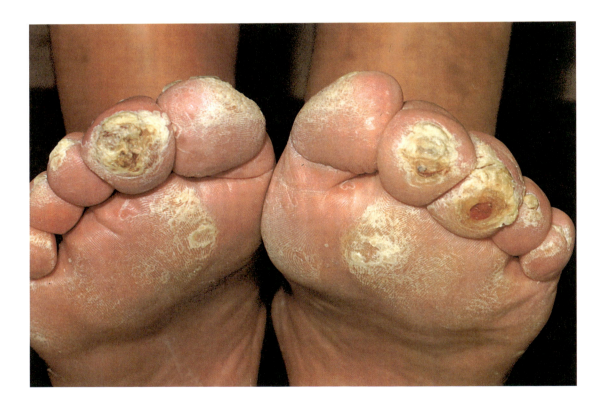

Abb. 14-28 ▶ Diabetische Gangrän

Als Komplikation beim diabetischen Fuß kann sich schnell eine Gangrän entwickeln. Die Abbildung zeigt eine scharf abgegrenzte blauschwarze Verfärbung der vierten Zehe. Die Umgebung ist rötlich entzündet. Ausgehend von der Gangrän ist es zu einer Entzündung des Lymphgefäßes (Lymphangitis) gekommen, beachten Sie hierzu den roten Streifen am Fußrücken.

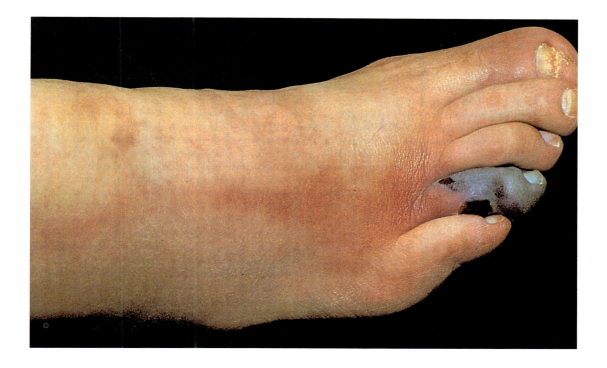

15 Der Harnapparat

Abb. 15-1 ▶ Lage der Nieren

Dargestellt ist die Hinterwand des Bauchraums mit Nieren und Harnwegen. Die Niere hat die Form einer Bohne. Sie ist etwa 4 cm dick, 7 cm breit und 11 cm lang („4711"). Die Nieren liegen retroperitoneal auf Höhe von Th 12–L 3 (siehe auch Abb. 15-). Es ist deutlich zu sehen, dass die rechte unterhalb der Leber liegende Niere ungefähr 2 bis 3 cm tiefer steht als die linke.

Oben auf den Nieren sitzen die Nebennieren (5), die rechte Nebenniere ist dreieckig, die linke halbmondförmig. Jede Niere wird von einer Fettkapsel aus Stützfett umgeben. Auf der vorliegenden Abbildung ist allerdings nur noch die Fettkapsel um die rechte Niere zu sehen, auf der linken Seite wurde sie entfernt. Diese Fettkapsel füllt alle Hohlräume neben der Niere aus. Sie schützt nicht nur die Niere, sondern trägt mit dazu bei, dass die Niere in ihrer Lage gehalten wird.

1 Niere .... *Ren*
2 Harnleiter .... *Ureter*
3 Harnblase .... *Vesica urinaria*
4 Zwerchfell .... *Diaphragma*
5 Nebenniere .... *Glandula suprarenalis*
6 Mageneingang (abgeschnitten) .... *Pars cardiaca*
7 Mastdarm .... *Rectum*
8 Leber-, Milz- und
   Magenschlagaderstamm .... *Truncus coeliacus*
9 Obere Gekröse-
   schlagader .... *A. mesenterica superior*
10 Nierenschlagader .... *A. renalis*
11 Hodenschlagader .... *A. testicularis*
12 Untere Gekröse-
    schlagader .... *A. mesenterica inferior*
13 Gemeinsame Becken-
    schlagader .... *A. iliaca communis*
14 Innere Beckenschlagader .... *A. iliaca interna*
15 Untere Hohlvene .... *V. cava inferior*
16 Lebervenen .... *Vv. hepaticae*
17 Nierenvene .... *V. renalis*
18 Hodenvene .... *V. testicularis*
19 Gemeinsame Beckenvene .... *V. iliaca communis*
20 Innere Beckenvene .... *V. iliaca interna*
21 Großer Lendenmuskel .... *M. psoas major*
22 Gerader Bauchmuskel
    (Rektus) .... *M. rectus abdominis*
23 Querer Bauchmuskel ...... *M. transversus abdominis*
24 Innerer schräger
    Bauchmuskel .... *M. obliquus abdominis internus*
25 Nebennierenschlagader .... *A. suprarenalis*
    Nebennierenvene .... *V. suprarenalis*

Lage der Nieren

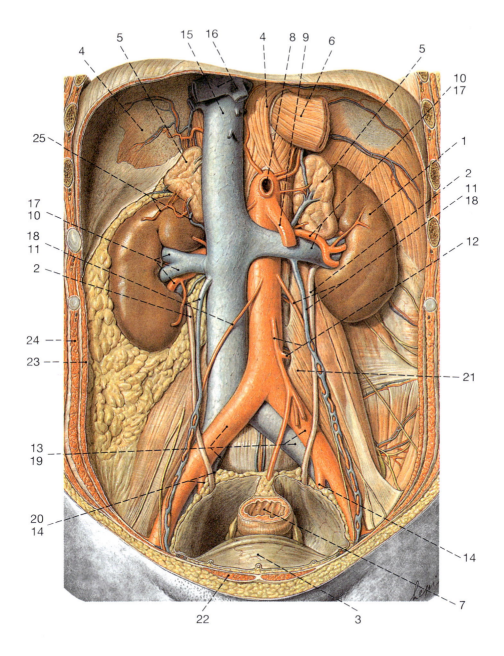

Abb. 15-2 ▶ Projektion der Nieren und der Harnleiter auf die vordere Bauchwand

Wie man sieht, liegt der Bauchnabel ungefähr auf Höhe des vierten Lendenwirbels. Von der Wirbelsäule zum kleinen Rollhügel des Oberschenkelknochens zieht der große Lendenmuskel (M. psoas major), der hier schwarz dargestellt ist.

Die Nieren liegen retroperitoneal, also hinter dem Bauchfell. Der linke obere Nierenpol kann die 11. Rippe erreichen.

12 12. Brustwirbel .... *Vertebra thoracica XII*
 1   1. Lendenwirbel .... *Vertebra lumbalis I*
 2   2. Lendenwirbel .... *Vertebra lumbalis II*
 3   3. Lendenwirbel .... *Vertebra lumbalis III*
 5   5. Lendenwirbel .... *Vertebra lumbalis V*

Abb. 15-3 ▶ Rechte Niere

Die Nieren sind ungefähr bohnenförmig. Der Innenrand der Niere ist konkav gewölbt. In seiner Mitte befindet sich der Nierenhilus, also die Durchtrittsstelle für Arterie, Vene und Harnleiter.

A Rechte Niere von vorne.
B Rechte Niere von hinten. Hier wurde aus der bindegewebigen Nierenkapsel ein kleiner Teil aufgeschnitten und aufgeklappt.

1 Nierenschlagader .... *A. renalis*
2 Nierenvene .... *V. renalis*
3 Harnleiter .... *Ureter*
4 Zusätzliche Nierenschlagader ... *A. renalis accessoria*

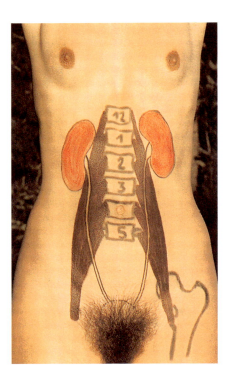

Abb. 15-4 ▶ Linke Niere von vorne in ihrer natürlichen Größe

Die Niere ist im Längsschnitt zu sehen. Man kann deutlich die Nierenrinde (1), das Nierenmark mit seinen Pyramiden (9) und das Nierenbecken (5) unterscheiden.

Die Nierenrinde befindet sich in der äußeren Zone. Sie hat ein feinkörniges Aussehen, weil sie die Nierenkörperchen enthält. Das dunklere Nierenmark besteht aus den Pyramiden. Hier liegen die geraden Anteile der Nierenkanälchen. Zwischen den Pyramiden des Nierenmarks senkt sich die Nierenrinde herab. Man spricht an diesen Stellen von den Nierensäulen (10).

 1 Nierenrinde .... *Cortex renalis*
 2 Bindegewebige Kapsel .... *Capsula fibrosa*
 3 Nierenpapillen .... *Papillae renales*
 4 Nierenschlagader .... *A. renalis*
 5 Nierenbecken (Pyelon) .... *Pelvis renalis*
 6 Nierenvene .... *V. renalis*
 7 Fettkapsel .... *Capsula adiposa*
 8 Harnleiter .... *Ureter*
 9 Pyramiden .... *Pyramides renales*
   (Nierenmark) .... *(Medulla renalis)*
10 Nierensäule .... *Columna renalis*
11 Nierenkelch .... *Calix renalis*
12 Bogenschlagader .... *A. arcuata*

Linke Niere von vorne in ihrer natürlichen Größe

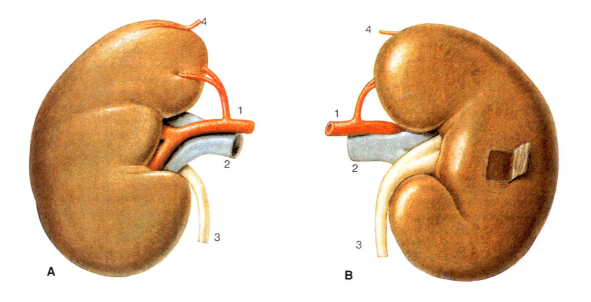

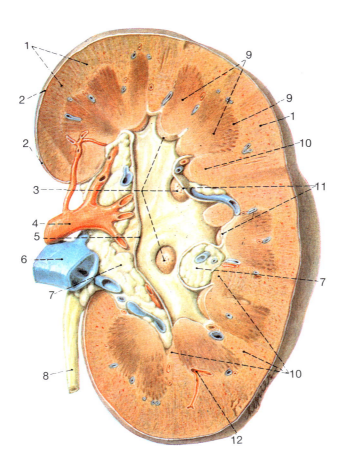

Abb. 15-5 ▶ Nierenbecken, mögliche normale Formen

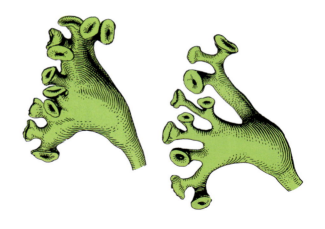

Zu unterscheiden sind das Nierenbecken und die Nierenkelche. Bei den Kelchen handelt es sich meist um 8 bis 10 Ausstülpungen des Nierenbeckens. Diese Kelche sind die Auffangbehälter für den Harn, der aus den Nierenpapillen tropft. In jede Nierenpapille münden ungefähr zwanzig Sammelrohre. Ihre Mündungsstellen erscheinen auf der Papille als „kleine Löcher".

- **A Ampullärer Typ:** Die Nierenkelche sind nur kurz. Sie münden in ein weites, sackähnliches Nierenbecken.
- **B Dendritischer Typ:** Die Nierenkelche sind länger und erscheinen baumartig verzweigt (griechisch déndron = Baum).

Abb. 15-6 ▶ Ausgusspräparat von Nierenbecken und Nierengefäßen

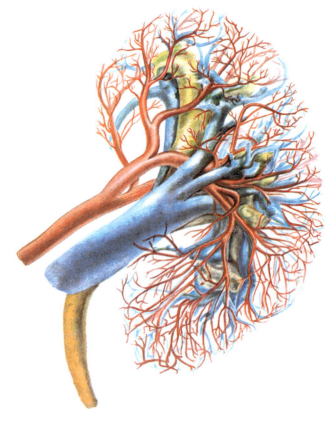

Um ein Ausgusspräparat anzufertigen, injiziert man in das Präparat gefärbte Kunststoffe. Anschließend wird das Gewebe mit einer starken Lauge aufgelöst. Übrig bleibt dann nur noch der Kunststoffausguss.

In der Abbildung sind die Arterien rot dargestellt, die Venen blau und das Nierenbecken mit dem Harnleiter gelb.

Man sieht die Verästelungen der Arterien und Venen. Die Niere enthält ihr sauerstoffreiches Blut über die Nierenarterie (A. renalis) direkt von der Aorta. Bei ihrem Eintritt in die Niere zweigt sich die Arterie in zwei Hauptäste auf, danach weiter zu Segmentarterien → Zwischenlappenarterien → Bogenarterien → Zwischenläppchenarterien (Radiärarterien), aus denen das zuführende Gefäß (Vas afferens) entspringt, das das Blut zu den Glomerulusschlingen bringt, in denen das Blut filtriert wird.

Nach Durchlaufen des Kapillargebiets sammelt sich das Blut wieder in kleinen Venen, um als Nierenvene durch den Hilus aus der Niere auszutreten. Dieses sauerstoffarme Blut fließt in die untere Hohlvene (V. cava inferior) ein.

Abb. 15-7 ▶ Querschnitt durch den Harnleiter

Die Harnleiter (20-fache Vergrößerung) sind mit Übergangsepithel (siehe Abb. 3-1 F) ausgekleidet, daran schließen sich eine Muskelschicht und eine bindegewebige Hülle an.

Die Muskelschicht hat die Aufgabe, den Harn durch peristaltische Bewegungen vom Nierenbecken zur Blase zu transportieren. Dies hat den Vorteil, dass der Urin auch im Liegen weiterbefördert werden kann. Zwei- bis dreimal pro Minute läuft eine peristaltische Welle vom Nierenbecken zur Blase über den Harnleiter hinweg.

1 Übergangsepithel .... *Epithelium transitionale*
2 Verschiebeschicht .... *Lamina propria*
3 Äußere Längsmuskel-
  schicht .... *Stratum longitudinale externum*
4 Mittlere Ringmuskelschicht .... *Stratum circulare*
5 Innere Längsmuskel-
  schicht .... *Stratum longitudinale internum*
6 Bindegewebige Hülle
  mit Blutgefäßen .... *Tunica adventitia*

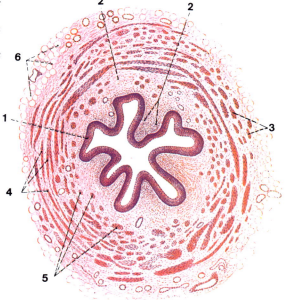

Abb. 15-8 ▸ Harnblase und männliche Harnröhre von vorn eröffnet

Zur Lage der Harnblase siehe auch Abb. 16-1 und 16-20.

Die Form der Harnblase hängt von ihrem Füllungszustand ab. Ist die Blase entleert, so wird sie, vom in das kleine Becken herabhängenden Dünndarm, zu einem schlaffen Sack zusammengepresst. Je mehr sich die Blase füllt, desto kugelförmiger wird sie. Im entleerten Zustand ist die Blasenschleimhaut in Falten gelegt, mit zunehmender Füllung der Harnblase verschwinden diese Falten.

Immer faltenlos ist die Schleimhaut am Blasendreieck (3, Trigonum vesicae). Dieses Dreieck wird von den beiden Mündungen der Harnleiter und dem Abgang der Harnröhre gebildet.

Die Harnleiter münden unten, seitlich von hinten und schräg in die Harnblase ein. Dabei wird ein Druckverschluss gebildet, der ein Zurückfließen des Harnes verhindert.

1 Schleimhautfalte .... *Plica ureterica* (durch den Harnleiter aufgewölbt)
2 Harnleitermündung .... *Ostium ureteris*
3 Harnblasendreieck .... *Trigonum vesicae*
4 Harnblasenzäpfchen .... *Uvula vesicae*
5 Vorsteherdrüse .... *Prostata*
6 Samenhügel .... *Colliculus seminalis*
7 Ausspritzgang (Mündung) .... *Ductus ejaculatorius*
8 Kleiner Blindsack .... *Utriculus prostaticus*
9 Schleimhautfalte .... *Crista urethralis* (Hinterwand der Harnröhre)
10 Cowper-Drüse .... *Glandula bulbo-urethralis*
11 Verdicktes Ende des Harnröhrenschwellkörpers .... *Bulbus penis*
12 Cowper-Drüse Ausführungsgang .... *Ductus glandulae bulbo-urethralis*
13 Harnröhrenschwellkörper .... *Corpus spongiosum penis*

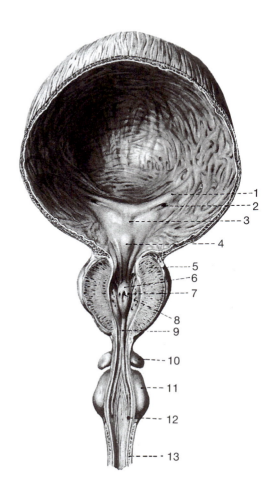

Abb. 15-9 ▶ Schnittbild durch die Harnblasenwand

Die Wand der Harnblase besteht aus einer innen gelegenen Schleimhaut, die einen Überzug aus Übergangsepithel und eine darunter liegende Bindegewebsschicht besitzt. Daran schließen sich eine Verschiebeschicht, eine Muskelschicht und in dem unteren Anteil, der nicht vom Bauchfell überzogen ist, eine bindegewebige Hülle an. Der obere Anteil der Blase ist vom Bauchfell bedeckt. An der Muskelschicht (hier 18-fache Vergrößerung) kann man eine innere Längsmuskelschicht, eine mittlere Ringmuskelschicht und eine äußere Längsmuskelschicht unterscheiden (s. Abb. 15-10).

1 Schleimhaut .... *Tunica mucosa*
2 Innere Längsmuskel- *Stratum*
  schicht .... *longitudinale internum*
3 Mittlere Ringmuskelschicht .... *Stratum circulare*
4 Äußere Längsmuskel- *Stratum*
  schicht .... *longitudinale externum*
5 Bindegewebige Hülle .... *Tunica adventitia*

Abb. 15-10 ▶ Schematische Darstellung der Muskelschicht der Harnblase

Wie bereits erwähnt, besteht die Muskelschicht der Blase aus einer inneren Längsmuskelschicht (4), einer mittleren Ringmuskelschicht (3) und einer äußeren Längsmuskelschicht (2).

Eine genaue Betrachtung des Faserverlaufs zeigt, dass es sich hierbei nicht um drei getrennte Schichten handelt, sondern um zusammenhängende Muskelschlingen. Dadurch kann sich die Harnblase bei der Entleerung effektiv zusammenziehen und vollständig entleeren.

1 Harnblasenspitze .... *Apex vesicae*
2–4 Muskelschicht .... *Tunica muscularis*
2 Äußere Längsmuskel- *Stratum*
  schicht .... *longitudinale externum*
3 Mittlere Ringmuskelschicht .... *Stratum circulae*
4 Innere Längsmuskel- *Stratum*
  schicht .... *longitudinale internum*
5 Vorsteherdrüse .... *Prostata*
6 Harnröhrenschließmuskel .... *M. sphincter urethrae*
7 Harnröhre .... *Urethra*
8 Verdicktes Ende des
  Harnröhrenschwellkörpers .... *Bulbus penis*

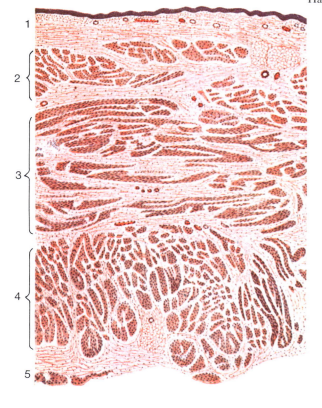

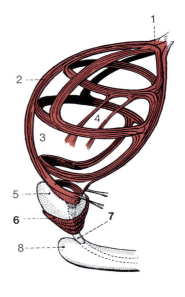

Abb. 15-11 ▶ Schematische Darstellung eines Nierenkörperchens (Malpighi-Körperchen)

Ein Nierenkörperchen setzt sich aus einem Glomerulus und der Bowman-Kapsel zusammen:

Glomerulus

Der Glomerulus ist ein Kapillarknäuel, aus dem der Primärharn abgepresst wird.

Bowman-Kapsel

Die Bowman-Kapsel umgibt den Glomerulus. Sie stellt den „Auffangbehälter" für den aus den Glomeruli abgepressten Primärharn dar.

Ein Nierenkörperchen kann mit bloßem Auge gerade noch wahrgenommen werden. Schneidet man eine Niere auf, so kann man die Nierenkörperchen als feine rote Pünktchen in der Nierenrinde liegen sehen.

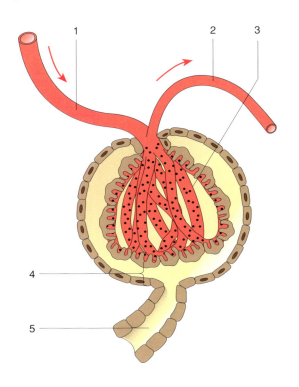

1 Zuführendes Gefäß .... *Vas afferens*
2 Abführendes Gefäß .... *Vas efferens*
3 Gefäßknäuel
  (Glomerulus) .... *Glomerulus corpusculi renalis*
4 Bowman-Kapsel
5 Proximaler Tubulus ..... *Tubulus contortus proximalis*

Abb. 15-12 ▶ Nephron

Ein Nephron besteht aus dem
1. Nierenkörperchen: a) Glomerulus
                     b) Bowman-Kapsel
2. Tubulussystem: a) proximaler Tubulusanteil
                     b) Henle-Schleife
                     c) distaler Tubulusanteil
                     d) Sammelrohre

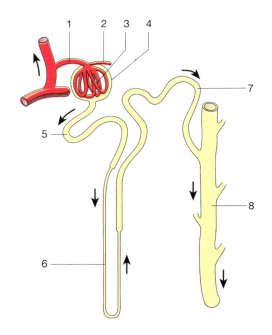

1 Zuführendes Gefäß .... *Vas afferens*
2 Abführendes Gefäß .... *Vas efferens*
3 Gefäßknäuel
  (Glomerulus) .... *Glomerulus corpusculi renalis*
4 Bowman-Kapsel .... −
5 Proximaler Tubulus ..... *Tubulus contortus proximalis*
6 Henle-Schleife .... −
7 Distaler Tubulus .... *Tubulus contortus distalis*
8 Sammelrohr .... *Tubulus renalis colligens*

Abb. 15-13 ▶ Nephron mit Kapillargebiet

Eine zuführende Arteriole (Vas afferens) bringt das Blut zu dem Glomerulus, in dem es sich in ein Kapillargebiet aufspaltet, um die glomeruläre Filtration durchführen zu können. Danach sammelt es sich zur abführenden Arteriole (Vas efferens), um sich kurz danach erneut in ein Kapillargebiet aufzuspalten, das den Tubulusanteil des Nephrons umspinnt. Es ist eine Besonderheit der Niere, dass das Blut hier zwei Kapillargebiete durchläuft. Das erste Kapillargebiet liegt im Glomerulus und dient der glomerulären Filtration. Das zweite Kapillargebiet spinnt sich um das Tubulussystem herum und dient der tubulären Rückresorption und tubulären Sekretion.

Um eine gleichmäßige Filtrationsleistung in der Niere zu erreichen, ist es notwendig, eine gleichbleibende Durchblutung, beziehungsweise einen gleichbleibenden Kapillardruck in der Niere zu haben. Durch eine Selbstregulation ist die Niere in der Lage, systolische Blutdruckschwankungen zwischen 80 bis 190 mmHg auszugleichen. Diese Selbstregulation ist eine Leistung der zuführenden Arteriole (Vas afferens). Die glatte Muskulatur dieser Gefäße ist in der Lage, je nach Notwendigkeit, ihren Gefäßdurchmesser zu vergrößern oder zu verkleinern. Kommt es zu einer Blutdruckerhöhung, verengen die zuführenden Arteriolen ihren Durchmesser und drosseln so den Bluteinfluss in die Glomerulusschlingen; sinkt der Blutdruck ab, vergrößern die zuführenden Arteriolen ihr Lumen. Durch diese Fähigkeit ist ein gleichbleibender glomerulärer Blutdruck und damit eine gleichbleibende glomeruläre Filtrationsleistung gewährleistet.

1 Zuführendes Gefäß .... *Vas afferens*
2 Abführendes Gefäß .... *Vas efferens*
3 Gefäßknäuel (Glomerulus) .... *Glomerulus corpusculi renalis*
4 Bowman-Kapsel .... –
5 Proximaler Tubulus ... *Tubulus contortus proximalis*
6 Henle-Schleife .... –
7 Distaler Tubulus .... *Tubulus contortus distalis*
8 Sammelrohr .... *Tubulus renalis colligens*
9 Haargefäße (umspinnen den Tubulus) ... *Kapillaren*
10 Zwischenläppchenvene .... *V. interlobularis*

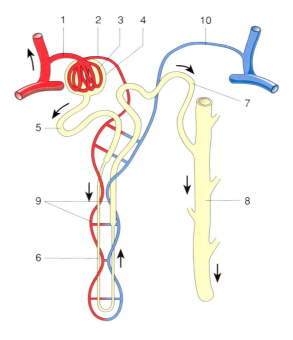

Abb. 15-14 ▶ Mehrfach-Teststreifen zur Urinuntersuchung

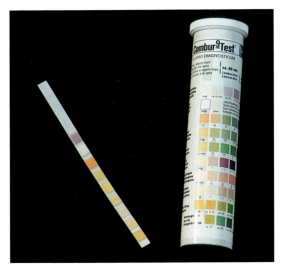

Mehrfach-Teststreifen haben sich im Praxisalltag vor allem in der Vorfelddiagnostik und zur Überwachung von Krankheitsverläufen bewährt. Zur Untersuchung wird der Teststreifen eine Sekunde lang in den Harn eingetaucht, dann streift man ihn ab und nach einer Minute kann man die Testfelder mit einer Farbskala vergleichen.

Vermutet man eine Erkrankung im Harnwegsbereich, sind die Testfelder Leukozyten, Nitrit, pH-Wert, Eiweiß, Glukose und Blut von Bedeutung.

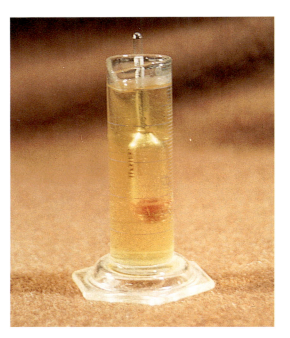

Abb. 15-15 ▶ Urometer

Ein Urometer dient zur Feststellung des spezifischen Gewichtes des Harns. Der zu untersuchende Urin wird in ein geeignetes Gefäß gefüllt. Dann gibt man den Urometer hinein. Man muss darauf achten, dass der Urometer frei im Harn schwimmt und nicht an der Wand hängt. Man liest nun an dem Teil der Skala des Urometers, der aus dem Urin herausragt, das spezifische Gewicht des Harns ab. Allerdings gibt es heute Teststreifen zur Bestimmung des spezifischen Gewichtes des Urins, wodurch die Feststellung des pH-Werts wesentlich vereinfacht wurde (siehe Abb. 15-14).

Abb. 15-16 ▶ Blasenpunktion

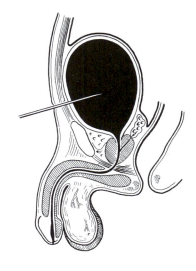

In Kliniken kann die gut gefüllte Harnblase durch die Bauchwand oberhalb der Schambeinfuge punktiert werden, ohne dabei das Bauchfell zu verletzen. Eine Blasenpunktion wird bei Harnverhalten oder zur keimfreien Gewinnung von Harn zu Untersuchungszwecken durchgeführt.

Abb. 15-17 ▶ Legen eines Blasenkatheters beim Mann

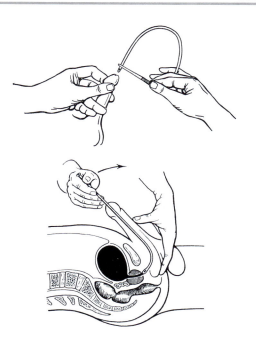

Zu diagnostischen oder zu Behandlungszwecken kann ein Katheter durch die Harnröhre in die Blase vorgeschoben werden. Das Kathetern kann mit einem biegsamen Kunststoffkatheter erfolgen (oberer Teil der Abbildung) oder mit einem starren Metallkatheter (unterer Teil der Abbildung).

Katheter sollten unter möglichst sterilen Bedingungen eingeführt werden, um eine Infektion der Harnblase zu vermeiden. Muss ein Katheter über mehrere Tage in der Blase verweilen (Dauerkatheter), so lässt sich allerdings eine Infektion der Blase oft nicht verhindern.

Abb. 15-18 ▶ Juckreiz

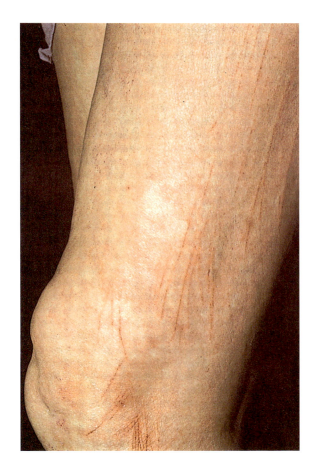

An der Außenseite des rechten Beines, aber auch in anderen Körperregionen, findet man bei dem Patienten Kratzspuren. Eine Blutuntersuchung ergab hier eine dialysepflichtige Niereninsuffizienz.

Juckreiz tritt aber nicht nur bei Nierenerkrankungen auf, sondern auch bei bestimmten Hauterkrankungen, bei Diabetes mellitus, bei Leber- und Gallenerkrankungen, bei neurologischen Erkrankungen, bei Morbus Hodgkin, Hautkrebs, Leukämie, Hypertonie, Arteriosklerose, Allergien, Vitamin-B-Mangel, Polyzythämie, Parasitenbefall und bei Schädigung der Haut durch zu häufiges Waschen. Kann man keine organische Ursache des Juckreizes finden, muss man auch einen psychogenen Juckreiz in Betracht ziehen. In diesem Fall tritt der Juckreiz häufig in der Anal- und Genitalgegend auf. Selbstverständlich muss aber auch bei Juckreiz in der Anal- und Genitalgegend immer zuerst eine organische Ursache ausgeschlossen werden.

Abb. 15-19 ▶ Nephrotisches Syndrom (Eiweißverlustniere, Nephrose)
(Aus Siegenthaler)

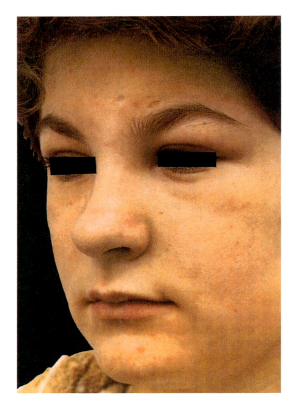

Charakteristisch für das nephrotische Syndrom sind die Ödeme. Diese können bei leichterer Erkrankung als Lidödeme auftreten. Bei schwererem Verlauf kann es zum morgendlichen Anschwellen der Hände und Füße aber auch zu allgemeinen Ödemen bis hin zu schwerer Bauchwassersucht (Aszites) und Elephantiasis kommen.

Bei der abgebildeten Patientin fallen das gedunsene Gesicht und die ausgeprägten Lidödeme auf.

Beim nephrotischen Syndrom kommt es zu dem folgenden Symptomenkomplex: Verringerung der Bluteiweiße (Hypoproteinämie), Zunahme der Blutfette (Hyperlipidämie) und Ausscheidung von Eiweißen und Fetten im Urin (Protein- und Lipidurie).

Beim nephrotischen Syndrom liegt eine veränderte Durchlässigkeit der Glomeruli aufgrund entzündlicher oder degenerativer Nierenerkrankungen vor. Als Ursache kommen vor allem Diabetes mellitus aber auch Glomerulonephritis und Glomerulosklerose in Betracht. Zur Eiweißverlustniere kann es jedoch auch bei Kollagenosen (LE, Periarteriitis nodosa), bei Stoffwechselerkrankungen (Myxödem, diabetische Glomerulosklerose), bei Zirkulationsstörungen (Nierenvenenthrombose, chronisch konstriktive Perikarditis, Rechtsherzinsuffizienz), bei Infektionen (Syphilis, Malaria, Tuberkulose, subakute bakterielle Endokarditis) und bei Intoxikationen (Schwermetalle, Sulfonamide) kommen.

Hervorgehoben sei an dieser Stelle die diabetische Glomerulosklerose (Glomerulosklerose, Kimmelstiel-Wilson-Syndrom). Hier sind aufgrund eines langjährigen Diabetes mellitus, vor allem bei schlechter Blutzuckereinstellung, die Glomeruli geschädigt. Dadurch kommt es zum Auftreten von Eiweißen im Urin, häufig auch zum nephrotischen Syndrom. Des Weiteren treten Bluthochdruck, Ödeme und Mikroangiopathien des Augenhintergrundes (Retinopathia diabetica) auf. Letztere kann zur Erblindung führen.

Abb. 15-20 ▶ Angeborene Nierenerkrankungen

A Agenesie (Fehlen) der linken Niere
B Hypoplasie (Unterentwicklung) der linken Niere
C Die linke Niere zeigt eine fortbestehende embryonale Lappung.
D Beidseitige Doppelniere. Links mit doppelt angelegtem Harnleiter (Ureter duplex), rechts mit gespaltenem Harnleiter (Ureter fissus).
E Links überzählige Niere
F Hufeisenniere (Verschmelzungsniere)
G Fehllagerung der linken Niere in Höhe des Darmbeins
H Einseitige asymmetrische Verschmelzungsniere mit Fehllagerung
I Beckenniere
J Wanderniere
K Längsgedrehte Niere
L Beidseitig stark erweiterte Harnleiter

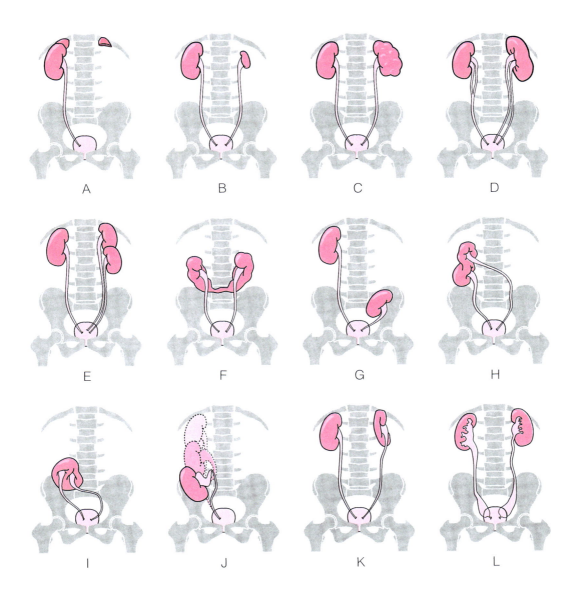

16 Die Fortpflanzungsorgane

Abb. 16-1 ▶ Medianschnitt durch das männliche Becken

Bei den männlichen Geschlechtsorganen unterscheidet man:
a) Äußere Geschlechtsorgane:
   Penis und Hodensack (30),
b) Geschlechtsdrüsen:
   Hoden (18), Bläschendrüse, Cowper-Drüse, Prostata (11),
c) Ableitende Ausführungsgänge:
   Nebenhoden (17+19), Samenleiter, Ausspritzgang, Harn-Samen-Röhre (13+15+25).

1 Hirnwasserraum
  (Subarachnoidalraum) ... *Spatium subarachnoideum*
2 Harte Rückenmarkhaut .... *Dura mater spinalis*
3 Kreuzbeinkanal .... *Canalis sacralis*
4 Bauchfelltasche zwischen
  Harnblase und Mastdarm ... *Excavatio rectovesicalis*
5 Querfalte des Mastdarms .... *Plica transversa recti*
6 Steißbein .... *Os coccygis*
7 Mastdarm .... *Rectum*
8 Äußerer Afterschließ-
  muskel .... *M. sphincter ani externus*
9 Innerer Afterschließ-
  muskel .... *M. sphincter ani internus*
10 Afterkanal .... *Canalis analis*
11 Vorsteherdrüse .... *Prostata*
12 Harnröhrenschließmuskel ...... *M. sphincter urethrae* ▶
13 Harnröhre, *Urethra*,
   Vorsteherdrüsenabschnitt .... *Pars prostatica*
14 Ende des Harnröhren-
   schwellkörpers .... *Bulbus penis*
15 Harnröhre, *Urethra*,
   membranöser Abschnitt .... *Pars membranacea*
16 Schambeinfuge .... *Symphysis pubica*
17 Nebenhodenkopf .... *Caput epididymidis*
18 Hoden .... *Testis*
19 Nebenhodenschwanz .... *Cauda epididymidis*
20 Harnblase .... *Vesica urinaria*
21 Bauchfell .... *Peritoneum*
22 Verschieberaum vor der
   Harnblase .... *Spatium retropubicum*
23 Innerer Harnröhren-
   mund .... *Ostium urethrae internum*
24 Gliedschwellkörper .... *Corpus cavernosum penis*
25 Harnröhre .... *Urethra*,
   Schwellkörper-
   abschnitt .... *Pars spongiosa*
26 Harnröhren-
   schwellkörper .... *Corpus spongiosum penis*
27 Eichel .... *Glans penis*
28 Schiffergrube .... *Fossa navicularis urethrae*
29 Äußerer Harnröhren-
   mund .... *Ostium urethrae externum*
30 Hodensack .... *Scrotum*

Abb. 16-2 ▶ Hoden und Nebenhoden

Die eiförmigen Hoden liegen im taschenartigen Hodensack. Sie sind von einer bindegewebigen Kapsel umgeben, von der aus Trennwände in die Mitte ziehen und den Hoden in einzelne Läppchen unterteilen. In jedem Läppchen liegen zwei bis drei gewundene Hodenkanälchen.
  Die Nebenhoden liegen dem oberen und hinteren Teil der Hoden an. Es handelt sich um einen ungefähr vier bis fünf Meter langen Schlauch, der auf eine Länge von etwa fünf Zentimeter zusammengeknäuelt ist. Die Nebenhoden haben die Aufgabe, Samen zu speichern. Hier durchlaufen die Samenzellen aber auch noch einen allerletzten Ausreifungsprozess.

1 Rankenvenengeflecht .... *Plexus pampiniformis* ▶
2 Nebenhodenkopf .... *Caput epididymidis*
3 Nebenhodenläppchen .... *Lobulus epididymidis*
4 Blind endender Seitenast .... *Ductus aberrans*
5 Samenleiter .... *Ductus deferens*
6 Nebenhodenkörper .... *Corpus epididymidis*
7 Nebenhodenschwanz .... *Cauda epididymidis*
8 Hodenläppchen .... *Lobuli testis*
9 Bindegewebshülle des Hodens ..... *Tunica albuginea*
10 Trennwände .... *Septula testis*
11 Hodenkanälchen .... *Tubuli seminiferi*

Hoden und Nebenhoden

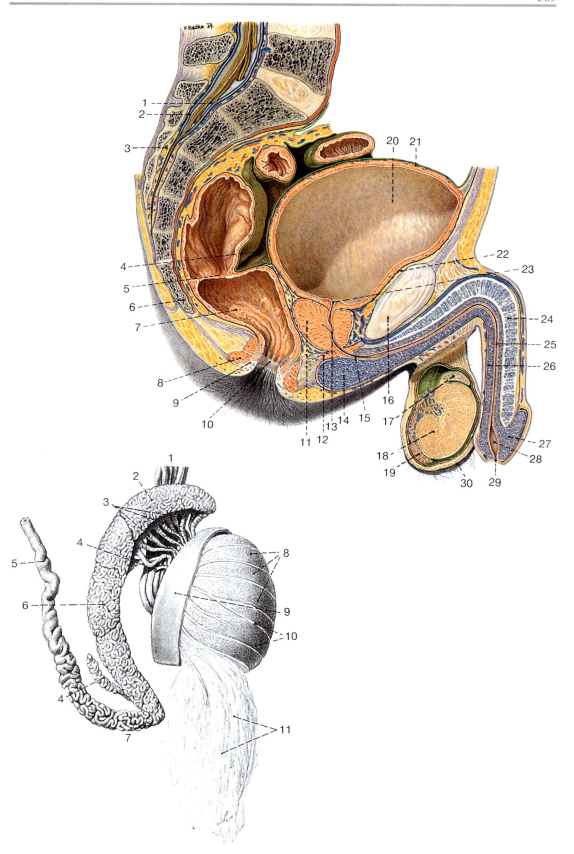

Abb. 16-3 ▶ Abstieg des Hodens während der Fetalzeit

Das Bauchfell ist rot dargestellt und die Bauchwandfaszie blau.

Während der Fetalzeit werden die Hoden im Bauchraum angelegt. Da hier jedoch die Temperatur für die Samenbildung zu hoch ist, wandern die Hoden gegen Ende der Fetalzeit, manchmal auch erst nach der Geburt, durch den Leistenkanal in den Hodensack hinunter.

Es kann vorkommen, dass ein oder auch beide Hoden nicht vollständig in den Hodensack absinken, sondern entweder im Bauchraum oder im Leistenkanal liegen bleiben (Kryptorchismus). In diesem Fall ist zwar die Testosteronabgabe nicht beeinträchtigt, aber der betroffene Hoden kann keine Spermien produzieren, da die Temperatur für deren Produktion zu hoch ist.

Die zur Samenzellbildung benötigte Temperatur liegt etwas unterhalb der Körpertemperatur von 37 °C. Durch den Hodenhebermuskel (M. cremaster) im Hodensack ist eine genaue Temperaturregulation möglich. Sinkt die Temperatur im Hoden zu stark ab, so zieht der Hodenhebermuskel die Hoden näher an den Bauchraum heran. Steigt die Temperatur an, so erschlafft der Muskel und die Hoden sinken nach unten.

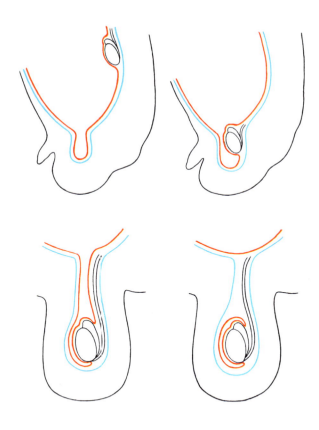

Abb. 16-4 ▶ Leistengegend beim Mann

Wenn die Hoden während der Fetalzeit absteigen und in den Hodensack verlagert werden, nehmen sie auf ihrem Weg Blutgefäße und Nerven mit. Deshalb darf der Leistenkanal nach der Geburt nicht völlig verschlossen werden, sondern er bleibt zeitlebens offen. Er ist damit aber immer ein „Schwachpunkt" der Bauchwand, und es kann zu Leistenbrüchen kommen.

Bei der Frau gibt es auch einen Leistenkanal. Bei ihr verläuft im Leistenkanal das runde Mutterband, das am oberen seitlichen Rand der Gebärmutter entspringt und in einem großen Bogen zur seitlichen Beckenwand verläuft, um durch den Leistenkanal zu den großen Schamlippen zu ziehen. Das runde Mutterband entspricht im Verlauf dem Samenleiter des Mannes.

Frauen sind allerdings nicht so gefährdet einen Leistenbruch zu bekommen wie Männer. Bei ihnen ist der Leistenkanal enger, da das runde Mutterband einen kleineren Durchmesser als der Samenstrang hat.

1 Leistenband .... *Lig. inguinale*
2 Äußerer Leistenring .... *Anulus inguinalis superficialis*
3 Samenleiter .... *Ductus deferens*
4 Nebenhoden .... *Epididymis*
5 Hoden .... *Testis*
6 Äußerer schräger Bauchmuskel .... *M. obliquus externus abdominis*
7 Innerer schräger Bauchmuskel .... *M. obliquus internus abdominis*
8 Vorderer oberer Darmbeinstachel .... *Spina iliaca anterior superior*
9 Querer Bauchmuskel ..... *M. transversus abdominis*
10 Innere Bauchwandfaszie .... *Fascia transversalis*
11 Samenstrang .... *Funiculus spermaticus*
12 Männliches Glied .... *Penis*
13 Innerer Schenkel .... *Crus mediale*
14 Äußerer Schenkel .... *Crus laterale*
15 Muskelfach unter dem Leistenband .... *Lacuna musculorum*
16 Darmbein-Schambeinkamm-Bogen .... *Arcus iliopectineus*
17 Gefäßfach unter dem Leistenband .... *Lacuna vasorum*
18 Lakunenband .... *Lig. lacunare*
19 Hodenheber .... *M. cremaster*
20 Gliedaufhängeband .... *Lig. suspensorium penis*

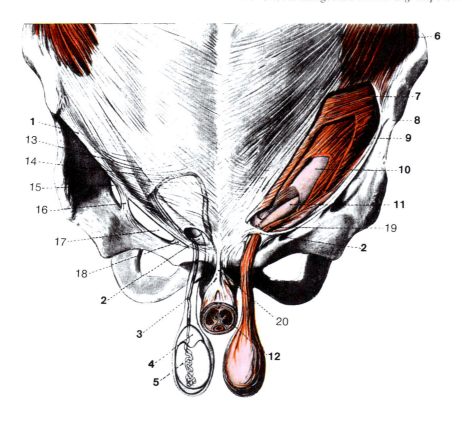

Abb. 16-5 ▶ Schematische Darstellung des Leistenkanals und des Leistenbruchs

A Leistenkanal eines Gesunden
Bei seinem Abstieg vom Bauchraum in den Hodensack, nimmt der Hoden nicht nur, wie bei der vorstehenden Abbildung (Abb. 16-4) beschrieben, Blutgefäße und Nerven mit, sondern er stülpt alle Schichten der Bauchwand mit aus. Aus diesen Schichten werden dann die Hüllen gebildet, die den Hoden umgeben.

B Offen gebliebener Leistenkanal
Kommt es nicht zu diesem Verschluss, so bleibt zwischen Bauchraum und Hodensack eine offene Verbindung bestehen.

C Leistenbruch
Durch diese offen gebliebene Verbindung kann sich nun zuerst das große Netz einschieben, später bei zunehmender Erweiterung auch Darmteile. Ein Leistenbruch, der auf einer angeborenen offenen Verbindung zwischen Bauchraum und Hodensack beruht, wird als angeborener Leistenbruch bezeichnet.

1 Leistenkanal .... *Canalis inguinalis*
2 Bauchfell .... *Peritoneum*
3 Innerer Leistenring .... *Anulus inguinalis profundus*

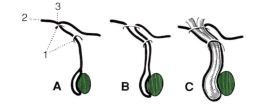

Abb. 16-6 ▶ Darstellung von zwei Leistenbrüchen unterschiedlicher Größe

Die beiden Bruchsäcke sind eröffnet, um den Bruchinhalt zu zeigen. Man sieht, dass das Bauchfell und Darmschlingen durch die Bruchpforte getreten sind. Ein solcher Weichteilbruch, bei dem Eingeweide oder Organteile in den Bruchsack treten, wird als Hernie bezeichnet. Eine solche Hernie kann sich bei anlagebedingter Schwäche der Bauchwand entwickeln, begünstigend wirken Adipositas oder chronische Obstipation, auslösend der plötzliche Anstieg des Drucks im Bauchraum durch Husten, Niesen oder Bauchpressen. Dabei wird zuerst das Bauchfell durch die Bauchwandlücke gepresst, später können Darmschlingen nachfolgen.

Drohende Komplikation jeder Hernie ist die Einklemmung (Inkarzeration), bei der der Bruchinhalt, häufig der Darm, in der Bruchpforte stranguliert wird. Durch Unterbrechung der Stuhlpassage kann sich zum einen ein mechanischer Ileus, also ein lebensgefährlicher Darmverschluss entwickeln. Zum anderen besteht die Gefahr, dass Blutgefäße abgeklemmt werden und ein Darmgangrän auftritt. Bei Verdacht auf Inkarzeration muss sofort eine Krankenhauseinweisung erfolgen.

Leistenbrüche

Leistenbrüche machen 70 bis 80% aller Hernien aus. In 90% der Fälle sind Männer betroffen. Dies liegt zum einen an der anatomischen Beschaffenheit des Leistenkanals, zum anderen sind Männer häufiger als Frauen starken körperlichen Belastungen ausgesetzt, die zur Drucksteigerung im Bauchraum führen.

Schenkelhernien

Schenkelhernien (Femoralhernien) machen ca. 10% der Weichteilbrüche aus. Sie treten bevorzugt bei Frauen zwischen dem 50. bis 80. Lebensjahr auf. Schenkelkanalbrüche erfolgen an der Durchtrittsstelle der Oberschenkelschlagader (A. femoralis) in den Oberschenkel.

Nabelbrüche und Nabelhernien

Nabelbrüche kommen vor allem bei Säuglingen vor, aber sie treten auch bei Schwangerschaft, Adipositas und durch schweres Heben auf. Kleinere Hernien bei Säuglingen heilen meist spontan aus.

Narbenhernien können sich im Bereich von Operationsnarben bilden.

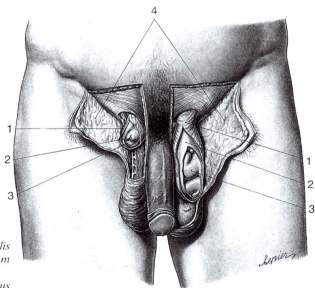

1 Innere Bauchwandfaszie .... *Fascia transversalis*
2 Bauchfell .... *Peritoneum*
3 Darmschlingen
4 Unterhautfettgewebe .... *Panniculus adiposus*

Abb. 16-7 ▶ Leistenbruchoperation

Wie bei Abb. 16-6 geschildert, besteht die Hauptgefahr eines Weichteilbruchs in der Einklemmung von Eingeweiden und in einer Bauchfellentzündung (Peritonitis).

Um diesen gefürchteten Komplikationen vorzubeugen, tragen manche der Betroffenen ein Bruchband. Ein Bruchband übt von außen auf die Bruchpforte Druck aus, wodurch ein Austreten von Bruchanteilen verhindert werden soll. Leider ist der ausgeübte Druck beim Husten, Niesen und beim Stuhlgang nicht ausreichend, so dass dennoch Komplikationen auftreten können. Während des Hustens und während des Stuhlgangs ist es deshalb wirkungsvoller, mit der Hand gegen die Bruchpforte zu drücken.

Die schulmedizinische Therapie besteht in einem operativen Verschluss, um den möglichen gefährlichen Komplikationen vorzubeugen. Auf der Abbildung wird eine von mehreren möglichen Techniken der Leistenbruchoperationen gezeigt.

1 Der Bruchsack wird freigelegt.
2 Der Eingeweidebruch wurde in die Bauchhöhle zurückgeschoben (reponiert). Der Bruchsack wurde entfernt und Fäden werden von den Muskelrändern her gezogen.
3 Der Samenstrang wird seitlich festgehalten, die Fäden werden verknotet und die Muskelränder fest mit dem Leistenband verbunden.
4 Nun wird die Sehnenplatte des äußeren schrägen Bauchmuskels über dem Samenstrang vernäht.

Leistenbruchoperation

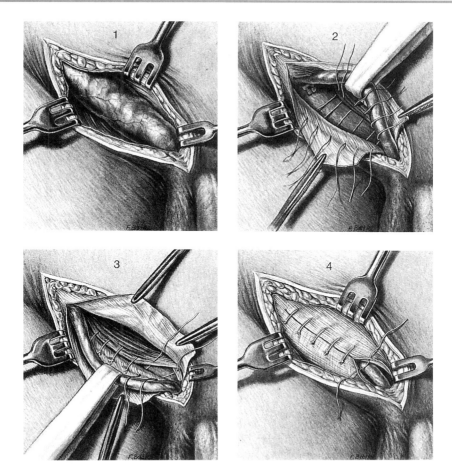

Abb. 16-8 ▶ Schnittbild durch den Hoden

Der Hoden (in der Abbildung in 40-facher Vergrößerung) hat einen endokrinen und einen exokrinen Anteil. Im exokrinen Anteil, den Hodenkanälchen, werden die Spermien hergestellt. Im endokrinen Anteil, den Leydigschen Zwischenzellen, wird ein wichtiges männliches Hormon, das Testosteron, produziert. Die Leydigschen Zwischenzellen liegen als Zellansammlungen (4) im interstitiellen Bindegewebe, eingebettet zwischen den Hodenkanälchen.

1 Bindegewebige Hülle des Hodens .... Tunica albuginea
2 Trennwand (Septen) .... Septula testis
3 Hodenkanälchen .... Tubuli seminiferi
4 Leydigsche Zwischenzellen .... Endocrinocyti interstitiales

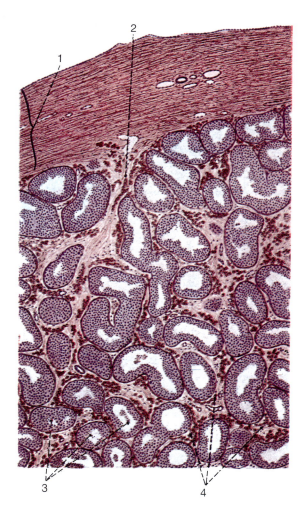

Abb. 16-9 ▶ Querschnitt durch ein Hodenkanälchen

In den Hodenkanälchen werden die Samenzellen (1) gebildet und hier reifen sie auch heran. Am äußeren Rand der Kanälchen liegen die unreifsten Vorstufen dieser Zellen (Stammsamenzellen). Diese Stammsamenzellen entwickeln sich durch ständige Teilung und Umbildung zu immer reiferen Formen, und dabei bewegen sie sich vom Rand immer mehr zur Mitte des Hodenkanälchens. Sind die Samenzellen ausgereift, werden sie zu den Nebenhoden abtransportiert und dort gelagert.

Bis ein Spermium ausgereift ist, vergehen ungefähr zwei bis drei Monate.

Außer den Samenzellen kommen in den Hodenkanälchen noch Stützzellen (7) vor. Sie reichen von der Basalmembran bis zur Lichtung des Kanälchens. Sie haben die Aufgabe, die Samenzellen zu schützen, zu stützen und zu ernähren.

1 Samenfaden (Samenzelle) .... *Spermium*
2 Ungeschwänzte Samenzelle .... *Spermatidium*
3 Stammsamenzelle
  (in Teilungsphase) .... *Spermatogonie*
4 Spermatozyt II. Ordnung *Spermatocytus secundarius*
5 Spermatozyt I. Ordnung .... *Spermatocytus primarius*
6 Stammsamenzelle .... *Spermatogonie*
7 Stützzelle .... *Sertoli-Zelle*

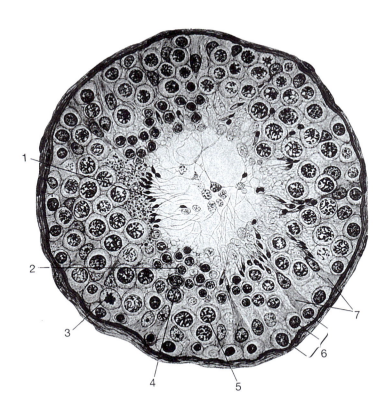

Abb. 16-10 ▶ Schematische Darstellung der Samenwege

Dargestellt sind die Hodenkanälchen, die zu zweit oder zu dritt geschlängelt in den Hodenläppchen (1) liegen. Von hier aus ziehen sie zu dem Hodennetz (4) und weiter in die abführenden Hodenkanälchen (5), um schließlich in den Nebenhoden zu gelangen. Der Nebenhoden ist ein Speicher für die Samenfäden (siehe Abb. 16-2).

Am Nebenhoden lassen sich Kopf, Körper und Schwanz unterscheiden. Der Schwanz des Nebenhodens geht haarnadelförmig in den Samenleiter über, der in seinem ersten Abschnitt noch stark geschlängelt ist und somit auf eine Gesamtlänge von 50 bis 60 cm kommt.

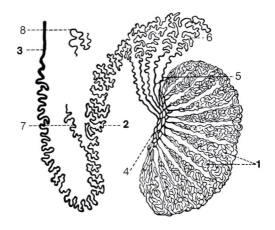

1 Hodenkanälchen .... *Tubuli seminiferi*
2 Nebenhodengang .... *Ductus epididymidis*
3 Samenleiter .... *Ductus deferens*
4 Hodennetz .... *Rete testis*
5 Abführende Hodenkanälchen .... *Ductuli efferentes testis*
6 Nebenhodenläppchen .... *Lobulus epididymidis*
7 Blind endender Seitenast .... *Ductulus aberrans*
8 Beihoden (Reste von Urnierenkanälchen oberhalb des Nebenhodenkopfes) .... *Paradidymis*

Abb. 16-11 ▶ Mikroskopischer Querschnitt durch den Samenleiter

Der Samenleiter (10-fache Vergrößerung) ist ein ungefähr stricknadeldicker, muskulärer Gang, der die Aufgabe hat, die Spermien vom Nebenhoden zum Ausspritzgang (Ductus ejaculatorius) zu transportieren. Er besteht aus drei Schichten: einer Schleimhautschicht, einer Muskelschicht und einer bindegewebigen Hülle. Die Muskelschicht besteht aus drei Anteilen, der inneren Längsmuskelschicht, der mittleren Ringmuskelschicht und einer äußeren Längsmuskelschicht. Wie man an der Abbildung sieht, ist die Muskelschicht im Verhältnis zur Lichtung des Samenleiters auffallend dick.

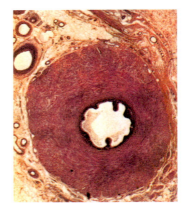

Abb. 16-12 ▶ Verlauf des Samenleiters

Der Samenleiter beginnt am Nebenhoden, steigt durch den Leistenkanal in die Bauchhöhle, läuft seitlich an der Harnblase entlang, kommt zwischen Harnblase und Harnleiter zu liegen und tritt dann in die Prostata ein, um sich hier mit dem Ausführungsgang der Bläschendrüsen (5) zu vereinigen.

 1 Hoden .... *Testis*
 2 Nebenhoden .... *Epididymis*
 3 Samenleiter .... *Ductus deferens*
 4 Vorsteherdrüse .... *Prostata*
 5 Bläschendrüse .... *Glandula vesiculosa*
   (Samenbläschen) .... *Vesicula seminalis*
 6 Harnröhre, *Urethra,*
   membranöser Teil .... *Pars membranacea*
 7 Cowper-Drüse .... *Glandula bulbo-urethralis*
 8 Ende des Harnröhren- *Corpus*
   schwellkörpers .... *spongiosum penis*
 9 Harnleiter .... *Ureter*
10 Mastdarm .... *Rectum*
11 Bauchfell .... *Peritoneum*

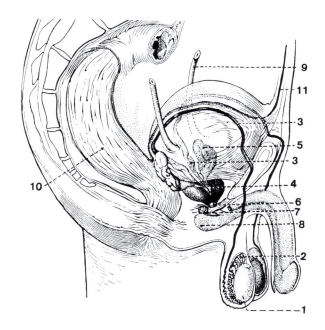

Abb. 16-13 ▶ Männliche Harnröhre

Die männliche Harnröhre hat eine Länge von ungefähr 20 bis 25 cm. Die beiden Samenleiter steigen von den Nebenhoden auf, laufen ein Stück an der Harnblase (1) entlang und treten in die Prostata (6) ein. Hier vereinigen sie sich mit den Ausführungsgängen der Bläschendrüse. Nach dieser Vereinigungsstelle wird der Samenleiter als Ausspritzgang (5) bezeichnet. Innerhalb der Prostata vereinigen sich die beiden Ausspritzgänge mit der Harnröhre, die aus der Harnblase kommt, zur kombinierten Harn-Samen-Röhre.

A Männliche Harnröhre von hinten

Man sieht den unteren Teil der Harnblase mit den Harnleitern (2) und die beiden Bläschendrüsen. Aus der Vorsteherdrüse wurde ein Teil herausgeschnitten, um den Ausspritzgang (5) zu zeigen.

B Männliche Harnröhre von vorne

Die Harnröhre wurde von vorne her eröffnet. Man sieht deutlich ihre drei Anteile:
Pars prostatica: verläuft in der Vorsteherdrüse.
Pars membranacea: durchsetzt den bindegewebigen Beckenboden (7).
Pars spongiosa: verläuft im Inneren des Harnröhrenschwellkörpers des Gliedes.

1 Harnblase .... *Vesica urinaria*
2 Harnleiter .... *Ureter*
3 Ampulle des
   Samenleiters .... *Ampulla ductus deferentis*
4 Bläschendrüse   *Glandula vesiculosa*
   (Samenbläschen) .... *(Vesicula seminalis)*
5 Ausspritzgang .... *Ductus ejaculatorius*
6 Vorsteherdrüse .... *Prostata*
7 Harnröhre,   *Urethra,*
   membranöser Abschnitt .... *Pars membranacea*
8 Cowper-Drüse .... *Glandula bulbo-urethralis*
9 Gliedschwellkörper .... *Corpora cavernosa penis*
10 Harnröhrenschwell-
   körper .... *Corpus spongiosum penis*
11 Eichel .... *Glans penis*
12 Harnblasendreieck .... *Trigonum vesicae*
13 Harnleitermündung .... *Ostium ureteris*
14 Innerer Harnröhren-
   mund .... *Ostium urethrae internum*
15 Mündungen der
   Ausspritzgänge .... *Ductus ejaculatorii*
16 Schiffergrube (Erweiterung
   der Harnröhre vor dem   *Fossa navicularis*
   äußeren Harnröhrenmund) .... *urethrae*
17 Vorhaut .... *Praeputium penis*
18 Äußerer Harnröhren-
   mund .... *Ostium urethrae externum*
19 Ausführungsgang der
   Bläschendrüse .... *Ductus excretorius*
20 Schwellkörperschenkel .... *Crus penis*
21 Rinne zwischen den Glied-   *Sulcus corporum*
   schwellkörpern .... *cavernosorum*
22 Eichelkrone .... *Corona glandis*
23 Bauchfelltasche zwischen Harnblase
   und Mastdarm .... *Excavatio rectovesicalis*
24 Harnblasengrund .... *Fundus vesicae*
25 Schambein (abgesägt) .... *Os pubis*
26 Verdicktes Ende des
   Harnröhrenschwellkörpers .... *Bulbus penis*
27 Harnblasenzäpfchen .... *Uvula vesicae*
28 Schleimhautfalte an der
   Hinterwand der Harnröhre .... *Crista urethralis*
29 Samenhügel .... *Colliculus seminalis*
30 Ausführungsgänge der
   Vorsteherdrüse .... *Ductus prostatici*
31 Ausführungsgang   *Ductus glandulae*
   der Cowper-Drüse .... *bulbo-urethralis*
32 Bindegewebehülle der   *Tunica albuginea*
   Gliedschwellkörper .... *corporum cavernosorum*
33 Schwellkörper-
   bälkchen .... *Trabeculae corporum cavernosorum*
34 Schwellkörper-
   kavernen .... *Cavernae corporum cavernosorum*
35 Buchten der Harnröhrenschleimhaut
   (mit Mündungen der Harnröhren-
   drüsen) .... *Lacunae urethrales*
36 Tiefe Gliedschlagader .... *A. profunda penis*
37 Rankenschlagadern .... *Aa. helicinae*
38 Schleimhautfalte am oberen   *Valvula fossae*
   Rand der Schiffergrube .... *navicularis*

Männliche Harnröhre

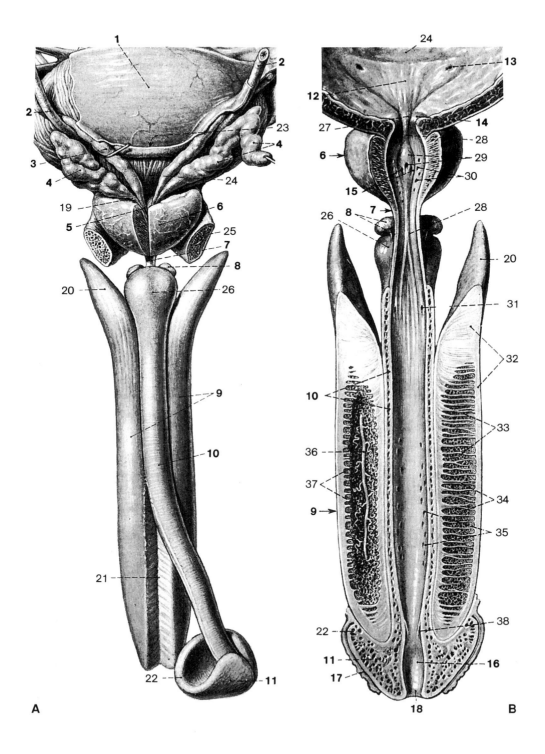

Abb. 16-14 ▸ Harnblase von hinten mit Bläschendrüse (Samenbläschen) und Samenleiter

Die Bläschendrüsen (1) liegen als paarige Drüsenschläuche der Harnblase (2) von hinten, unten an. Sie bestehen aus einem einzigen, vielfach gewundenen Gang. Bei einem mikroskopischen Schnitt wird er deshalb mehrfach getroffen (Beachten Sie hierzu den linken Teil der Abbildung). An ihrem unteren Ende geht die Bläschendrüse in einen kurzen gestreckten Ausführungsgang über (Ductus excretorius), der allerdings auf der Abbildung nicht zu sehen ist, da er innerhalb der Prostata verläuft. Außen ist die Bläschendrüse von einer bindegewebigen Kapsel umgeben.

Die Bläschendrüsen produzieren ein alkalisches, fruktosereiches Sekret, das einerseits die Bewegung der Spermien ermöglicht und andererseits die Spermien ernährt. Während des Samenergusses (Ejakulation) presst sich die Bläschendrüse mittels ihrer Muskelwand aus und gibt ihr Sekret in die Samenflüssigkeit ab.

1 Bläschendrüse (Samenbläschen) ... *Vesicula seminalis, Glandula vesiculosa*
2 Harnblase .... *Vesica urinaria*
3 Harnleiter .... *Ureter*
4 Samenleiter .... *Ductus deferens*
5 Ampulle des Samenleiters .... *Ampulla ductus deferentis*
6 Vorsteherdrüse .... *Prostata*

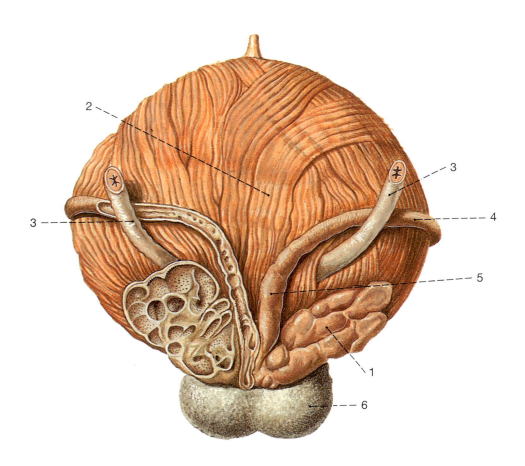

Abb. 16-15 ▶ Lage der Cowper-Drüse im Beckenboden

Die paarigen Cowper-Drüsen (5) sind ungefähr erbsgroß und liegen im Beckenboden. Sie sezernieren bei sexueller Erregung ein schleimiges Sekret in die Harn-Samen-Röhre, um hier noch eventuell verbliebene Urinreste unwirksam zu machen und um die Gleitfähigkeit während des Geschlechtsaktes zu gewährleisten.

1 Sitzbeinhöcker .... *Tuber ischiadicum*
2 Großer Anzieher .... *M. adductor magnus*
3 Oberflächlicher querer Dammmuskel .... *M. transversus perinei superficialis*
4 Tiefer querer Dammmuskel .... *M. transversus perinei profundus*
5 Cowper-Drüse .... *Glandula bulbo-urethralis*
6 Sehnenzentrum des Damms .... *Centrum tendineum perinei*
7 Fleischhaut des Hodensacks .... *Tunica dartos*
8 Harnröhren-schwellkörper .... *Corpus spongiosum penis*
9 Harnröhrenschwellkörper-muskel .... *M. bulbospongiosus*
10 Sitzbeinschwellkörper-muskel .... *M. ischiocavernosus*
11 Schlanker Muskel .... *M. gracilis*
12 Urogenitalzwerchfell .... *Diaphragma urogenitale*
13 Durchtrittstellen für Gefäße und Nerven
14 Oberschenkelfaszie .... *Fascia lata*
15 Beckenfaszie (auf innerem Hüftlochmuskel) Durchtrittstellen für Gefäße und Nerven .... *Fascia obturatoria*
16 Kreuzbein-Sitzbeinhöcker-Band .... *Lig. sacrotuberale*
17 Großer Gesäßmuskel .... *M. gluteus maximus*
18 Äußerer Afterschließ-muskel .... *M. sphincter ani externus*
19 Afterheber .... *M. levator ani*
20 After .... *Anus*
21 Steißbein .... *Os coccygis*
22 After-Steißbein-Band .... *Lig. anococcygeum*
23 Faszie auf dem großen Gesäßmuskel .... *M. gluteus maximus*
24 Sitzbein-After-Grube .... *Fossa ischio-analis*

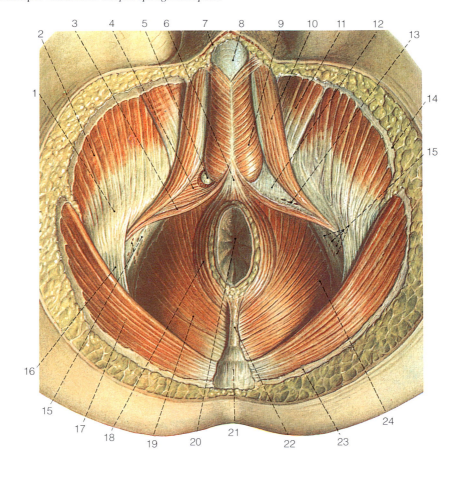

Abb. 16-16 ▶ Darstellung des männlichen Glieds mit eröffnetem Hodensack und Hoden

Der Hodensack (Skrotum) wurde eröffnet, um einen Blick auf Hoden (8) und Nebenhoden (7) zu ermöglichen. Auf der linken Bildhälfte wurde auch der Samenstrang eröffnet. Auf der rechten Bildhälfte wurde der Hodenhebermuskel (14, M. cremaster) teilweise eröffnet. Er hat die Aufgabe, die Hoden bei sinkender Temperatur näher an den Bauchraum zu bringen. Steigt die Temperatur an, so erschlafft der Muskel und die Hoden entfernen sich weiter vom Bauchraum.

Nicht verwechselt werden dürfen Samenleiter und Samenstrang. Der 50 bis 60 Zentimeter lange Samenleiter (Ductus deferens) ist die Fortsetzung der Nebenhoden und dient dem Transport der Spermien. Der Samenstrang (Funiculus spermaticus) ist ein ungefähr bleistiftdicker, 10 cm langer Strang, der vom oberen Pol des Hodens zum Leistenkanal führt. Er besteht aus dem Samenleiter, den Hodenhüllen mit dem Hodenhebermuskel, den Gefäßen und den Nerven.

1 Samenleiter .... *Ductus deferens*
2 Hodenschlagader .... *A. testicularis*
3 Rankenvenengeflecht .... *Plexus pampiniformis*
4 Gliedrückennerv .... *N. dorsalis penis*
5 Gliedrückenschlagader .... *A. dorsalis penis*
6 Gliedrückenvene .... *V. dorsalis profunda penis*
7 Nebenhodenkopf .... *Caput epididymidis*
8 Hoden .... *Testis*
9 Eichel .... *Glans penis*
10 Äußerer Harnröhren-
    mund .... *Ostium urethrae externum*
11 Innere Samenstrang-
    faszie .... *Fascia spermatica interna*
12 Oberflächliche
    Bauchwandvene .... *V. epigastrica superficialis*
13 Äußere Schamvene .... *V. pudenda externa*
14 Hodenheber .... *M. cremaster*
15 Nebenhodenkörper .... *Corpus epididymidis*

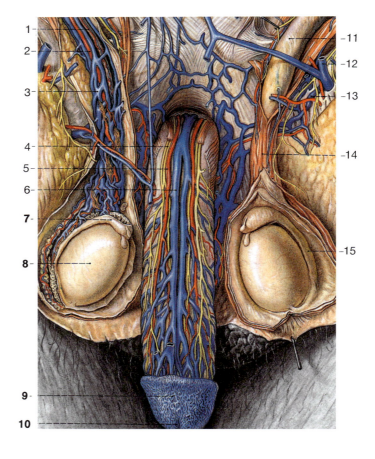

Abb. 16-17 ▸ Schwellkörper des männlichen Glieds

Der Querschnitt durch das männliche Glied zeigt die paarigen Gliedschwellkörper (5) und den unpaaren Harnröhrenschwellkörper (3), der um die kombinierte Harn-Samen-Röhre liegt. Der Harnröhrenschwellkörper ist bei der Erektion lediglich zu einer „weichen" Schwellung fähig, damit die Harn-Samen-Röhre bei der Ejakulation nicht zusammengepresst wird.

Damit eine Erektion ausgelöst werden kann, müssen bestimmte Sperrvorrichtungen erschlaffen und so den Blutstrom in die Schwellkörper freigeben. Dieser vom Parasympathikus gesteuerte Vorgang benötigt ein gewisses Maß an Entspannung. Durch Anspannung (Sympathikus gesteuert) kann dieser Vorgang gestört werden.

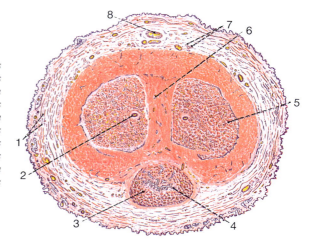

1 Oberflächliche Gliedfaszie .... *Fascia penis superficialis*
2 Tiefe Gliedschlagader .... *A. profunda penis*
3 Harnröhrenschwellkörper .... *Corpus spongiosum penis*
4 Harnröhre .... *Urethra*
5 Gliedschwellkörper ...... *Corpus cavernosum penis*
6 Gliedscheidewand .... *Septum penis*
7 Gliedrückennerv .... *N. dorsalis penis*
8 Tiefe Gliedrückenvene .... *V. dorsalis profunda penis*

Abb. 16-18 ▸ Vorhautverengung (Phimose)

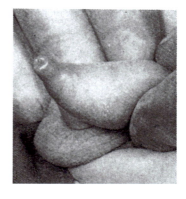

Bei der Vorhautverengung kann die Vorhaut nicht über die Eichel zurückgeschoben werden. An der Eichel und der Vorhaut sitzen Drüsen, die ein Sekret abgeben (Smegma). Man unterscheidet eine vollständige von einer unvollständigen Phimose. Bei der vollständigen Phimose lässt sich die Vorhaut schon beim erschlafften Glied nicht zurückschieben. Bei der unvollständigen dagegen nur beim erigierten Glied nicht.

Durch die Vorhautverengung wird die Reinigung des Vorhautsacks erschwert, so dass es zu Zersetzungsvorgängen kommen kann, die eine ständige Entzündung unterhalten. Im Smegma entstehen dabei auch krebserregende Stoffe, so dass es bei einer unbehandelten Phimose zu Peniskrebs kommen kann. Darüber hinaus wird dem Smegma auch eine krebsauslösende Bedeutung für den Gebärmutterkrebs zugeschrieben.

Bei stark ausgeprägten Verengungen kann es zu Störungen der Harnentleerung kommen.

Abb. 16-19 ▶ Medianschnitt durch das weibliche Becken

Bei den weiblichen Geschlechtsorganen unterscheidet man:

a) Innere Geschlechtsorgane
Eierstock (Ovarium)
Eileiter (Tuba uterina = Salpinx)
Gebärmutter (Uterus)
Scheide (Vagina)

b) Äußere Geschlechtsorgane
Venushügel (Mons pubis)
Große und kleine Schamlippen (Labia pudendi majora et minora)
Scheidenvorhof (Vestibulum vaginae)
Kitzler (Klitoris)

1 Untere Bauchwandschlagader .... *A. epigastrica inferior* und untere Bauchwandvene .... *et V. epigastrica inferior*
2 Rundes Mutterband .... *Lig. teres uteri*
3 Enger Teil des Eileiters .... *Isthmus tubae uterinae*
4 Eierstock .... *Ovarium*
5 Fransentrichter des Eileiters .... *Infundibulum tubae uterinae*
6 Eileiter .... *Tuba uterina (Salpinx)*
7 Äußere Beckenvene .... *V. iliaca externa*
8 Eierstockaufhängeband .... *Lig. suspensorium ovarii*
9 Harnleiter .... *Ureter*
10 Gebärmutterhöhle .... *Cavitas uteri*
11 Dickdarm (Sigmoid) .... *Colon sigmoideum*
12 Douglas-Raum .... *Excavatio recto-uterina* (zwischen Gebärmutter und Mastdarm)
13 Mastdarm .... *Rectum*
14 Innerer Harnröhrenmund .... *Ostium urethrae internum*
15 Harnleitermündung .... *Ostium ureteris*
16 Muttermund .... *Ostium uteri*
17 Scheidengewölbe .... *Fornix vaginae*
18 Steißgefäßknäuel .... *Corpus coccygeum*
19 Harnblase .... *Vesica urinaria*

Medianschnitt durch das weibliche Becken

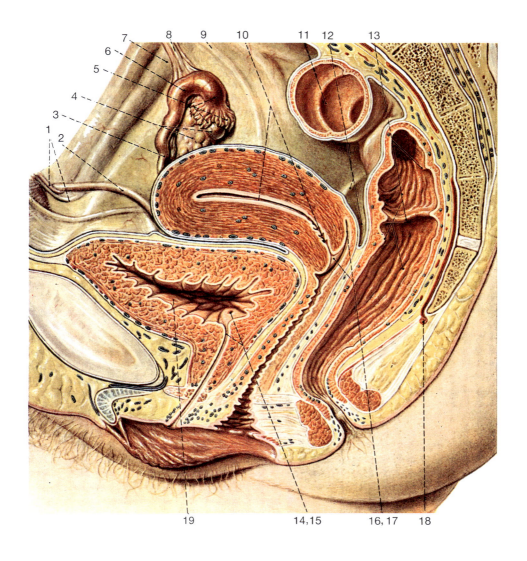

7   8   9   10   11 12   13
6
5
4
3
1 2

19   14,15   16,17 18

Abb. 16-20 ▶ Lage der weiblichen Geschlechtsorgane im kleinen Becken von vorne

Es ist das weibliche Becken von vorne zu sehen. Die Bauchwand wurde entfernt. Die Gebärmutter wurde bei dem Präparat etwas nach rechts verlagert, so dass der linke Eileiter und der linke Eierstock etwas nach vorne gezogen wurden.

Die Gebärmutter liegt zwischen Mastdarm und Harnblase. Da diese beiden Organe ständig ihren Füllungszustand ändern, muss die Gebärmutter gut beweglich sein. Beachten Sie die enge Nachbarschaft von Wurmfortsatz (1) und Eileiter (4).

1 Wurmfortsatz .... *Appendix vermiformis*
2 Blinddarm .... *Caecum*
3 Fransentrichter des
  Eileiters .... *Infundibulum tubae uterinae*
4 Eierstock .... *Ovarium*
5 Eileiter .... *Tuba uterina (Salpinx)*
6 Gebärmutter .... *Uterus*
7 Bauchfelltasche zwischen Harnblase
  und Gebärmutter .... *Excavatio vesico-uterina*
8 Harnblase .... *Vesica urinaria*
9 Gerader Bauchmuskel .... *M. rectus abdominis*
10 Douglas-Raum (Bauchfelltasche
  zwischen Gebärmutter und
  Mastdarm) .... *Excavatio recto-uterina*
11 Harnleiter .... *Ureter*
12 Beckengefäße (durch das Bauchfell
  durchscheinend) .... *Vasa iliaca(Peritoneum)*
13 Dickdarm (Sigmoid) .... *Colon sigmoideum*
14 Äußerer schräger Bauch-
  muskel .... *M. obliquus externus abdominis*
15 Innerer schräger Bauch-
  muskel .... *M. obliquus internus abdominis*
16 Querer Bauchmuskel ...... *M. transversus abdominis*
17 Eierstockaufhängeband .... *Lig. suspensorium ovarii*
18 Eierstock-Gebärmutter-
  Band .... *Lig. ovarii proprium*
19 Rundes Mutterband .... *Lig. teres uteri*

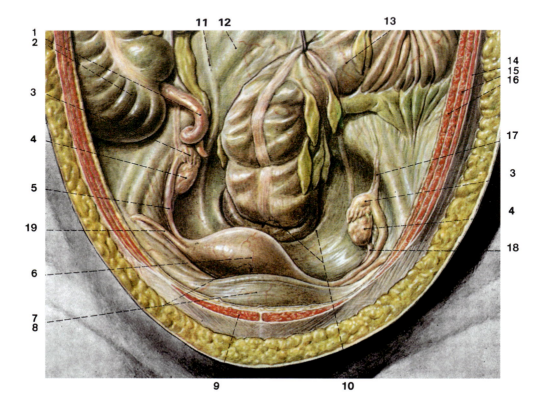

Eierstock

Abb. 16-21 ▶ Aufgeschnittener Eierstock mit geplatztem Graaf-Follikel

Auf der Abbildung erscheint der Eierstock in 2-facher Vergrößerung. Zu sehen sind Eizellen unterschiedlichen Reifezustandes und ein bereits aufgeplatzter Graaf-Follikel (1).

1 Geplatzter Graaf-Follikel, der sich zum Gelbkörper umwandelt.

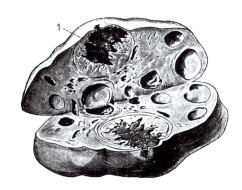

Abb. 16-22 ▶ Eierstock

Die Abbildung zeigt ein Lupenpräparat in 5-facher Vergrößerung.

Bereits bei der Geburt des Mädchens ist in jedem Eierstock die endgültige Anzahl von ungefähr 200.000 Eizellen pro Eierstock vorhanden. Nach der Geburt findet dort keine Zellvermehrung mehr statt, sondern es vollziehen sich nur noch Wachstumsvorgänge. Von den insgesamt 400.000 vorhandenen Eizellen reifen im Laufe des Lebens der Frau von der Pubertät bis zur Menopause 400 bis 500 Eizellen zum Graaf-Follikel heran.

Die Eizellen liegen in der Eierstockrinde und sind von Follikelzellen umgeben. Die Eizelle – zusammen mit den sie umgebenden Follikelzellen – wird als Eierstockfollikel oder kurz als Follikel bezeichnet.

1 Sekundärfollikel *Folliculus ovaricus*
 (wachsender Follikel) .... *secundarius*
2 Tertiärfollikel *Folliculus ovaricus tertiarius*
 (Bläschenfollikel) .... *(vesiculosus)*
3 Primärfollikel *Folliculus ovaricus*
 (ruhender Follikel) .... *primarius*
4 Bläschenfollikel in
 Rückbildung .... *Folliculus atreticus*
5 Weißkörper
 (zurückgebildeter Gelbkörper .... *Corpus albicans*
6 Vene .... *Vena*
7 Grundgewebe des Eierstocks .... *Stroma ovarii*

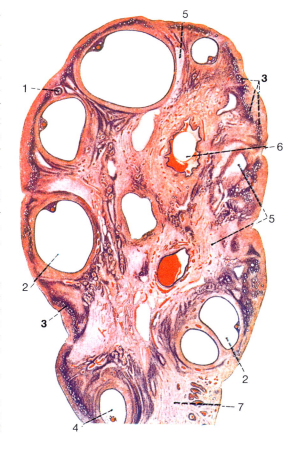

Abb. 16-23 ▶ Sekundär- und Tertiärfollikel

Je nach Ausreifungsgrad der Follikel im Eierstock unterscheidet man Primär-, Sekundär- und Tertiärfollikel (Bläschenfollikel).

Primärfollikel

Die Eizelle ist von einer Schicht Follikelzellen umgeben. Dieser Zustand dauert beim Mädchen bis zur Pubertät an.

Sekundärfollikel (siehe Abb. A)

Beim Sekundärfollikel haben sich die Follikelzellen vermehrt, so dass die Eizelle nun von mehreren Schichten Follikelzellen umgeben ist.

Mit Beginn des Menstruationszyklus entwickelt sich unter dem Einfluss von FSH (follikelstimulierendes Hormon), das aus dem Hypophysenvorderlappen stammt, eine ganze Gruppe von Sekundärfollikeln.

Tertiärfollikel (Bläschenfollikel siehe Abb. B)

In dem Follikel hat sich ein flüssigkeitsgefüllter Hohlraum gebildet. Der Bläschenfollikel, der sich im Verlauf des Zyklus zum sprungreifen Bläschenfollikel entwickelt, wird als Graaf-Follikel bezeichnet.

A Sekundärfollikel in 225-facher Vergrößerung
1 Eizelle .... *Ovocytus*
2 Zellkern (der Eizelle) .... *Nucleus*
3 Kernkörperchen .... *Nucleolus*
4 Glashaut .... *Zona pellucida*
5 Grundhäutchen .... *Membrana basalis*
6 Körnerschicht .... *Epithelium folliculare*
  (kernreiche Schicht von
  Follikelzellen) .... (*Stratum granulosum*)

B Tertiärfollikel (Bläschenfollikel) in 80-facher Vergrößerung
1 Eizelle .... *Ovocytus*
2 Zellkern (der Eizelle) .... *Nucleus*
3 Körnerschicht .... *Epithelium folliculare*
4 Primärfollikel   *Folliculus ovaricus*
  (ruhender Follikel) .... *primarius*
5 Innere Follikelhülle .... *Theca interna*
6 Äußere Follikelhülle .... *Theca externa*

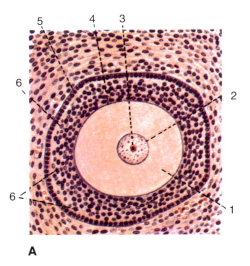

A

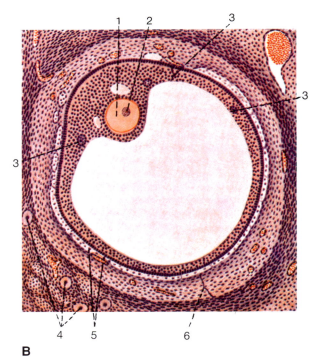

B

Abb. 16-24 ▶ Eisprung

Der sprungreife Graaf-Follikel hat eine Größe von ungefähr ein bis zwei Zentimetern. Er wölbt die Oberfläche des Eierstocks vor. Die Bildung von Follikelflüssigkeit nimmt weiter zu, so dass der Druck im Graaf-Follikel steigt, bis dieser platzt und das Ei herausschleudert. Der Fransentrichter des Eileiters hat sich über die erwartete Sprungstelle gelegt und fängt die Eizelle auf.

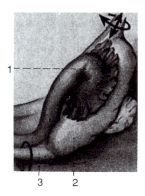

1 Fransentrichter des
  Eileiters .... *Infundibulum tubae uterinae*
2 Eierstock .... *Ovarium*
3 Eierstock-Gebärmutter-
  Band .... *Lig. ovarii proprium*

Abb. 16-25 ▶ Schnitt durch den Gelbkörper

Nach dem Eisprung bildet sich der geplatzte Graaf-Follikel zum Gelbkörper um. Dazu verdicken sich die Körnerschicht und die bindegewebige Hülle; durch eine Einlagerung von Fetten kommt es zu einer gelblichen Verfärbung.

Nun übernimmt der Gelbkörper (in der Abbildung in 50-facher Vergrößerung) die Aufgabe, die Hormone Progesteron und Östrogen zu produzieren:

a) **Progesteronbildende Zellen** (Granulosaluteinzellen):
   Hierbei handelt es sich um die ehemaligen Zellen der Körnerschicht, die das Gelbkörperhormon Progesteron produzieren.

b) **Östrogenbildende Zellen** (Thekaluteinzellen):
   Hierbei handelt es sich um die ehemaligen Zellen der bindegewebigen Hülle, die weiterhin das Follikelhormon Östrogen herstellen.

Kommt es zur Schwangerschaft, so vergrößert sich der Gelbkörper und produziert noch ungefähr drei Monate lang die Hormone Progesteron und Östrogen. Danach wird diese Aufgabe von der Plazenta (Mutterkuchen) übernommen. Der Gelbkörper bildet sich zurück.

Bleibt eine Schwangerschaft aus, so produziert der Gelbkörper nur zwei Wochen lang Hormone dann bildet er sich zurück und wird zum funktionslosen „Weißkörper" (Corpus albicans).

1 Östrogenbildende Zellen .... *Thekaluteinzelle*
2 Progesteronbildende Zellen ...... *Granulosaluteinzelle*
3 Blutgefäße .... *Vasa sanguinea*
4 Fibrin .... *Substantia fibrinoidea*
5 Bluterguss .... *Hämatom*

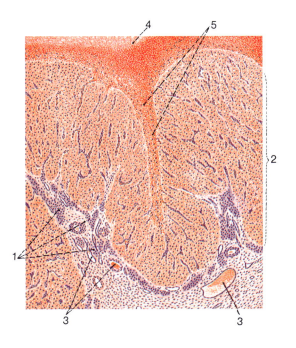

Abb. 16-26 ▶ Querschnitt durch den Eileiter

Am Eileiter (in der Abbildung in 20-facher Vergrößerung) kann man drei Schichten unterscheiden:

a) Innere, reich gefaltete Schleimhautschicht (6)
b) Muskelschicht (4 + 5) aus zirkulär (4) und längsgerichteter (5) Muskelfaserschicht
c) Bauchfellüberzug (3)

Durch den Aufbau in zirkuläre und längsgerichtete Muskelfaserschicht kann der Eileiter peristaltische Bewegungen ausführen, um das Ei im Eileiter vorwärts zu transportieren.

1 Schlagadern .... Arteriae
2 Eileitergekröse .... Mesosalpinx
3 Bauchfellüberzug .... Peritoneum
4 zirkuläre Muskelfaserschicht .... Stratum circulare
5 längsgerichtete
   Muskelfaserschicht .... Stratum longitudinale
6 Falten der Eileiterschleimhaut .... Plicae tubariae
7 Venen .... Venae

Abb. 16-27 ▶ Schematische Darstellung von Eileiter mit Eierstock und Gebärmutter

Die Eileiter haben die Aufgabe, die Eizelle nach dem Eisprung aufzufangen und vom Eierstock zur Gebärmutter zu transportieren. Kommt es im Eileiter zur Befruchtung der Eizelle, so beginnt sich die befruchtete Zelle bereits im Eileiter und in der Gebärmutter zu teilen.

Die Abbildung zeigt, in wie viele Zellen sich die befruchtete Eizelle auf ihrem Weg durch den Eileiter teilt.

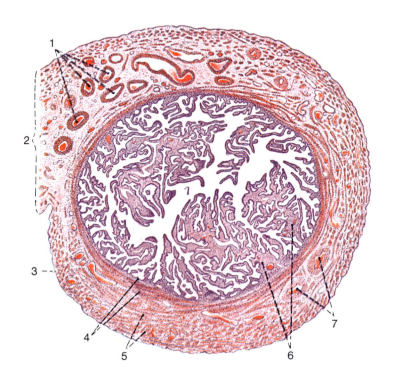

Gebärmutter (Uterus)

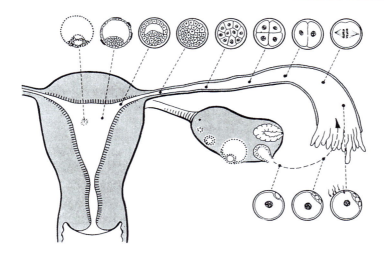

Abb. 16-28 ▶ Gebärmutter (Uterus)

An der Gebärmutter unterscheidet man Gebärmutterkuppel, beziehungsweise Gebärmuttergrund (15), den Gebärmutterkörper (6), den Gebärmutterhals (7) und die Portio (8), das ist der in die Scheide hineinragende Teil der Gebärmutter.

Beim Wandaufbau der Gebärmutter unterscheidet man eine innere Schleimhautschicht, eine mittlere Muskelschicht (11) und einen äußeren Überzug aus Bauchfell (12).

1 Eierstock .... *Ovarium*
2 Eierstockfollikel .... *Folliculi ovarici*
3 Fransentrichter des
  Eileiters .... *Infundibulum tubae uterinae*
4 Eileiter .... *Tuba uterina (Salpinx)*
5 Eileitermündung in die
  Gebärmutterhöhle .... *Ostium uterinum tubae*
6 Gebärmutterkörper .... *Corpus uteri*
7 Gebärmutterhals .... *Cervix uteri*

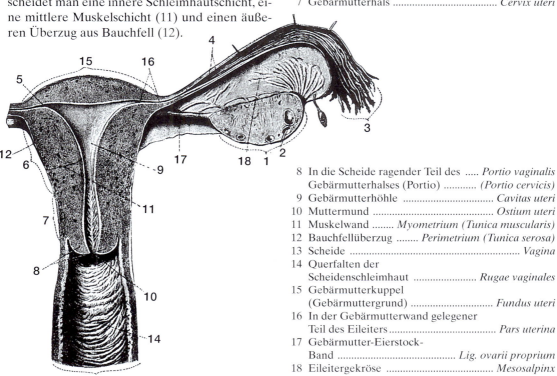

8 In die Scheide ragender Teil des ..... *Portio vaginalis*
  Gebärmutterhalses (Portio) .... *(Portio cervicis)*
9 Gebärmutterhöhle .... *Cavitas uteri*
10 Muttermund .... *Ostium uteri*
11 Muskelwand .... *Myometrium (Tunica muscularis)*
12 Bauchfellüberzug .... *Perimetrium (Tunica serosa)*
13 Scheide .... *Vagina*
14 Querfalten der
   Scheidenschleimhaut .... *Rugae vaginales*
15 Gebärmutterkuppel
   (Gebärmuttergrund) .... *Fundus uteri*
16 In der Gebärmutterwand gelegener
   Teil des Eileiters....................................... *Pars uterina*
17 Gebärmutter-Eierstock-
   Band .... *Lig. ovarii proprium*
18 Eileitergekröse .... *Mesosalpinx*

Abb. 16-29 ▶ Gebärmutterschleimhaut

An der Gebärmutter unterscheidet man drei Schichten, und zwar eine Schleimhautschicht, eine Muskelschicht und einen Bauchfellüberzug.

Schleimhautschicht (Endometrium)

An der Gebärmutterschleimhaut kann man nochmals zwei Schichten erkennen:

a) Basalschicht
Sie liegt direkt der Muskelschicht an und wird während der Regelblutung (Menstruation) nicht abgestoßen.

b) Funktionsschicht
Sie liegt der Basalschicht auf und wird während der Menstruation ausgeschieden. Man kann an ihr eine oberflächennahe kompakte Schicht und eine lockere Mittelschicht unterscheiden.

In jedem Zyklus wird die Schleimhaut des Gebärmutterkörpers (hier in 60-facher Vergrößerung) auf die Aufnahme einer befruchteten Eizelle vorbereitet. Erfolgt jedoch keine Befruchtung, so wird die nicht benötigte Schleimhaut abgestoßen und es kommt zur monatlichen Regelblutung.

Muskelschicht (Myometrium)

Die Muskelschicht besteht aus glatter Muskulatur. Die Muskelzellen können sich während der Schwangerschaft bis auf das 20-fache ihrer ursprünglichen Länge ausdehnen. Nach der Geburt des Kindes bilden sie sich wieder zurück.

Bauchfellüberzug (Perimetrium)

Durch den Bauchfellüberzug hat die Gebärmutter die Möglichkeit, sich im Bauchraum frei zu entfalten, indem sie die anderen Organe zur Seite drängt.

A **Aufbauphase** (Proliferationsphase) der Gebärmutterschleimhaut. Sie erfolgt vom 5. bis 14. Zyklustag.

B **Sekretionsphase** der Gebärmutterschleimhaut. Sie beginnt nach dem Eisprung und dauert vom 15. bis 28. Zyklustag. Die Schleimhaut erreicht bis zum Zyklusende eine Höhe von sechs bis acht Millimeter.

1 Deckgewebe .... *Epithelium*
2 Bindegewebeschicht
  (Stroma) .... *Lamina propria mucosae*
3 Gebärmutterdrüsen .... *Glandulae uterinae*
4 Muskelwand der Gebärmutter .... *Myometrium*
5 Schlagadern .... *Arteriae*

Gebärmutterschleimhaut

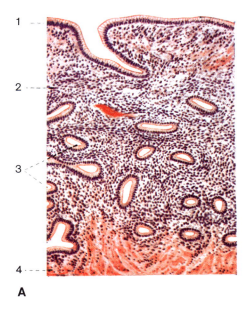

A

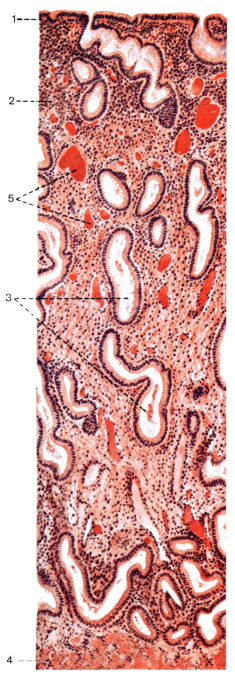

B

Abb. 16-30 ▶ Blick von oben in die weibliche Beckenhöhle

Auf der rechten Bildhälfte wurden Eierstock und Eileiter auseinander gezogen, um die Beweglichkeit der beiden zu demonstrieren.

Die Gebärmutter wird einerseits durch die Harnblase und andererseits durch die Mutterbänder in ihrer Lage gehalten. Man unterscheidet hierbei das breite und das runde Mutterband.

- **Breites Mutterband** (Lig. latum uteri)
  Beim breiten Mutterband (22) handelt es sich um eine Bauchfellduplikatur, die von den Seitenkanten der Gebärmutter zur seitlichen Beckenwand läuft. Im vorderen oberen Anteil enthält es das runde Mutterband (4), im hinteren oberen Anteil den Eileiter (7) und den Eierstock (8).
- **Rundes Mutterband** (Lig. teres uteri)
  Das runde Mutterband (4) läuft in der Vorderwand des breiten Mutterbandes vom Gebärmutter-Eileiter-Winkel durch den Leistenkanal in das Bindegewebe der großen Schamlippe. Vom Verlauf her entspricht das runde Mutterband dem Samenleiter des Mannes.

1 Harnblase .... *Vesica urinaria*
2 Gebärmutterkörper .... *Corpus uteri*
3 Bauchfelltasche zwischen Harnblase und Gebärmutter .... *Excavatio vesico-uterina*
4 Rundes Mutterband .... *Lig. teres uteri*
5 Eierstock-Gebärmutter-Band .... *Lig. ovarii proprium*
6 Gebärmutterhals .... *Cervix uteri*
7 Eileiter .... *Tuba uterina, Salpinx*
8 Eierstock .... *Ovarium*
9 Fransentrichter des Eileiters .... *Infundibulum tubae uterinae*
10 Bauchfelltasche zwischen Gebärmutter und Mastdarm (Douglas-Raum) .... *Excavatio recto-uterina*
11 Eierstockaufhängeband .... *Lig. suspensorium ovarii*
12 Harnleiter .... *Ureter*
13 Mastdarm .... *Rectum*
14 S-förmiger Teil des Dickdarms (Sigmoid) .... *Colon sigmoideum*
15 Krummdarm .... *Ileum*
16 Eierstockgekröse .... *Mesosalpinx*
17 Wurmfortsatz .... *Appendix vermiformis*
18 Aufsteigender Teil des Dickdarms .... *Colon ascendens*
19 Mediale Nabelfalte .... *Plica umbilicalis medialis*
20 Seitliche Nabelfalte .... *Plica umbilicalis lateralis*
21 Gebärmutter-Mastdarm-Falte des Bauchraumes .... *Plica recto-uterina*
22 Breites Mutterband .... *Lig. latum uteri*

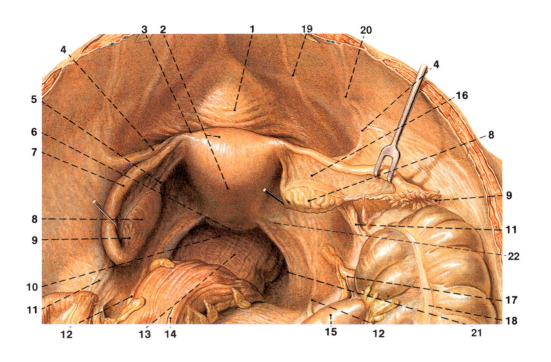

Abb. 16-31 ▶ Scheide und Gebärmutter

Die Scheide ist ein mit Schleimhaut ausgekleideter, ca. 10 cm langer Muskelschlauch, der nach oben die Portio der Gebärmutter umfasst und sich nach unten mit dem Scheidenausgang nach außen öffnet.

Hier auf der Abbildung wurde die Scheide von hinten in ihrer gesamten Länge aufgeschnitten, um einen Blick auf ihre Innenauskleidung zu ermöglichen. Zu sehen sind die Querfalten der Schleimhaut, die aber nach mehreren Geburten und im Alter verstreichen.

In der Scheide halten Milchsäurebakterien (Lactobacillus acidophilus = Döderlein-Scheidenflora) ein saures Milieu (pH = 5) aufrecht. Dies wirkt der Ansiedlung anderer Bakterien und Pilzen entgegen. Eine gesunde Scheidenflora ist ein wichtiger Schutz gegen Infektionen der inneren Geschlechtsorgane. Aus diesem Grund spielt die Sanierung der Scheidenflora in der Naturheilkunde eine wichtige Rolle, z.B. durch Gabe von Vaginalkapseln mit Milchsäurebakterien.

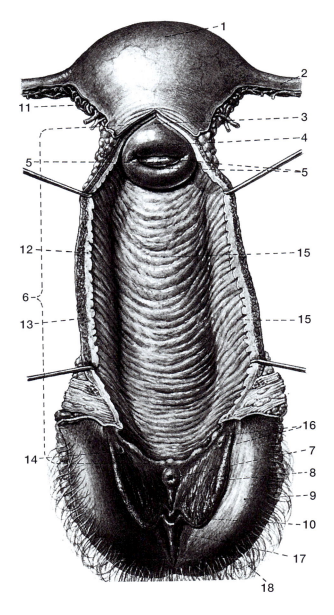

1 Gebärmutterkörper .... *Corpus uteri*
2 Eileiter .... *Tuba uterina (Salpinx)*
3 Gebärmutterhals .... *Cervix uteri*
4 Portio (in die Scheide ragender Teil
 des Gebärmutterhalses) .... *Portio vaginalis*
5 Muttermund
 (mit Schleimpfropf) .... *Ostium uteri*
6 Scheide .... *Vagina*
7 Äußere Harnröhren-
 mündung .... *Ostium urethrae externum*
8 Kleine Schamlippe ..... *Labium minus pudendi*
9 Große Schamlippe ..... *Labium majus pudendi*
10 Kitzler .... *Clitoris*
11 Gebärmuttervenen-
 geflecht .... *Plexus venosus uterinus*
12 Schleimhaut der Scheide .... *Tunica mucosa*
13 Muskelwand der Scheide ... *Tunica muscularis*
14 Bartholin-Drüsen *Glandula vestibularis*
 (Mündung) .... *major*
15 Querfalten der Scheiden-
 schleimhaut .... *Rugae vaginales*
16 Reste des Jungfern-
 häutchens .... *Carunculae hymenales*
17 Kitzlervorhaut .... *Praeputium clitoridis*
18 Schamhaare .... *Pubes*

Abb. 16-32 ▶ Jungfernhäutchen (Hymen)

Das Jungfernhäutchen ist eine ringförmige Schleimhautfalte, die die äußere Scheidenöffnung ringsum begrenzt. Sie hat die Aufgabe, einen Schutzwall gegen die Einwanderung von Bakterien zu bilden, solange die Scheide ihre Aufgabe als Begattungsorgan noch nicht aufgenommen hat. Beim ersten Geschlechtsverkehr reißt dieses Häutchen ein.

Die Abbildung zeigt mehrere vorkommende Arten des Jungfernhäutchens.

1 Häufigste Form des Jungfernhäutchens mit einer zentralen Öffnung
2 Halbmondförmige Öffnung
3 Zweigeteilte Öffnung
4 Siebförmige Öffnung
5 Auffallend kleine Öffnung
6 Fehlende Öffnung des Jungfernhäutchens. Hier ist eine künstliche Eröffnung notwendig, damit das Menstruationsblut abfließen kann

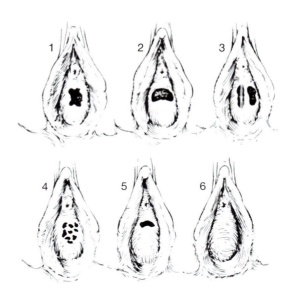

Abb. 16-33 ▶ Äußere Geschlechtsorgane der Frau

Die kleinen Schamlippen umfassen den Scheidenvorhof, die großen die Schamspalte. Letztere gehen vorne vom Schamberg aus und laufen hinten in der Aftergegend wieder zusammen. Die vordere Falte der kleinen Schamlippen vereinigt sich zur Kitzlervorhaut (8).

In den Scheidenvorhof münden die Harnröhre, die Scheide, die kleinen Scheidenvorhofdrüsen und die großen Scheidenvorhofdrüsen (Bartholin-Drüsen). Bei den letzteren handelt es sich um zwei erbsengroße Drüsen, deren Sekret den Scheidenvorhof befeuchtet. Sie münden an der Innenseite der kleinen Schamlippen in der Nähe der Scheidenöffnung (11).

1 Große Schamlippe .... *Labium majus pudendi*
2 Kleine Schamlippe .... *Labium minus pudendi*
3 Kitzler .... *Clitoris*
4 Scheidenvorhof .... *Vestibulum vaginae*
5 Äußere Harnröhren-
   mündung .... *Ostium urethrae externum*
6 Scheidenmund .... *Ostium vaginae*
7 Jungfernhäutchen .... *Hymen*
8 Kitzlervorhaut .... *Praeputium clitoridis*
9 Vorderer Zusammenschluss der   *Commissura*
   großen Schamlippen .... *labiorum anterior*
10 Kitzlerbändchen .... *Frenulum clitoridis*
11 Bartholin-Drüsen
    (Mündung) .... *Glandula vestibularis major*
12 Hinterer Zusammenschluss der großen
    Schamlippen .... *Commissura labiorum posterior*
13 Hintere Vereinigung der kleinen
    Schamlippen .... *Frenulum labiorum pudendi*

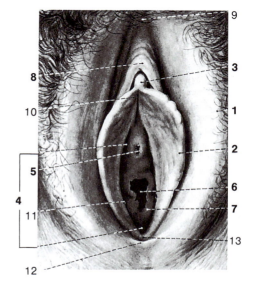

Abb. 16-34 ▸ Weiblicher Beckenboden

Der weibliche Beckenboden entspricht im Wesentlichen dem männlichen (siehe Abb. 16-15), allerdings hat die Frau einen weiteren Beckenausgang. Der Damm, also das Gebiet zwischen den äußeren Geschlechtsorganen und dem After, ist bei der Frau kürzer als beim Mann. Beim Mann erstreckt sich der Damm von der Wurzel des Gliedes bis zum Anus.

1 Kitzler .... *Clitoris*
2 Kleine Schamlippe .... *Labium minus pudendi*
3 Äußere Harnröhren-
 mündung .... *Ostium urethrae externum*
4 Reste des Jungfern-
 häutchens .... *Carunculae hymenales*
5 Scheide .... *Vagina*
6 After .... *Anus*
7 Afterheber .... *M. levator ani*
8 Äußerer Afterschließ-
 muskel .... *M. sphincter ani externus*
9 Großer Gesäßmuskel .... *M. gluteus maximus*
10 Steißbein .... *Os coccygis*
11 Sitzbeinhöcker .... *Tuber ischiadicum*
12 Sitzbein-After-Grube .... *Fossa ischio-analis*

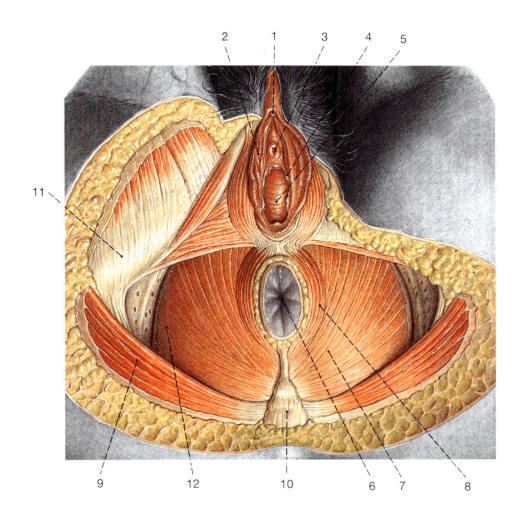

Abb. 16-35 ▶ Horizontalschnitt durch die weibliche Brustwand

Die Brustdrüsen gehören, ebenso wie Talg-, Duft- und Schweißdrüsen, zu den Hautdrüsen, da das Brustdrüsengewebe im Unterhautfettgewebe liegt und sein Sekret durch einen Ausführungsgang an die Außenhaut abgibt. An einer Brustdrüse kann man 12 bis 15 Einzeldrüsen unterscheiden. Jede Einzeldrüse enthält ein eigenes System von Ausführungsgängen (Milchgängen). Diese Milchgänge münden unabhängig voneinander auf der Brustwarze. Sie laufen radspeichenartig auf die Brustwarze zu. Kurz vor ihrer Mündungsstelle erweitern sie sich zu Ampullen (Milchsäckchen).

Die Größe der weiblichen Brust wird im Wesentlichen vom eingelagerten Fettgewebe bestimmt. Ihre Form dagegen von der Beschaffenheit des dazwischen liegenden Bindegewebes.

Abb. 16-36 ▶ Mikroskopisches Schnittbild der Brustdrüse

Jede einzelne der 12 bis 15 Brustdrüsen (hier 75-fache Vergrößerung) enthält ein eigenes System von Ausführungsgängen. Am Ende des Ausführungsganges sitzen die milchproduzierenden Drüsen.

1 Drüsenendstück .... *Alveolus glandulae*
2 Ausführungsgang .... *Ductus alveolaris lactifer*

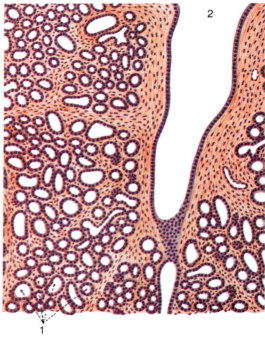

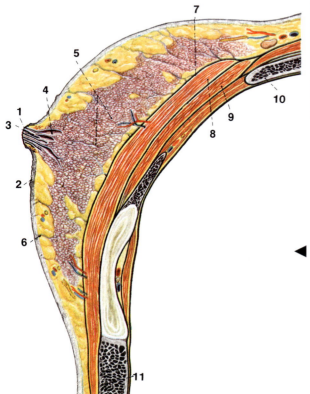

◀ 1 Brustwarze (Mamille) .... *Papilla mammaria*
2 Warzenhof .... *Areola mammae*
3 Milchgang .... *Ductus lactifer*
4 Milchsäckchen (Ampulle) .... *Sinus lactifer*
5 Läppchen der
  Milchdrüse .... *Lobuli glandulae mammariae*
6 Fettkörper .... *Stratum adiposum*
7 Brustfaszie .... *Fascia pectoralis*
8 Großer Brustmuskel .... *M. pectoralis major*
9 Kleiner Brustmuskel .... *M. pectoralis minor*
10 Rippe .... *Costa*
11 Brustbein .... *Sternum*

Abb. 16-37 ▶ Warzenhof der Frau

Die Brustwarze wird von einem runden, pigmentierten Warzenhof umgeben. Austretende Talg- und Schweißdrüsen bilden hier kleine Höckerchen. Sie haben die Aufgabe den Warzenhof einzufetten, um einen besseren Kontakt mit dem Mund des Säuglings zu gewährleisten.

A Warzenhof vor einem Berührungsreiz.
B Warzenhof nach einem Berührungsreiz (siehe auch Abb. 16-38).

1 Warzenhofdrüsen (Montgomery-
 Drüsen) .... *Glandulae areolares*
2 Warzenhof .... *Areola mammae*

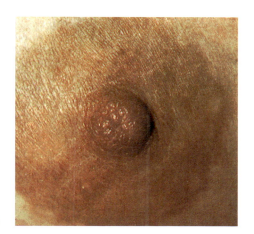
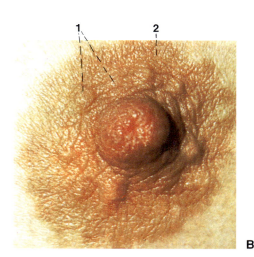

A

B

Abb. 16-38 ▶ Schematische Darstellung der Brustwarze mit Muskelfasern

In der Brustwarze liegt ein spiralförmig angeordnetes Netz von Muskelfasern. Auf einen Berührungsreiz hin, z. B. durch den Mund des Säuglings, schieben die Muskelfasern die Brustwarze aus dem Warzenhof heraus so dass der Säugling besser saugen kann. Wirkt auf die Brustwarze kein Reiz mehr ein, erschlaffen die Muskelfasern und die Warze sinkt wieder in den Warzenhof zurück.

Bei manchen Frauen ragt die Brustwarze nicht über den Warzenhof hinaus, sondern ist in diesen eingesenkt. Man spricht hierbei von einer „Hohlwarze". Frauen mit Hohlwarzen können beim Stillen Probleme haben.

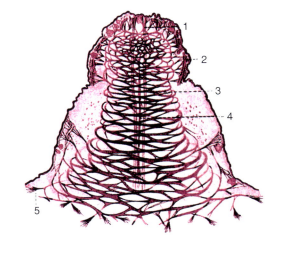

1 Milchgang .... *Ductus lactifer*
2 Vene .... *Vena*
3 Ringmuskel der Brustwarze ..... *M. sphincter papillae*
4 Längsgerichteter Muskelzug .... *Myocyti*
5 Elastische Sehnen zur Haut .... *Fibrae elasticae*

Abb. 16-39 ▶ Lage der weiblichen Brustdrüsen

Zur besseren Darstellung der weiblichen Brustdrüsen wurden die Haut und das Unterhautfettgewebe entfernt, mit Ausnahme der Haut des Warzenhofes. Die Brustdrüsen liegen auf dem großen Brustmuskel, den sie allerdings seitlich etwas überragen.

Bei Brustkrebs entwickelt sich das Karzinom meist an mehreren Stellen. Findet man nicht mehrere Herde, lassen sich häufig mehrere Krebsvorstufen finden.

Muss die Brust wegen einer Krebserkrankung operiert werden, so unterscheidet man mehrere Operationsvarianten.

- **Radikale Brustkrebsoperation** (Mastektomie, Ablatio mammae)

  Bei ungefähr zwei Drittel der Frauen mit Brustkrebs sind zum Zeitpunkt der Diagnosestellung bereits die Achsellymphknoten mit Metastasen besiedelt. In diesem Fall müssen die gesamten Brustdrüsen mit dem Unterhautfettgewebe, den darunter liegenden Brustmuskeln sowie die Achsellymphknoten entfernt werden. Die dabei verbleibende große Wundfläche muss meist durch Hautverschiebungen oder Hautverpflanzungen abgedeckt werden. Gefürchtete Komplikationen dieser Methode sind Sensibilitätsstörungen und das durch die Behinderung des Lymphabflusses verursachte Lymphödem am Arm. Um seine Entstehung zu verhindern, kann schon vorbeugend mit Lymphdrainage behandelt werden.

- **Eingeschränkte radikale Brustkrebsoperation**

  Hierbei wird der große Brustmuskel nicht entfernt. Dadurch bleibt der Arm besser beweglich. Heute wird diese Methode bevorzugt eingesetzt, weil die Überlebensaussichten fast genauso groß wie bei der radikalen Brustkrebsoperation sind. Da das Aussehen der Brust bei dieser Operation nicht so stark verändert wird, sind die psychischen Folgen bei den betroffenen Frauen nicht so einschneidend.

- **Einfache Brustdrüsenentfernung**

  Diese Methode wird durchgeführt, wenn die Krebserkrankung schon so weit fortgeschritten ist, dass eine radikale Brustkrebsoperation keinen Heilerfolg mehr verspricht. In diesen Fällen werden nur die Brustdrüsen entfernt und die Metastasen bestrahlt.

- **Brusterhaltende Operation**

  Sie kann bei kleinen Tumoren durchgeführt werden, wenn die Achsellymphknoten frei von Krebszellen sind. In diesem Fall wird der Tumor weit im gesunden Gewebe herausgeschnitten. Anschließend wird bestrahlt, um eventuell noch vorliegende Krebsherde zu zerstören.

Ist es unklar, ob die Achsellymphknoten mit befallen sind, so wird heute der Wächterlymphknoten (Sentinel-Lymphknoten) untersucht. Dabei handelt es sich um den ersten abführenden Lymphknoten der Region. Ist der Wächterlymphknoten frei von Metastasen, so liegt in 95 % der Fälle keine Lymphknotenmetastasierung vor.

Lage der weiblichen Brustdrüsen

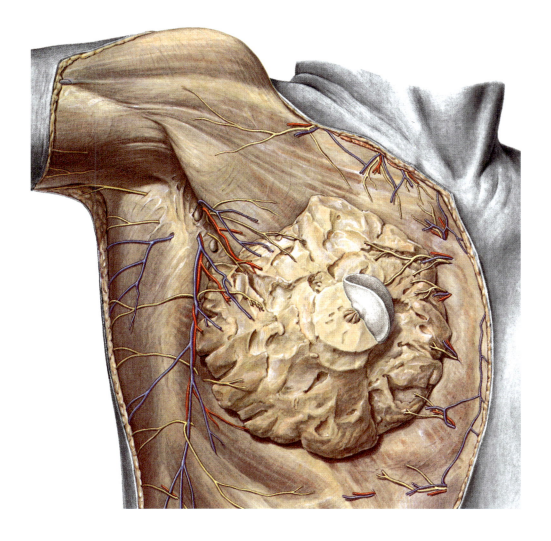

Abb. 16-40 ▶ Untersuchung der Brustdrüsen

Die Untersuchung der weiblichen Brustdrüsen besteht aus Inspektion und Palpation.

A Bei der Inspektion steht die Patientin mit locker herabhängenden Armen da. Die Brustwarzen sollen ungefähr auf gleicher Höhe stehen und gleich weit von der Körpermittellinie entfernt sein; es gibt jedoch oft anlagebedingte Größenunterschiede (siehe hierzu auch Abb. 16-41). Die Haut über der gesunden Brustdrüse ist nirgends eingezogen und es besteht an keiner Stelle eine Orangenhaut.

B Nun werden die Arme angehoben, dabei werden die Brusthaut und die in der Unterhaut liegenden Brustdrüsen nach oben gezogen. Hierbei darf sich die Symmetrie der Brustdrüsen jedoch nicht ändern. Bleibt eine Brustdrüse zurück, liegt auf der betreffenden Seite vermutlich eine bindegewebige Verwachsung vor. In diesem Fall muss ärztlich abgeklärt werden, ob dies eine gut- oder bösartige Ursache hat.

C Bei der Untersuchung (dargestellt ist eine Selbstuntersuchung) wird die Hand flach auf die Brust gelegt. Die Fingerspitzen tasten in die Tiefe des Gewebes. Eine gesunde Brustdrüse ist von weicher, gut beweglicher Konsistenz. Ein maligner Tumor hingegen fühlt sich hart und derb an und ist schlecht verschieblich, da er zerstörerisch in das Nachbargewebe einwächst. Allerdings ist nicht jede Gewebeverhärtung mit einem Tumorgeschehen gleichzusetzen. Bei Mastopathie beispielsweise, einem bei vielen Frauen vorliegenden degenerativen oder gutartig wuchernden Umbauprozess der Brustdrüsen, liegen auch Verhärtungen vor. Diese sind allerdings immer gut verschieblich.

Es werden nun sorgfältig alle vier Brustquadranten (siehe hierzu auch Abb. 16-42) abgetastet, wobei auf Knoten und Unverschieblichkeiten zu achten ist. Besonders verdächtig sind neu auftretende, größer werdende, harte und schlecht verschiebliche Knoten.

D Nun werden die Arme wieder locker herunterhängen gelassen und es werden die Achselhöhlen gründlich nach verhärteten Lymphknoten abgetastet. Dabei ist darauf zu achten, dass der Arm dem Rumpf locker anliegt. Ist der Arm zu weit abgespreizt, kann man nicht tief genug in die Achselhöhle eindringen.

> **Wird bei der Untersuchung ein Knoten festgestellt, egal welcher Größe und Beschaffenheit, muss die Patientin an einen Spezialisten zur Abklärung verwiesen werden.**

Abb. 16-41 ▶ Weibliche Brust

Auch gesunde Brustdrüsen weisen meist einen bestimmten Größenunterschied auf. Obwohl die abgebildete Brust einen beträchtlichen Größenunterschied aufweist, ist das medizinisch unbedenklich. Allerdings sind Brustunterschiede größeren Ausmaßes für die betreffende Frau oft eine große seelische Belastung.

Ein Größenunterschied allerdings, der sich **nach** vorheriger gleicher Größe der Brustdrüsen einstellt, ist verdächtig und muss klinisch abgeklärt werden.

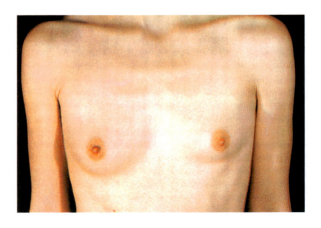

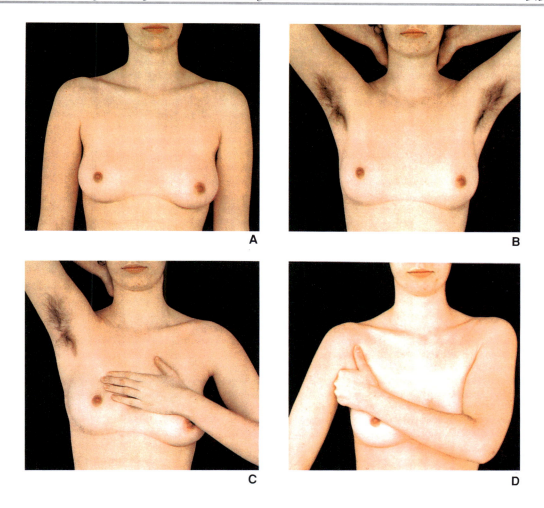

Abb. 16-42 ▶ **Prozentuale Verteilung der Häufigkeit von Krebserkrankungen der Brustdrüsen**

Man kann die weibliche Brust, gemäß der vorliegenden Abbildung, in vier Quadranten einteilen. Ungefähr die Hälfte der Brustkrebserkrankungen entsteht im äußeren oberen Quadranten der Brustdrüse. Am seltensten ist der innere untere Quadrant betroffen.

Im Anfangsstadium verursacht Brustkrebs keinerlei Beschwerden. Damit bleibt der getastete Knoten der wichtigste Hinweis. Ob ein getasteter Knoten gut- oder bösartig ist, lässt sich mit Sicherheit erst nach einer Untersuchung des Geschwulstgewebes sagen.

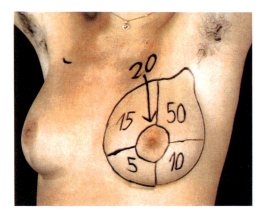

Abb. 16-43 ▶ Mammographie

Die Mammographie ist eine Untersuchung der Brustdrüsen mit Hilfe von weichen Röntgenstrahlen. Mit weichen Röntgenstrahlen meint man, dass nur bestimmte Anteile des Strahlenspektrums benutzt werden. Das angefertigte Röntgenbild der Brustdrüse wird als Mammogramm bezeichnet. Es gibt Absorptionsunterschiede zwischen Haut, Fettgewebe, Drüsengewebe und Verkalkungen wieder.

Auf dem vorliegenden Mammogramm sind Bindegewebszüge und Blutgefäße zu sehen, da diese die Röntgenstrahlen stärker absorbiert haben als das dazwischen liegende Fettgewebe. In der oberen Bildhälfte, etwas rechts der Mittellinie, ist deutlich eine Kalzifikation (Verkalkung von Gewebe) zu erkennen.

Krebsgewebe ist strahlendichter als das übrige Gewebe der Brustdrüse, weil hier die Zellen dichter nebeneinander liegen. So können auf einem Mammogramm schon kleine Geschwülste festgestellt werden.

Die Mammographie eignet sich für die Früherkennung des Brustkrebses, da mit ihr nicht nur kontrastarme Weichteile sondern auch feinste Mikrokalzifikationen (kleinste Kalkablagerungen mit Durchmessern bis herunter auf 100 μm) festgestellt werden können.

Aus dem Gesagten könnte man nun vielleicht schließen, dass man mit der Mammographie die ideale Untersuchungsmethode gefunden hätte, um Krebs in einem sehr frühen Stadium auf jeden Fall rechtzeitig zu erkennen, wenn die Frauen in bestimmten Abständen, vielleicht alle drei bis sechs Monate, routinemäßig eine Mammographie anfertigen ließen. Dabei darf man aber

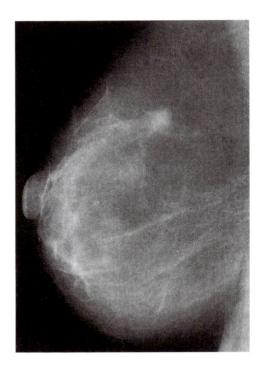

nicht vergessen, dass Röntgenstrahlen ihrerseits den Körper schädigen und die Bildung eines bösartigen Tumors begünstigen können. Aus diesem Grund wird die Mammographie nur ganz gezielt eingesetzt, um unklare Tastbefunde abzuklären.

Abb. 16-44 ▶ Weiblicher Geschlechtszyklus

A Weiblicher Geschlechtszyklus, bei dem es nicht zu einer Befruchtung der Eizelle gekommen ist. Der obere grau unterlegte Teil des Bildes zeigt die Vorgänge im Eierstock: Ausreifung eines Follikels zum Graaf-Follikel, Ovulation (Eisprung), Bildung des Gelbkörpers und Rückbildung des Gelbkörpers. Darunter ist der Auf- und Abbau der Gebärmutterschleimhaut dargestellt.

B Weiblicher Geschlechtszyklus, bei dem es zu einer Befruchtung der Eizelle gekommen ist. Der Gelbkörper bildet sich hier nicht zurück, sondern er produziert weiter Progesteron, ungefähr bis zum vierten Schwangerschaftsmonat. Die Gebärmutterschleimhaut wird nicht abgestoßen, da sich nun die Frucht hier einnistet.

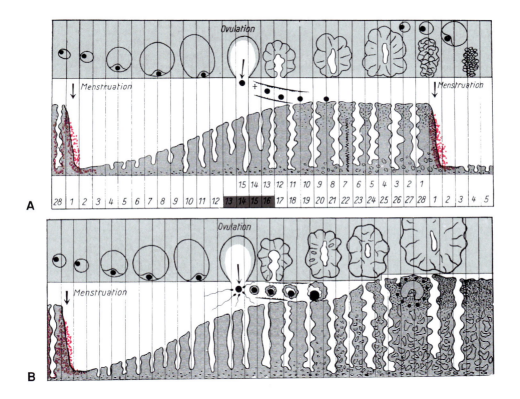

17 Das Atmungssystem

Abb. 17-1 ▶ Äußere Nase

Die knorpeligen Teile der äußeren Nase sind blau dargestellt. Elastischer Knorpel befindet sich im vorderen Anteil der Nase und im Nasenflügel. Die Nasenscheidewand besteht aus hyalinem Knorpel, hat aber auch noch einen hinteren knöchernen Anteil. Das Nasenbein dagegen ist nur knöchern.

1 Großer Nasenflügelknorpel .... Cartilago alaris major
2 Seitliche Nasenknorpel .... Cartilagines nasi laterales
3 Nasenbein .... Os nasale
4 Nasenbein-Stirnbein-Naht .... Sutura frontonasalis
5 Stirnbein-Oberkiefer-Naht .... Sutura frontomaxillaris
6 Oberkiefer .... Maxilla
7 Nasenbein-Oberkiefer-Naht .... Sutura nasomaxillaris
8 Tränenbein .... Os lacrimale
9 Kleine Nasenflügelknorpel .... Cartilagines alares minores
10 Nasenscheidewand .... Septum nasi

Abb. 17-2 ▶ Seitliche knöcherne Wand der linken Nasenhöhle

Der Schnitt wurde etwas rechts der Mittelebene ausgeführt. Das knöcherne Nasenskelett umgibt die Nasenhöhle: der knöcherne Anteil der Nasenscheidewand, das Siebbein, das Pflugscharbein, der knöcherne Anteil des Gaumens, das Gaumenbein und der Oberkiefer.

1 Türkensattel .... Sella turcica
2 Keilbeinhöhle .... Sinus sphenoidalis
3 Siebbein .... Os ethmoidale
4 Gaumenbein .... Os palatinum
5 Flügelfortsatz (Teil des Keilbeins) .... Processus pterygoideus (mittleres Blatt) .... (Lamina medialis)
6 Öffnung der Oberkieferhöhle in die Nasenhöhle .... Hiatus maxillaris
7 Oberkiefer .... Maxilla
8 „Hahnenkamm" (knöcherne Leiste in der Schädelhöhle) .... Crista galli
9 Stirnbeinhöhle .... Sinus frontalis
10 Oberkiefer (Stirnfortsatz des Oberkiefers) .... Maxilla (Processus frontalis)
11 Tränenbein .... Os lacrimale
12 Seitlicher Nasenknorpel .... Cartilago nasi lateralis
13 Rechter großer Nasenflügelknorpel .... Cartilago alaris major dexter
14 Linker großer Nasenflügelknorpel .... Cartilago alaris major sinister

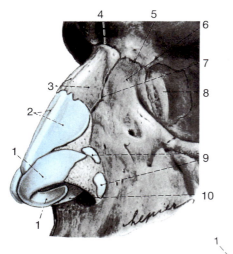

Abb. 17-3 ▶ Frontalschnitt durch den vorderen Schädelbereich

Innerhalb des Schädels befinden sich zahlreiche Hohlräume. Diese haben zum einen die Aufgabe das Gewicht des Kopfes zu vermindern, zum anderen liegen in diesen Hohlräumen beziehungsweise Vertiefungen Organe, die geschützt werden sollen, wie beispielsweise das Gehirn und die Augen.

1 Schädelhöhle .... *Cavitas cranii*
2 Augenhöhle .... *Orbita*
3 Siebbeinzellen .... *Cellulae ethmoidales*
4 Kieferhöhle .... *Sinus maxillaris*
5 Obere Nasenmuschel .... *Concha nasalis superior*
6 Mittlere Nasenmuschel .... *Concha nasalis media*
7 Nasenscheidewand .... *Septum nasi*
8 Untere Nasenmuschel .... *Concha nasalis inferior*
9 Knöcherner Gaumen .... *Palatum osseum*

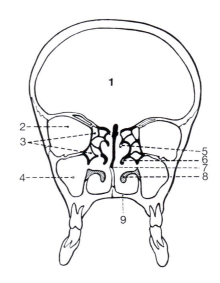

Abb. 17-4 ▶ Horizontalschnitt durch den Kopf auf Höhe der Augen

Beachten Sie bitte die räumliche Nähe von Augenhöhle, Nasenhöhle und Gehirn. Diese topographischen Gegebenheiten bringen es mit sich, dass die Entzündung eines Organs leicht auf das Nachbarorgan übergreifen kann.

1 Nasenbein .... *Os nasale*
2 Vorhof der Nasenhöhle ..... *Vestibulum nasi*
3 Oberkiefer .... *Maxilla*
4 Tränenbein .... *Os lacrimale*
5 Nasenhöhle .... *Cavitas nasi*
6 Siebbein .... *Os ethmoidale*
7 Siebbeinzellen .... *Cellulae ethmoidales*
8 Keilbeinhöhle .... *Sinus sphenoidalis*
9 Hirnanhangdrüse .... *Hypophysis*
   (Hypophyse) .... *(Glandula pituitaria)*
10 Tränenkanälchen ..... *Canaliculus lacrimalis*
11 Augapfel .... *Bulbus oculi*
12 Unterer schräger Augen-
   muskel .... *M. obliquus inferior*
13 Innerer gerader
   Augenmuskel .... *M. rectus medialis*
14 Fettkörper (umgibt .... *Corpus adiposum*
   den Augapfel) .... *orbitae*
15 Äußerer gerader
   Augenmuskel .... *M. rectus lateralis*
16 Sehnring um den
   Sehnerv .... *Anulus tendineus communis*
17 Keilbein .... *Os sphenoidale*
18 Innere Halsschlagader ..... *A. carotis interna*
19 Kavernöse Blutleiter .... *Sinus cavernosus*
20 Großhirn .... *Cerebrum*

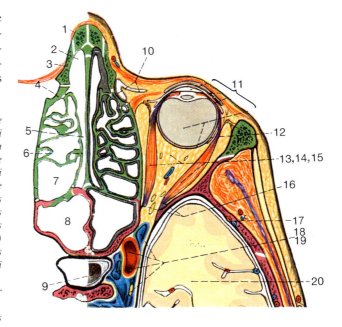

Abb. 17-5 ▶ Übersichtsdarstellung von Kopf und Hals

Bitte beachten Sie zur Darstellung des Rachens auch die Abb. 9-11. Bei der vorliegenden Abbildung wurde der Schnitt etwas links der Mittellinie durch Kopf und Hals durchgeführt, so dass die Nasenscheidewand betrachtet werden kann.

Im Halsbereich sind die wichtigsten operativen Zugangswege:
- **Zugang** zum **Rachen** zwischen **Zungenbein** und **Kehlkopf**
- **Kehlkopfspaltung** (Laryngotomie)
  Der Schildknorpel wird in der Mitte gespalten, so dass dieser aufgeklappt werden kann und ein Blick in das Kehlkopfinnere möglich ist. Diese Operation wird beispielsweise bei einem Kehlkopftumor durchgeführt.
- **Koniotomie**
  Die operative Durchtrennung des Bands zwischen Ring- und Schildknorpel am Kehlkopf wird als Noteingriff bei Erstickungsgefahr durchgeführt, beispielsweise bei Glottisödem, das mit einer starken Schwellung der Rachen- und Kehlkopfschleimhaut einhergeht. Ursache eines Glotittisödems kann ein Wespenstich oder ein Abszess im Rachenraum sein.
  Bei der Koniotomie werden Schild- und Ringknorpel getastet, zwischen beiden wird ein Schnitt parallel zur Spange des Ringknorpels vorgenommen. Da hierbei meist Schäden am Kehlkopf gesetzt werden, wird die Koniotomie nur bei Lebensgefahr durchgeführt.
- **Oberer Luftröhrenschnitt**
  Durchgeführt wird ein Längsschnitt durch Haut und Luftröhre zwischen Ringknorpel und Isthmus der Schilddrüse.
- **Unterer Luftröhrenschnitt**
  Es wird ein Längsschnitt durch Haut und Luftröhre unterhalb des Isthmus der Schilddrüse ausgeführt.
  In Folge eines Luftröhrenschnittes kann es durch Schrumpfung und Verziehung des Narbengewebes zur Verengung der Luftröhre kommen.

1 Nasenbein .... *Os nasale*
2 Nasenknorpel .... *Cartilagines nasi*
3 Nasenvorhof .... *Vestibulum nasi*
4 Nasenscheidewand .... *Septum nasi*
5 Rachenmündung der Ohrtrompete (Eustachi-Röhre) .... *Ostium pharyngeum tubae auditivae*
6 Keilbeinhöhle .... *Sinus sphenoidalis*
7 Rachenmandel .... *Tonsilla pharyngea*
8 Oberkiefer .... *Maxilla*
9 Nasenrachenraum (Epipharynx) .... *Pars nasalis pharyngis*
10 Weicher Gaumen .... *Palatum molle*
11 Unterkiefer .... *Mandibula*
12 Gaumenmandel .... *Tonsilla palatina*
13 Zungenbein .... *Os hyoideum*
14 Kehldeckel .... *Epiglottis*
15 Schildknorpel .... *Cartilago thyroidea*
16 Taschenfalte .... *Plica vestibularis*
17 Stimmlippe .... *Plica vocalis*
18 Ringknorpel .... *Cartilago cricoidea*
19 Schilddrüsenbrücke (Isthmus) .... *Isthmus glandulae thyroideae*
20 Keilbein .... *Os sphenoidale*
21 Luftröhre .... *Trachea*
22 Speiseröhre .... *Oesophagus*
23 Atlas (erster Halswirbel) .... *Atlas*
24 Gelenk zwischen Atlas und Zapfen des Axis .... *Articulatio atlanto-axialis mediana*
25 Mundrachenraum (Mesopharynx) .... *Pars oralis pharyngis*
26 Harte Rückenmarkhaut .... *Dura mater*
27 Zungenmandel .... *Tonsilla lingualis*

Übersichtsdarstellung von Kopf und Hals

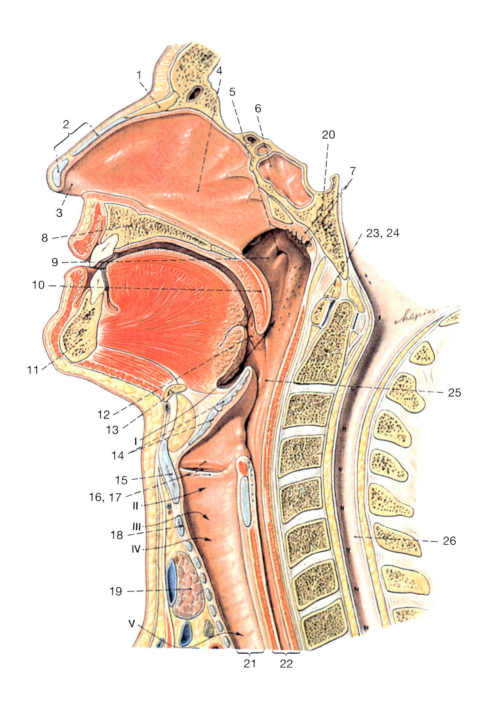

Abb. 17-6 ▶ Kehlkopf und Zungenbein von vorne

Blau dargestellt sind die knorpeligen Anteile von Kehlkopf und Luftröhre, gelb die knöchernen Anteile des Zungenbeins und grau Membranen und Bänder. Beachten Sie den Schildknorpel (1) des Kehlkopfs, dessen Vorwölbung („Adamsapfel", 2), vor allem beim Mann gut zu sehen ist. Der Ringknorpel (3) bildet die Basis des Kehlkopfes.

1 Schildknorpel .... Cartilago thyroidea
2 Adamsapfel .... Prominentia laryngea
3 Ringknorpel .... Cartilago cricoidea
4 Knorpelspangen der Luftröhre .... Cartilagines trachealis
5 Membran zwischen Zungenbein und Schildknorpel .... Lig. thyrohyoideum
6 Kehldeckel .... Epiglottis
7 Zungenbein .... Os hyoideum
8 Großes Horn .... Cornu majus
9 Kleines Horn .... Cornu minus
10 Fettkörper des Kehlkopfes .... Corpus adiposum laryngis

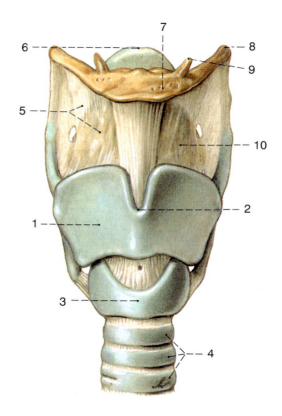

Abb. 17-7 ▶ Kehlkopf von rechts hinten

Der Schildknorpel wurde teilweise entfernt, um einen Blick auf die Kehlkopfmuskulatur zu ermöglichen. Die verschiedenen Kehlkopfknorpel sind miteinander durch Muskeln verbunden. Beachten Sie auch den Fettkörper hinter der Schildknorpel-Zungenbein-Membran (10).

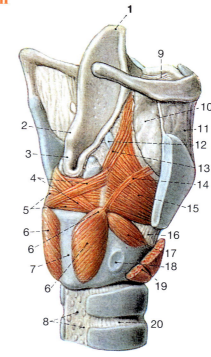

1 Kehldeckel .... *Epiglottis*
2 Schleimhauthöckerchen ..... *Tuberculum cuneiforme*
3 Schleimhauthöckerchen über
   dem Spitzenknorpel .... *Tuberculum corniculatum*
4 Schräger Stellknorpel-
   muskel .... *M. arytenoideus obliquus*
5 Querer Stellknorpel-
   muskel .... *M. arytenoideus transversus*
6 Ringknorpel-
   Stellknorpel-Muskel .... *M. crico-arytenoideus*
7 Ringknorpel .... *Cartilago cricoidea*
8 Membranöse Hinterwand ...... *Paries membranaceus*
9 Zungenbein-Kehldeckel-
   Band .... *Lig. hyo-epiglotticum*
10 Fettkörper vor dem
    Kehldeckel .... *Corpus adiposum prae-epiglotticum*
11 Schildknorpel-Zungenbein-
    Membran .... *Membrana thyrohyoidea*
12 Keilknorpel .... *Cartilago cuneiformis*
13 Teil des schrägen Stellknorpel-
    muskels .... *M. arytenoideus obliquus*
14 Atypisch verlaufende Muskelfasern
15 Schildknorpel-Stellknorpel-
    Muskel .... *M. thyro-arytenoideus*
16 Ringknorpel-Schildknorpel-
    Band .... *Lig. cricothyroideum*
17 Seitlicher Ringknorpel-Stellknorpel-
    Muskel .... *M. crico-arytenoideus lateralis*
18 Gelenkfläche des Ringknorpels für den
    Schildknorpel .... *Facies articularis thyroidea*
19 Ringknorpel-Schildknorpel-
    Muskel .... *M. cricothyroideus*
20 Ringband der Luftröhre .... *Lig. anulare tracheale*

Abb. 17-8 ▶ Mögliche Stellungen der Stimmbänder

Die Öffnung zwischen den beiden Stimmbändern (gelb dargestellt) wird als Stimmritze bezeichnet. Ihre Weite wird durch die Kehlkopfmuskulatur reguliert, die ihrerseits vom Kehlkopfnerv (N. recurrens) innerviert wird, einem Ast des N. vagus (X. Hirnnerv).

1. **Flüstern**
   Die Stimmbänder liegen eng aneinander, so dass die Luft nur zwischen den Stellknorpeln hindurchströmen kann.
2. **Völliger Verschluss** der Stimmritze
   Nicht nur die Stimmbänder sondern auch die Stellknorpel sind aneinander gelegt. Diese Stellung kommt beim Husten und Niesen vor.
3. **Weiteste Öffnung** der Stimmritze
   Nun ist tiefes Einatmen möglich.

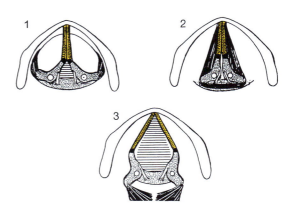

Abb. 17-9 ▶ Lage von Schilddrüse und Luftröhre zu ihren Nachbarorganen

1 Zungenbein .... *Os hyoideum*
2 Schildknorpel .... *Cartilago thyroidea*
3 Ringknorpel .... *Cartilago cricoidea*
4 Mittleres Halsganglion .... *Ganglion cervicale medium*
5 Vorderer Treppenmuskel .... *M. scalenus anterior*
6 Mittlerer Treppenmuskel .... *M. scalenus medius*
7 Luftröhre .... *Trachea*
8 Armnervengeflecht .... *Plexus brachialis*
9 Hinterer Treppenmuskel .... *M. scalenus posterior*
10 Lunge .... *Pulmo*
11 Zwerchfellnerv .... *N. phrenicus*
12 Arm-Kopf-Vene .... *V. brachiocephalica*
13 Oberer Kehlkopfnerv .... *N. laryngealis superior* (Äußerer Ast) .... *(Ramus externus)*
14 Oberer Kehlkopfnerv .... *N. laryngealis superior* (Innerer Ast) .... *(Ramus internus)*
15 Obere Kehlkopfschlagader ...... *A. laryngea superior*
16 Obere Schilddrüsenschlagader .... *A. thyroidea superior*
17 Gemeinsame Halsschlagader .... *A. carotis communis*
18 Innere Halsvene (Drosselvene) .... *V. jugularis interna*
19 „Umherschweifender Nerv" (X. Hirnnerv, Vagus) .... *N. vagus*
20 Schilddrüse .... *Glandula thyroidea*
21 Untere Schilddrüsenschlagader .... *A. thyroidea inferior*
22 Milchbrustgang .... *Ductus thoracicus*
23 Schlüsselbeinschlagader .... *A. subclavia*
24 Schlüsselbeinvene .... *V. subclavia*

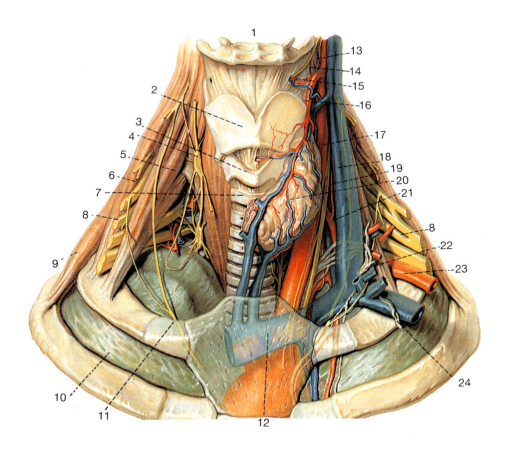

Abb. 17-10 ▶ Querschnitt durch die Luftröhre

Die Luftröhre ist ein ca. 11 cm langes elastisches Rohr und verbindet den Kehlkopf mit den beiden Stammbronchien. Sie ist aus 16 bis 20 hufeisenförmigen Knorpelspangen (3) aufgebaut, die durch Ringbänder miteinander verbunden sind. Die Knorpelspangen halten einerseits das Lumen offen und ermöglichen die Weiterleitung der Atemluft, andererseits gewährleisten sie die Verformbarkeit und Elastizität bei der Ein- und Ausatmung sowie bei Lageveränderungen (z.B. Schlucken oder beim Rückwärtsbeugen des Kopfs). Die Enden der Knorpelspangen sind durch elastisches und kollagenes Bindegewebe, in das glatte Muskelfasern eingelagert sind, miteinander verbunden (1). Zwischen den einzelnen Knorpelspangen spannt sich Bindegewebe aus.

Die Innenauskleidung der Luftröhre besteht aus Schleimhaut (2). Sie ist mit mehrreihigem Flimmerepithel (siehe Abb. 3-1D) überzogen, das einer Basalmembran aufsitzt. In der Schleimhaut sitzen viele Drüsen, die teilweise sogar bis in die Verschiebe- und Muskelschicht hinabreichen. Die Flimmerhärchen des Epithels befördern durch den Flimmerschlag Schleim, Krankheitserreger, Staubpartikel und auch Fremdkörperchen in Richtung Kehlkopf. Sind allerdings die Flimmerhärchen geschädigt, wie beispielsweise bei chronischer Bronchitis, wird

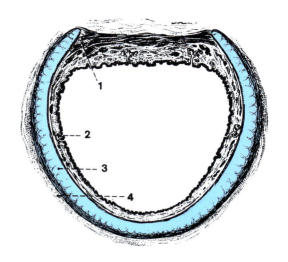

der Schleim nicht mehr ausreichend nach außen transportiert. Er haftet den Wänden an und in Folge des erhöhten Atemwiderstands können größere Schleimablagerungen nur noch durch Husten aus dem Atemtrakt entfernt werden.

1 Bindegewebige Rückenwand .... *Paries membranaceus*
2 Schleimhaut (Mukosa) .... *Tunica mucosa*
3 Knorpelspange .... *Cartilago trachealis*
4 Adventitia .... *Tunica adventitia*

Abb. 17-11 ▶ Änderung der Luftröhrenlichtung in Abhängigkeit von der Atmung

Die Luftröhre verändert in Abhängigkeit vom herrschenden Druck und damit in Abhängigkeit von der Atmung ihre Weite. Berücksichtigen Sie bei der Abbildung, dass es sich um eine schematische Darstellung handelt und die Veränderungen in Wirklichkeit nicht so ausgeprägt sind.

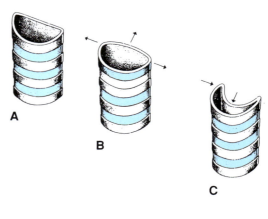

A Ruhezustand der Luftröhre

B Einatmung
Die Luftröhre erweitert durch den Unterdruck ihre Lichtung, also ihren Durchmesser.

C Verstärkte Ausatmung
Bei einer verstärkten Ausatmung, beispielsweise beim Husten oder Niesen, wird die Luftröhre durch den Überdruck im Brustraum zusammengedrückt. Ihre Lichtung verkleinert sich.

Abb. 17-12 ▶ Projektion von Luftröhre, Stammbronchien und Lungen auf die vordere Brustwand

In Höhe des vierten Brustwirbels teilt sich die Luftröhre in einen rechten und linken Stammbronchus auf. Von vorne betrachtet liegt diese Teilungsstelle in Höhe der Ansätze der zweiten Rippen am Brustbein. Beachten Sie bitte, dass die Lungenspitzen geringfügig die Schlüsselbeine überragen. Würde ein Heilpraktiker in dieser Region eine Akupunkturnadelung oder neuraltherapeutische Maßnahmen durchführen, könnte er sehr schnell das Brustfell und die Lunge verletzen.

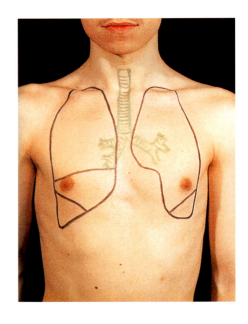

Abb. 17-13 ▶ Luftröhre, Bronchien und Lungen

Man sieht die Luftröhre mit ihrer Aufzweigung in die beiden Stammbronchien und weiter in die einzelnen Segmentbronchien. Die Nummern dieser Segmentbronchien sind einheitlich festgelegt. Im linken Lungenflügel sind die Segmente 1 und 2 oft verschmolzen, Segment 7 fehlt häufig, so dass die Anzahl der Segmente in der linken Lunge zwischen acht und zehn schwanken kann.

Die Lunge hat keine eigene Form, sondern sie füllt den Raum aus, der im Brustkorb rechts und links des Mediastinums zur Verfügung steht. Da sich die Lunge nach unten dem Zwerchfell anschmiegt, ist die Lungenbasis konkav gewölbt. Die linke Lunge ist deutlich kleiner als die rechte, da das Herz überwiegend links liegt und hier Raum beansprucht.

An der rechten Lunge kann man Ober-, Mittel- und Unterlappen unterscheiden, an der linken nur Ober- und Unterlappen.

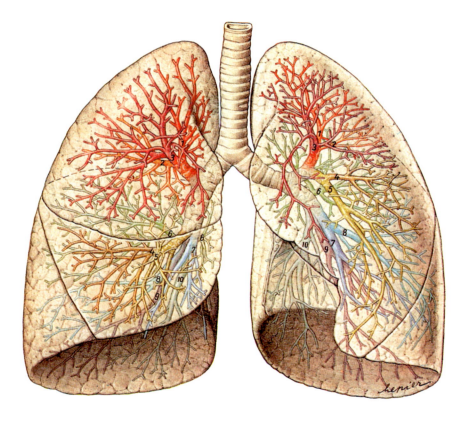

Abb. 17-14 ▶ Rechte Lunge

A Rechte Lunge von der Rippenseite.
Beachten Sie Ober- (1), Mittel- (2) und Unterlappen (3).

1 Oberlappen .... *Lobus superior*
2 Mittellappen .... *Lobus medius*
3 Unterlappen .... *Lobus inferior*
4 Horizontale Lungenspalte .... *Fissura horizontalis*
5 Schräge Lungenspalte .... *Fissura obliqua*
6 Lungenspitze .... *Apex pulmonis*

B Rechte Lunge von der Körpermitte.
Man sieht den Lungenhilus (Hilum pulmonis). Hierbei handelt es sich um die Durchtrittsstellen der Lungenarterien, der Lungenvenen und des Stammbronchus.

1 Unterlappen .... *Lobus inferior*
2 Mittellappen .... *Lobus medius*
3 Oberlappen .... *Lobus superior*
4 Horizontale Lungenspalte .... *Fissura horizontalis*
5 Schräge Lungenspalte .... *Fissura obliqua*
6 Lungenspitze .... *Apex pulmonis*
7 Äußere Fläche der Lunge .... *Facies costalis*
8 Herzbucht .... *Impressio cardiaca*
9 Zwerchfellseite .... *Facies diaphragmatica*
10 Stammbronchus .... *Bronchus principalis*
11 Lungenschlagadern .... *A. pulmonales*
12 Lungenvenen .... *Vv. pulmonales*

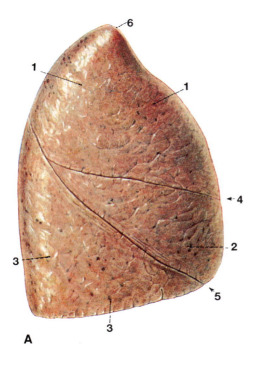

A

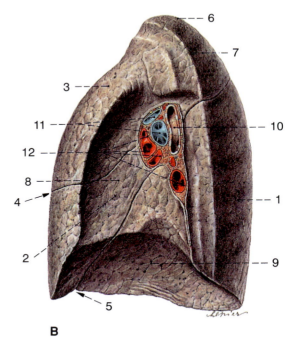

B

Abb. 17-15 ▶ **Projektion der einzelnen Lungensegmente auf die Rumpfwand**

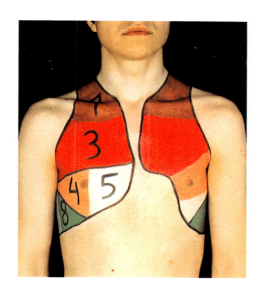
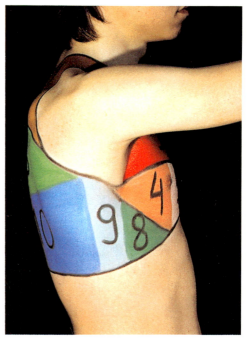
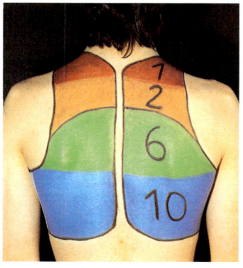

Abb. 17-16 ▶ Bronchien und Blutgefäße

In der Abbildung wurden die Brustwand und das Herz entfernt. Die Lungen wurden mit Haken auseinandergezogen und Teile des Lungengewebes wurden entfernt, um einen Blick auf die Blutgefäße und die Bronchien zu ermöglichen. Man kann gut den Bronchialbaum erkennen, das System einer immer feiner werdenden Verästelung. Die Aufzweigung der Gefäße entspricht der Aufzweigung der Bronchien.

1 Vagus (X. Hirnnerv) .... *N. vagus*
2 Schlüsselbeinvene .... *V. subclavia*
3 Schlüsselbeinschlagader .... *A. subclavia*
4 Arm-Kopf-Schlagaderstamm .... *Truncus brachiocephalicus*
5 Luftröhre .... *Trachea*
6 Arm-Kopf-Vene .... *V. brachiocephalica*
7 Obere Hohlvene .... *V. cava superior*
8 Rechte untere Lungenvene ..... *V. pulmonalis dextra inferior*
9 Zwerchfell .... *Diaphragma*
10 Großer Eingeweidenerv .... *N. splanchnicus major*
11 Untere Hohlvene .... *V. cava inferior*
12 Unpaare rechte Brustwandvene .... *V. azygos*
13 Herzbeutel (Perikard) .... *Pericardium*
14 Speiseröhre .... *Oesophagus*
15 Schilddrüse .... *Glandula thyroidea*
16 Gemeinsame Halsschlagader .... *A. carotis communis*
17 Innere Drosselvene (innere Halsvene) .... *V. jugularis interna*
18 Armnervengeflecht .... *Plexus brachialis*
19 Milchbrustgang .... *Ductus thoracicus*
20 Obere linke Lungenvene .... *V. pulmonalis sinistra superior*
21 Linke Lungenschlagader .... *A. pulmonalis sinistra*
22 Hiluslymphknoten .... *Nodus lymphaticus bronchopulmonalis*
23 Stammbronchus .... *Bronchus principalis*
24 Untere linke Lungenvene ...... *V. pulmonalis sinistra inferior*
25 Aortenbogen .... *Arcus aortae*

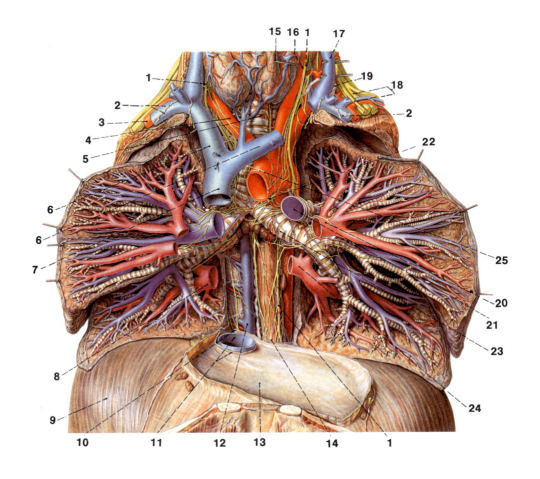

Abb. 17-17 ▶ Endaufzweigung einer Bronchiole

Man sieht eine kleine Bronchiole (1), die sich zu den Endbronchiolen (3) aufspaltet, die dann in den Alveolargang (4) übergehen, der in das Lungenbläschen mündet.

1 Bronchiole .... *Bronchiolus*
2 Ast der Lungenschlagader ...... *Ast der A. pulmonalis*
3 Endbronchiole .... *Bronchiolus respiratorius*
4 Alveolargang (Lungen-
  bläschengang) .... *Ductus alveolaris*
5 Alveolarscheidewand .... *Septum interalveolare*
6 Elastischer Faserkorb des Lungen-
  bläschens .... *Fibrae elasticae*
7 Lungenkapillarnetz .... *Rete capillare*
8 Ast einer Lungenvene .... *Ast einer V. pulmonalis*

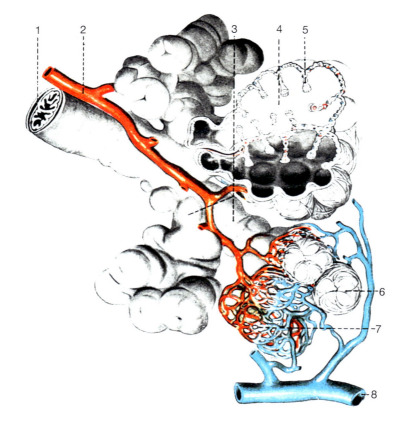

Abb. 17-18 ▶ Lungenläppchen

Ein Lungenläppchen ist die kleinste Funktionseinheit der Lunge. Es hat einen Durchmesser von ungefähr einem Zentimeter. Zu ihm gehören alle Alveolen, die aus einer Bronchiole hervorgehen.

1 Bronchiole .... *Bronchiolus*
2 Lungenbläschen (Alveole) .... *Alveoli pulmonis*
3 Ast der Lungenschlagader .... *A. pulmonalis*
4 Ast einer Lungenvene .... *V. pulmonalis*
5 Endbronchiole .... *Bronchiolus respiratorius*
6 Alveolargang .... *Ductus alveolaris*
7 Ast einer Bronchialschlagader .... *A. bronchialis*
8 Ast einer Bronchialvene .... *V. bronchialis*

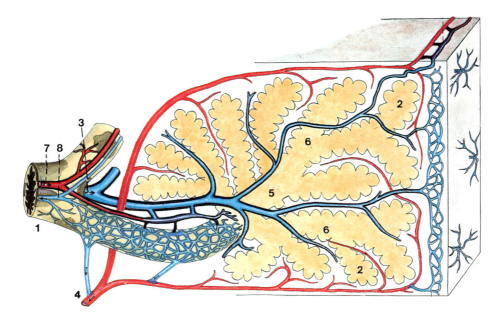

Abb. 17-19 ▶ Atembewegung

Bei der Einatmung (Inspiration) vergrößert sich der quere Durchmesser des Brustkorbs (Bild oben), bei der Ausatmung (Exspiration) verkleinert er sich. Diese Veränderungen können gemessen werden (siehe Abb. 17-20). Bei der Einatmung werden die Rippen durch die Zwischenrippenmuskulatur angehoben und das Zwerchfell nach unten abgesenkt. Bei der Ausatmung hingegen werden die Rippen abgesenkt und das Zwerchfell nach oben bewegt.

Die Einatmung ist ein aktiver Vorgang, die Ausatmung ein passiver.

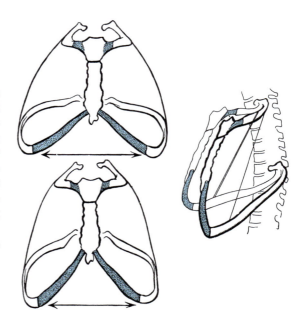

Abb. 17-20 ▶ Messung des Brustumfanges bei den Atembewegungen

Der Brustumfang wird bei der tiefsten Ausatmung und der tiefsten Einatmung gemessen. Er variiert je nach Alter, Körperbautyp und Trainingszustand. Die während der Atembewegung gemessene Brustumfangsänderung beträgt bei einem jungen, gesunden Erwachsenen meist 6 bis 15 cm. Bei Emphysematiker ist sie auf 1 bis 2 cm abgesenkt.

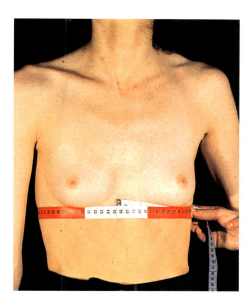
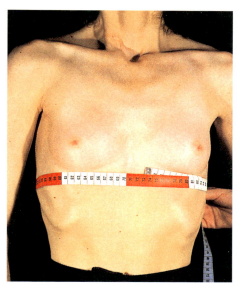

Abb. 17-21 ▶ Trichterbrust

Bei der Trichterbrust liegt eine muldenförmige Einstülpung des Brustbeins und der angrenzenden Rippenknorpel vor. Es handelt sich fast immer um eine angeborene Fehlbildung. Nur selten kommt Rachitis als Ursache in Betracht.

Kommt es gleichzeitig mit der Trichterbrust zu einer Verlagerung des Herzens, können funktionelle Herzbeschwerden auftreten. Dies ist aber meist erst im Schulkindalter der Fall.

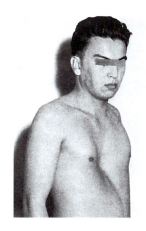

Abb. 17-22 ▶ Zwerchfell

Die fünfte bis achte Rippe und der untere Teil des Brustbeins wurden entfernt, um einen Blick auf das Zwerchfell zu ermöglichen.

Das Zwerchfell ist der wichtigste Atemmuskel. Die Ruheatmung erfolgt fast ausschließlich als Zwerchfellatmung. Hierbei wird das Sehnenzentrum des Zwerchfells um ungefähr einen bis zwei Zentimeter auf- und abbewegt, bei der tiefen Atmung dagegen meist um drei bis sechs (bis hin zu 10) Zentimeter. Nur bei verstärkter Atmung wird die Rippenatmung mit eingesetzt.

I   Erster Lendenwirbel .... *Vertebra lumbalis I*
II Zweiter Lendenwirbel .... *Vertebra lumbalis II*
1 Seitliches Bogenband .... *Lig. arcuatum laterale*
2 Mediales Bogenband .... *Lig. arcuatum mediale*
3 Aortenschlitz (Durchtrittsstelle
    im Zwerchfell für die Aorta) .... *Hiatus aorticus*
4 Zwerchfell (Lendenteil) .... *Diaphragma (Pars lumbalis)*

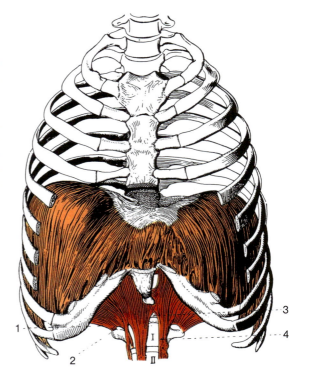

Abb. 17-23 ▶ Zwerchfellatmung

Auf der Abbildung werden die Bewegungen der Bauchwand und des Brustkorbes bei der Zwerchfellatmung gezeigt.

1 Einatmung .... *Inspiration*
2 Ausatmung .... *Exspiration*

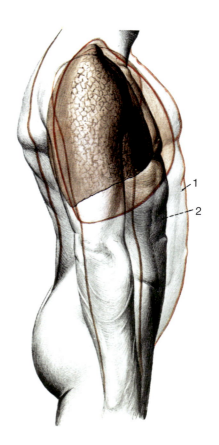

Abb. 17-24 ▶ Vergleichende Darstellung verschiedener Atmungstypen

Kussmaul-Atmung
Die Kussmaul-Atmung wurde nach dem deutschen Arzt Adolf Kussmaul (1822–1902) benannt. Es handelt sich hierbei um die so genannte „große Atmung", bei der es zu besonders tiefen und regelmäßigen Atemzügen kommt. Die Kussmaul-Atmung tritt vor allem im diabetischen und manchmal im urämischen Koma auf. Sie kann sich jedoch auch bei Aufenthalt in sehr großen Höhen einstellen.

Cheyne-Stokes-Atmung
Dieser Atemtyp wurde nach dem schottischen Arzt John Cheyne (1777–1836) und dem irischen Arzt William Stokes (1804–1878) bezeichnet. Bei diesem krankhaft veränderten Atemtyp kommt es zu einem An- und Abschwellen des Atemzugvolumens mit dazwischen liegendem Atemstillstand. Diese Atemveränderung kann Folge von Vergiftungen (z. B. Morphin), schwerster Herzinsuffizienz, Enzephalitis oder Arteriosklerose der Gehirngefäße sein.

Biot-Atmung
Die Biot-Atmung wurde nach dem französischen Arzt Camille Biot (1774–1862) bezeichnet. Bei diesem Atemtyp kommt es zu kräftigen, gleichmäßigen Atemzügen, zwischen denen Atempausen auftreten. Dieser Atemtyp kann bei Meningoenzephalitis und Gehirnerkrankungen (Hirnblutungen und Hirnödemen) auftreten.

Abb. 17-25 ▶ Prüfung des Stimmfremitus

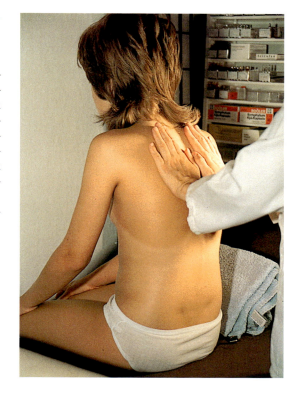

Der Patient wird aufgefordert, mehrmals hintereinander die Zahl 99 so tief wie möglich zu sagen. Um die dabei entstehenden Schwingungen zu tasten, legt der Untersucher seine Fingergrundgelenke der Handfläche auf die Zwischenrippenräume des Patienten. Allerdings zeigt diese Methode bei hoher Stimmlage, also vor allem bei Kindern und manchen Frauen, keine befriedigenden Ergebnisse.

Wichtig ist bei dieser Untersuchung der Seitenvergleich.

Abb. 17-26 ▶ Kehlkopfspiegelung (Laryngoskopie)

A Mittels eines Kehlkopfspiegels ist der Kehlkopf von oben einsehbar.

B Ansicht des Kehlkopfs, wie er sich bei der Kehlkopfspiegelung zeigt. Beachten Sie die Zuordnung der Kehlkopfabschnitte zum Medianschnitt.

1 Kehldeckel .... *Epiglottis*
2 Kehldeckelhöckerchen .... *Tuberculum epiglotticum*
3 Stimmlippe .... *Plica vocalis*
4 Stellknorpel-Kehldeckel-Falte ... *Plica ary-epiglottica*
5 Einschnitt zwischen den
   Stellknorpelspitzen .... *Incisura interarytenoidea*

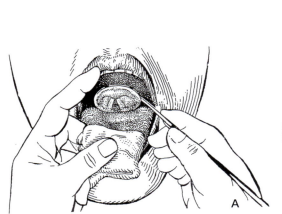
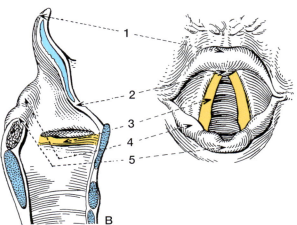

Abb. 17-27 ▶ Bronchoskopie

Bei einer Bronchoskopie wird ein Bronchoskop in das Bronchialsystem vorgeschoben. Die Abbildung zeigt die bronchoskopisch aufgenommene Luftröhre und ihre Teilungsstelle (Bifurcatio tracheae) in die beiden Stammbronchien.

Ein Bronchoskop kann ein dünnes Rohr (starres Bronchoskop) oder ein Schlauch (flexibles Bronchoskop) sein. Durch den Kanal können benötigte Instrumente, wie z. B. Biopsiezange oder optische Geräte eingeführt werden.

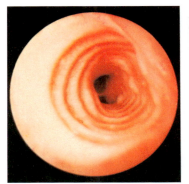
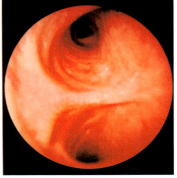

Abb. 17-28 ▶ Röntgendarstellung einer gesunden Lunge

Beim **Röntgen** unterscheidet man zwei Verfahren, nämlich die **Röntgenaufnahme** und die **Röntgendurchleuchtung.** Die Röntgenaufnahme dient der Darstellung von Augenblickswerten. Die Röntgendurchleuchtung wird zur Darstellung von dynamischen Prozessen verwendet, beispielsweise können bestimmte Bewegungsabläufe nach Schlucken von Kontrastmittelbrei beobachtet werden.

Das Röntgenbild beruht auf dem folgenden Prinzip: Wird ein Körper von Röntgenstrahlen durchdrungen, so absorbieren (aufsaugen, verschlucken) die durchstrahlten Gewebe die Röntgenstrahlen unterschiedlich stark. Dadurch entsteht ein Schattenbild, das auf einem lichtempfindlichen Film sichtbar gemacht werden kann. Dieses Schattenbild beinhaltet unterschiedliche Grauschattierungen (Röntgenaufnahme).

Die vorliegende Abbildung zeigt eine Röntgenaufnahme des Thorax. Gewebe, das gut strahlendurchlässig ist, erscheint hier schwarz. Gewebe, das die Strahlung nicht oder nur sehr schwach durchtreten lässt, erscheint hell.

Die Röntgenaufnahme eignet sich besonders zur Abklärung unklarer Lungenprozesse, zum Nachweis eines Pleuraergusses oder Pneumothorax. Bei infiltrativen Veränderungen der Lunge bringt eine Röntgendarstellung jedoch im Allgemeinen keine weiteren diagnostischen Erkenntnisse.

A Ansicht von vorne
B Ansicht von der Seite

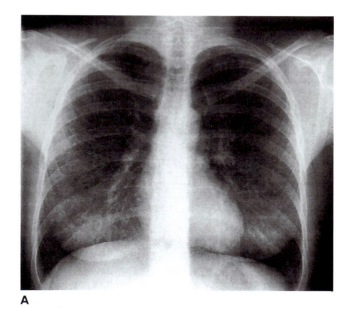
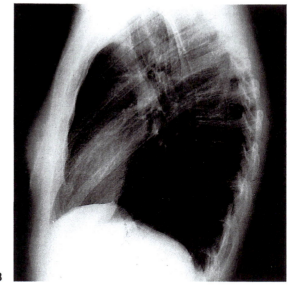

Abb. 17-29 ▶ Lungenemphysem

Bei einem Lungenemphysem ist der Luftgehalt der Lungen vermehrt. Ursache hierfür ist eine Erweiterung der Alveolen, durch eine Zerstörung ihrer Scheidewände.

Die Röntgenaufnahme zeigt einen Patienten mit Lungenemphysem. Bitte vergleichen Sie sie mit dem Normalbefund der vorstehenden Abbildung. Man sieht ein beidseits tiefstehendes Zwerchfell. Beachten Sie auch bei der Aufnahme A die verminderte Gefäßzeichnung (durch vermehrte Strahlentransparenz).

A Ansicht von vorne
B Ansicht von der Seite

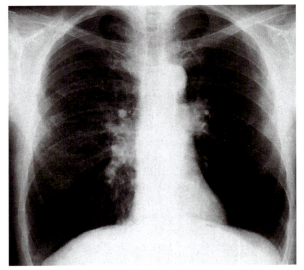

A

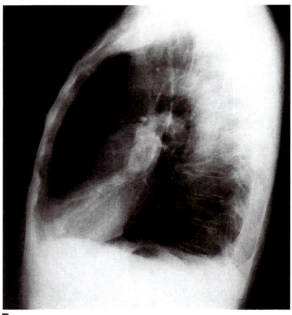

B

Abb. 17-30 ▶ Bronchiektasen

Bronchiektasen sind nicht mehr rückbildungsfähige Erweiterungen einer oder mehrerer mittlerer oder kleiner Bronchien, durch Zerstörung der Bronchialwand in Folge von beispielsweise Infektionen, Schadstoffen, Fremdkörpern oder bestimmten Lungenerkankungen (z. B. zystische Fibrose).

Durch die verminderte Fähigkeit der Zilien die Atemwege zu reinigen, sammelt sich vermehrt Schleim in den Bronchien. Die dadurch entstehende bakterielle Besiedelung schädigt die Bronchialschleimhaut und das Lungenparenchym zusätzlich.

Die abgebildete Bronchographie zeigt deutlich ausgeprägte sackförmige Bronchiektasen in beiden Unter- und Mittellappen.

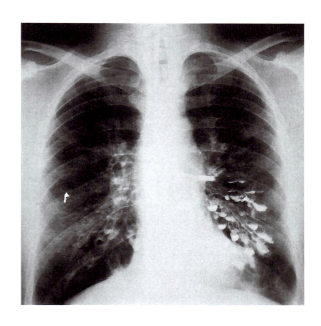

Abb. 17-31 ▶ Lobärpneumonie

Die Röntgenaufnahme zeigt eine Patientin mit Lobärpneumonie im linken Lungenunterlappen.

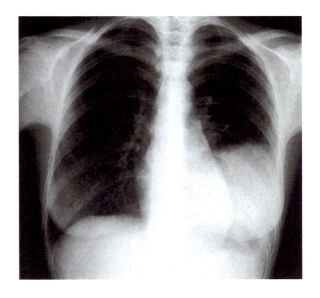

Abb. 17-32 ▶ Lungenabszess

Man sieht auf der Röntgenaufnahme einen Patienten mit einem Lungenabszess in der linken Lunge.

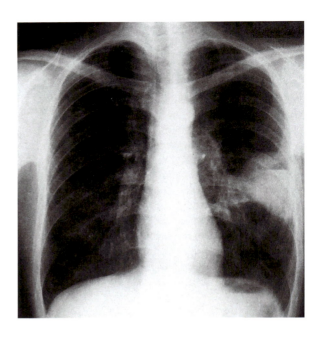

Abb. 17-33 ▶ Sarkoidose, kleinknotige Form

Die Sarkoidose (Morbus Boeck) kann akut oder chronisch verlaufen. Sie kann entweder nur ein Organ befallen, beispielsweise die Haut oder die Lunge oder aber mehrere Organe.
   Die Abbildung zeigt eine Patientin mit einer chronischen Hautsarkoidose der kleinknotigen Form. Auf der linken Wange befinden sich bräunlich-rötliche Papeln in gruppierter Anordnung.

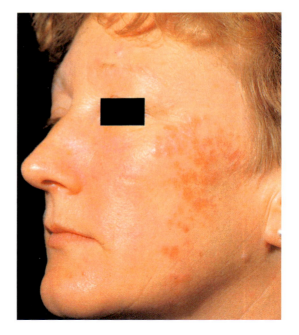

Abb. 17-34 ▶ Sarkoidose, flächenhaft-infiltrative Form

Bei der Hautsarkoidose unterscheidet man nach dem Erscheinungsbild eine großknotige, eine kleinknotige und eine flächenhaft-infiltrative Form. Auf der Abbildung sieht man deutlich abgegrenzte, flache, randbetonte braun-rote Herde. Es besteht eine zentrale Abheilungstendenz der Hauterscheinungen.

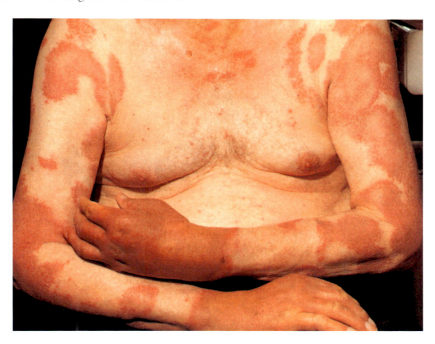

Abb. 17-35 ▶ Kaverne bei Lungentuberkulose

Röntgenaufnahme eines Patienten mit kavernöser Lungentuberkulose. Die weißen Pfeile weisen auf eine ungefähr 2,5 cm große Kaverne. Eine Kaverne ist ein krankhafter Hohlraum, der sich durch Gewebseinschmelzung gebildet hat. Die Kaverne kann durch Abhusten leer sein oder sie kann mit einer käsigen Masse aus Eiter, Gewebstrümmern und Bakterien angefüllt sein. Im Röntgenbefund ergibt die Kavernenwand einen Ringschatten.

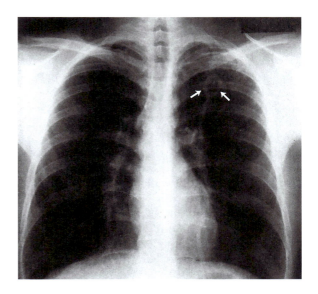

Abb. 17-36 ▶ Lungentuberkulose

Die Röntgenaufnahme zeigt eine Patientin mit ausgeprägter Lungentuberkulose. Man sieht zusammenfließende Infiltrate mit vielen kleinen Einschmelzungen.

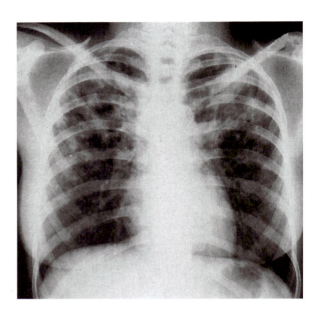

Abb. 17-37 ▶ Hauttuberkulose

Die heutzutage selten vorkommende Hauttuberkulose kann in unterschiedlichen Erscheinungsformen auftreten. Bei Lupus vulgaris (fressende Flechte, Wolf), der häufigsten Form, entwickeln sich kleine, rötlich-bräunliche Knötchen, die leicht erhaben sind, teilweise konfluieren und eine feinlamellige Schuppung besitzen können. Die einzelnen Knötchen zeigen einen zentralen Gewebszerfall.

Die Hauttuberkulose kann isoliert auftreten oder als Begleiterkrankung einer Tuberkulose, die sich an anderen Organen, vor allem der Lunge, manifestiert. In Mitteleuropa ist seit der ersten Hälfte des 19. Jahrhunderts ein kontinuierlicher Rückgang der Durchseuchung mit Tuberkulose, einschließlich der Hauttuberkulose zu beobachten. Um die Jahrhundertwende waren 90% der Kinder Tuberkulin-positiv. Sie hatten also einen tuberkulösen Primäraffekt durchgestanden. Im Jahre 1948 waren es nur noch 35% und 1974 3%. In neuerer Zeit nimmt die Erkrankung v.a. bei AIDS-Infizierten stark zu.

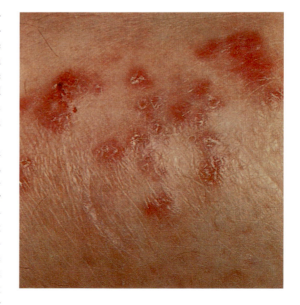

18 Das Nervensystem

Abb. 18-1 ▶ Unterteilungen des Gehirns

Das Gehirn wird in sechs Hauptabschnitte unterteilt: verlängertes Mark, Brücke, Mittelhirn, Kleinhirn, Zwischenhirn, Großhirn. Das verlängerte Mark, die Brücke und das Mittelhirn werden zum Hirnstamm (Stammhirn) zusammengefasst.

1 Großhirn .... Cerebrum (Telencephalon)
2 Zwischenhirn .... Diencephalon
3 Mittelhirn .... Mesencephalon
4 Brücke .... Pons
5 Kleinhirn .... Cerebellum
6 Verlängertes Mark .... Medulla oblongata
7 Hirnanhangdrüse   Glandula pituitaria
  Hypophyse .... (Hypophysis)

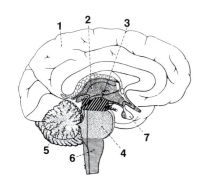

Abb. 18-2 ▶ Vergleichende Darstellung der Anatomie des Gehirns von Hai, Kaninchen und Mensch

Bei den unterschiedlichen Tierarten erreichen die einzelnen Hirnabschnitte je nach der Lebensweise und dem Entwicklungsstand der Tierart eine unterschiedliche Größe. Beim Menschen stellt das Großhirn den größten Anteil des Gehirns dar. Schon im dritten Embryonalmonat bedeckt das Großhirn das Zwischenhirn und ab dem 6. Embryonalmonat das Mittelhirn.

Vergleicht man die Gehirne im Hinblick auf das Volumen zwischen Elefant und Mensch, so hat selbstverständlich der Elefant das größere Gehirn. Bezieht man die Größe des Gehirns auf das Körpergewicht, so muss man feststellen, dass das Gehirn kleiner Vögel größer ist im Verhältnis zum Körpergewicht als das des Menschen.

Erwachsene weisen meist nur wenig Unterschiede des Hirngewichts auf. Trotzdem wurde erforscht, dass es Menschen mit sehr schweren Gehirnen gibt. Allerdings konnte nicht festgestellt werden, dass diese Menschen besonders intelligent gewesen wären.

Das Großhirn ist schwarz dargestellt, die Hirnkammern dunkelgrau.

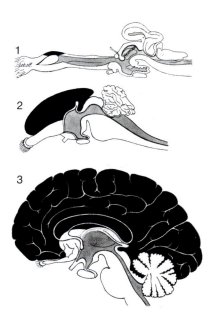

1 Hai
2 Kaninchen
3 Mensch

Abb. 18-3 ▶ Längsschnitt durch das Gehirn

Das Gehirn wurde in der Körpermittelebene durchgeschnitten (Mediansschnitt). Achtung: Beim Lagern des Präparates wurde der Hirnstamm nach hinten abgebogen. Vergleichen Sie dazu die Abb. 18-1, die die tatsächliche Lage des Hirnstammes zeigt.

1 Kleinhirn .... *Cerebellum*
2 Spornfurche (Kalkarinafurche) .... *Sulcus calcarinus*
3 Hinterhauptlappen .... *Lobus occipitalis*
4 Vierhügelplatte .... *Lamina tectalis*
5 Furche zwischen Scheitel- und Hinterhauptlappen .... *Sulcus parieto-occipitalis*
6 Scheitellappen .... *Lobus parietalis*
7 Zentralfurche (zwischen Stirn- und Scheitellappen) .... *Sulcus centralis*
8 Zirbeldrüse (Epiphyse) .... *Corpus pineale (Glandula pinealis)*
9 Hintere Querverbindung .... *Commissura epithalamica posterior*
10 Adergeflecht der dritten Hirnkammer .... *Plexus choroideus ventriculi tertii*
11 Gürtelwindung .... *Gyrus cinguli (cingulatus)*
12 Balken (Querverbindung der Großhirnhälften) .... *Corpus callosum*
13 Hirngewölbe .... *Fornix*
14 Durchscheinende Scheidewand .... *Septum pellucidum*
15 Vordere Querverbindung .... *Commissura anterior*
16 Stirnlappen .... *Lobus frontalis*
17 Dritte Hirnkammer (dritter Ventrikel) .... *Ventriculus tertius*
18 Sehnervenkreuzung .... *Chiasma opticum*
19 Hirnanhangdrüse (Hypophyse) .... *Hypophysis (Glandula pituitaria)*
20 Warzenkörper des Zwischenhirns .... *Corpus mamillare*
21 Augenbewegungsnerv .... *N. oculomotorius*
22 Brücke .... *Pons*
23 Wasserleiter (Aquädukt) .... *Aquaeductus*
24 Verlängertes Mark .... *Medulla oblongata*
25 Vierte Hirnkammer (vierter Ventrikel) .... *Ventriculus quartus*

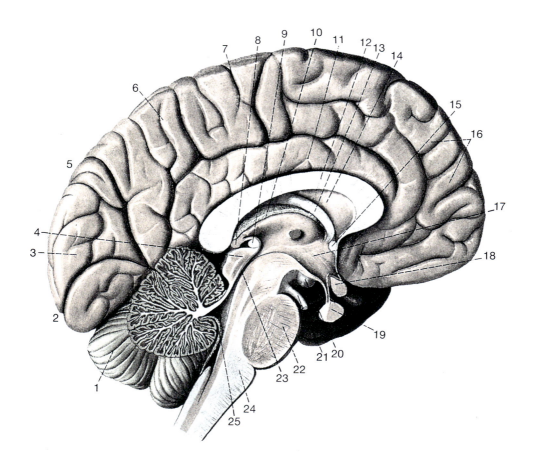

Abb. 18-4 ▶ Hirnstamm (Stammhirn)

Der Hirnstamm setzt sich aus dem verlängerten Mark, der Brücke und dem Mittelhirn zusammen. Aus diesem Gebiet entspringen aus der grauen Substanz, den so genannten Hirnnervenkernen (Kerne, Nuclei), die III. bis XII. Hirnnerven.

In der Abbildung stellen die einzelnen Farben folgendes dar:

Rot:	Kerne und Wurzeln motorischer Nerven
Blau:	Kerne und Wurzeln sensibler Nerven
Gelb:	Kerne und Wurzeln parasympathischer Nerven
Hellgrün:	Kerne und Wurzeln des Gleichgewichtsnervs
Dunkelgrün:	Kerne und Wurzeln des Hörnervs
Grau:	Roter Kern (Nucleus ruber) im Mittelhirn, Ursprung und Schaltstelle von Bewegungsimpulsen

3–12 Die Hirnnerven III–XII .... *Nn. craniales (encephalici)*
3 Augenbewegungsnerv .... *N. oculomotorius*
4 Augenrollnerv .... *N. trochlearis*
5 Drillingsnerv .... *N. trigeminus*
6 Augenabziehnerv .... *N. abducens*
7 Gesichtsnerv .... *N. facialis*
8 Hör- und Gleichgewichtsnerv .... *N. vestibulocochlearis (N. statoacusticus)*
9 Zungen- und Rachennerv .... *N. glossopharyngeus*
10 „Umherschweifender" Nerv (Vagus) .... *N. vagus*
11 Beinerv .... *N. accessorius*
12 Unterzungennerv .... *N. hypoglossus*
13 Roter Kern ....*Nucleus ruber*
14 Hirnschenkel .... *Pedunculus cerebralis*
15 Brücke .... *Pons*
16 Zirbeldrüse (Epiphyse) .... *Corpus pineale (Glandula pinealis)*
17 Parasympathischer Kern des Augenbewegungsnervs .... *Nucleus oculomotorius accessorius*
18 Kern des Augenbewegungsnervs .... *Nucleus nervi oculomotorii*
19 Motorischer Kern des Augenrollnervs .... *Nucleus nervi trochlearis*
20 Sensibler Mittelhirnkern des Drillingsnervs .... *Nucleus mesencephalicus trigeminalis*
21 Unterer sensibler Kern des Drillingsnervs .... *Nucleus spinalis inferior nervi trigeminalis*
22 Motorischer Kern des Drillingsnervs ... *Nucleus motorius nervi trigeminalis*
23 Kern des Augenabziehnervs .... *Nucleus nervi abducentis*
24 Kerne des Gleichgewichtsnervs .... *Nuclei vestibulares*
25 Motorischer Kern des Gesichtsnervs .... *Nucleus nervi facialis*
26 Oberer Speichelkern ..... *Nucleus salivarius superior*
27 Kerne des Hörnervs .... *Nuclei cochleares*
28 Unterer Speichelkern ..... *Nucleus salivarius inferior*
29 Parasympathischer Kern des Vagus .... *Nucleus dorsalis nervi vagi*
30 Kern des Unterzungennervs .... *Nucleus nervi hypoglossi*
31 Motorischer Kern des neunten bis elften Hirnnervs .... *Nucleus ambiguus*
32 Geschmackskern .... *Nucleus solitarius*
33 Unterer motorischer Kern des Beinervs .... *Nucleus nervi accessorii*

Hirnstamm

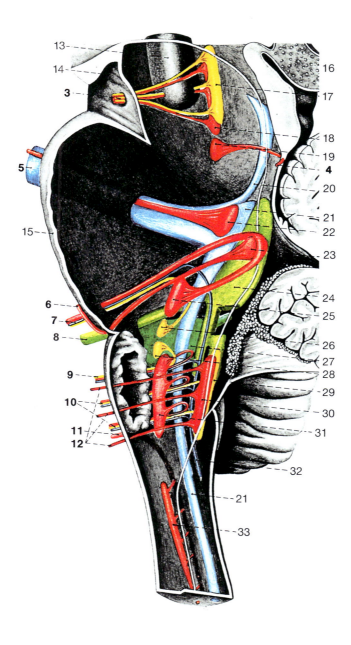

Abb. 18-5 ▶ Kleinhirn

Die Schädelhöhle und der Wirbelkanal sind von hinten eröffnet. Man sieht das Kleinhirn (9), den zweitgrößten Gehirnteil, unter dem Großhirn liegen. Das Kleinhirn ist aber nicht nur kleiner als das Großhirn, es zeigt auch eine feinere Oberflächengliederung. Die Furchen des Kleinhirns (Fissura cerebelli) – sie verlaufen meist parallel und liegen näher zusammen als die des Großhirns – und Windungen (Folia cerebelli) dienen der Oberflächenvergrößerung. Die Hauptaufgaben des Kleinhirns bestehen in der Feinregulation und Koordination von Bewegung, Muskeltonus und Gleichgewicht.

Feinregulation und Koordination des Muskeltonus

Die Information dazu erhält das Kleinhirn von den Muskelspindeln (siehe Abb. 3-19), den „inneren Sinnesorganen", die die Muskelspannung messen. Das Kleinhirn verarbeitet die eingehenden Informationen und gibt seinerseits Impulse an die oberen und unteren Pole der Muskelspindel, die daraufhin ihre Fasern in einer bestimmten Spannung einstellen. An dieser Vorspannung orientieren sich dann die übrigen Fasern und richten ihre Muskelspannung entsprechend aus. Liegen Störungen im Kleinhirn vor, so ist der Muskeltonus vermindert, da der fördernde Einfluss dieses Hirnteils fehlt.

Koordination der Bewegung

Hinsichtlich der Koordination der Muskelbewegungen verarbeitet das Kleinhirn Informationen des Rückenmarks, der Großhirnrinde, der Augen und des Gleichgewichtszentrums. Wird die Motorik vom bewussten Willen gesteuert, kommen die Impulse von der Großhirnrinde (pyramidales System). Die unbewusst gesteuerte Motorik geht vom extrapyramidalmotorischen System aus, also vom Kleinhirn, dem roten und schwarzen Kern des Mittelhirns, den Olivenkernen des verlängerten Marks und der Brücke.

Zwischen willkürlicher und unwillkürlicher Motorik und der Sensibilität bestehen enge Beziehungen. So gibt es zwischen Großhirn und Kleinhirn Regelkreise, damit Bewegungen abgestimmt und zeitlich koordiniert werden können.

Typischerweise können bei Kleinhirnstörungen der Finger-Finger-Versuch nicht ausgeführt werden, das heißt, dass die beiden Zeigefinger bei geschlossenen Augen nicht zusammengebracht werden können. Außerdem kann der Betroffene im Zeigefinger-Nasen-Versuch die eigene Nasenspitze nicht mit dem Zeigefinger erreichen. Auch kommt es bei Bewegungen, die eine rasche Bewegungsabfolge verlangen, beispielsweise beim Schreibmaschineschreiben, zu Störungen.

Bei Kleinhirnerkrankungen ist aufgrund der unzureichenden Koordination der verschiedenen Muskeln der Bewegungsablauf gestört. Die Folge sind „torkelndes Gehen" und „schwankendes Stehen". Typisch für Kleinhirnerkrankungen sind Gleichgewichtsstörungen, ungleiche Schrittlängen und ausfahrende Bewegungen.

1 Harte Hirnhaut .... *Dura mater cranialis*
2 Spinnwebenhaut des Gehirns .... *Arachnoidea mater cranialis*
3 Großhirn .... *Cerebrum*
4 Wirbelschlagader .... *A. vertebralis*
5 Spinalganglion .... *Ganglion spinale*
6 Harte Rückenmarkhaut .... *Dura mater spinalis*
7 Spinnwebenhaut des Rückenmarks .... *Arachnoidea mater spinalis*
8 Rückenmark .... *Medulla spinalis*
9 Kleinhirn .... *Cerebellum*
10 Oberer Hirnsichelblutleiter .... *Sinus sagittalis superior*
11 Zotten der Spinnwebenhaut .... *Granulationes arachnoideales*
12 Zusammenfluss der Blutleiter .... *Confluens sinuum*
13 Oberer Blutleiter .... *Sinus transversus*

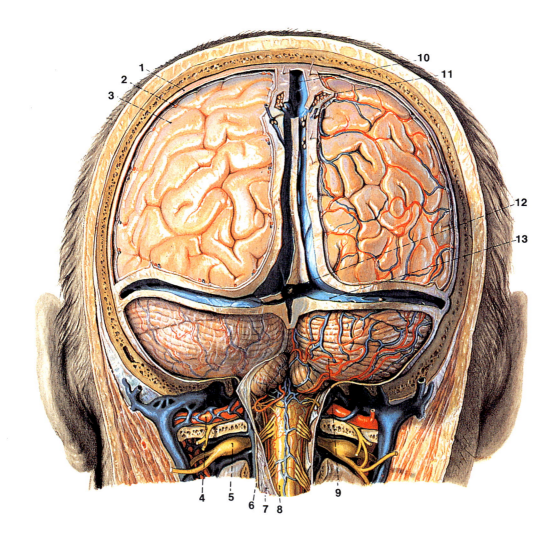

Abb. 18-6 ▶ Schnitt durch das Kleinhirn

Der Schnitt durch das Kleinhirn zeigt, dass die graue Substanz (Anhäufung von Nervenzellkernen) in der Kleinhirnrinde liegt. Das Kleinhirnmark besteht aus weißer Substanz (aus durchziehenden Nervenfasern). In dieser weißen Substanz liegen die Kerne wie Inseln eingelagert.

Am Kleinhirn unterscheidet man anatomisch die beiden Kleinhirnhemisphären, also die sich rechts und links seitlich ausdehnenden Kleinhirnhälften. Zwischen diesen beiden Kleinhirnhemisphären liegt der unpaare Mittelteil, der Kleinhirnwurm (9).

1. Kleinhirnrinde .... *Cortex cerebellaris*
2. „Blätter" des Kleinhirns .... *Folia cerebelli*
3. Oberer Kleinhirnstiel .... *Pedunculus cerebellaris superior*
4. Vierte Hirnkammer .... *Ventriculus quartus*
5. Oberes Marksegel .... *Velum medullare superius*
6. Kleinhirnwurm .... *Vermis cerebelli*
7. Dachkern .... *Nucleus fastigii*
8. Zahnkern .... *Nucleus dentatus*
9. Kleinhirnwurm .... *Vermis cerebelli*
10. Kugelkern .... *Nucleus globosus*
11. Pfropfkern .... *Nucleus emboliformis*
12. Kleinhirnmark .... *Corpus medullare*
13. Markstrahlen .... *Laminae albae*

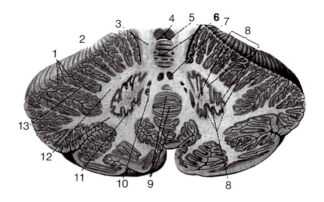

Abb. 18-7 ▶ Darstellung der Pyramidenbahn und der Bahnen zwischen Großhirn und Kleinhirn

Die Pyramidenbahn (Tractus corticospinalis) ist rot dargestellt. Sie geht von der vorderen Zentralwindung der Großhirnrinde aus und zieht von hier ohne Unterbrechung zu den entsprechenden Segmenten des Rückenmarks bzw. zu Kernen von Hirnnerven. In der Pyramidenbahn laufen die bewussten willkürlichen Bewegungsimpulse.

Ungefähr 80 bis 90% der Fasern der Pyramidenbahn kreuzen sich im verlängerten Mark, man spricht von der Pyramidenbahnkreuzung (8). Diese gekreuzten Bahnen laufen nun in der weißen Substanz des Rückenmarks hinab und werden als Pyramidenseitenstrangbahn (7) bezeichnet. Die ungekreuzt bleibenden Fasern bilden die Pyramidenvorderstrangbahn (6). Sie kreuzen erst in dem Rückenmarksegment zu dem sie ziehen zur Gegenseite. Sowohl die Pyramidenseitenstrangbahn als auch die Pyramidenvorderstrangbahn enden in verschiedenen Höhen des Rückenmarks an den motorischen Vorderhornzellen (Motoneuronen).

Wie schon dargestellt, ist die Pyramidenbahn die wichtigste Nervenbahn für die bewussten, willkürlichen Bewegungsimpulse. Des Weiteren wirkt sie aber noch hemmend sowohl auf den Muskeltonus als auch auf das Zustandekommen des Muskeleigenreflexes ein. Kommt es zu einer Schädigung der Pyramidenbahn, so tritt eine spastische Lähmung ein, weil die Hemmung des Muskeltonus fehlt. Außerdem kommt es zu einer gesteigerten Reflexbereitschaft (Hyperreflexie), weil die Hemmung des Muskeleigenreflexes fehlt. Zur Aufdeckung einer Schädigung der Pyramidenbahn (Pyramidenbahnläsion) dient das Babinski-Zeichen (siehe Abb. 18-57).

Rot: Pyramidenbahn
Gelb: Großhirn-Kleinhirn-Bahnen

1 Großhirnrinde .... *Cortex cerebralis*
2 Pyramidenbahnen .... *Fibrae corticospinales*
3 Rinden-Brücken-Bahnen .... *Fibrae corticopontinae*
4 Kleinhirn .... *Cerebellum*
5 Mittlerer Kleinhirnstiel .... *Pedunculus cerebellaris medius*
6 Pyramidenvorderstrangbahn .... *Tractus corticospinalis pyramidalis anterior*
7 Pyramidenseitenstrangbahn .... *Tractus corticospinalis pyramidalis lateralis*
8 Pyramidenkreuzung .... *Decussatio pyramidum motoria*
9 Brückenkerne .... *Nuclei pontis*

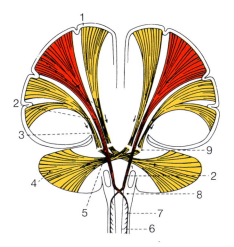

Abb. 18-8 ▶ Medianschnitt durch den Kopf, Übersichtsdarstellung

Das Zwischenhirn liegt zwischen Großhirn und Hirnstamm. Es hat zu den benachbarten Teilen fließende Übergänge. Es liegt um den III. Hirnventrikel (1) herum. Man unterteilt das Zwischenhirn in Thalamus (Sehhügel) und Hypothalamus, die beide unterschiedliche Aufgaben haben.

Der *Thalamus* ist als zentrale Schaltstelle aller sensiblen Bahnen sowie der Seh- und Riechbahnen verantwortlich für die Sinnesverarbeitung aus Haut, Ohr und Auge. Er ist das „Tor zum Bewusstsein", das heißt, Impulse, die vom Thalamus an das Großhirn weitergeleitet werden, werden bewusst. Der *Hypothalamus* ist das zentrale Steuerungssystem des vegetativen und endokrinen Systems und für die Aufrechterhaltung und Koordination von Atmung, Kreislauf, Flüssigkeits- und Nahrungsaufnahme und Körpertemperatur verantwortlich.

1	Dritte Hirnkammer	*Ventriculus tertius*
2	Hirnsichel	*Falx cerebri*
3	Zirbeldrüse (Epiphyse)	*Corpus pineale (Glandula pinealis)*
4	Gerader Blutleiter	*Sinus rectus*
5	Kleinhirn	*Cerebellum*
6	Vierte Hirnkammer	*Ventriculus quartus*
7	Basisschlagader (unpaar)	*A. basilaris*
8	Verlängertes Mark	*Medulla oblongata*
9	Rückenmark	*Medulla spinalis*
10	Untere Nasenmuschel	*Concha nasalis inferior*
11	Hirnanhangdrüse (Hypophyse)	*Hypophysis (Glandula pituitaria)*
12	Sehnervenkreuzung	*Chiasma opticum*
13	Stirnlappen (des Großhirns)	*Lobus frontalis*
14	Spinnwebenhaut	*Arachnoidea mater cranialis*
15	Balken	*Corpus callosum*
16	Harte Hirnhaut	*Dura mater cranialis*

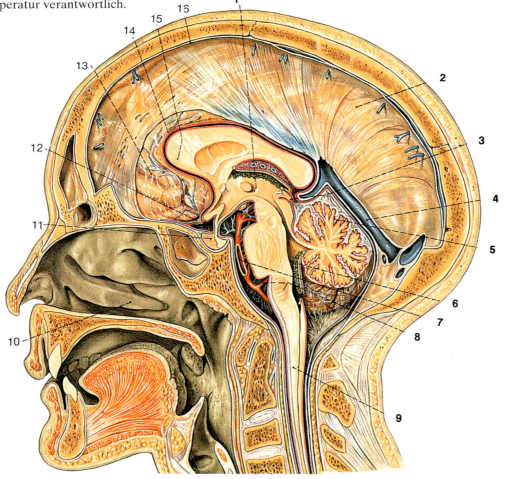

Abb. 18-9 ▶ Linke Großhirnhälfte

Die Abbildung zeigt die linke Großhirnhälfte von der Seite betrachtet. Beachten Sie bitte die vordere Zentralwindung (6) mit der motorischen Rinde. Hier nehmen die Pyramidenbahnen ihren Ausgang und damit die bewussten Bewegungsimpulse. Nr. 8 zeigt die hintere Zentralwindung mit der sensiblen Rinde, der so genannten „Körperfühlsphäre". Hier gehen die Meldungen von Schmerz-, Tast- und Druckempfindungen ein und werden bewusst.

Bitte beachten Sie zur vorderen und hinteren Zentralwindung auch Abb. 18-11 A und B.

Violett: Stirnlappen .... *Lobus frontalis*
Blau: Scheitellappen .... *Lobus parietalis*
Hellgrün: Schläfenlappen .... *Lobus temporalis*
Dunkelgrün: Hinterhauptlappen .... *Lobus occipitalis*

1 Mittlere Stirnhirnwindung ... *Gyrus frontalis medius*
2 Obere Stirnhirnwindung .... *Gyrus frontalis superior*
3 Untere Stirnhirnwindung .... *Gyrus frontalis inferior*
4 Teile des Stirnlappens .... *Lobus frontalis, Pars opercularis*
5 Furche vor der vorderen Zentralwindung .... *Sulcus praecentralis*
6 Vordere Zentralwindung .... *Gyrus praecentralis*
7 Zentralfurche .... *Sulcus centralis*
8 Hintere Zentralwindung .... *Gyrus postcentralis*
9 Furche hinter der hinteren Zentralwindung .... *Sulcus postcentralis*
10 Oberrandwindung .... *Gyrus supramarginalis*
11 Scheitellappenfurche .... *Sulcus intraparietalis*
12 Winkelwindung .... *Gyrus angularis*
13 Unteres Scheitelläppchen .... *Gyrus parietalis inferior*
14 Hinterhauptlappen .... *Lobus occipitalis*
15 Obere Schläfenfurche .... *Sulcus temporalis superior*
16 Seitliche Großhirnfurche (Sylvius-Spalte) .... *Sulcus lateralis*
17 Untere Schläfenwindung .... *Gyrus temporalis inferior*
18 Untere Schläfenfurche .... *Sulcus temporalis inferior*
19 Mittlere Schläfenwindung .... *Gyrus temporalis medius*
20 Obere Schläfenwindung .... *Gyrus temporalis superior*
21 Seitliche Großhirnfurche (Sylvia-Spalte) .... *Sulcus lateralis*
22 Aufsteigender Zweig der seitlichen Großhirnfurche .... *Sulcus lateralis, R. ascendens*
23 Vorderer Zweig der seitlichen Großhirnrinde .... *Sulcus lateralis, R. anterior*

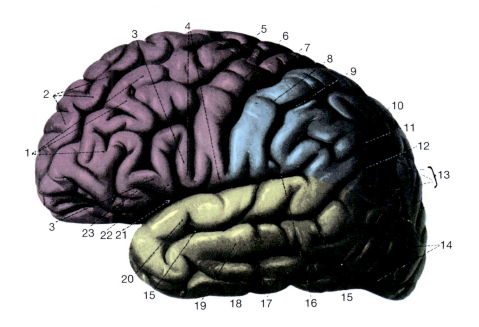

Abb. 18-10 ▶ Schnitt durch das Großhirn

Man sieht die außen liegende graue Substanz (Ansammlung von Nervenzellkernen) und die innen liegende weiße Substanz (durchziehende Nervenfasern). Eingelagert in die weiße Substanz liegen wie Inseln die grauen Basalganglien (Kerne, Nuclei).

Dargestellt sind außerdem die wichtigsten inneren Hirnvenen, die das Blut vom Hirn zurücktransportieren.

1 Weiße Substanz .... *Substantia alba* ▶
2 Graue Substanz .... *Substantia grisea*
3 Basalganglien (Kerne) .... *Nuclei basales*
4 Große Gehirnvene .... *V. cerebri magna*
5 Sehhügel .... *Thalamus*
6 Kleinhirn .... *Cerebellum*

Abb. 18-11 ▶ Darstellung des Körpers auf der vorderen und hinteren Zentralwindung

Im Stirnlappen liegt auf der **vorderen Zentralwindung** (siehe Abb. 18-9, Nr. 6) das motorische Rindenfeld (A). Hier nehmen die willkürlichen Bewegungsimpulse ihren Ausgang (Ursprung der Pyramidenbahn). Einer bestimmten Bewegung und einer bestimmten Körperstelle entspricht ein bestimmter Bezirk in diesem Rindenfeld. Mittlerweile hat man „Karten" dieses Gebietes angelegt (siehe Abb. 18-12).

Man sieht, dass der ganze Körper auf dieser Zentralwindung dargestellt ist, allerdings sind die Proportionen stark verschoben. Körperteile, die eine fein abgestimmte motorische Bewegung ausführen können, beanspruchen ein großes Gebiet der Zentralwindung. Deshalb sieht man auf der Abbildung, dass die Hände und der Mund ein verhältnismäßig großes Gebiet einnehmen. Der Mund muss als Sprechwerkzeug fein abgestimmte Bewegungen ausführen. Mit ihm verglichen hat der Rumpf nur wenige Bewegungsmöglichkeiten. Das bedeutet, dass ein Körperteil, der sehr differenzierte bewusste Bewegungen ausführen kann, ein größeres Gebiet in der vorderen Zentralwindung beansprucht als ein Körperteil, der weniger differenzierte Bewegungen ausführt.

Diese Gewichtung der einzelnen Bereiche ist allerdings nicht unveränderlich. Kommt es beispielsweise zu einem Verlust des Zeigefingers, müssen die übrigen Finger dessen Aufgaben mit übernehmen. In diesem Fall beanspruchen diese ein größeres Gebiet auf dem motorischen Rindenfeld.

Auf der **hinteren Zentralwindung** im Scheitellappen (siehe Abb. 18-9, Nr. 8) liegt das sensible Rindenfeld (B). Hier enden die Bahnen der Tast-, Schmerz- und Temperaturempfindung. Ähnlich wie bei dem Projektionsfeld der Motorik ist auch bei dem Projektionsfeld der Sensibilität der ganze Körper repräsentiert. Man sieht aber, dass die Proportionen sich etwas unterscheiden. Auf dem Projektionsfeld der Sensibilität nehmen die Körperteile einen großen Raum ein, mit denen man gut fühlen kann. Besonders sensible Zonen sind Lippen, Zunge und Zeigefinger.

Fällt ein bestimmtes Gebiet in der hinteren Zentralwindung aus, so hat der Betreffende in dem zugeordneten Körperteil kein Gefühl mehr. Fällt dagegen ein Gebiet in der vorderen Zentralwindung aus, die für die willkürliche motorische Bewegung zuständig ist, so kann das zugehörende Teil nicht mehr willentlich bewegt werden. Trotzdem können an diesen bewegungsunfähigen Teilen aber noch Reflexe ausgelöst werden, da diese im Rückenmark und nicht im Großhirn geschaltet werden. Deshalb kann man bei einem Patienten, der einen Ausfall im motorischen Rindenfeld im Bereich des Beines hat – und deshalb das Bein auf Anforderung hin nicht anheben kann – trotzdem noch den Patellarsehnenreflex auslösen.

A Darstellung des Körpers auf der vorderen ▶
Zentralwindung (motorische Rinde)
B Darstellung des Körpers auf der hinteren Zentralwindung (sensible Rinde)

Darstellung des Körpers auf der vorderen und hinteren Zentralwindung

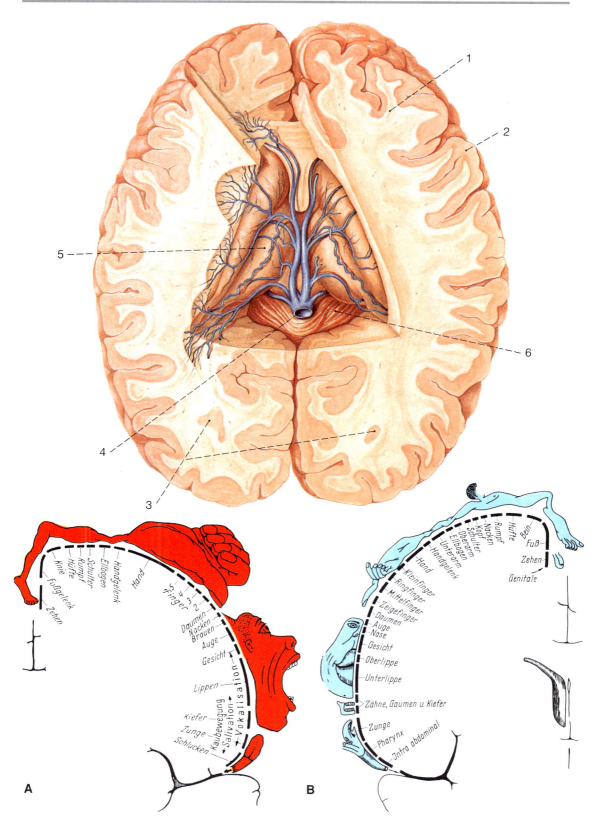

Abb. 18-12 ▶ Landkarte der Großhirnrinde

In der Abbildung wurden auf den Gehirnwindungen die wichtigsten Funktionen eingetragen. Bei Schädigungen eines Bereichs entwickeln sich bestimmte Ausfallerscheinungen. Mögliche Erkrankungen wurden mit Pfeilen in der Abbildung angegeben.

Die Hirnforschung hat wichtige Erkenntnisse aufgrund von eng begrenzten Hirnverletzungen erlangt, beispielsweise bei Schussverletzungen. Besteht ein solcher Defekt in der vorderen Zentralwindung (motorischen Rinde), so kommt es zur Lähmung der zugehörigen Muskelgruppe. Liegt beispielsweise im oberen Bereich der linken Großhirnhemisphäre, auf der das Bein repräsentiert ist, ein Schaden vor, so ist bei dem Betroffenen das rechte Bein gelähmt. Allerdings kann der Patellar- oder Achillessehnenreflex nach wie vor ausgelöst werden (siehe auch Text zu Abb 18-11, letzter Abschnitt).

Kommt es jedoch zu einer Zerstörung im Bereich in der hinteren Zentralwindung (sensible Rinde), besteht an dem zugehörigen Körperteil eine Empfindungsstörung, so dass beispielsweise eine Berührung, sogar eine Verbrennung in dem zugehörigen Körperabschnitt nicht bemerkt werden. Allerdings ist es auch hier möglich, dass der Patient aufgrund eines Berührungsreizes in diesem Körperteil reflexartig zusammenzuckt. Zu beachten ist allerdings, dass eine Sensibilitätsstörung fast immer motorische Störungen nach sich zieht. Der Grund liegt darin, dass die sensiblen Rückmeldungen an die motorische Hirnrinde über das erreichte Bewegungsausmaß ausbleiben, weshalb die auszuführenden Bewegungen nicht mehr richtig gesteuert werden können.

Agnosie

Als Agnosie bezeichnet man eine Störung des Erkennens. Es handelt sich um eine Krankheit, bei der Sinneswahrnehmungen nicht bewusst erkannt werden können. Die Sinnesorgane (z.B. Auge, Ohr) sind hierbei in ihrer Funktionstüchtigkeit nicht beeinträchtigt, sondern die Ursache liegt in einer Störung der Großhirnrinde. Bei der Agnosie kann man unterscheiden:
– **Optische Agnosie** (Seelenblindheit)
 Bei normaler Sehleistung der Augen und Sehnerven können visuelle Eindrücke zwar wahrgenommen, das Gesehene jedoch nicht bewusst erkannt werden. Angenommen, Sie legen einem solchen Patienten ein Bild vor, dann könnte dieser zwar angeben: „Ich sehe eine Frau mit einem Korb in der Hand. Hier steht ein Mann hinter einer Waage. Auf dem Tisch hier liegen Salatköpfe, Äpfel und Tomaten. Er wäre aber außer Stande anzugeben, dass es sich dabei um eine Marktsituation handelt (Simultanagnosie).
– **Akustische Agnosie** (Seelentaubheit)
 Bei der akustischen Agnosie werden Geräusche oder Töne zwar gehört, jedoch nicht in ihrem Zusammenhang erkannt, beispielsweise als Vogelstimme oder Melodie.
– **Taktile Agnosie** (Stereoagnosie)
 Es liegt eine Unfähigkeit vor, Gegenstände durch Tasten zu erkennen. Geben Sie einem solchen Patienten bei geschlossenen Augen eine Tasse in die Hand, so kann er den Gegenstand nicht benennen. Öffnet er die Augen, so ist ihm klar, dass es sich um eine Tasse handelt und kann deren Aufgabe benennen.

Aphasie

Mit Aphasie bezeichnet man eine Unfähigkeit, sich mit Hilfe der Sprache auszudrücken.
a) **Motorische Aphasie**
 Das Sprachverständnis ist erhalten, aber es besteht ein Unvermögen, die Sprechmuskulatur koordiniert einzusetzen. Der Ort der Schädigung liegt hierbei in der Broca-Sprachregion.
b) **Sensorische Aphasie**
 Ist hingegen die Wernicke-Sprachregion geschädigt, so kommt es zu einer sensorischen Aphasie. Dabei besteht eine Unfähigkeit, den Sinn von gehörten Wörtern und Sätzen zu verstehen. Als Folge davon ist dann auch das Sprachvermögen gestört.

Apraxie

Apraxie ist das Unvermögen, koordinierte Bewegungen auszuführen. Die Apraxie kann sich als motorische Aphasie (siehe oben) zeigen oder als **motorische Agraphie.** Bei letzterem fehlt die für das Schreiben notwendige Koordinationsfähigkeit. Im Übrigen können Arm und Hand ungehindert bewegt werden.

Alexie (Buchstabenblindheit)

Kommt es zu einem Ausfall des Lesezentrums, so werden die Buchstaben zwar gesehen, aber ihre Bedeutung wird nicht erkannt.

Amusie

Es kommt zu einem Verlust der Musikalität aufgrund einer lokalen Schädigung der Großhirnrinde. Dabei unterscheidet man eine Unfähigkeit Melodien aufzufassen, eine so genannte sensorische Amusie und eine Unfähigkeit Musik zu spielen, eine motorische Amusie. Es kommt dann auch zu einer Unfähigkeit, Noten zu verstehen (Notenblindheit).

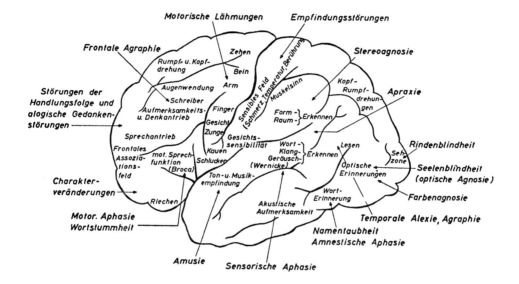

Abb. 18-13 ▶ Hirnkammern (Ventrikel), Ansicht von links

Die vier Hirnkammern des Gehirns stehen miteinander in Verbindung. Man kann die beiden Seitenventrikel, den dritten und den vierten Ventrikel unterscheiden. Die beiden letzteren sind durch den „Wasserleiter" (Aquädukt) miteinander verbunden. In den Hirnkammern zirkuliert die Hirn-Rückenmark-Flüssigkeit (Liquor cerebrospinalis).

1 Seitliche Hirnkammer
  (Seitenventrikel) .... *Ventriculus lateralis*
2 Dritte Hirnkammer
  (dritter Ventrikel) .... *Ventriculus tertius*
3 Wasserleiter des Mittelhirns
  (Aquädukt) .... *Aquaeductus mesencephali*
4 Vierte Hirnkammer
  (vierter Ventrikel) .... *Ventriculus quartus*
5 Vorderhorn der seitlichen
  Hirnkammer .... *Cornu frontale anterius*
6 Vordere Querverbindung .... *Commissura anterior*
7 Zwischenkammerloch ..... *Foramen interventriculare*
8 Querverbindung der
  Sehhügel .... *Adhaesio interthalamica*
9 Kammerbucht oberhalb der
  Sehnervenkreuzung .... *Recessus opticus*
10 Trichterbucht .... *Recessus infundibuli*
11 Hinterhorn der seitlichen
   Hirnkammer .... *Cornu occipitale posterius*
12 Unterhorn der seitlichen
   Hirnkammer .... *Cornu temporale inferius*
13 Seitenbucht der vierten
   Hirnkammer .... *Recessus lateralis*
14 Mittlere Öffnung der vierten
   Hirnkammer .... *Apertura mediana*
15 Zentralkanal des Rückenmarks ..... *Canalis centralis*

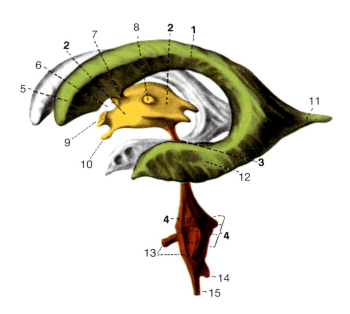

Abb. 18-14 ▶ Hirnkammern (Ventrikel)

Es handelt sich um einen Medianschnitt durch das Gehirn. Die Hirnkammern sind rot dargestellt. Die Abbildung zeigt das Größenverhältnis der Hirnkammern zum übrigen Gehirn.

1 Balken .... *Corpus callosum*
2 Furche zwischen Scheitel- und
   Hinterhauptlappen .... *Sulcus parieto-occipitalis*
3 Spornfurche .... *Sulcus calcarinus*
4 Oberes Marksegel .... *Velum medullare anterius*
5 Kleinhirn .... *Cerebellum*
6 Vierte Hirnkammer .... *Ventriculus quartus*
7 Zentralkanal .... *Canalis centralis*
8 Verlängertes Mark .... *Medulla oblongata*
9 Brücke .... *Pons*
10 Vierhügelplatte .... *Lamina tectalis*
11 Wasserleiter (Aquädukt) .... *Aquaeductus*
12 Zirbeldrüse (Epiphyse) .... *Corpus pineale
                                                  (Glandula pinealis)*
13 Hirnanhangdrüse
    (Hypophyse) .... *Hypophysis (Glandula pituitaria)*
14 Sehnerv .... *N. opticus*
15 Hypophysenstiel .... *Infundibulum*
16 Sehnervenkreuzung .... *Chiasma opticum*
17 Riechkolben .... *Bulbus olfactorius*
18 Warzenkörper des Zwischen-
    hirns .... *Corpus mamillare*
19 Vordere Querverbindung .... *Commissura anterior*
20 Dritte Hirnkammer .... *Ventriculus tertius*
21 Zwischenkammerloch ..... *Foramen interventriculare*
22 Querverbindung der
    Sehhügel .... *Adhaesio interthalamica*
23 Zwingenfurche .... *Sulcus cinguli*
24 Durchscheinende Scheidewand
    der Vorderhörner der seitlichen
    Hirnkammern .... *Septum pellucidum*

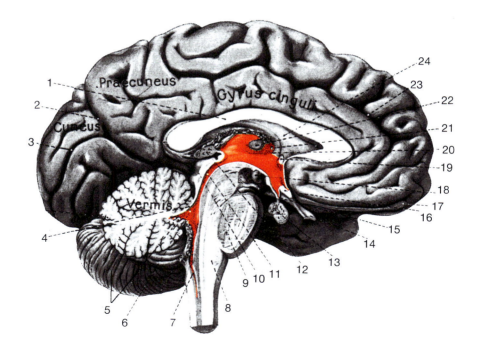

Abb. 18-15 ▶ Schematische Darstellung der Liquorräume

Der Liquor wird im Wesentlichen von den Adergeflechten der Hirnkammern produziert. Er zirkuliert in den beiden Seitenventrikeln, dem 3. und 4. Ventrikel, um dann aus der vierten Hirnkammer über drei Öffnungen in den Subarachnoidalraum des Gehirns und des Rückenmarks überzutreten.

Da ständig Hirnwasser neu produziert wird, muss es auch wieder resorbiert werden. Diese Resorption erfolgt von der weichen Hirnhaut und von Granulationen (Zotten) der Spinnwebenhaut in das venöse Blut (7). Beachte hierzu auch Abb. 18-17 (4) und Abb. 18-18 (1).

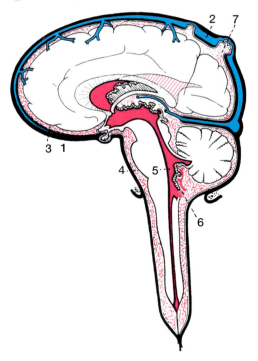

1 Harte Hirnhaut .... Dura mater cranialis
2 Blutleiter .... Sinus durae matris
3 Hirnwasserraum   Spatium
   (Subarachnoidalraum) .... subarachnoideum
4 Weiche Hirnhaut .... Pia mater cranialis
5 Vierte Hirnkammer .... Ventriculus quartus
6 Mittlere Öffnung der vierten
   Hirnkammer .... Apertura mediana ventriculi quarti
7 Zotten .... Granulationes arachnoideae

Abb. 18-16 ▶ „Wasserkopf" (Hydrocephalus) und Lippen-Kiefer-Spalte

Ist das Gleichgewicht zwischen Liquorproduktion und -resorption gestört oder ist der Abfluss des Hirnwassers behindert, so erhöht sich der Druck im Schädelinneren. Bei einem Kleinkind gibt der Schädelknochen dem erhöhten Druck nach und wächst. Es entwickelt sich ein so genannter Wasserkopf (Hydrocephalus). Dabei kann Hirngewebe geschädigt werden, so dass es zu schweren Intelligenzdefekten kommen kann.

Zu unterscheiden sind ein innerer und äußerer Wasserkopf. Bei einem *inneren Wasserkopf* sind die drei Öffnungen vom 4. Ventrikel zum Subarachnoidalraum verstopft. Dadurch sammelt sich der Liquor in den Hirnkammern, diese weiten sich durch den gesteigerten Druck aus und pressen so von innen das Gehirn an die Schädeldecke. Beim *äußeren Wasserkopf* liegt die Störung in den fehlenden Zotten der Spinnwebenhaut (Abb. 18-18,1). Da in diesem Fall der Liquor nicht dem venösen Blut zugeführt werden kann, sammelt er sich im Subarachnoidalraum. Zum einen wird das Gehirn von außen komprimiert, zum anderen entsteht Druck von innen auf die Schädeldecke, die weichen Kno-

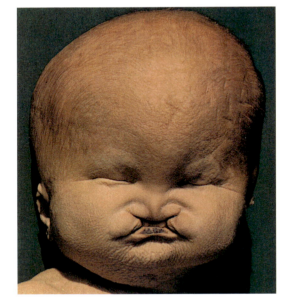

chen des kindlichen Schädels geben diesem Druck nach und wachsen (siehe Abb. 24-47).

In Abbildung 18-16 besteht neben dem Hydrocephalus noch eine doppelseitige Lippen-Kiefer-Spalte.

Abb. 18-17 ▶ Schematisierte Darstellung des Liquorabflusses

Dargestellt ist ein Schnitt durch das Schädeldach und die Hirnhäute im Bereich der tiefen Längsspalte (Fissura longitudinalis cerebri) zwischen den beiden Großhirnhälften.

Man sieht die Granulationen (Zotten) der Spinnwebenhaut in die weiten Blutleiter (blau) ragen. Diese Zotten nehmen das Hirnwasser auf und leiten es in das venöse Blut. Die harte Hirnhaut und die Zotten der Spinnwebenhaut sind schwarz dargestellt.

1 Verbindung zwischen Blutleiter
  und Kopfhautvene .... *V. emissaria*
2 Pfeilnaht .... *Sutura sagittalis*
3 Oberer Hirnsichel-
  blutleiter .... *Sinus sagittalis superior*
4 Zotten der Spinnweben-
  haut .... *Granulationes arachnoideae*
5 Schädeldach .... *Calvaria*
6 Harte Hirnhaut .... *Dura mater cranialis*
7 Hirnwasserraum   *Spatium*
  (Subarachnoidalraum) .... *subarachnoideum*
8 Hirnsichel .... *Falx cerebri*
9 Spinnwebenhaut   *Arachnoidea mater*
  (Arachnoidea) .... *cranialis*
10 Weiche Hirnhaut .... *Pia mater cranialis*
11 Großhirnrinde .... *Cortex cerebralis*

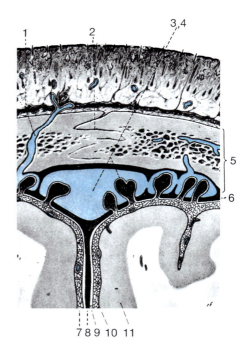

Abb. 18-18 ▸ Harte Hirnhaut (Dura mater)

Die Entfernung der Knochen des Schädeldachs lässt die harte Hirnhaut erkennen. Zwischen Schädelknochen und harter Hirnhaut verlaufen die Hirnhautschlagadern. Bei Verletzung dieser Meningealgefäße – meist ist die mittlere Hirnhautschlagader (5) betroffen – entwickelt sich eine Epiduralblutung (siehe Abb. 18-60), in deren Folge die harte Hirnhaut vom Schädelknochen abgedrängt wird.

Die harte Hirnhaut umgibt das gesamte Gehirn. Sie bildet die innere Knochenhaut des Schädelknochens. Sie hebt sich allerdings an zwei Stellen vom Knochen ab und zieht frei in die Schädelhöhle, und zwar zum einen als Großhirnsichel zwischen die beiden Großhirnhemisphären und als Kleinhirnzelt spannt sie sich zwischen dem Groß- und dem Kleinhirn aus (siehe Abb. 18-19 und 18-38).

1 Zotten der Spinnwebenhaut .... *Granulationes arachnoideae*
2 Harte Hirnhaut .... *Dura mater cranialis*
3 Schädeldach .... *Calvaria*
4 Stirnhöhle .... *Sinus frontalis*
5 Mittlere Hirnhautschlagader .... *A. meningea media*

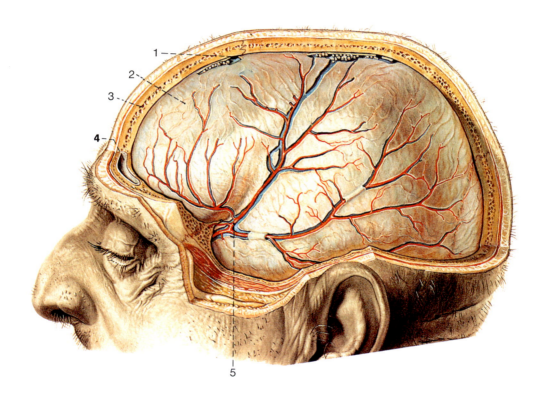

Abb. 18-19 ▶ Schädelhöhle mit harter Hirnhaut

Die harte Hirnhaut löst sich an zwei Stellen vom Schädelknochen los und zieht ins Schädelinnere. Hier bildet sie Scheidewände aus straffem kollagenem Bindegewebe, nämlich als Großhirnsichel und als Kleinhirnzelt.

a) Die Großhirnsichel (1)
Die Großhirnsichel trennt die beiden Großhirnhälften. An den Rändern der Großhirnsichel verlaufen große Blutleiter (starrwandige, klappenlose, venöse Gefäße).

b) Das Kleinhirnzelt (6)
Das Kleinhirnzelt trennt das Großhirn vom Kleinhirn. Auf der Abbildung wurde ein Teil des Kleinhirnzeltes entfernt, um einen Blick in die hintere Schädelgrube zu ermöglichen.

1 Großhirnsichel .... *Falx cerebri*
2 Mittlere Hirnhautschlagader und -vene .... *A. et V. meningea media*
3 Oberer Hirnsichelblutleiter .... *Sinus sagittalis superior*
4 S-förmiger Blutleiter .... *Sinus sigmoideus*
5 Unterer Hirnsichelblutleiter .... *Sinus sagittalis inferior*
6 Kleinhirnzelt .... *Tentorium cerebelli*
7 Große Großhirnvene .... *V. cerebri magna*
8 Gerader Blutleiter .... *Sinus rectus*
9 Zusammenfluss der Blutleiter ..... *Confluens sinuum*
10 Großes Hinterhauptloch .... *Foramen magnum*
11 Kavernöser Blutleiter .... *Sinus cavernosus*

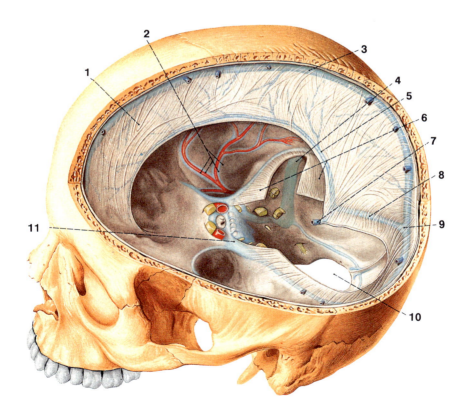

Abb. 18-20 ▶ Weiche Hirnhaut (Pia mater)

Der Schädelknochen, die harte Hirnhaut und die Spinnwebenhaut wurden entfernt, so dass der Blick auf die weiche Hirnhaut freigegeben ist. Die weiche Hirnhaut liegt dem Gehirn direkt auf und dringt deshalb in alle Furchen und Windungen der Großhirnrinde ein. Sie besteht aus lockerem Bindegewebe. Über der weichen Hirnhaut, also im Subarachnoidalraum, verlaufen eine Vielzahl von Blutgefäßen.

1 Stirnlappen .... *Lobus frontalis*
2 Scheitellappen .... *Lobus parietalis*
3 Hinterhauptlappen .... *Lobus occipitalis*
4 Schläfenlappen .... *Lobus temporalis*
5 Seitliche Großhirnfurche
  (Sylvius-Spalte) .... *Sulcus lateralis*
6 Zentralfurche .... *Sulcus centralis*
7 Vordere Zentralwindung .... *Gyrus praecentralis*
8 Hintere Zentralwindung .... *Gyrus postcentralis*
9 Kleinhirn .... *Cerebellum*
10 Stirnhöhle .... *Sinus frontalis*
11 Harte Hirnhaut .... *Dura mater cranialis*
12 Oberer Hirnsichel-   *Sinus sagittalis*
   blutleiter .... *superior*
13 Querer Blutleiter .... *Sinus transversus*
14 S-förmiger Blutleiter .... *Sinus sigmoideus*
15 Spinnwebenhaut   *Arachnoidea*
   (Arachnoidea) .... *mater cranialis*
16 Äste der mittleren Großhirn-
   schlagader .... *A. cerebri media*
17 Zotten der Spinn-   *Granulationes*
   webenhaut .... *arachnoidea*

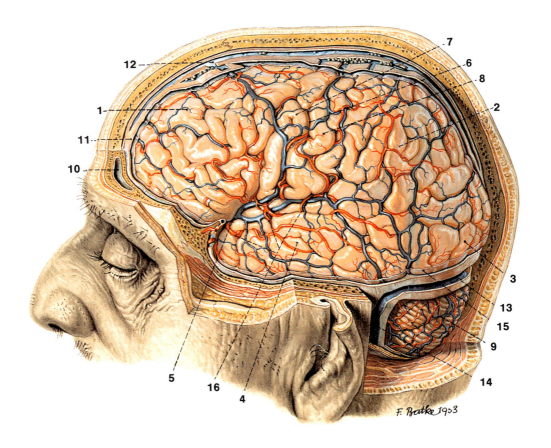

Abb. 18-21 ▶ Schematische Darstellung der Hirnhaut

Die Spinnwebenhaut ist, wie der Name sagt, eine spinnwebenartige, bindegewebige Membran. Sie liegt der harten Hirnhaut mit einem Membranteil an. Von hier aus zieht ein Gerüst lockerer Bindegewebsbälkchen zur weichen Hirnhaut. Der Raum zwischen Spinnwebenhaut und weicher Hirnhaut wird Subarachnoidalraum (7, Hirnwasserraum) genannt. Hier zirkuliert der Liquor, die Hirn-Rückenmark-Flüssigkeit. Der Subarachnoidalraum umhüllt das gesamte Gehirn und das Rückenmark, somit „schwimmen" diese beiden gleichsam in dieser schützenden Flüssigkeit.

Des Weiteren wirkt die Hirn-Rückenmark-Flüssigkeit noch temperaturausgleichend für Gehirn und Rückenmark und im beschränkten Maße dient sie auch der Ernährung von Nervengewebe. Im Subarachnoidalraum verlaufen Blutgefäße.

1 Schädeldach .... *Calvaria*
2 Harte Hirnhaut .... *Dura mater cranialis*
3 Spinnwebenhaut   *Arachnoidea*
   (Arachnoidea) .... *mater cranialis*
4 Weiche Hirnhaut .... *Pia mater cranialis*
5 Schlagader .... *Arterie*
6 Hirnwindung .... *Gyrus*
7 Hirnwasserraum
   (Subarachnoidalraum) .... *Cavitas subarachnoidea*

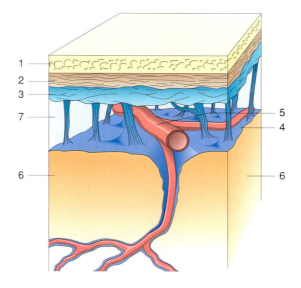

Abb. 18-22 ▶ Wirbelkanal

Das Rückenmark verläuft im Wirbelkanal. Es ist, ebenso wie das Gehirn, von der Hirn-Rückenmark-Haut umgeben. Auf der vorliegenden Abbildung wurden die Dornfortsätze der Wirbel entfernt, so dass man auf die harte Rückenmarkhaut (Dura mater) blicken kann. Außerdem sieht man seitlich die ein- und austretenden Rückenmarknerven und das Venengeflecht, das der Rückenmarkhaut aufliegt.

Das Rückenmark ist ein aus grauer und weißer Substanz bestehender Strang, der sich vom verlängerten Mark (Medulla oblongata) bis zur Grenze des ersten bis zweiten Lendenwirbels erstreckt. Es hat einen Durchmesser von ungefähr einem Zentimeter.

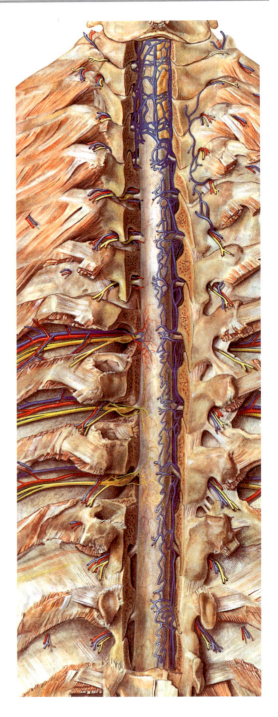

Abb. 18-23 ▶ Schematische Darstellung von Querschnitten durch das Rückenmark

Betrachtet man einen Querschnitt durch das Rückenmark, so sieht man, dass es aus grauer und weißer Substanz besteht. Die graue Substanz (in der Abb. blau dargestellt) liegt im Inneren des Rückenmarks und ist in etwa schmetterlingsförmig. Hier liegen die Nervenzellkerne. Die weiße Substanz (in der Abb. gelb dargestellt) umhüllt die graue wie ein Mantel. Hierbei handelt es sich um durchziehende Nervenbahnen, das heißt, um die Fortsätze von Nervenzellen (Nervenzellfasern), die vom Gehirn kommen oder zum Gehirn ziehen. Die weiße Farbe stammt von den markhaltigen (myelinisierten) Fett-Eiweiß-Hüllen, die die Nervenfasern umgeben.

Die Abbildung zeigt, dass die weiße Substanz von oben nach unten abnimmt, denn von oben nach unten verlassen immer mehr motorische Nervenfasern das Rückenmark, um zu den Muskeln zu laufen. Andererseits treten von unten nach oben immer neue Fasern in das Rückenmark ein, die die weiße Substanz von unten nach oben zunehmen lassen.

Anders verhält es sich mit der grauen Substanz. Sie ist im unteren Halsabschnitt, im unteren Lendenabschnitt und im oberen Kreuzbeinabschnitt am größten, weil in diesem Gebiet die Schaltstationen der Nervenzellen für die Arme und Beine liegen (siehe Abb. 8-36).

Höhe der Querschnitte durch das Rückenmark

1 Erstes Halssegment .... C_1
2 Viertes Halssegment .... C_4
3 Siebentes Halssegment .... C_7
4 Zweites Brustsegment .... Th_2
5 Zwölftes Brustsegment .... Th_{12}
6 Fünftes Lendensegment .... L_5
7 Erstes Kreuzbeinsegment .... S_1
8 Viertes Kreuzbeinsegment .... S_4

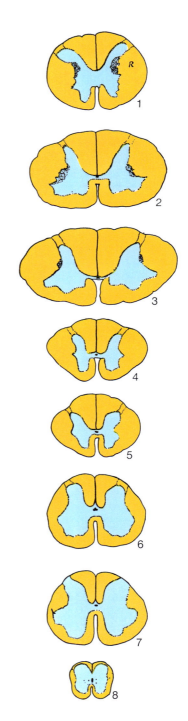

Abb. 18-24 ▸ Querschnitt durch das Rückenmark

Die Abbildung (8-fache Vergrößerung) zeigt einen Querschnitt durch das Rückenmark im unteren Halsbereich.

An der grauen Substanz unterscheidet man Vorder-, Hinter- und Seitenhorn. Im Vorderhorn liegen die Zellkörper der motorischen Nervenzellen (Motoneurone, motorische Vorderhornzelle), deren Axone (Nervenfortsätze) das Rückenmark als vordere Wurzel verlassen. Im Hinterhorn liegen Zellkörper der Schaltneurone der sensiblen Nervenzellen. Allerdings ist hier zu beachten, dass die Zellleiber der ersten sensiblen Nervenfasern bereits in den Spinalganglien liegen. Von hier aus laufen Axone zum Hinterhorn, in dem eine Reizumschaltung auf das zweite sensible Neuron erfolgt.

Das Seitenhorn tritt nur in den Rückenmarkabschnitten C_8 bis L_2 (Sympathikus) und S_2 bis S_4 (Parasympathikus) auf. Hier liegen die Zellleiber für das unwillkürliche (autonome, vegetative) Nervensystem.

1 Vorderhorn der grauen Substanz .... *Columna anterior (Cornu anterius)*
2 Hinterhorn der grauen Substanz .... *Columna posterior (Cornu posterius)*
3 Vorderstrang der weißen Substanz .... *Funiculus anterior*
4 Seitenstrang der weißen Substanz .... *Funiculus lateralis*
5 Hinterstrang der weißen Substanz .... *Funiculus posterior*
6 Vordere motorische Wurzel des Rückenmarknervs .... *Radix anterior motoria*
7 Hintere sensible Wurzel des Rückenmarknervs .... *Radix posterior sensoria*
8 Weiche Rückenmarkhaut .... *Pia mater spinalis*
9 Blutgefäße .... *Vasa sanguinea*
10 Netzsubstanz .... *Formatio reticularis*
11 Sensible Hinterstrangbahnen .... *Fasciculus cuneatus*
12 Vordere Mittelspalte des Rückenmarks .... *Fissura mediana anterior*
13 Hintere Rückenmarkscheidewand .... *Septum medianum posterius*
14 Zentrale graue Substanz .... *Substantia grisea intermedia centralis*
15 Zentralkanal .... *Canalis centralis*

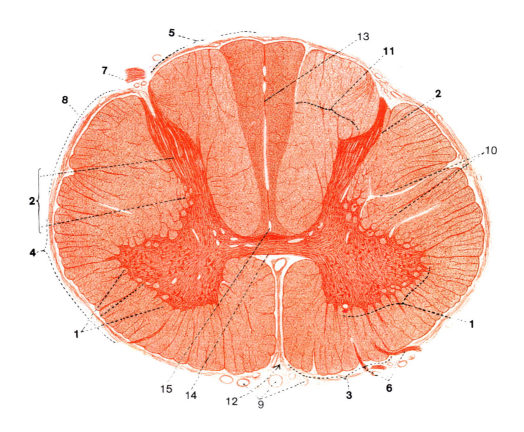

Abb. 18-25 ▶ Rückenmarkhäute und Rückenmark

Die Dornfortsätze der Wirbel wurden entfernt, um einen Blick auf die Rückenmarkhäute und das Rückenmark zu ermöglichen. Stufenweise wurden noch die harte Rückenmarkhaut (Dura mater) und die Spinnwebenhaut (Arachnoidea) entfernt.

1. Harte Rückenmarkhaut .... *Dura mater spinalis*
2. Wirbelbogen (abgesägt) .... *Arcus verbetrae*
3. Spinnwebenhaut des Rückenmarks (Arachnoidea) .... *Arachnoidea mater spinalis*
4. Äußerer Zwischenrippenmuskel .... *M. intercostalis externus*
5. Hintere Zwischenrippenschlagader und hintere Zwischenrippenvene .... *A. et V. intercostalis posterior*
6. Zwischenrippennerv .... *N. intercostalis*
7. Spinalganglion .... *Ganglion spinale*
8. Innere Brustkorbfaszie .... *Fascia endothoracica*
9. Rückenmark .... *Medulla spinalis*
10. Hintere sensible Wurzel .... *Radix posterior sensoria*

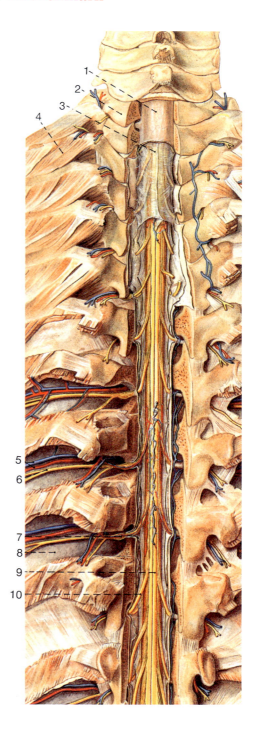

Abb. 18-26 ▶ Lage des Rückenmarks im Rückenmarkkanal

Die harte Rückenmarkhaut (Dura mater) ist gelb dargestellt. Sie umhüllt das Rückenmark wie ein Sack (Durasack) und begleitet die Nervenwurzeln im Zwischenwirbelloch. Zu sehen ist, dass die Dura mater im Wirbelkanal aus zwei getrennten Blättern besteht: einem *äußeren Blatt*, das dem Wirbelkanal von innen aufliegt und die Aufgaben der Knochenhaut erfüllt und einem *inneren Blatt*, das dem Rückenmark direkt aufliegt.

Im Subarachnoidalraum zirkuliert der Liquor, der das empfindliche Rückenmark vor Erschütterung schützt. Außerdem dient er dem Austausch von Stoffwechselprodukten zwischen Blut und ZNS.

1	Dornfortsatz	*Processus spinosus*
2	Harte Rückenmarkhaut	*Dura mater spinalis*
3	Epiduralraum zwischen den zwei Durablättern	*Spatium epidurale*
4	Hirnwasserraum (Subarachnoidalraum)	*Spatium subarachnoideum*
5	Spinalganglion	*Ganglion spinale*
6	Rückenmarknerv	*N. spinalis*
7	Übergang der Dura in die Nervenscheide	*Epineurium*
8	Vorderer Ast des Rückenmarknervs	*Ramus anterior*
9	Verbindungsast zum Grenzstrang	*Ramus communicans*
10	Vordere Wurzel des Rückenmarknervs	*Radix anterior*
11	Gezähntes Band	*Lig. denticulatum*
12	Hintere Wurzel des Rückenmarknervs	*Radix posterior*
13	Weiche Rückenmarkhaut	*Pia mater spinalis*
14	Spinnwebenhaut (Arachnoidea)	*Arachnoidea mater spinalis*
15	Knochenhaut	*Periosteum*

Abb. 18-27 ▶ Segmentanordnung von Rückenmark und Wirbelsäule

Das Rückenmark gliedert sich in 31 Rückenmarksegmente, aus denen jeweils ein Spinalnervenpaar (Rückenmarknervenpaar) hervorgeht. Die Spinalnerven (in der Abbildung mit römischen Ziffern dargestellt) werden nach ihren Austrittsstellen aus der Wirbelsäule bezeichnet. Die meisten Spinalnerven verlassen das Rückenmark nicht in der Segmenthöhe, in der sie aus dem Rückenmark entspringen, sondern verlaufen erst noch ein Stück in der weißen Substanz, bevor sie aus den Zwischenwirbellöchern der Wirbelsäule austreten.

Diese Verschiebung ist auf die embryonale Entwicklung zurückzuführen. Während der Fetalzeit wird zuerst das Rückenmark mit seinen Nerven angelegt. Später bildet sich dann die Wirbelsäule um das Rückenmark aus. Die Wirbelsäule wächst in der Folgezeit etwas schneller als das Rückenmark und schiebt sich allmählich am Rückenmark vorbei. So füllt das Rückenmark während der frühen Embryonalzeit noch den ganzen Wirbelkanal aus, beim Erwachsenen dagegen endet es auf Höhe des ersten bis zweiten Lendenwirbels.

Die Segmente des Rückenmarks sind nach den Rückenmarknerven beziffert, die hier ihren Ursprung haben. Im oberen Halsbereich stimmen die Höhe der Rückenmarksegmente (arabische Ziffern) und die Wirbel noch weitgehend überein. Nach unten nimmt die Strecke zu, die die Spinalnerven im Wirbelkanal verlaufen.

Bitte beachten Sie, dass es im Halsbereich sieben Wirbel gibt, aber acht Halsnervenpaare, da das erste Halsnervenpaar zwischen Hinterhauptbein und dem ersten Halswirbel und das letzte Halsnervenpaar unterhalb des 7. Halswirbels austritt.

Rot: 8 Segmente des Halsrückenmarks
Blau: 12 Segmente des Brustrückenmarks
Schwarz: 5 Segmente des Lendenrückenmarks und 5 Segmente des Kreuzbeinrückenmarks
Rot: 1 Segment des Steißbeinrückenmarks

I–VII: Halswirbel
I–XII: Brustwirbel
I–V: Lendenwirbel
I–V: Kreuzbein
I–III: Steißbein

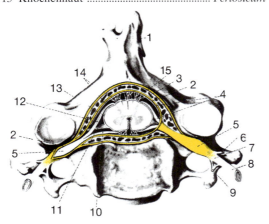

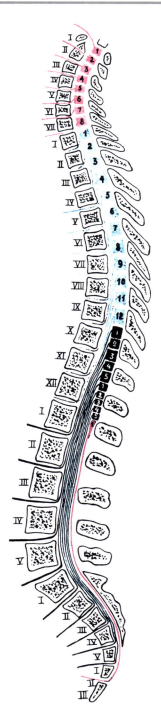

Abb. 18-28 ▶ Projektion der Wirbelsäule und der Rückenmarksegmente auf den Rücken

Beim Erwachsenen endet das Rückenmark in Höhe des ersten bis zweiten Lendenwirbels. Unterhalb von L_1/L_2 verlaufen nur noch die zu ihren Austrittsstellen absteigenden Nervenfasern der Spinalnerven L_2 bis Co_1. Unterhalb von L_1/L_2 befindet sich also keine graue Substanz mehr, sondern nur noch weiße. Weil es hier nur noch durchziehende Nervenfasern gibt, spricht man vom Pferdeschwanz (Cauda equina).

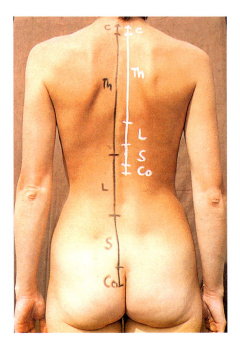

Abb. 18-29 ▶ Lumbalpunktion

Obwohl das Rückenmark mit seiner grauen Substanz in Höhe von L_1/L_2 endet, reicht die Dura mater bis zum zweiten Kreuzbeinsegment. Man spricht in diesem Zusammenhang auch vom „Durasack". Allerdings umhüllt sie in dem Abschnitt L_1/L_2 bis zum 2. Kreuzbeinwirbel nur noch durchziehende Nervenfasern (Pferdeschwanz).

In Kliniken muss häufig zu Untersuchungszwecken Hirn-Rückenmark-Flüssigkeit entnommen werden oder es müssen Medikamente, beispielsweise Betäubungsmittel bei der Spinalanästhesie, in den Liquorraum injiziert werden. Bei dieser Lumbalpunktion (LP) wird meist ober- oder unterhalb des vierten Lendenwirbeldornfortsatzes punktiert, weil hier keine graue Substanz des Rückenmarks mehr verletzt werden kann. Sie wird am sitzenden Patienten vorgenommen, der sich nach vorne beugt, damit sich die Zwischenräume zwischen den Dornfortsätzen erweitern.

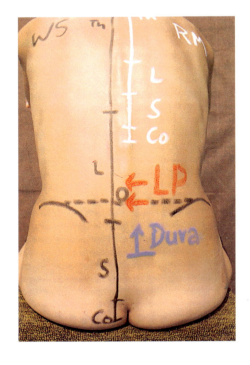

Abb. 18-30 ▶ Schematische Darstellung wichtiger Bahnen und Schaltstellen des Rückenmarks

Die Spinalnerven sind mit dem Rückenmark über eine vordere und eine hintere Wurzel verbunden. Die hintere Wurzel schwillt kurz vor ihrem Eintritt ins Rückenmark zu einem Nervenknoten (Spinalganglion) an. Hier befinden sich die Nervenzellkerne der afferenten sensiblen Nervenfasern.

In der Abbildung markieren die Pfeile die Leitungsrichtung der Bahnen.

Hellblaue Linien:	**Sensible Nervenfasern** (hintere Wurzel) Sie leiten Impulse von den Sinnesrezeptoren der Oberflächen- und Tiefensensibilität zum Rückenmark. Ihre Zellkörper liegen im Spinalganglion.
Rote Linien:	**Motorische Nervenfasern** (vordere Wurzel) Sie leiten Impulse vom Rückenmark zu den Muskeln. Ihre Zellkörper liegen im Vorderhorn des Rückenmarks (Motoneuron).
Hellblaue Pfeile:	**Sensible Hinterstrangbahnen** (Tastempfindung)
Schwarze Pfeile:	**Sensible Seitenstrangbahn** (Schmerz-, Temperatur- und Berührungsempfindlichkeit)
Dunkelbraune Pfeile:	**Bahnen vom Rückenmark zum Kleinhirn**
Hellbraune Pfeile:	**Motorische Bahnen vom Gehirn zum Rückenmark**

1 Äußere Hinterstrangbahn .... *Fasciculus cuneatus*
2 Innere Hinterstrangbahn .... *Fasciculus gracilis*
3 Hintere Wurzel des Rückenmarknervs .... *Radix posterior*
4 Spinalganglion .... *Ganglion spinale*
5 Vordere Wurzel des Rückenmarknervs .... *Radix anterior*
6 Bahn der Schmerz- und Temperaturempfindung .... *Tractus spinothalamicus lateralis*

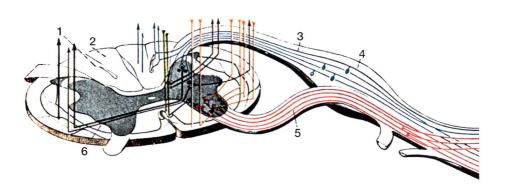

Abb. 18-31 ▶ Übersicht über die Rückenmarknerven

Die Spinalnerven entspringen paarig zwischen den Wirbelkörpern. Jeder Spinalnerv versorgt einen bestimmten Hautbereich (Dermatom) und bestimmte Muskeln.

1. Großhirn .... *Cerebrum*
2. Kleinhirn .... *Cerebellum*
3. Armnervengeflecht .... *Plexus brachialis*
4. Rückenmark .... *Medulla spinalis*
5. Speichennerv .... *N. radialis*
6. Mittelarmnerv .... *N. medianus*
7. Ellennerv .... *N. ulnaris*
8. Lenden-Kreuzbein-Nerven-
   geflecht .... *Plexus lumbosacralis*
9. Oberschenkelnerv .... *N. femoralis*
10. Ischiasnerv .... *N. ischiadicus*
11. Hautnerven .... *Nn. cutanei*

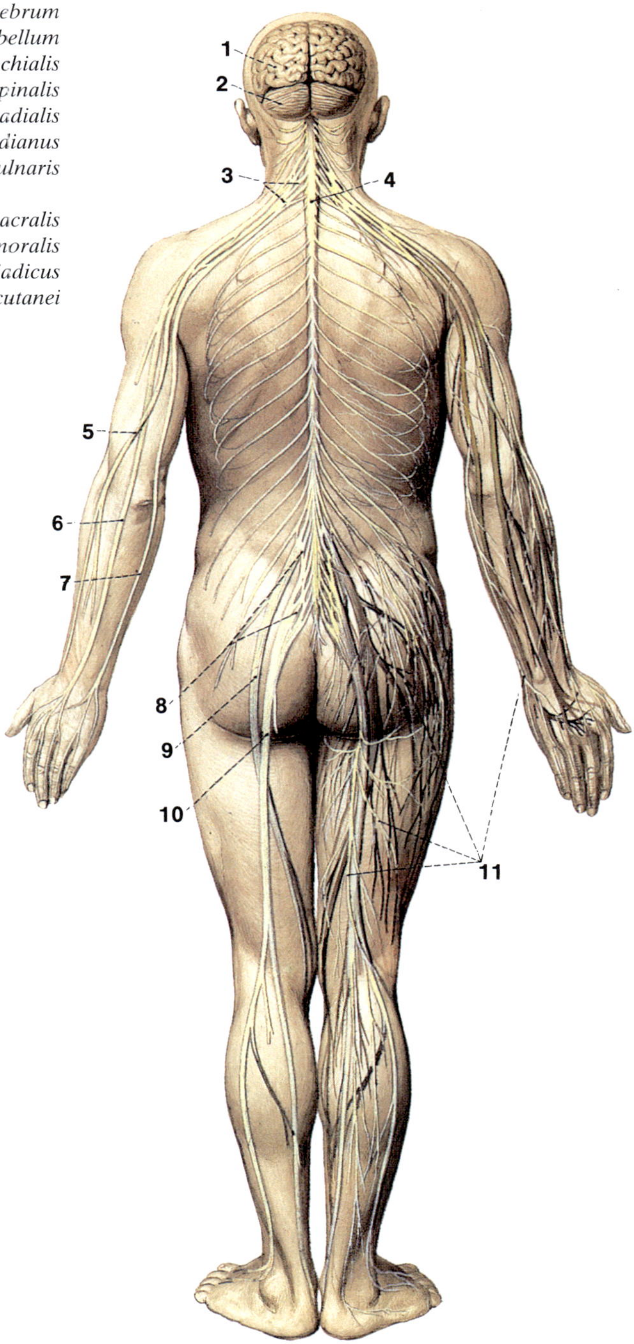

Abb. 18-32 ▸ Zuordnung von Hautsegmenten (Dermatomen) zu Rückenmarkabschnitten

Auf der Körperrückseite bilden die Dermatome eine lückenlose Abfolge. Allerdings sind sie nicht scharf voneinander getrennt, sondern überlappen sich gegenseitig, so dass die Schädigung eines Nervs nicht mit einem Empfindungsausfall im zugeordneten Dermatom einhergeht. Die Begrenzungen der Dermatome stimmen nicht bei allen Menschen völlig überein.

Durch die Dermatome kann sich das Zentralnervensystem darüber informieren, aus welchem Körperabschnitt ein ankommender Reiz stammt. Je nachdem an welcher Stelle ein Impuls ins Rückenmark eintritt, ordnet das Zentralnervensystem diesen Reiz einem bestimmten Segment zu. Wird nun allerdings ein Nerv nicht in seinem Endorgan (Rezeptor) erregt, wie das normalerweise der Fall ist, sondern irgendwo in seinem weiteren Verlauf, so kann das Zentralnervensystem keine Unterscheidung treffen und der Schmerz wird dem betreffenden Segment zugeordnet. Wird beispielsweise ein Nerv im Arm durch eine Amputationsnarbe gereizt, so projiziert das Zentralnervensystem den Schmerz in den Arm an die Stelle, an der normalerweise der Ort der Schädigung liegt. Die Folge sind Phantomschmerzen.

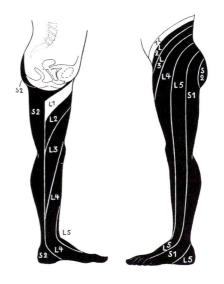

Abb. 18-33 ▸ Zuordnung von Hautsegmenten (Dermatomen) zu Rückenmarkabschnitten auf den vorderen Rumpf

Die Kenntnis der Lage der Hautsegmente (Dermatome) erlaubt die Lokalisation der Erkrankungen im Wirbelkanal.

Zu beachten ist, dass auf der Körpervorderseite das fünfte bis achte Halssegment und das erste Brustsegment in die Arme hinausverlegt sind. Deshalb kommt es am vorderen Rumpf zwischen C_4 und Th_2 zu einem „Segmentsprung".

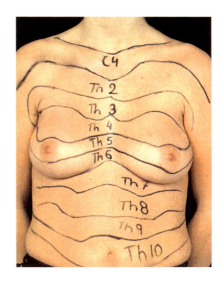

Abb. 18-34 ▸ Überblick über die Hirnnerven

Hirnnerven treten paarig aus dem Gehirn aus und verlassen den Hirnschädel durch kleine Öffnungen (Foramina). Die zwölf Hirnnervenpaare werden nach der Reihenfolge ihres Austritts aus dem Gehirn mit römischen Ziffern durchnummeriert. Allerdings sind der I. und der II. Hirnnerv entwicklungsgeschichtlich betrachtet keine Hirnnerven sondern Hirnteile.

I. Hirnnerv
   Geruchsnerv .... *N. olfactorius*
II. Hirnnerv
   Sehnerv .... *N. opticus*
III. Hirnnerv
   Augenbewegungsnerv .... *N. oculomotorius*
IV. Hirnnerv
   Augenrollnerv .... *N. trochlearis*
V. Hirnnerv
   Drillingsnerv .... *N. trigeminus*
VI. Hirnnerv
   Augenabziehnerv .... *N. abducens*
VII. Hirnnerv
   Gesichtsnerv .... *N. facialis*
VIII. Hirnnerv
   Hör- und Gleichgewichts-
   nerv .... *N. vestibulocochlearis (N. statoacusticus)*
IX. Hirnnerv
   Zungen- und Rachennerv .... *N. glossopharyngeus*
X. Hirnnerv
   Umherschweifender Nerv .... *N. vagus*
XI. Hirnnerv
   Beinerv .... *N. accessorius*
XII. Hirnnerv
   Unterzungennerv .... *N. hypoglossus*

Rot: Motorische Nerven
Blau: Sensible Nerven
Grün: Parasympathische Nerven

Abb. 18-35 ▸ Aufzweigung des Drillingsnervs (N. trigeminus)

Der Drillingsnerv spaltet sich kurz nach seinem Austritt aus dem Kleinhirnstiel in drei Äste auf: Augenhöhlennerv, Oberkiefernerv und Unterkiefernerv. Damit ist der Drillingsnerv fast für die gesamte sensible Innervation der Kopfhaut zuständig.

Der Augenhöhlennerv innerviert das Oberlid, den Nasenrücken, die Stirn und die Scheitelgegend. Der Oberkiefernerv versorgt das Gebiet zwischen Lidspalte und Mundspalte, mit Ausnahme des Nasenrückens. Seitlich steigt er etwas über das Jochbein empor. Der Unterkiefernerv reicht von der Unterlippe bis zum Kinn.

1 Großhirn .... *Cerebrum*
2 Kleinhirn .... *Cerebellum*
3 Verlängertes Mark .... *Medulla oblongata*
4 Rückenmark .... *Medulla spinalis*
5 Zunge .... *Lingua*

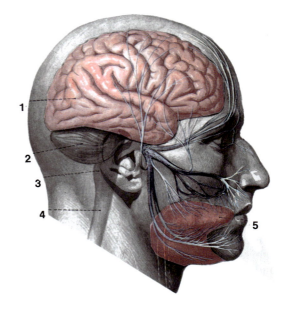

Aufzweigung des Drillingsnervs (N. trigeminus)

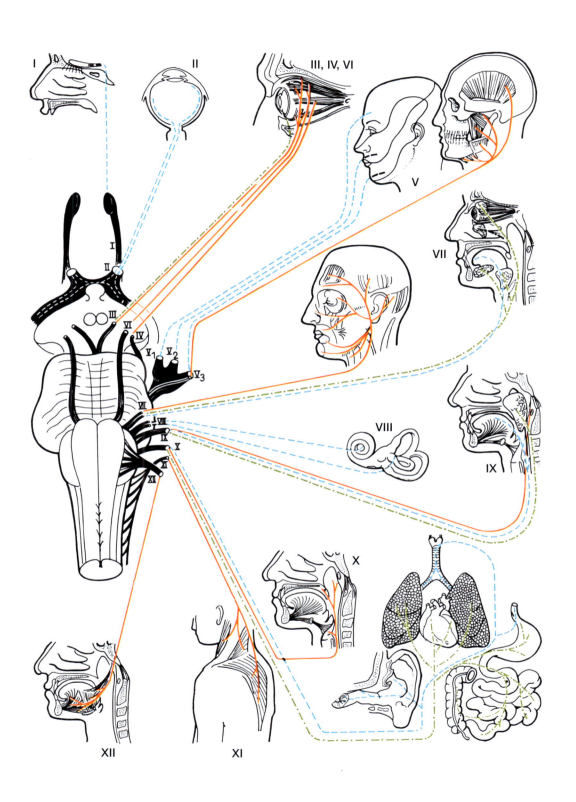

Abb. 18-36 ▶ Kreuzbeinnervengeflecht

Rot eingezeichnet ist der Grenzstrang.

Aus den Spinalnerven L₄ bis S₄ bildet sich das Kreuzbeinnervengeflecht. Es liegt an der Hinterwand des kleinen Beckens, seitlich der Kreuzbeinlöcher.

1 Unterrippennerv .... *N. subcostalis*
2 Darmbein-Unterbauch-Nerv .... *N. iliohypogastricus*
3 Großer Lendenmuskel .... *M. psoas major*
4 Darmbein-Leisten-Nerv .... *N. ilio-inguinalis*
5 Querer Bauchmuskel ...... *M. transversus abdominis*
6 Schamgegend-Oberschenkel-
  Nerv .... *N. genitofemoralis (R. femoralis)*
7 Schamgegend-Oberschenkel-
  Nerv .... *N. genitofemoralis (R. genitalis)*
8 Äußerer Oberschenkelhaut-
  nerv .... *N. cutaneus femoris lateralis*
9 Oberschenkelnerv .... *N. femoralis*
10 Steißgeflecht .... *Plexus coccygeus*
11 Äußere Beckenschlagader .... *A. iliaca externa*
12 Gliedrückennerv .... *N. dorsalis penis*
13 Vordere Äste des   *Rr. cutanei anteriores*
   Oberschenkelnervs .... *(des N. femoralis)*
14 Zwölfte Rippe .... *Costa XII*
15 Viereckiger Lenden-
   muskel .... *M. quadratus lumborum*
16 Teil des Lendennerven-
   geflechts .... *Plexus lumbalis (lumbaris)*
17 Grenzstrang .... *Truncus sympathicus*
18 Fünfter Lendennerv .... *N. lumbalis V*
19 Hüftlochnerv .... *N. obturatorius*
20 Kreuzbeingeflecht (aus dem der
   Ischiasnerv entspringt) .... *Plexus sacralis*
21 Leistenband .... *Lig. inguinale*
22 Durchtrittsstelle der Oberschenkel-
   gefäße .... *Lacuna vasorum*
23 Schneidermuskel .... *M. sartorius*
24 Kurzer Schenkelanzieher .... *M. adductor brevis*

Lenden- und Kreuzbeinnervengeflecht

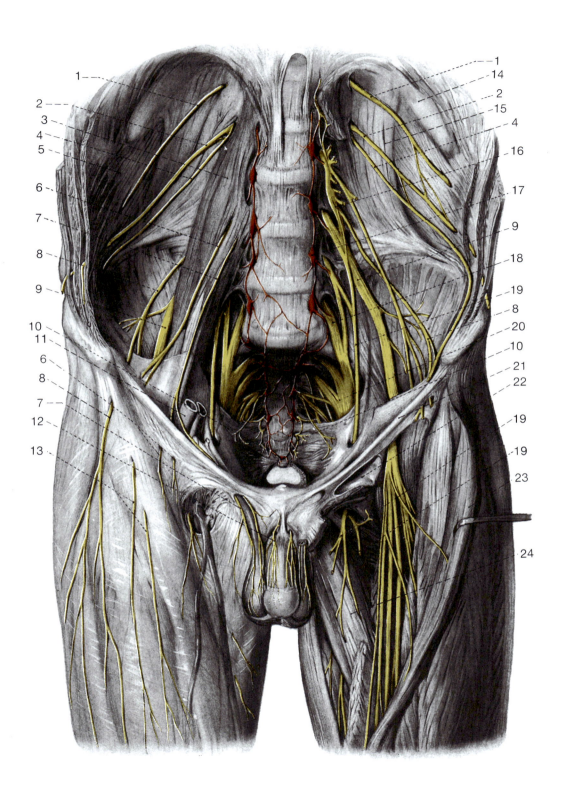

Abb. 18-37 ▶ Der Ischiasnerv und seine Abzweigungen

Dargestellt sind die Nerven der Hinterseite des Oberschenkels und der Kniekehle. Der Ischiasnerv (N. ischiadicus) entspringt aus dem Kreuzbeingeflecht (siehe auch Abb. 18-36, Nr. 20). Es handelt sich um den längsten und dicksten Nerv des Körpers. Er besteht aus zwei Anteilen: dem gemeinsamen Wadenbeinnerv (N. peroneus communis, Nr. 21) und dem Schienbeinnerv (N. tibialis, Nr. 24). Diese beiden Anteile sind im kleinen Becken und im Oberschenkel von einer gemeinsamen Bindegewebshülle umgeben und erscheinen daher wie ein einheitlicher Nerv.

Der Ischiasnerv verlässt die Gesäßgegend unter dem großen Gesäßmuskel, zieht unterhalb des zweiköpfigen Oberschenkelmuskels (Nr. 20, 22) weiter und spaltet sich hier in zwei Hauptäste auf. Die Höhe der Teilungsstelle unterliegt großen Schwankungen. Der N. ischiadicus führt motorische und sensible Anteile. Motorisch innerviert er die Beugemuskulatur des Oberschenkels und die gesamten Muskeln von Unterschenkel und Fuß; sensibel versorgt er den größten Teil der Haut des Unterschenkels.

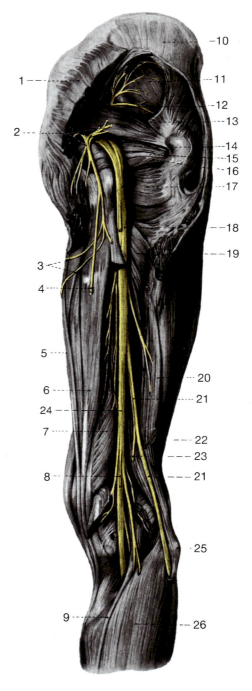

1 Großer Gesäßmuskel .... *M. gluteus maximus*
2 Unterer Gesäßnerv .... *N. gluteus inferior*
3 Äste des unteren Gesäß-
  nervs .... *Rr. gluteales inferiores*
4 Hinterer Oberschenkelhaut-
  nerv .... *N. cutaneus femoris posterior*
5 Schlanker Muskel .... *M. gracilis*
6 Halbsehniger Muskel .... *M. semitendinosus*
7 Halbmembranöser Muskel ... *M. semimembranosus*
8 Mittlerer Wadenhautnerv .... *N. cutaneus surae medialis*
9 Sohlenmuskel .... *M. plantaris*
10 Mittlerer Gesäßmuskel .... *M. gluteus medius*
11 Kleiner Gesäßmuskel .... *M. gluteus minimus*
12 Oberer Gesäßnerv .... *N. gluteus superior*
13 Birnenförmiger Muskel .... *M. piriformis*
14 Oberer Zwillingsmuskel .... *M. gemellus superior*
15 Innerer Hüftlochmuskel .... *M. obturator internus*
16 Unterer Zwillingsmuskel .... *M. gemellus inferior*
17 Viereckiger Oberschenkel-
   muskel .... *M. quadratus femoris*
18 Ischiasnerv .... *N. ischiadicus*
19 Großer Anzieher .... *M. adductor magnus*
20 Zweiköpfiger Oberschenkel-
   muskel .... *M. biceps femoris*
   (Kurzer Kopf) .... *(Caput breve)*
21 Gemeinsamer Waden-   *N. peroneus communis*
   beinnerv .... *(N. fibularis communis)*
22 Zweiköpfiger Oberschenkel- .... *M. biceps femoris*
   muskel (Langer Kopf) .... *(Caput longum)*
23 Äußerer Wadenhautnerv .... *N. cutaneus surae lateralis*
24 Schienbeinnerv .... *N. tibialis*
25 Wadenbeinkopf .... *Caput fibulae*
26 Schollenmuskel .... *M. soleus*

Abb. 18-38 ▶ Frontalschnitt durch den Hinterkopf, Austrittsstelle wichtiger Hirnnerven

Das Kleinhirn wurde entfernt, um einen Blick auf das verlängerte Mark und das Mittelhirn zu gestatten. Beachten Sie die Austrittsstellen des VII. (9), IX. (10), X. (11) und XI. (12) Hirnnerven.

1 Seitliche Hirnkammer .... *Ventriculus lateralis*
2 Harte Hirnhaut .... *Dura mater cranialis*
3 Hirnsichel .... *Falx cerebri*
4 Obere Hirnsichelblutleiter .... *Sinus sagittalis superior*
5 Gerader Blutleiter .... *Sinus rectus*
6 Große Großhirnvene .... *V. magna cerebri*
7 Vierhügelplatte .... *Lamina tectalis*
8 Kleinhirnzelt .... *Tentorium cerebelli*
9 Gesichtsnerv (VII. Hirnnerv) .... *N. facialis*
10 Zungen- und Rachennerv (IX. Hirnnerv) .... *N. glossopharyngeus*
11 „Umherschweifender" Nerv (X. Hirnnerv) .... *N. vagus*
12 Beinerv (XI. Hirnnerv) .... *N. accessorius*
13 Verlängertes Mark .... *Medulla oblongata*
14 Harte Rückenmarkhaut .... *Dura mater spinalis*
15 Rückenmark .... *Medulla spinalis*
16 Spinalganglion .... *Ganglion spinale*
17 Wirbelschlagader .... *A. vertebralis*
18 S-förmiger Blutleiter .... *Sinus sigmoideus*
19 Rautengrube .... *Fossa rhomboidea*
20 Augenrollnerv (IV. Hirnnerv) .... *N. trochlearis*

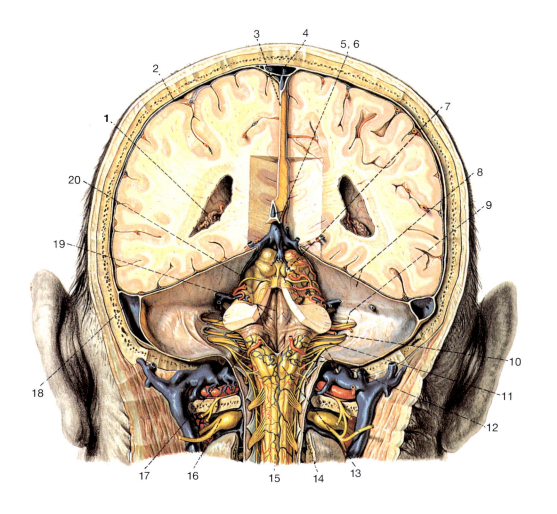

Abb. 18-39 ▶ Hirnbasis mit den Ursprungsstellen der zwölf Hirnnerven

Rosa: Großhirn
Gelb: Kleinhirn
Weiß: Hirnstamm und Hirnnerven

1 I. Hirnnerv (Geruchsnerv) .... *N. olfactorius*
2 II. Hirnnerv (Sehnerv) .... *N. opticus*
3 III. Hirnnerv (Augenbewegungs-
  nerv) .... *N. oculomotorius*
4 IV. Hirnnerv (Augenrollnerv) .... *N. trochlearis*
5 V. Hirnnerv (Drillingsnerv) .... *N. trigeminus*
6 VI. Hirnnerv (Augenabziehnerv) .... *N. abducens*
7 VII. Hirnnerv (Gesichtsnerv) .... *N. facialis*
8 VIII. Hirnnerv (Hör- und   *N. vestibulocochlearis*
  Gleichgewichtsnerv) .... *(N. statoacusticus)*
9 IX. Hirnnerv (Zungen-Rachen-
  Nerv) .... *N. glossopharyngeus*
10 X. Hirnnerv (Vagus) .... *N. vagus*
11 XI. Hirnnerv (Beinerv) .... *N. accessorius*
12 XII. Hirnnerv (Unterzungen-
  nerv) .... *N. hypoglossus*
13 Stirnlappen .... *Lobus frontalis*
14 Schläfenlappen .... *Lobus temporalis*
15 Brücke .... *Pons*
16 Kleinhirn .... *Cerebellum*
17 Verlängertes Mark .... *Medulla oblongata*
18 Hinterhauptlappen .... *Lobus occipitalis*
19 Sehnervenkreuzung .... *Chiasma opticum*
20 Hirnanhangdrüse
  (Hypophyse) .... *Hypophysis (Glandula pituitaria)*
21 Zwischenhirn .... *Diencephalon*
22 Ganglion des Drillingsnervs ... *Ganglion trigeminale*
23 Rückenmark .... *Medulla spinalis*

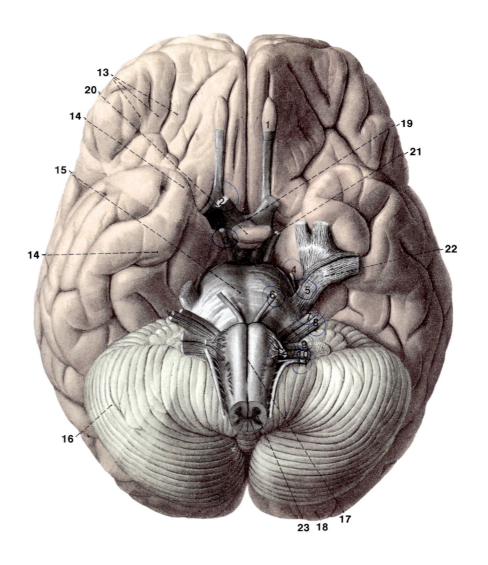

Abb. 18-40 ▶ Halsgrenzstrang des Sympathikus

Der Grenzstrang (siehe Abb. 18-41) und seine Äste sind grün dargestellt, die Nerven des willkürlichen Nervensystems gelb.

1 Äste des Halsnervengeflechtes, die zu Halsmuskeln laufen .... *Rr. des Plexus cervicalis*
2 Beinerv (XI. Hirnnerv) .... *N. accessorius*
3 Verbindungsäste des Sympathikus .... *Rr. communicantes des Truncus sympathicus*
4 Äste des Armnervengeflechtes, die zu Hals- und Gürtelmuskeln laufen .... *Rr. des Plexus brachialis*
5 Rippen-Hals-Schlagaderstamm .... *Truncus costocervicalis*
6 Innere Brustkorbschlagader ..... *A. thoracica interna*
7 Zum Rachen ziehende Verbindungsäste des „Umherschweifenden Nervs" (X. Hirnnerv) .... *Rr. pharyngeales des N. vagus*
8 Unterzungennerv (XII. Hirnnerv) ... *N. hypoglossus*
9 Oberer Herznerv (sympathisch) .... *N. cardiacus cervicalis superior*
10 Verbindungsast zum oberen Kehlkopfnerv .... *R. communicans zum N. laryngealis superior*
11 Äste des Sympathikus zur Schilddrüse .... *Rr. communicantes zur Glandula thyroidea*
12 Zusätzliches Halsganglion .... *Plexus cervicalis accessorius*
13 Rückläufiger Kehlkopfnerv (Rekurrens) .... *N. laryngeus recurrens*
14 Unteres Halsganglion des Sympathikus .... *Ganglion stellatum*
15 Band von der Brustfellkuppel zur HWS .... *Cupula pleurae*
16 Schlüsselbeinschlinge des Sympathikus .... *Ansa subclavia*
17 Unterer Herznerv (sympathisch) .... *N. cardiacus cervicalis inferior*
18 Zwerchfellnerv .... *N. phrenicus*
19 Umherschweifender Nerv (X. Hirnnerv) ... *N. vagus*

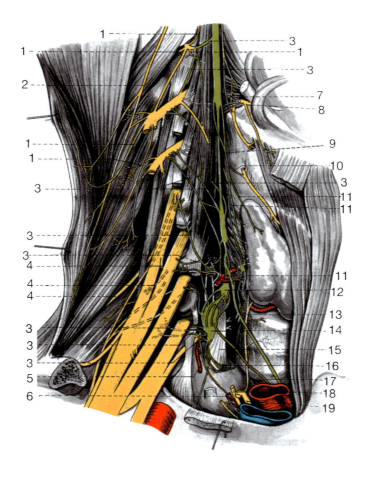

Abb. 18-41 ▶ Grenzstrang (Truncus sympathicus)

Der Sympathikus entspringt in den Seitenhörnern von C_8 bis L_2 des Rückenmarks und tritt über die Vorderwurzel zum Grenzstrang aus. Von hier aus laufen die Nervenfasern weiter zu den betreffenden Organen.

Der Grenzstrang besteht aus 22 bis 25 Ganglien, die untereinander durch Nervenstränge in Verbindung stehen. Er liegt rechts und links der Wirbelsäule, und zwar ventral der Querfortsätze der Wirbelkörper. Den unteren Abschluss bildet das in der Mitte vor dem Steißbein liegende kleine unpaare Ganglion (Ganglion impar).

1 Wirbelkörper .... *Corpus vertebrae*
2 Wirbelbogen .... *Arcus vertebrae*
3 Querfortsatz .... *Processus transversus*
4 Rippe .... *Costa*
5 Zwerchfell .... *Diaphragma*
6 Speiseröhre .... *Oesophagus*
7 Hauptschlagader (Aorta) .... *Aorta*
8 Zwischenrippenschlagader,
 -vene und -nerv .... *A., V. und N. intercostalis*
9 Untere Hohlvene .... *V. cava inferior*
10 Milchbrustgang .... *Ductus thoracicus*
11 Rückenmark .... *Medulla spinalis*
12 Harte Rückenmarkhaut .... *Dura mater spinalis*
13 Spinnwebenhaut .... *Arachnoidea mater spinalis*
14 Spinalganglion .... *Ganglion spinale*
15 Grenzstrang des
 Sympathikus .... *Truncus sympathicus*
16 „Umherschweifender" Nerv .... *N. vagus*
17 Herzbeutel (Perikard) .... *Pericardium*

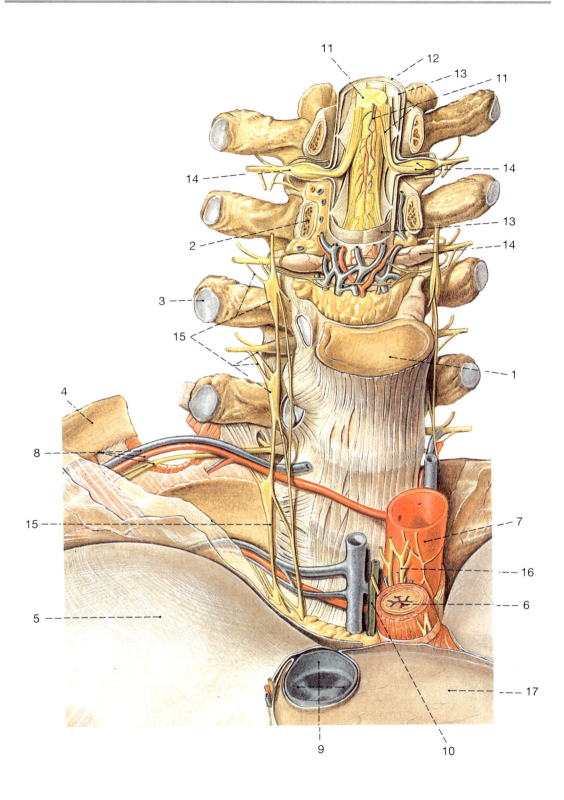

Abb. 18-42 ▶ Schaltschema des Sympathikus

Die efferenten motorischen Nervenfasern des Sympathikus (grüne durchgezogene Linie) haben zwei Zellkörper: der erste sitzt im Seitenhorn des Rückenmarks, der zweite im Grenzstrang oder in organnahen Eingeweidenervengeflechten. Die efferenten Nervenfasern des Sympathikus treten zusammen mit den motorischen Fasern des willkürlichen Nervensystems in der vorderen Wurzel aus, trennen sich allerdings kurz darauf wieder von diesen und laufen zum Grenzstrangganglion. Hier werden die Nervenfasern, die zum Herz, den Blutgefäßen, den Bronchien, den Augen und den Speicheldrüsen laufen, umgeschaltet. Diese umgeschalteten efferenten Fasern gehen dann zum Spinalnerv zurück und ziehen weiter in die Peripherie.

Die efferenten motorischen Fasern allerdings, die zum Magen-Darm-Trakt, der Harnblase und den Geschlechtsorganen ziehen, durchlaufen das Grenzstrangganglion ohne hier umgeschaltet zu werden. Diese Fasern werden erst in den organnahen Eingeweidenervengeflechten, beispielsweise dem Sonnengeflecht (siehe Abb. 18-46), auf das zweite Neuron umgeschaltet.

Die Zellkörper der afferenten Fasern, die von den Eingeweiden kommen (blaue gestrichelte Linien) und die Zellkörper der afferenten sensiblen Fasern (blaue durchgezogene Linie), die von der Hautsensibilität kommen, liegen im Spinalganglion. Dabei durchlaufen die afferenten Nervenfasern von den Eingeweiden sowohl die Eingeweidenervengeflechte als auch den Grenzstrang, ohne umgeschaltet zu werden (blaue gestrichelte Linie). Vom Spinalganglion aus ziehen diese afferenten Nervenfasern weiter zum Hinterhorn des Rückenmarks.

A
1 Hintere Wurzel des Rückenmarknervs .... *Radix posterior*
2 Spinalganglion .... *Ganglion spinale*
3 Vordere Wurzel des Rückenmarknervs .... *Radix anterior*
4 Weißer Verbindungsast .... *R. communicans albus*
5 Grenzstrangganglion ...... *Ganglion trunci sympathici*
6 Grauer Verbindungsast .... *R. communicans griseus*

Grüne durchgezogene Linie:	Efferente motorische sympathische Nervenfasern, die zum Herz, den Blutgefäßen, den Bronchien, den Augen und zu den Speicheldrüsen ziehen.
Grüne gestrichelte Linie:	Efferente motorische sympathische Nervenfasern, die zum Magen-Darm-Trakt, der Harnblase und zu den Geschlechtsorganen ziehen.
Blaue gestrichelte Linie:	Sensible unwillkürliche Nervenfasern von den Eingeweiden kommend.
Blaue durchgezogene Linie:	Sensible willkürliche Nervenfaser von der Haut kommend.
Orange Linie:	Motorische willkürliche Fasern zur Skelettmuskulatur ziehend.

B
1 Seitenhorn .... *Columna lateralis (Cornu laterale)*
2 Vordere Wurzel des Rückenmarknervs .... *Radix anterior*
3 Hintere Wurzel des Rückenmarknervs .... *Radix posterior*
4 Spinalganglion .... *Ganglion spinale*
5 Grenzstrangganglion ...... *Ganglion trunci sympathici*
6 Ganglion im Eingeweidenervengeflecht .... *Ganglion plexus autonomici*
7 Aufsteigende sensible Bahn .... *Tractus spinothalamicus*
8 Weißer Verbindungsast .... *R. communicans albus*
9 Grauer Verbindungsast .... *R. communicans griseus*

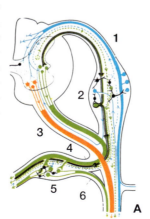

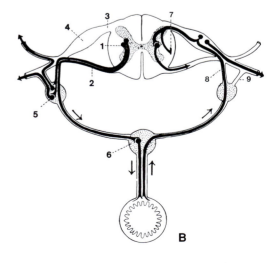

Abb. 18-43 ▶ Verschaltung der Schmerzbahnen

Afferente Schmerzfasern von der Haut und von den Eingeweiden, die zu einem Rückenmarksegment gehören, werden im Rückenmark im gleichen Segment umgeschaltet. Dann steigen sie in einer gemeinsamen Bahn (Tractus spinothalamicus) in der weißen Substanz des Rückenmarks zum Gehirn auf. Das Gehirn projiziert nun eine eingehende Schmerzmeldung bevorzugt in die Haut des betreffenden Segmentes, weil ihm dieser Ort als Ursache von Schmerzreizen aus Erfahrung bekannt ist. Bitte beachten Sie hierzu auch die Abb. 18-44 und 18-45.

1 Haut .... *Cutis*
2 Eingeweide .... *Viscera*
3 Sensible Nervenbahn von der Haut .... –
4 Sensible Nervenbahn von den Eingeweiden .... –
5 Spinalganglion .... *Ganglion spinale*
6 Hinterwurzel .... *Radix posterior*
7 Vorderwurzel .... *Radix anterior*
8 Weiße Substanz des Rückenmarks ... *Substantia alba*
9 Graue Substanz des Rückenmarks .... *Substantia grisea*
10 Aufsteigende sensible Bahn (zum Gehirn) .... *Tractus spinothalamicus*
11 Weißer Verbindungsast .... *R. communicans albus*
12 Grauer Verbindungsast ..... *R. communicans griseus*
13 Grenzstrang des Sympathikus .... *Truncus sympathicus*

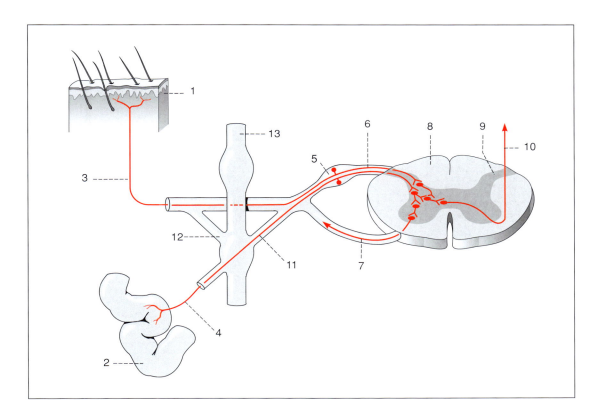

Abb. 18-44 ▶ Head-Zonen

Der bei der vorstehenden Abbildung gezeigte Zusammenhang ist der Grund, weshalb es bei Erkrankungen innerer Organe nicht nur zu einem Eingeweideschmerz, sondern auch zu Schmerzen im zugehörigen Hautgebiet kommen kann. Die Schmerzübertragung erfolgt dabei in den Abschnitt der Peripherie, der von demselben Rückenmarksegment wie das betroffene Organ versorgt wird.

Eine Übertragung von Reizen ist auch in anderer Richtung möglich und zwar von der Haut auf das zugeordnete innere Organ. So bewirkt ein **viszerokutaner Reflex** (viszeral = die Eingeweide betreffend, Kutis = Haut) bei einer lokalen Wärmeanwendung, nicht nur eine Weitstellung der Hautgefäße, sondern auch eine Weitstellung tief liegender Gefäße, die die Organe versorgen; so können Krämpfe innerer Organe gemildert werden. Dieser Reflex wird auch bei anderen Anwendungen, beispielsweise den physikalischen Therapien ausgenutzt. Diese in der Erfahrungsheilkunde seit langem bekannten Zusammenhänge wurden erst 1893 von dem englischen Neurologen Sir Henry Head eingehend erforscht. Nach ihm wurden die den inneren Organen zugeordneten Hautareale Head-Zonen benannt.

Head-Zonen sind Hautgebiete, in die Schmerzen von inneren Organen projiziert werden. Diese Hautsegmente liegen nicht immer direkt über den erkrankten Organen. Ist eine Nervenfaser sehr stark erregt, kann der Schmerz noch in das Nachbardermatom projiziert werden. Bei Gallenwegerkrankungen beispielsweise tritt Schmerz nicht nur im rechten Oberbauch auf, sondern er kann in die rechte Schultergegend ausstrahlen. Ebenso bleiben bei Angina pectoris die Schmerzen nicht nur auf das Herz beschränkt, sie entwickeln sich auch im linken Arm. Wie man auf der Abbildung sieht, kann über den viszerokutanen Reflex eine Reizung des Zwerchfellnervs Schulterschmerzen verursachen (1).

A Übersicht über wichtige Head-Zonen
B Schmerzgebiete bei Gallenwegerkrankungen
C Schmerzgebiete bei Bauchspeicheldrüsenerkrankungen

1 Head-Zone des Zwerchfells .... C_4
2 Head-Zone des Herzens .... $Th_3–Th_4$
3 Head-Zone der Speiseröhre .... $Th_4–Th_5$
4 Head-Zone des Magens .... Th_8
5 Head-Zone von Leber und
  Gallenblase .... $Th_8–Th_{11}$
6 Head-Zone des Dünndarms .... Th_{10}
7 Head-Zone des Dickdarms .... $Th_{11}–L_1$
8 Head-Zone der Harnblase .... $Th_{11}–L_1$
9 Head-Zone von Niere und Hoden .... $Th_{10}–L_1$

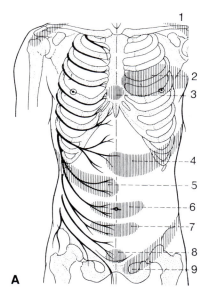
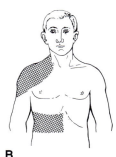
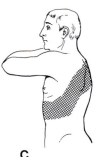

Abb. 18-45 ▸ Der projizierte Schmerz
(Nach Thews, Mutschler, Vaupel)

Kommt es am Ellenbogen zu einer starken mechanischen Reizung des oberflächlich verlaufenden Ellennervs (N. ulnaris), so hat dies Missempfindungen wie Kribbeln und Stechen im **gesamten** Versorgungsgebiet dieses Nervs zur Folge. Die in diesem Fall am Ellenbogen ausgelöste nervale Aktion wird vom Gehirn in das Versorgungsgebiet des Nervs projiziert. Die Schmerzen treten dann am stärksten in dem Bereich des Ellennervs auf, von dem normalerweise Nervenimpulse ausgehen, nämlich von den Fingern und der Haut.

Kommt es zu einer Kompression eines Spinalnervs an der Eintrittsstelle in den Wirbelkanal durch einen Bandscheibenvorfall, so wird dieser Schmerz in das Versorgungsgebiet dieses Nerven projiziert. So wird beispielsweise bei einer Reizung des N. ischiadicus der Schmerz im Bein gefühlt.

Nach Amputationen kann es zu einem „Phantomschmerz" kommen. In einem solchen Fall kann das Narbengewebe, das die Nervenstümpfe umgibt, einen mechanischen Reiz auf die Schmerzfaser ausüben. Die dadurch ausgelöste Schmerzempfindung wird dann in das nicht mehr vorhandene Glied projiziert.

1 Ellenbogennerv .... *N. ulnaris*
2 Aufsteigende sensible
 Bahn .... *Tractus spinothalamicus*

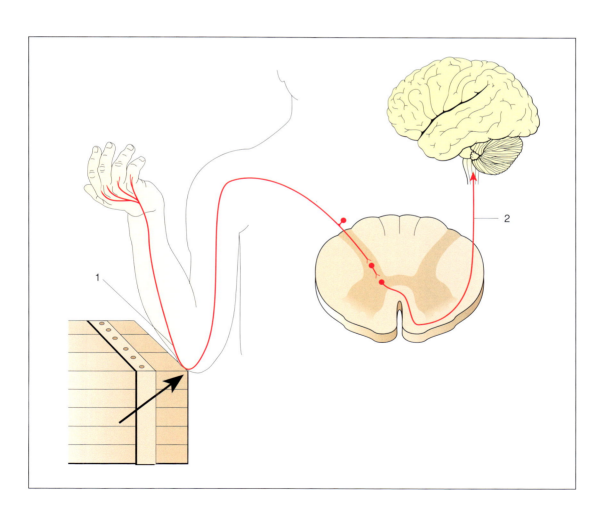

Abb. 18-46 ▶ Sonnengeflecht (Solarplexus, Plexus solaris, früher: Plexus coeliacus)

Das Sonnengeflecht ist ein Teil des Bauchaortengeflechtes (Plexus aorticus abdominalis). Dieses erstreckt sich von der Durchtrittsstelle der Aorta durch das Zwerchfell bis zu ihrer Teilungsstelle (Bifurcatio aortae). Das Bauchaortengeflecht ist eine Durchflechtung sympathischer, parasympathischer und viszerosensibler Fasern. Von ihrer Lage her unterscheidet man Magen-, Milz-, Leber-, Bauchspeicheldrüsen-, Nieren-, Nebennieren-, Harnleiter-, unteres und oberes Gekrösegeflecht und das Sonnengeflecht. Letzteres liegt um den Leber-, Milz- und Magenschlagaderstamm (Truncus coeliacus) herum. Zu beachten ist allerdings, dass der Begriff „Sonnengeflecht" oft synonym für das Bauchaortengeflecht benutzt wird, vor allem beim Lehren von Entspannungsübungen.

Es kommen aber im Bauchraum noch eine Reihe von Ganglien des Sympathikus vor, die vor der Wirbelsäule am Abgang der großen Äste der Bauchaorta liegen. Hier befinden sich wichtige Schaltstellen des Sympathikus für die Bauchorgane.

Die sympathischen Fasern der Bauchorgane entspringen in den Seitenhörnern des Rückenmarks, durchlaufen den Grenzstrang ohne Umschaltung, ziehen weiter in Richtung zu den Bauchorganen und werden erst in Ganglien, die in Nähe des Erfolgsorganes liegen, umgeschaltet. Der Zellkörper der ersten sympathischen Nervenfaser liegt also im Seitenhorn des Rückenmarks. Der Zellkörper der zweiten sympathischen Nervenfaser liegt in dem Ganglion nahe beim Zielorgan.

1 Lebervenen .... *Vv. hepaticae*
2 Untere Hohlvene .... *V. cava inferior*
3 Untere Zwerchfellschlagader und -vene .... *A. + V. phrenica inferior*
4 Bauchfell (abgeschnitten) .... *Peritoneum*
5 Nebenniere .... *Glandula suprarenalis*
6 Untere Nebennierenschlagader .... *A. suprarenalis inferior*
7 Lendenganglien .... *Ganglia lumbalia*
8 Niere .... *Ren*
9 Rechte Eierstockvene .... *V. ovarica dextra*
10 Rechte Eierstockschlagader .... *A. ovarica dextra*
11 Harnleiter .... *Ureter*
12 Lendenlymphstamm .... *Truncus lumbalis*
13 Nerv aus dem Lendennervengeflecht .... *N. iliohypogastricus*
14 Nerv aus dem Lendennervengeflecht .... *N. ilio-inguinalis*
15 Lendenwirbel-Darmbein-Band .... *Lig. iliolumbale*
16 Nerv aus dem Lendennervengeflecht .... *N. genitofemoralis*
17 Nerv aus dem Lendennervengeflecht .... *N. cutaneus femoris lateralis*
18 Lymphknoten im Darmbereich .... *Nodi lymphatici iliaci communes*
19 „Umherschweifender" Nerv (Vagus) .... *N. vagus*
20 Lymphknoten im Magenbereich .... *Nodi lymphatici gastrici*
21 Linke Magenschlagader mit Magennerven .... *A. gastrica sinistra, Plexus gastricus*
22 Leber-, Milz- und Magenschlagaderstamm .... *Truncus coeliacus*
23 Sonnengeflecht .... *Plexus coeliacus*
24 Obere Gekröseschlagader .... *A. mesenterica superior*
25 Oberes Gekrösenervengeflecht .... *Plexus mesentericus superior*
26 Bauchaorta .... *Pars abdominalis aortae*
27 Sammelstelle der Lymphe des Bauchraumes .... *Cisterna chyli*
28 Lendenlymphknoten .... *Nodi lymphatici lumbales*
29 Linke Eierstockschlagader .... *A. ovarica sinistra*
30 Linke Eierstockvene .... *V. ovarica sinistra*
31 Eingeweidenerven im Lendenbereich .... *Nn. splanchnici lumbales*
32 Vegetatives Nervengeflecht für die Beckenorgane .... *Plexus hypogastricus superior*

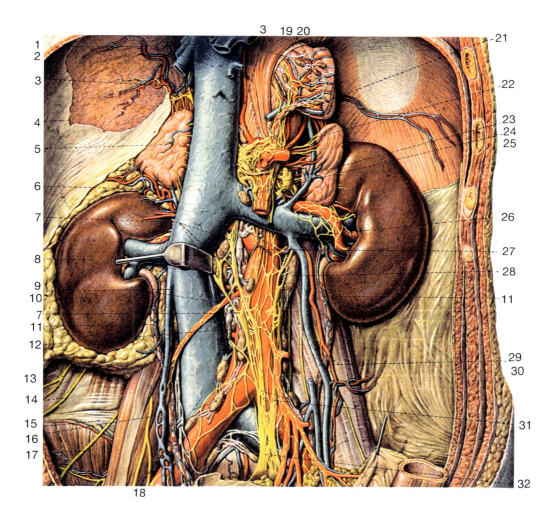

Abb. 18-47 ▶ Schematische Darstellung eines Fremdreflexes

Dargestellt ist ein Fremdreflex. Ein Impuls kommt von der Haut (11) und läuft die sensible Nervenfaser (8) entlang. Der Zellkörper dieser sensiblen Nervenfaser liegt im Spinalganglion (7). Der Impuls tritt über die Hinterwurzel in das Hinterhorn des Rückenmarks, wo er über ein Schaltneuron auf die efferente Nervenbahn umgeschaltet wird. Die efferente Nervenbahn hat ihren Zellkörper im Vorderhorn des Rückenmarks liegen. Man bezeichnet ihn als Motoneuron (9). Die efferente Faser verlässt über die Vorderwurzel das Rückenmark, läuft dann zeitweilig mit der sensiblen Nervenfaser als Spinalnerv (8) in die Peripherie, trennt sich dann wieder von der sensiblen Nervenfaser und zieht zum Muskel (10).

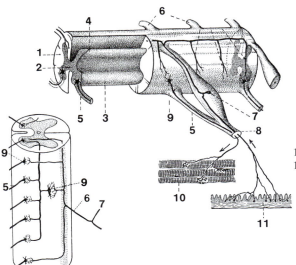

1 Weiße Rückenmarksubstanz .... *Substantia alba*
2 Graue Rückenmarksubstanz .... *Substantia grisea*
3 Vorderhorn .... *Columna anterior*
    (*Cornu anterius*)
4 Hinterhorn .... *Columna posterior*
    (*Cornu posterius*)
5 Vordere Wurzel .... *Radix anterior*
6 Hintere Wurzel .... *Radix posterior*
7 Spinalganglion .... *Ganglion spinale*
8 Spinalnerv .... *N. spinalis*
9 Nervenzellkörper .... *Corpus neurale*
10 Quergestreifte Muskelfasern .... *Myofibrae*
11 Oberhaut .... *Epidermis*

Abb. 18-48 ▶ Reflexhammer und Nadel

Bei der Reflexprüfung kommt man mit einem Minimum an technischem Aufwand aus. Man benötigt dazu nur einen Reflexhammer und Einmal-Zahnstocher. Mit dem Reflexhammer werden die Eigenreflexe geprüft; mit den Einmal-Zahnstochern die Fremdreflexe. Früher wurde statt der Einmal-Zahnstocher eine Prüfnadel (siehe Abbildung) verwendet. Davon ist man jedoch abgekommen, um eine Übertragung von Krankheiten wie beispielsweise AIDS oder Virushepatitis zu vermeiden.

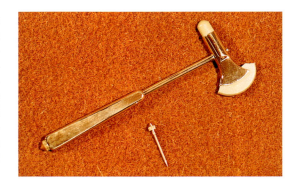

Abb. 18-49 ▸ Pupillenverengung und Pupillenerweiterung (Miosis und Mydriasis)

Beachten Sie vor der Reflexprüfung der Pupillen deren Weite, das heißt, ob beim Patienten eine Pupillenverengung (Miosis, A) oder eine Pupillenerweiterung (Mydriasis, B) vorliegt. Selbstverständlich müssen dabei die Lichtverhältnisse berücksichtigt werden. Bei schlechten Lichtverhältnissen erweitert sich die Pupille, bei zunehmender Helligkeit verengt sie sich entsprechend.

Bei einer ständig vorliegenden Miosis oder Mydriasis können krankhafte Prozesse die Ursache sein.

Beidseitige Miosis

Sie kann grundsätzlich durch eine gesteigerte Erregung des Schließmuskels des Sehlochs (M. sphincter pupillae) oder in Folge einer Lähmung des Erweiterers des Sehlochs (M. dilator pupillae) hervorgerufen werden. Weitere mögliche Ursachen sind Morphium, Medikamente zur Glaukomtherapie, Syphilis, Meningitis und Schädigung der Brücke (Pons).

Einseitige Miosis

Hier kommen als Ursache in Betracht: Horner-Symptomen-Komplex, Iritis, Syphilis und Medikamente, z. B. Miotika (pupillenverengende Mittel), die zur Glaukomtherapie eingesetzt werden.

Beidseitige Mydriasis

Sie kann grundsätzlich durch eine Lähmung der parasympathischen Anteile des Augenbewegungsnervs (III. Hirnnerv, N. oculomotorius) oder durch eine Reizung des Sympathikus verursacht werden. Aber auch Medikamente, Kokain, Hirnblutungen, Hypothyreose (als Halsdruckzeichen), Schädigung des Mittelhirns und vegetative Labilität müssen in Betracht gezogen werden.

Einseitige Mydriasis

Mögliche Ursachen sind Medikamente, Migräne- oder Glaukomanfall oder Adie-Syndrom. Beim Adie-Syndrom handelt es sich um eine konstitutionelle Anomalie der Pupillenreaktion mit Reflexstörungen (Hypo- oder Areflexie), die meist in den unteren (Patellar- und Achillessehnenreflex), selten in den oberen Gliedmaßen besteht. Häufig treten auch vegetative Störungen auf. Die Ursache ist unbekannt. Bei der anormalen Pupillenreaktion handelt es sich um

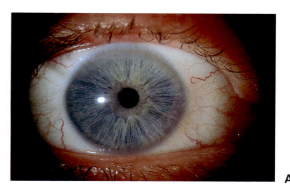
A

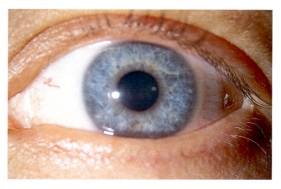
B

eine Pupillotonie, das heißt, es besteht einseitig eine entrundete, sehr weite Pupille bei verminderter oder fehlender Lichtreaktion und bei verlangsamter Wiedererweiterung. Die Naheinstellungsreaktion (Konvergenzreaktion) kann ebenfalls einseitig verzögert sein.

Findet man für eine beidseitige Miosis oder Mydriasis keine organischen Erklärungen, so kann man die folgenden Überlegungen anstellen:

Liegt eine Pupillenverengung vor, so deutet dies auf eine nervale Übersteuerung durch den Parasympathikus hin. Das könnte bedeuten, dass der Betreffende eher die Neigung hat, sich von der Umwelt und von sozialen Kontakten zurückzuziehen. Diese Pupillenform tritt vor allem im höheren Lebensalter auf.

Liegt dagegen eine Pupillenerweiterung vor, so weist dies auf eine nervale Übersteuerung des Sympathikus hin. Von der Umwelt wird eine weite Pupille eher als angenehm empfunden, da sie unbewusst signalisiert: Ich will etwas mit meinem Gegenüber zu tun haben. Eine enge Pupille wird als unangenehm empfunden („Die böse Alte mit dem stechenden Blick"). Aus diesem Grund kam es früher vor gesellschaftlichen Anlässen häufig vor, dass man sich ein pupillenerweiterndes Präparat in die Augen träufelte (z. B. Atropin), damit die Pupille weit wurde. Die Betreffenden sahen dann zwar nicht mehr scharf, signalisierten aber auf unbewusste Art ihrem Gegenüber, dass sie zu Kontakt bereit sind.

Eine Pupillenerweiterung des Patienten kann auch ein Hinweis darauf sein, dass er in der Situation „Kampf und Flucht" lebt. Diese Pupillenform kann bei Menschen vorkommen, die sich „gestresst" fühlen und die eher nach außen als nach innen leben. Eine Mydriasis tritt bevorzugt bei Kindern auf, die noch für alles offen sind, und die noch möglichst viel an Umweltreizen und Informationen in sich hineinlassen wollen.

Bitte beachten Sie zu krankhaften Pupillenreaktionen die nächste Abbildung.

Abb. 18-50 ▶ Prüfung der Lichtreflexe am Auge

Fällt Licht in ein oder in beide Augen, so kommt es zu einer reflektorischen Pupillenverengung, und zwar verengen sich immer beide Pupillen, auch wenn nur in ein Auge Licht fällt.

Achten Sie bei der Prüfung des Lichtreflexes darauf, dass der Patient in die Ferne blickt, am besten an die Decke. Er darf nicht auf einen nahen Gegenstand schauen, beispielsweise auf die Untersuchungsleute, da sich sonst durch die Fixierung auf einen nahen Gegenstand eine Pupillenverengung einstellt. Achten Sie auch darauf, dass die Untersuchungsleuchte nicht zu hell strahlt, denn sonst kann es zu einer Reizmydriasis kommen.

Bei der Prüfung der Lichtreflexe am Auge geht man in drei Schritten vor: Bringen Sie Licht in das rechte Auge und prüfen Sie, ob es hier zu einer prompten und ausreichenden Pupillenverengung kommt. Bringen Sie danach Licht in das linke Auge und prüfen Sie hier die Reaktion. Zuletzt bringen Sie wieder Licht in das rechte Auge und prüfen nun, ob sich hierbei die linke Pupille ausreichend zusammenzieht.

Die Pupillenengstellung, die am nicht-belichteten Auge stattfindet, wird als konsensuelle (gleichsinnige, übereinstimmende) Lichtreaktion der Pupille bezeichnet. Diese konsensuelle Lichtreaktion fehlt bei Pupillenstarre und bei totaler Erblindung (Amaurose).

Bei der Pupillenstarre unterscheidet man zwischen der reflektorischen und der absoluten Pupillenstarre.

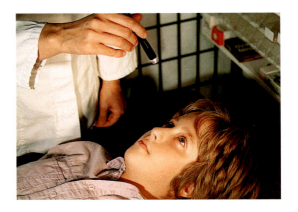

Reflektorische Pupillenstarre

Bei reflektorischer Pupillenstarre bleiben die direkte und die indirekte (konsensuelle) Lichtreaktion aus. Die Konvergenzreaktion (Naheinstellungsreaktion) ist auslösbar. Ursachen für reflektorische Pupillenstarre sind Neurosyphilis, Enzephalitis und Tumoren im Mittelhirn (Vierhügelplatte).

Absolute Pupillenstarre

Hier fehlt sowohl die Licht- als auch die Naheinstellungsreaktion. Ursache können eine Lähmung des N. oculomotorius sein, Schädel-Hirn-Traumen, Prozesse im Mittelhirn oder der Schädelbasis, Meningitis, Botulismus, Hirntumoren und Vergiftungen. Außerdem können Mydriatika (pupillenerweiternde Medikamente) eine absolute Pupillenstarre verursachen.

Abb. 18-51 ▶ Bizepsreflex

Der Unterarm des sitzenden Patienten liegt entspannt auf seinem Oberschenkel. Der Untersucher tastet nun mit seinem Zeigefinger nach der Bizepssehne in der Ellenbeuge und spannt sie etwas an. Nun erfolgt ein Schlag mit dem Reflexhammer auf den eigenen Zeigefinger. Man kann statt des Zeigefingers auch den Daumen benutzen. Damit gelingt es meist noch besser, die reflektorische Kontraktion des M. biceps zu tasten.

Es handelt sich um einen wenig lebhaften Reflex, bei dem man vor allem seitenvergleichend vorgeht. Die Reflexantwort besteht in einer leichten Beugung des Unterarmes.

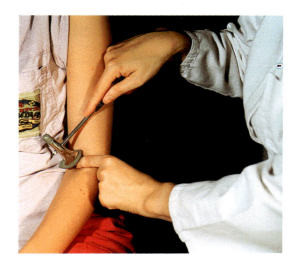

Abb. 18-52 ▶ Radiusreflex

Prüft man den Radiusreflex am sitzenden Patienten, so lässt dieser den Arm locker herabhängen. Der Untersucher ergreift die Hand und dreht dabei die Radiuskante nach oben. Die Hand des Patienten befindet sich in einer entspannten Mittelstellung. Der Schlag erfolgt auf die Seitenkante des distalen Radiusrandes. Die Reflexantwort besteht in einer leichten Armbeugung im Ellenbogengelenk.

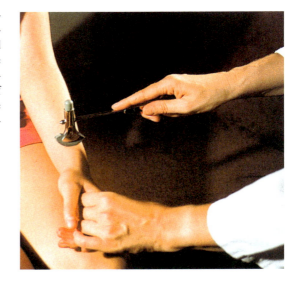

Abb. 18-53 ▶ Trizepsreflex

Der Trizepsreflex wird am besten am stehenden Patienten geprüft. Dazu stellt sich der Untersucher etwas vor und neben den Patienten, der seinen Arm locker und entspannt herabhängen lässt. Der Untersucher ergreift den Arm und dreht ihn etwas nach hinten und zur Seite. Es muss darauf geachtet werden, dass der Arm immer noch entspannt hängt! Der Schlag erfolgt nun auf die Trizepssehne dicht über dem Ellenbogen. Die Reflexantwort besteht in einer Kontraktion des Trizeps, wobei es zu einer leichten Streckbewegung des Unterarmes kommen kann. Es ist aber auch ausreichend, wenn man nur ein Zucken des Muskels wahrnimmt.

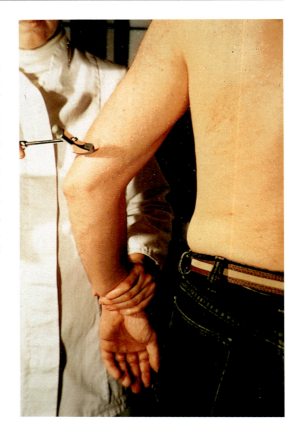

Abb. 18-54 ▶ Bauchdeckenreflex und epigastrischer Reflex

Da der Bauchdeckenreflex und der epigastrische Reflex Fremdreflexe sind, erfolgt deren Prüfung mit Einmal-Zahnstochern. Zur Prüfung des Bauchdeckenreflexes führt man rasche Striche in Richtung des Bauchnabels aus. Die Reflexantwort liegt in einer Verziehung des Nabels zur Reizseite. Achten Sie darauf, dass der Patient entspannt liegt, auch der Kopf muss entspannt liegen! Die Arme sollen sich locker neben dem Körper befinden und dürfen keinesfalls über den Kopf angehoben sein. Kommt der Bauchdeckenreflex nicht zustande, können mechanische Ursachen vorliegen wie zu schlaffe oder zu straffe Bauchdecke (Schwangerschaft), Narben oder lokale Erkrankungen. Fehlende oder seitendifferente Bauchdeckenreflexe treten bei multipler Sklerose, Läsion der Pyramidenbahn und bei Schädigung des Reflexbogens in der entsprechenden Höhe auf.

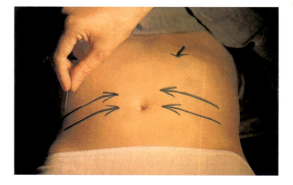

Der epigastrische Reflex wird durch einen raschen Prüfstrich von etwas unterhalb der Brustwarze nach abwärts erzeugt. Die Reflexantwort besteht in einer Einziehung des Epigastriums, der „Magengrube". Damit bezeichnet man die Region zwischen den Rippenbögen, unterhalb der Schwertfortsatzspitze des Brustbeins.

Abb. 18-55 ▶ Patellarsehnenreflex (Quadrizepsreflex)

Wird der Reflex am liegenden Patienten geprüft, so sind die Beine leicht angewinkelt und werden vom Untersucher von unten her mit dem linken Unterarm abgestützt. Der Schlag erfolgt auf die Sehne des vierköpfigen Oberschenkelmuskels unterhalb der Kniescheibe. Die Reizantwort besteht in einer Kontraktion des vierköpfigen Oberschenkelmuskels, wodurch es zu einer leichten Streckbewegung des Unterschenkels kommt.

Kann keine Reizantwort ausgelöst werden, so liegt möglicherweise eine Störung im Reflexbogen, ein Bandscheibenvorfall oder das Anfangsstadium einer Lähmung unterschiedlicher Ursache vor.

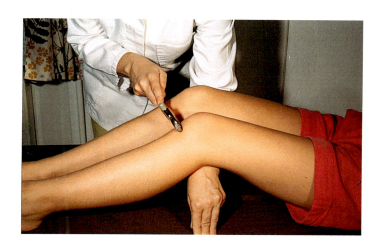

Abb. 18-56 ▶ Achillessehnenreflex

Der Patient kniet auf der Untersuchungsliege und lässt die Füße locker herabhängen. Der Schlag erfolgt von hinten auf die Achillessehne. Die Reizantwort besteht in einer Plantarflexion des Fußes, also in einer Beugung des Fußes in Richtung Fußsohle. Bei Areflexie (Fehlen des Reflexes) kann eine Störung im Reflexbogen vorliegen oder ein Bandscheibenvorfall bestehen. Möglicherweise verweist der Befund auch auf das Anfangsstadium einer Lähmung.

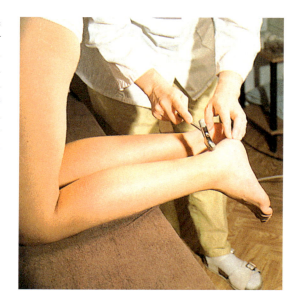

Abb. 18-57 ▶ Fußsohlenreflex

Der Untersucher streicht mit der Nadel von der Ferse ausgehend an der Seite der Fußsohle in Richtung der kleinen Zehe und weiter bis zum Großzehengrundgelenk. Beim Gesunden kommt es als Reflexantwort zu einer leichten Krümmung der Zehen, eventuell reagiert der Fuß gleichzeitig mit einer Fluchtbewegung.

Tritt statt der Krümmung der Zehen eine langsame Dorsalflexion der Großzehe und/oder eine Spreizung der Zehen auf, so handelt es sich um das **Babinski-Zeichen**. Dieses kann ein Hinweis auf einen bestehenden Pyramidenbahnschaden, auf multiple Sklerose und auf das Frühstadium einer Urämie sein.

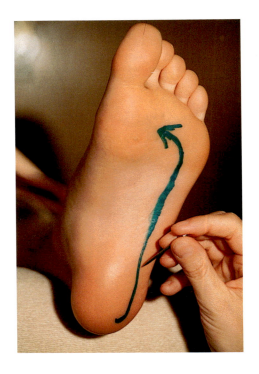

Abb. 18-58 ▶ Craniale Computertomographie (CCT)

Gezeigt wird ein horizontales Computertomogramm durch die Schädelbasis. Die knöchernen Anteile des Schädels treten deutlich heller in Erscheinung. Man sieht aber auch die Augäpfel in den Augenhöhlen liegen, die Sehnerven und die inneren und äußeren geraden Augenmuskeln. Beachten Sie auch den Raum, den das Gehirn beansprucht und die Nasenmuscheln.

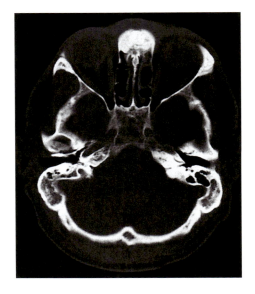

Abb. 18-59 ▶ Schädigung des Gesichtsnervs (N. facialis)

Der Gesichtsnerv (N. facialis) innerviert die Gesichtsmuskulatur, die Tränendrüsen und die Unterkiefer- und Unterzungenspeicheldrüse. Außerdem führt er Geschmacksfasern von der Zunge.

Je nach Ort der Schädigung unterscheidet man zwischen zentraler und peripherer Lähmung:

– **Periphere Lähmung**
Die Schädigung des Nervs liegt außerhalb des Zentralnervensystems. Ursache ist meist eine Schwellung des Nervs durch einen immunologischen Prozess oder eine Virusinfektion. Folgende Symptome können auftreten: herabhängender Mundwinkel, verstrichene Nasolabialfalte (Falte zwischen Nase und Mundwinkel) sowie das Unvermögen die Stirn zu runzeln, das Auge zu schließen, zu Pfeifen und die Zähne zu zeigen.

Je nach Ort der peripheren Schädigung können Störungen der Tränensekretion auftreten, manchmal entwickelt sich im weiteren Krankheitsverlauf das Krokodilstränenphänomen – dabei kommt es beim Essen zu Tränensekretion. Außerdem können Geschmacksstörungen im vorderen Zungenbereich, Ohrenschmerzen (können auch den Lähmungserscheinungen vorausgehen) und gesteigertes Hörempfinden (Hyperakusis) durch mangelnde Feineinstellung der Gehörknöchelchen bestehen.

– **Zentrale Lähmung**
Die Schädigung liegt im Bereich des Gehirns, z.B. durch Schlaganfall oder Tumor. In diesem Fall treten die Lähmungserscheinungen vor allem im unteren Gesichtsbereich auf, deshalb kann das Auge geschlossen und die Stirn gerunzelt werden, aber die Muskulatur im Mundbereich kann nicht bewegt werden

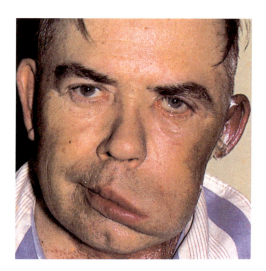

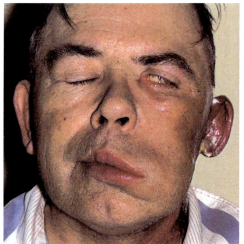

Abb. 18-60 ▸ Hirnblutung

Kommt es zu Blutungen aufgrund einer Gefäßruptur im Bereich der Hirnhäute, so kann sich das Blut grundsätzlich in drei Räume ergießen:

a) **Subarachnoidalraum** (Hirnwasserraum), siehe Abbildung
   Die Blutung erfolgt zwischen Spinnwebenhaut und weicher Hirnhaut. Die Ursache ist ein geplatztes Aneurysma, weshalb diese Hirnblutung meist spontan auftritt, also ohne vorherige Kopfverletzung. Es entwickelt sich das „meningeale Syndrom" mit Kopfschmerzen und Nackensteifigkeit (ohne Fieber). Je nach Schwere des Verlaufs kann es zum Bewusstseinsverlust bis hin zum Koma kommen.

b) **Epiduralraum**
   Die Blutung erfolgt in den Raum zwischen der harten Hirnhaut und dem Knochen. Die Ursache liegt meist in einer Kopfverletzung aufgrund eines Falles. Nach dem Sturz kehrt das Bewusstsein zunächst zurück, wird aber aufgrund des steigenden Hirndruckes nach

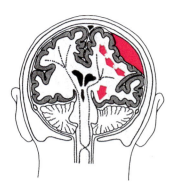

Minuten bis Tage wieder getrübt. Durch den immer größer werdenden Bluterguss wird das Gehirn immer mehr zusammengepresst.

c) **Subduralraum**
   Die Blutung erfolgt in den Raum zwischen Spinnwebenhaut und harter Hirnhaut. In diesem Fall handelt es sich um venöse Sickerblutungen. Es vergehen meist einige Tage, manchmal sogar Wochen, bis sich Zeichen einer Hirndrucksteigerung zeigen.

Abb. 18-61 ▸ Virus-Enzephalitis

Die Abbildung zeigt das aufgeschnittene Gehirn eines an Enzephalitis verstorbenen 40-jährigen Patienten. Man sieht in der Temporal- und Medianregion hämorrhagische Nekrosen der Hirnrinde.

Erreger dieser Enzephalitis war das Herpes-Virus. Eine Herpes-Enzephalitis kann sich infolge einer Infektion mit dem Herpes-Virus entwickeln oder nach einer endogenen Reaktivierung des Virus. Typischerweise kommt es zu einer Temporallappenenzephalitis mit hämorrhagischen Nekrosen. Die Erkrankung beginnt mit Fieber, Kopfschmerzen und anfallsweiser Bewusstlosigkeit. Unbehandelt kommt es bald zu Krämpfen und Koma.

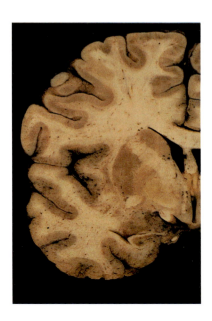

Abb. 18-62 ▶ Opisthotonus
(Aus Emond)

Beim Opisthotonus handelt es sich um einen Krampf der Rückenmuskulatur, wobei der Rumpf bogenförmig nach hinten überstreckt ist.

Zum Opisthotonus kann es bei Meningitis, Tetanus, Hirnblutungen und Kleinhirntumoren kommen.

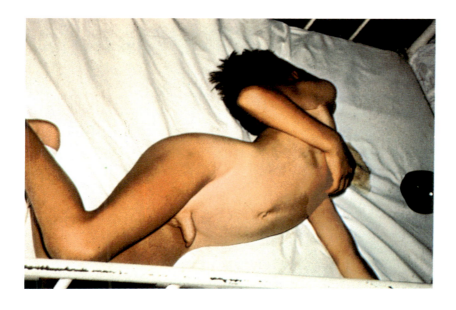

Abb. 18-63 ▶ Meningokokkensepsis

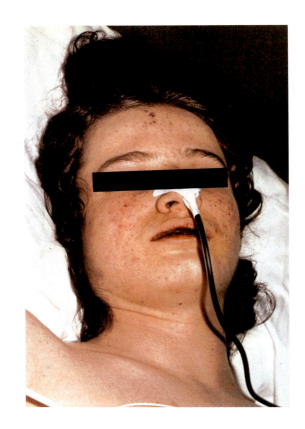

Bei der Meningokokken-Meningitis handelt es sich um eine durch Meningokokken verursachte Hirnhautentzündung.

Bei der abgebildeten 16-jährigen Patientin hat sich eine fulminante (plötzlich auftretende, schnell und heftig verlaufende) Meningokokkensepsis entwickelt. Es ist zur Bildung eines Exanthems und zu Hautblutungen mit Petechien gekommen. Die schwere Blutungsneigung (hämorrhagische Diathese) zeigt sich auch an den blutigen Lippen und den eingetretenen Magenblutungen, beachten Sie hierzu das schwarze Blut im Magenschlauch.

Wegen des für den Heilpraktiker bestehenden Behandlungsverbotes und wegen der möglichen Schwere der Erkrankung ist es wichtig, dass die Meningitis schon an ihren ersten Anzeichen erkannt wird: Kopfschmerzen, Nackensteifigkeit, und Fieber. Im fortgeschrittenen Stadium kommt es auch zu Hyperästhesie, Krämpfen, Opisthotonus (siehe Abb. 18-62), Kahnbauch (kahnförmige Einziehung der Bauchdecke durch Muskelverkrampfung) und Bewusstseinsstörungen.

Abb. 18-64 ▶ Meningokokkensepsis

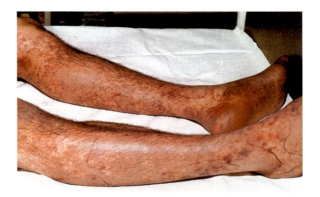

Bei der hier abgebildeten Meningokokkensepsis ist es zu einer rötlich-bläulichen Verfärbung und zu Hautblutungen gekommen. Stellenweise haben sich schon Nekrosen gebildet.

Abb. 18-65 ▶ Meningitis, Nackensteifigkeit

Leitsymptome der Meningitis sind Fieber, starke Kopfschmerzen und Nackensteifigkeit. Die Nackensteifigkeit kann mittels des Brudzinski-Zeichens geprüft werden:

Dazu liegt der Patient flach im Bett und der Untersucher schiebt seine Hände unter dessen Kopf und versucht ihn nach vorne zu beugen. Dabei wird auf Schmerz und Widerstand geachtet, aber auch auf gleichzeitige Knie- und Hüftbeugung. Ein positives Brudzinski-Zeichen findet man nicht nur bei Meningitis sondern auch bei Subarachnoidalblutung und manchmal bei Enzephalitis.

Für den Heilpraktiker besteht bei Meningokokken-Meningitis Meldepflicht bei Verdacht, Erkrankung und Tod aufgrund §§ 8, 6 IfSG.

Behandlungsverbot besteht bei Meningokokken-Meningitis aufgrund §§ 24, 6, 7 und 34 IfSG, bei Meningitis durch das Haemophilus-influenzae-Typ-b-Bakterium verursacht aufgrund §§ 24, 7 und 34 IfSG, bei Meningitis durch FSME aufgrund §§ 24 und 7 IfSG. Für die anderen Meningitiden besteht zwar kein gesetzlich vorgeschriebenes Behandlungsverbot für den Heilpraktiker, wegen der Schwere der Erkrankung wird der Patient jedoch an den Arzt verwiesen. In diesen Fällen darf der Heilpraktiker jedoch begleitend behandeln.

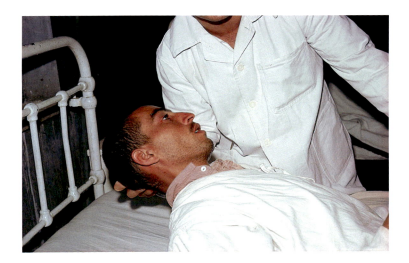

19 Das Auge

Abb. 19-1 ▶ Augengegend

1 Augenbrauen .... *Supercilia*
2 Wimpern .... *Cilia*
3 Oberlid .... *Palpebra superior*
4 Unterlid .... *Palpebra inferior*
5 Innerer Augenwinkel .... *Angulus oculi medialis*
6 Äußerer Augenwinkel .... *Angulus oculi lateralis*
7 Sehloch (Pupille) .... *Pupilla*
8 Regenbogenhaut .... *Iris*
9 Lederhaut mit aufliegender
 Augenbindehaut .... *Sclera mit Tunica conjunctiva*

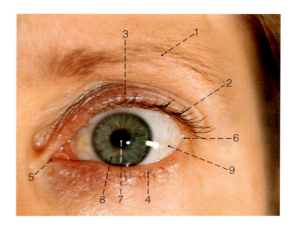

Abb. 19-2 ▶ Oberer und unterer Bindehautsack

Die Augenbindehaut kleidet zum einen die Lider von innen her aus und liegt zum anderen über der Vorderfläche der Lederhaut bis zum Hornhautrand (Limbus). Damit erstreckt sie sich über das „Weiße" des Auges. Da die Bindehaut bei den Übergängen vom Auge auf das Ober- und das Unterlid jeweils eine Umschlagfalte bildet, entsteht ein „Bindehautsack".

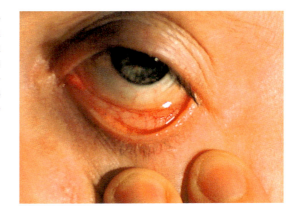

Abb. 19-3 ▶ Ober- und Unterlid und Tränendrüse des rechten Auges

Die Haut und der Augenschließmuskel wurden entfernt.

Ober- und Unterlid erhalten ihre Festigkeit durch eine eingelagerte Bindegewebsplatte (10). Die Tränendrüse (1, 2) liegt im vorderen Teil der Augenhöhle, seitlich oberhalb des Augapfels. Die Sehne des Lidhebermuskels (11) zerlegt sie in zwei Teile. Die Tränenflüssigkeit ist farblos und enthält ungefähr 1% Kochsalz. Pro Tag wird etwa 0,5 Liter Tränenflüssigkeit produziert.

1 Tränendrüse .... *Glandula lacrimalis*
   (oberer Teil) .... *(Pars orbitalis)*
2 Tränendrüse .... *Glandula lacrimalis*
   (unterer Teil) .... *(Pars palpebralis)*
3 Ausführgänge der Tränendrüse .... *Ductuli excretorii*
4 Äußeres Lidband .... *Lig. palpebrale laterale*
5 Bindegewebeplatte am Eingang
   der Augenhöhle .... *Septum orbitale*
6 Jochbein .... *Os zygomaticum*
7 Untere Lidplatte (Tarsus) .... *Tarsus inferior*
8 Oberkiefer .... *Maxilla*
9 Inneres Lidband .... *Lig. palpebrale mediale*
10 Obere Lidplatte (Tarsus) .... *Tarsus superior*
11 Oberlidhebermuskel .... *M. levator palpebrae superioris*

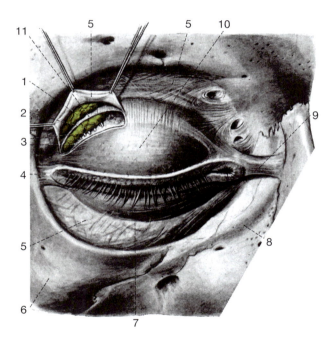

Abb. 19-4 ▶ Ableitende Tränenwege des rechten Auges

Die von den Tränendrüsen produzierte Flüssigkeit wird durch den Lidschlag über die Bindehaut und die Hornhaut verteilt. Dadurch wird verhindert, dass die der Luft ausgesetzten Augenabschnitte austrocknen. Der Abfluss erfolgt über den oberen und unteren Tränenpunkt (7) auf dem Tränenwärzchen (11), in das obere und untere Tränenkanälchen (9), weiter in den Tränensack (12) und über den Tränennasengang (14) in den unteren Nasengang (15).

1 Bindehaut des Auges ... *Tunica conjunctiva bulbaris*
2 Bindehautsack .... *Saccus conjunctivalis*
3 Lidbindehaut .... *Tunica conjunctiva palpebralis*
4 Unteraugenhöhlennerv .... *N. infraorbitalis*
   (Ast des Drillingsnervs) .... *(Ast des N. trigeminus)*
5 Kieferhöhle .... *Sinus maxillaris*
6 Ausführgänge der Tränendrüse .... *Ductuli excretorii*
7 Tränenpunkt auf dem *Punctum lacrimale*
   Tränenhügel .... *auf der Papilla lacrimalis*
8 Halbmondförmige *Plica*
   Bindehautfalte .... *semilunaris conjunctivae*
9 Tränenkanälchen .... *Canaliculus lacrimalis*
10 Augenschließmuskel .... *M. orbicularis oculi*
11 Tränenwärzchen .... *Caruncula lacrimalis*
12 Tränensack .... *Saccus lacrimalis*
13 Mittlere Nasenmuschel .... *Concha nasalis media*
14 Tränennasengang .... *Ductus nasolacrimalis*
15 Mündung des Tränennasenganges in den
   unteren Nasengang
16 Untere Nasenmuschel .... *Concha nasalis inferior*

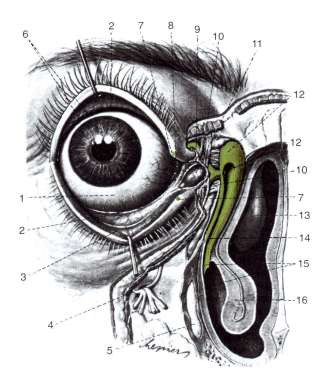

Abb. 19-5 ▶ Fremdkörperentfernung aus dem Auge

Wenn man einen Fremdkörper, beispielsweise ein kleines Insekt, aus dem Auge entfernen will, so hebt man zuerst das Unterlid an, da man es leicht vom Augapfel abziehen kann und prüft, ob sich der Fremdkörper hier befindet.

Befindet sich der Fremdkörper im Oberlid, so zieht man das Oberlid an den Wimpern über das Unterlid. Dabei bleibt der Fremdkörper oft an den Wimpern des Unterlids hängen. Hat dieses Verfahren keinen Erfolg, so muss das Oberlid vom Augapfel abgehoben werden. Dies gelingt wegen der eingelagerten Bindegewebeplatte nicht so leicht. Deshalb geht man folgendermaßen vor:

Der Patient schaut nach unten. Dann zieht man das Oberlid mit der linken Hand an den Wimpern nach unten. Mit dem Daumen der rechten Hand tastet man den Oberrand der Lidplatte und drückt diese nach unten. Gleichzeitig zieht man das Oberlid vom Auge ab und stülpt es nach oben um. Damit ist die Bindehaut des Oberlides freigelegt. Ein Fremdkörper kann nun leicht entfernt werden. Hat man ein Glasstäbchen oder etwas Ähnliches zur Hand, so kann man dies zum Umstülpen des Oberlides benutzen. Der Vorgang gelingt dann noch leichter.

Abb. 19-6 ▶ Horizontalschnitt durch das linke Auge

1 Netzhaut .... *Retina*
2 Aderhaut .... *Choroidea*
3 Lederhaut (Sklera) .... *Sclera*
4 Hornhaut (Kornea) .... *Cornea*
5 Bindehaut (Konjunktiva) .... *Tunica conjunctiva*
6 Regenbogenhaut .... *Iris*
7 Strahlenkörper (Ziliarkörper) .... *Corpus ciliare*
8 Linse .... *Lens*
9 Vordere Augenkammer .... *Camera anterior bulbi*
10 Hintere Augenkammer .... *Camera posterior bulbi*
11 Sehloch (Pupille) .... *Pupilla*
12 Glaskörper .... *Corpus vitreum*
13 Gelber Fleck (Stelle schärfsten Sehens) .... *Macula lutea*
14 Blinder Fleck (Sehnervenpapille) .... *Discus nervi optici*
15 Sehnerv .... *N. opticus*
16 Achse des Augapfels .... *Axis bulbi*
17 Sehachse .... *Axis opticus*
(zur Stelle des schärfsten Sehens)

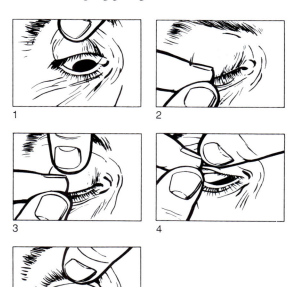

1
2
3
4
5

Horizontalschnitt durch das linke Auge

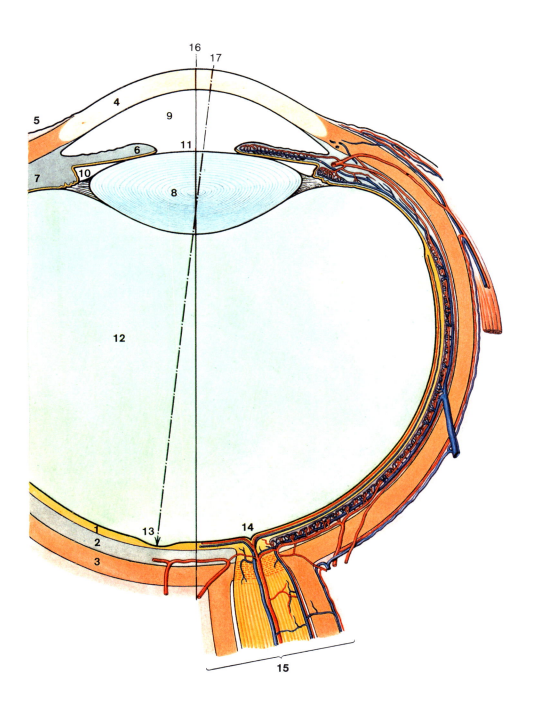

Abb. 19-7 ▶ Mikroskopisches Bild aus dem vorderen Augenabschnitt

(Vergrößerung 12-fach)

1 Hornhaut .... Cornea
2 Kammerwinkel .... Angulus iridocornealis
3 Schlemm-Kanal .... Sinus venosus sclerae
4 Balkenwerk des Kammer-
  winkels .... Reticulum trabeculare
5 Bindehaut .... Tunica conjunctiva
6 Lederhaut .... Sclera
7 Aderhaut .... Choroidea
8 Netzhaut .... Retina
9 Strahlenkörpermuskel .... M. ciliaris
  (längsverlaufende Fasern) ... (Fibrae longitudinales)
10 Strahlenkörpermuskel .... M. ciliaris
11 Strahlenkörpermuskel   M. ciliaris
   (ringförmig verlaufende Fasern) .... (Fibrae circulares)
12 Strahlenfortsätze .... Processus ciliares
13 + 14 Strahlenzone .... Zonula ciliaris
15 Muskel zur Erweiterung des
   Sehlochs .... M. dilator
16 Linse .... Lens pupillae
17 Pigmentepithel .... Epithelium pigmentosum
18 Regenbogenhaut .... Iris
19 Schließmuskel des
   Sehlochs .... M. sphincter pupillae

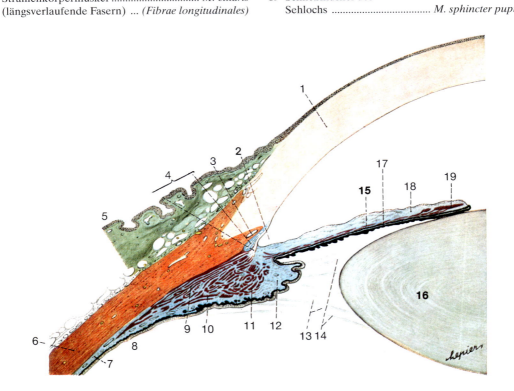

Abb. 19-8 ▸ Hornhaut des Auges

Die Lederhaut geht in ihrem vorderen Abschnitt in die Hornhaut über. Diese ist gefäßfrei und durchsichtig. Sie hat die Aufgabe, die ins Auge einfallenden Lichtstrahlen zu brechen.

Wenn Sie die Abbildung genau betrachten, können Sie die durchsichtige Hornhaut über der Iris sehen.

1 Hornhaut .... *Cornea*
2 Regenbogenhaut .... *Iris*

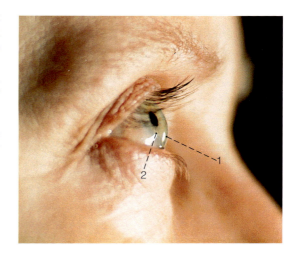

Abb. 19-9 ▸ Schnittbild der Hornhaut

Über Iris und Pupille liegt die Hornhaut (Cornea). Sie hat die Aufgabe, die Lichtstrahlen zu brechen. Sie ist durchsichtig. Die Durchsichtigkeit hängt vom normalen Quellungszustand der gefäßlosen Hornhaut ab. In ihrem vorderen Teil wird die Hornhaut durch die Tränenflüssigkeit befeuchtet, in ihrem hinteren Abschnitt durch das Kammerwasser. Kommt es zu einer Austrocknung der Hornhaut, beispielsweise weil der Lidschlag aufgrund einer Lähmung des N. facialis fehlt, quillt sie übermäßig auf und wird trüb. Aus diesem Grund trübt sich die Hornhaut auch einige Stunden nach dem Tod.

An der Hornhaut kann man fünf Schichten unterscheiden:
a) **Vorderes Epithel**
   Das vordere, der Außenwelt zugewandte Deckgewebe besteht aus unverhorntem, mehrschichtigem Plattenepithel.
b) **Vordere Grenzmembran**
   Sie besteht aus einer Basalmembran und einem Filz feinster Fibrillen, in das eine Kittsubstanz eingelagert ist.
c) **Hauptschicht**
   Sie macht mengenmäßig den größten Teil der Hornhaut aus. Sie besteht aus dichtem kollagenem Bindegewebe mit abgeplatteten Zellen.

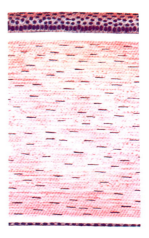

d) **Hintere Grenzmembran**
   Sie ist wie die vordere Grenzmembran gebaut, allerdings ist sie etwas dünner.
e) **Hinteres Epithel**
   Es handelt sich um ein einschichtiges Plattenepithel.

Abb. 19-10 ▶ Iris (Regenbogenhaut)

Die Iris wird vom vorderen Teil der Aderhaut gebildet. Sie reguliert den Lichteinfall mit Hilfe von zwei Muskeln:

a) **Schließmuskel des Sehlochs** (M. sphincter pupillae)
Der am Rand des Sehlochs liegende, zirkulär angeordnete (Abb. 19-7, Nr. 19) Ringmuskel wird vom Parasympathikus innerviert und hat die Aufgabe, die Pupille zu verengen.

b) **Erweiterer des Sehlochs** (M. dilator pupillae)
Er zieht radspeichenartig vom Pupillen- zum Irisrand. Er wird vom Sympathikus innerviert und hat die Aufgabe, die Pupille zu vergrößern (Abb. 19-7, Nr. 15).

1 Schließmuskel des Sehlochs ..... *M. sphincter pupillae*
2 Erweiterer des Sehlochs .... *M. dilator pupillae*

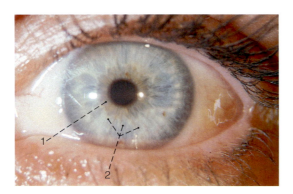

Abb. 19-11 ▶ Aufhängeapparat der Linse (Lens)

Die Hornhaut und die Lederhaut wurden entfernt. Die Regenbogenhaut ist ihrem äußeren Rand (4) abgeschnitten.

Die Linse – in der Abbildung in 5-facher Vergrößerung – liegt hinter der Pupille und Regenbogenhaut. Sie bildet die Hinterwand der hinteren Augenkammer, mit ihrer Rückseite liegt sie dem Glaskörper an. Sie ist durch einen „Aufhängeapparat" (8), der aus feinsten Fasern besteht, am Strahlenkörper (11) befestigt. Die einzelnen Fasern ziehen an der Vorder- und Hinterseite in die Linsenkapsel ein (siehe auch Abb. 19-12, Nr. 1). Die Linse ist frei von Gefäßen und Nerven, damit die Lichtstrahlen ungehindert durch sie hindurchtreten können.

1 Blutgefäße und Nerven zum
Linsenmuskel .... *Aa. ciliares et Nn. ciliares breves*
2 Linsenvorderfläche .... *Facies anterior lentis*
3 Linsenstrahlen .... *Radii lentales*
4 Äußerer Rand der Regenbogenhaut
und des Ziliarkörpers .... *Margo ciliaris (iridis)*
5 Strahlenfortsätze .... *Processus ciliares*
6 Ziliarkörper mit Ziliarmuskel .... *Corpus ciliare*
7 Aufhängefasern (Strahlenbändchen) .... *Fibrae zonulares*
8 Vordere Augenkammer .... *Camera anterior*
9 Kammerwinkel (Hornhaut-
Regenbogenhaut-Winkel) .... *Angulus iridocornealis*
10 Vorderer Linsenpol .... *Polus anterior lentis*
11 Strahlenzone .... *Zonula ciliaris*

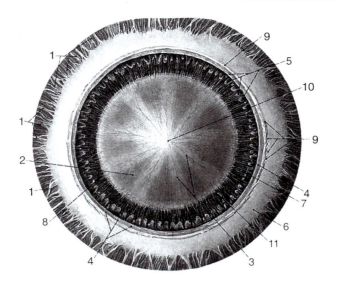

Abb. 19-12 ▶ Linse von der Seite in 7-facher Vergrößerung

1 Linsenstrahlen .... *Radii lentales*
2 Hinterer Linsenpol .... *Polus posterior lentis*
3 Linsenhinterfläche .... *Facies posterior lentis*
4 Linsenäquator .... *Aequator lentis*
5 Linsenvorderfläche .... *Facies anterior lentis*
6 Vorderer Linsenpol .... *Polus anterior lentis*
7 Linsenachse .... *Axis lentis*

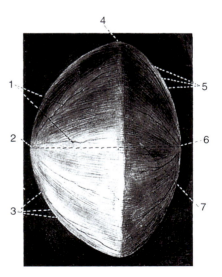

Abb. 19-13 ▶ Netzhaut (Retina)

A Schematische Darstellung der Netzhaut

B Schnittbild der Netzhaut, Vergrößerung 400-fach

Betrachtet man die Netzhaut unter dem Mikroskop, so kann man deutlich zehn Schichten unterscheiden. Die folgenden Nummern 1 bis 10 entsprechen dem Gang des Lichts, das bei der Nr. 1 in die Netzhaut eindringt und dann die verschiedenen Schichten durchdringt, bis es zu den Stäbchen- und Zapfenzellen gelangt. Lebendes Gewebe ist durchsichtig, solange keine Farbstoffe (z. B. Melanin) eingelagert sind.

1 Innere Grenzmembran *(Stratum limitans internum)*; bildet die Grenze zum Glaskörper.
2 Nervenfaserschicht *(Stratum neurofibrarum)*; die Axone der Nervenfasern ziehen zur Austrittsstelle des N. opticus, dem blinden Fleck und von hier weiter ins Gehirn.
3 Ganglienzellschicht *(Stratum ganglionare)*; Zellkörper der Nervenfasern.
4 Innere Netzschicht *(Stratum plexiforme internum)*; Synapsen zwischen den Nervenzellen und den Schaltzellen.
5 Innere Körnerschicht *(Stratum nucleare internum)*; hier liegen die Zellkörper der Schaltzellen und die Zellkerne der Stützzellen.
6 Äußere Netzschicht *(Stratum plexiforme externum)*; hier liegen die Synapsen zwischen den Schaltzellen und den lichtempfindlichen Stäbchen- und Zapfenzellen.
7 Äußere Körnerschicht *(Stratum nucleare externum)*; hier befinden sich die Zellkörper der Stäbchen- und Zapfenzellen.
8 Äußere Grenzmembran *(Stratum limitans externum)*; siebartige Platte aus Fortsätzen der Stützzellen, die von den Fortsätzen der Stäbchen- und Zapfenzellen durchbrochen wird.
9 Stäbchen- und Zapfenzellen *(Stratum neuroepitheliale, Stratum photosensorium)*; eigentliche Schicht der lichtempfindlichen Sehzellen.
10 Pigmentepithel *(Stratum pigmentosum)*; einschichtiges kubisches Epithelgewebe, das stark pigmentiert ist und das der Aderhaut fest anliegt.
11 Amakrine Zellen sind querverbindende Nervenzellen.
12 Zellkörper der Horizontalzellen, die auch Querverbindungen herstellen.

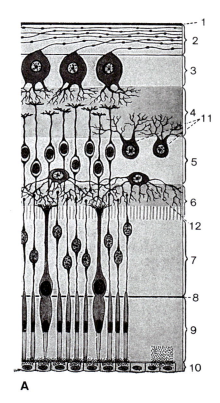

A

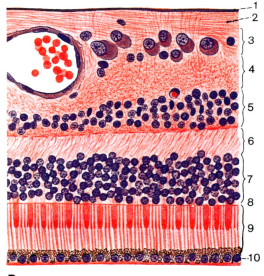

B

Abb. 19-14 ▶ Pigmentepithel der Netzhaut

Bei einem Fotoapparat wird die Lichtempfindlichkeit durch den eingelegten Film geregelt. So kann für Fotos, die in großer Helligkeit gemacht werden, ein Normalfilm verwendet werden. Für Fotos, die bei weniger Licht gemacht werden, beispielsweise in Räumen, wird dagegen ein lichtempfindlicher Film benutzt.

Anders verhält es sich mit der Netzhaut des Auges. Sie muss ihre Lichtempfindlichkeit selbst regeln. Dazu verhält sich die Pigmentschicht der Netzhaut (siehe Abb. 19-13, Nr. 10) unterschiedlich im Dunkeln und bei starkem Lichteinfall.

A Fällt wenig Licht auf die Netzhaut, so zieht sich die Pigmentschicht von der Schicht der Stäbchen und Zapfen zurück.

B Fällt viel Licht auf die Netzhaut, so schiebt sich die Pigmentschicht schützend zwischen die Schicht der Stäbchen und Zapfen.

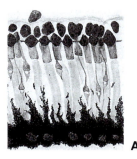

A

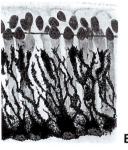

B

Abb. 19-15 ▶ Gelber Fleck (Macula lutea)

Der gelbe Fleck ist die Stelle des schärfsten Sehens. Er liegt in der Sehachse (siehe Abb. 19-6) und enthält nur Zapfen. Wird das Auge auf eine bestimmte Stelle fixiert, so wird der Kopf in die Stellung gebracht, dass die einfallende Strahlung auf den gelben Fleck trifft. Hier ist die Netzhaut so gebaut, dass das Bild möglichst wenig verfälscht wird. Zapfen dienen dem Sehen bei Tageslicht, weil sie eine bestimmte Lichtmenge benötigen, um angeregt zu werden.

Zapfen zeichnen sich durch eine hohe Kontrastempfindlichkeit aus und durch ihre Fähigkeit Farben zu unterscheiden.

Im gelben Fleck kommen keine Stäbchen vor. Sie sind nur helligkeitsempfindlich. Allerdings werden sie schon durch eine geringere Lichtmenge erregt als die Zapfen. Deshalb kann man bei wenig Licht, beispielsweise in der Dämmerung, zwar keine Farben mehr wahrnehmen, da die Lichtmenge für die Erregung der Zapfen nicht ausreicht. Für die Erregung der Stäbchen reicht die einfallende Lichtmenge jedoch noch aus. Es kommt zum Hell-Dunkel-Sehen.

Am gelben Fleck befinden sich keine Blutgefäße. Außerdem weichen die inneren Schichten der Netzhaut etwas zur Seite, wodurch eine Grube entsteht (Fovea centralis, 12).

1 Innere Grenzmembran ... *Stratum limitans internum*
2 Schicht der Sehnervenfasern .... *Stratum neurofibrarum*
3 Schicht der Sehnervenzellen .... *Stratum ganglionare*
4 Innere Netzschicht ..... *Stratum plexiforme internum*
5 Innere Körnerschicht ..... *Stratum nucleare internum*
6 Äußere Netzschicht ... *Stratum plexiforme externum*
7 Äußere Körnerschicht ... *Stratum nucleare externum*
8 Äußere Grenzmembran .... *Stratum limitans externum*
9 Schicht der Stäbchen *Stratum photosensorium* und Zapfen .... (*Stratum neuroepitheliale*)
10 Pigmentepithel .... *Stratum pigmentosum*
11 Sehnervenzellen .... *Neuronum multipolare*
12 Gelber Fleck (Stelle des schärfsten Sehens) .... *Macula lutea*
13 Zapfenzelle .... *Epitheliocytus conifer*

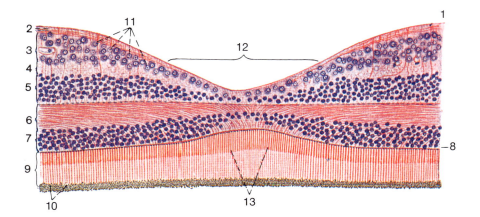

Abb. 19-16 ▶ Blinder Fleck (Papilla nervi optici)

Der blinde Fleck wird durch die Austrittsstelle des Sehnervs (N. opticus) aus dem Augapfel gebildet. Da sich an dieser Stelle keine Sehzellen befinden, können hier die einfallenden Lichtstrahlen auch nicht registriert werden. Normalerweise bemerkt man diesen Gesichtsfeldausfall nicht, da man mit zwei Augen sieht und die blinden Flecke nicht zusammenfallen. Außerdem kann das Gehirn den Bildausfall ergänzen, so dass es auch beim Sehen mit nur einem Auge in dieser Hinsicht zu keiner Beeinträchtigung kommt.

1 Netzhaut .... Retina
2 Siebplatte der Lederhaut ..... Lamina cribrosa sclerae
3 Sehnerv .... N. opticus
4 Blutgefäße und Nerven .... Vasa et nervi
5 Zentrale Netzhautschlagader .... A. centralis retinae

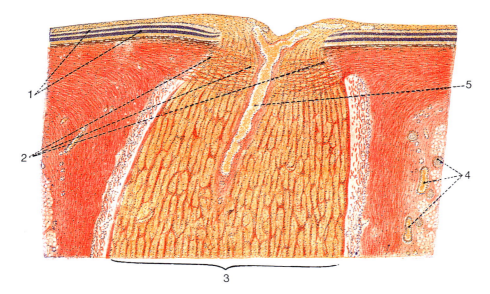

Abb. 19-17 ▶ Lage der Augäpfel, Sehbahnen und Sehnervenkreuzung

Da der obere Teil der Schädelknochen entfernt wurde, sind die Augäpfel von oben zu sehen. Zu erkennen ist der austretende Sehnerv (N. opticus, 2), der zur Sehnervenkreuzung (Chiasma opticum, 3) verläuft: Nach dieser Kreuzungsstelle, an der sich die Sehnervenfasern teilweise kreuzen (siehe auch Abb. 19-18), wird der Sehnerv als Sehstrang (Tractus opticus, 4) bezeichnet. Er zieht zur Sehrinde in Hinterhauptlappen des Großhirns.

1 Augapfel .... Bulbus oculi
2 Sehnerv .... N. opticus
3 Sehnervenkreuzung .... Chiasma opticum
4 Sehstrang .... Tractus opticus
5 Augenhöhle .... Orbita
6 Großer Keilbeinflügel .... Ala major
7 Siebplatte (des Siebbeins) .... Lamina cribrosa
8 Siebbein .... Os ethmoidale

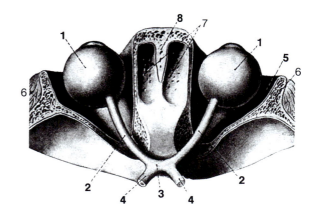

Abb. 19-18 ▶ Sehbahnen

Die Fasern der nasalen Netzhauthälften (2) kreuzen sich in der Sehnervenkreuzung (Chiasma opticum). So kommt es, dass jeder Sehstrang (4), die Fasern aus den gleichseitigen Netzhauthälften erhält. Damit führt aber jeder Sehstrang die Fasern für das gegenseitige Gesichtsfeld, das heißt, dass im linken Sehzentrum des Gehirns die rechte Gesichtsfeldhälfte und im rechten Sehzentrum die linke Gesichtsfeldhälfte repräsentiert sind. Man nimmt allerdings an, dass Fasern aus dem gelben Fleck vermutlich zu beiden Sehzentren gelangen.

Die beiden Sehzentren liegen im Hinterhauptlappen und werden nur durch die Großhirnsichel getrennt. Bei Zerstörung *eines* Sehzentrums im Gehirn, fällt die entsprechende Gesichtshälfte aus. Werden *beide* Sehzentren zerstört, tritt die so genannte „Rindenblindheit" auf. Der Betroffene ist nicht nur blind, sondern er verliert das Bewusstsein bzw. das Wissen darüber, was „Sehen" überhaupt ist. Die Lichtreflexe bleiben jedoch erhalten.

1 Gesichtsfeld
2 Sehnerv .... *N. opticus*
3 Sehnervenkreuzung .... *Chiasma opticum*
4 Sehstrang .... *Tractus opticus*
5 Augenhöhlenganglion .... *Ganglion ciliare*
6 Augenbewegungsnerv .... *N. oculomotorius*
7 Äußerer Kniehöcker ... *Corpus geniculatum laterale*
8 Kern des Augen-
 bewegungsnervs .... *Nucleus nervi oculomotorii*
9 Schwarze Substanz .... *Substantia nigra*
10 Hinterhauptlappen .... *Lobus occipitalis*

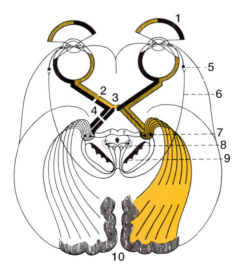

Abb. 19-19 ▶ Ausfallerscheinungen im Gesichtsfeld bei Störungen der Sehbahn

Kommt es zur einseitigen Unterbrechung des N. opticus, erblindet das zugehörige Auge völlig.

Bei Schädigung im Chiasma opticum, z.B. durch einen Hypophysentumor, fallen beide seitlichen Gesichtshälften aus. Dies führt zur so genannten „Scheuklappenblindheit" (bitemporale Hemianopsie), da die Leitung der Impulse aus den beiden nasalen Netzhauthälften unterbrochen ist.

Bei einseitiger Unterbrechung der elektrischen Impulse im Sehstrang (Tractus opticus) fällt die gegenüberliegende Gesichtshälfte aus.

1 Zerstörung der rechten Hälfte der Sehnervenkreuzung.
2 Zerstörung der Ränder der Sehnervenkreuzung.
3 Zerstörung der Mitte der Sehnervenkreuzung.
4 Zerstörung des rechten Sehstranges.

Abb. 19-20 ▶ Augenmuskeln

Zu sehen sind die Muskeln des linken Auges von der Seite betrachtet. Der obere schräge Augenmuskel ist durch den oberen geraden Augenmuskel verdeckt.

Die Augenmuskeln setzen mit Sehnen an der Lederhaut des Augapfels an. Die vier geraden Augenmuskeln laufen nach hinten in den gemeinsamen Sehnenring (7) aus, der um den Sehnerv herumliegt.

1 Oberer gerader Augenmuskel ..... *M. rectus superior*
2 Äußerer gerader Augenmuskel ... *M. rectus lateralis*
3 Unterer gerader Augenmuskel ..... *M. rectus inferior*
4 Unterer schräger Augen-
 muskel .... *M. obliquus inferior*
5 Augapfel .... *Bulbus oculi*
6 Hornhaut .... *Cornea*
7 Sehnenring .... *Anulus tendineus communis*
8 Stirnbein .... *Os frontale*
9 Oberkiefer .... *Maxilla*
10 Keilbein .... *Os sphenoidale*
11 Knochenhaut .... *Periosteum*
12 Unterer Rand der
 Augenhöhle .... *Margo infraorbitalis*
13 Untere Augenhöhlenspalte .... *Fissura orbitalis inferior*
14 Unterschläfengrube .... *Fossa infratemporalis*
15 Oberlidheber .... *M. levator palpebrae superioris*

Augenmuskeln

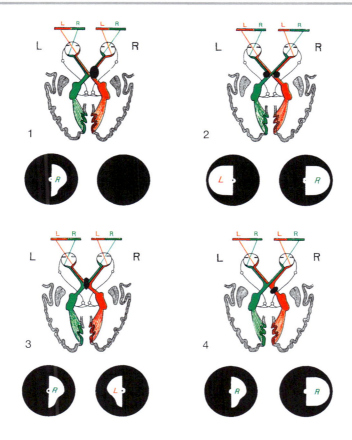

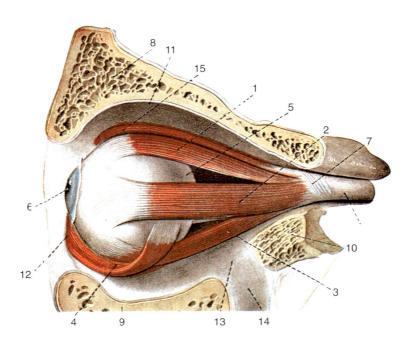

Abb. 19-21 ▶ Stellung der Augen und Sehnerven

Abb. 19-22 ▶ Blutversorgung des Auges

Augenmuskeln und ihre Innervation durch Hirnnerven
- **III. Hirnnerv** (N. oculomotorius) – Augenbewegungsnerv
  oberer gerader Augenmuskeln
  unterer gerader Augenmuskeln
  innerer gerader Augenmuskeln
  unterer schräger Augenmuskeln
- **IV. Hirnnerv** (N. trochlearis) – Augenrollnerv
  oberer schräger Augenmuskel
- **VI. Hirnnerv** (N. abducens) – Augenabziehnerv
  äußerer gerader Augenmuskel

A Blick geradeaus.
B Blick nach außen. Hierbei zieht der äußere gerade Augenmuskel das Auge nach außen.

1 Innerer gerader Augenmuskel ...... *M. rectus medialis*
2 Äußerer gerader Augenmuskel ..... *M. rectus lateralis*
3 Sehnerv .... *N. opticus*
4 Optische Achse des Auges .... *Axis opticus*

Dargestellt ist der Inhalt der Augenhöhle nach Entfernung der Seitenwand. Man sieht eine große Vielfalt von Blutgefäßen, Nerven und Muskeln.

1 Tränendrüse .... *Glandula lacrimalis*
2 Augapfel .... *Bulbus oculi*
3 Unterer schräger Augenmuskel .... *M. obliquus inferior*
4 Sehnerv (II. Hirnnerv) .... *N. opticus*
5 Augenschließmuskel
  (Augenringmuskel) .... *M. orbicularis oculi*
6 Augenhöhlenganglion
  (Ziliarganglion) .... *Ganglion ciliare*
7 Oberer gerader Augenmuskel ..... *M. rectus superior*
8 Augenschlagader .... *A. ophthalmica*
9 Obere Augenvene .... *V. ophthalmica superior*
10 Augenbewegungsnerv
   (III. Hirnnerv) .... *N. oculomotorius*
11 Augenrollnerv (IV. Hirnnerv) .... *N. trochlearis*
12 Drillingsnerv (V. Hirnnerv) .... *N. trigeminus*
13 Äußerer gerader Augenmuskel ... *M. rectus lateralis*
14 Oberlidhebermuskel .... *M. levator palpebrae superioris*

(Abb. quer)

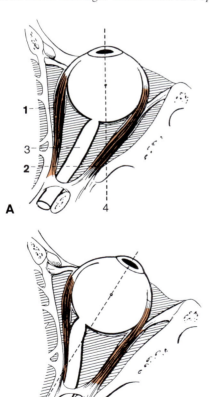

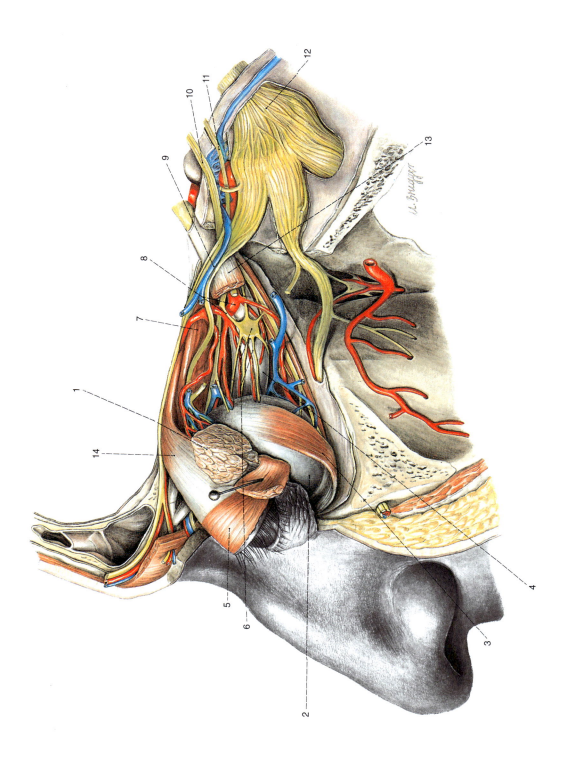

Abb. 19-23 ▶ Ophthalmoskop

Mit einem Ophthalmoskop (Augenspiegel) kann man den Augenhintergrund des Patienten betrachten. Dazu wird der Raum abgedunkelt. Man schaltet die Lampe des Ophthalmoskops ein und wählt den großen Lichtstrahl (siehe auch weiter unten). Dazu wird das Linsenrad in die Stellung 0 Dioptrien gebracht. Man untersucht das rechte Auge des Patienten indem man sein eigenes rechtes Auge für die Untersuchung benutzt und das Ophthalmoskop mit der rechten Hand hält. Der Daumen der linken Hand wird auf die Augenbraue des Patienten gelegt. Er dient als Orientierungspunkt, wenn man sich dem Auge des Patienten nähert. Der Patient blickt geradeaus und fixiert den Blick auf einen bestimmten Punkt. Man hält das Ophthalmoskop dicht vor das eigene Auge.

Nun hält man den Lichtstrahl aus einer Entfernung von ungefähr 45 cm und 15 Grad seitlich der Blickrichtung auf die Pupille. Dabei sollte das eigene Auge entspannt sein, das heißt, man sieht gewissermaßen in die Weite. Nun bewegt man sich auf die Pupille zu, bis man mit dem Ophthalmoskop sehr nahe herangekommen ist. Achten Sie dabei auf ein rotes Aufleuchten der Pupille, den so genannten roten Reflex. Fehlt dieses rote Aufleuchten, so weist das auf eine Trübung von Linse, Hornhaut oder Glaskörper hin.

Die Stirn des Untersuchers berührt nun den Daumen, der auf der Augenbraue des Patienten liegt. Wenn man unter Beibehaltung des 15-Grad-Winkels horizontal an die Pupille herangekommen ist, sieht man die Netzhaut (Retina) im Bereich der Papille, also des blinden Flecks. Nun wird die Papille durch Drehen am Linsenrand scharf eingestellt.

Beachten Sie bitte, dass Sie bei einem kurzsichtigen Patienten eine Minus-Dioptrien-Zahl einstellen müssen, bei einem weitsichtigen dagegen eine Positiv-Dioptrien-Zahl, beispielsweise +1 oder +2.

Lichtstrahl

Die meisten Untersucher bevorzugen den großen runden Lichtstrahl für weite Pupillen und den kleinen runden für enge Pupillen. Der spaltförmige Strahl kann benutzt werden, um die Konkavität der Netzhaut zu beurteilen. Das

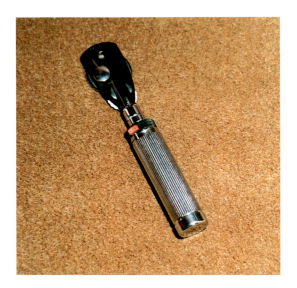

Gitter dient dazu, Messungen vorzunehmen, der grüne Strahl, kleine Rotläsionen zu finden. Der Anfänger wird sich sinnvollerweise erst einmal in der Anwendung des runden Lichtstrahls üben.

Beurteilung des Augenhintergrundes

Achten Sie auf die Schärfe der Begrenzung des blinden Flecks (Papille). Dabei muss beachtet werden, dass die nasale Begrenzung der Papille oft etwas unscharf aussieht. Die Farbe der Papille ist gelblich-orange bis rosa.

Betrachten Sie auch die Stelle des schärfsten Sehens (gelber Fleck, Makula), indem Sie den Patienten bitten, in den Lichtstrahl zu blicken, oder führen sie den Lichtstrahl etwas nach lateral. Der Durchmesser des gelben Flecks ist im Allgemeinen etwas größer als der der Papille. Es handelt sich um ein gefäßloses Gebiet ohne scharfe Begrenzung, das normalerweise gelblich-weiß erscheint. Das Auffinden wird durch einen kleinen Lichtreflex in der Mitte der Makula (Fovea centralis) erleichtert, der allerdings bei alten Leuten fehlt. Bei jugendlichen Patienten treten normalerweise schimmernde Lichtreflexe im Bereich der Makula auf.

Arterien und Venen können sie aufgrund ihrer Größe und Farbe unterscheiden. Arterien sehen hellrot aus und sind etwas kleiner. Venen erscheinen dunkelrot und sind größer.

Abb. 19-24 ▶ Foto des Augenhintergrunds

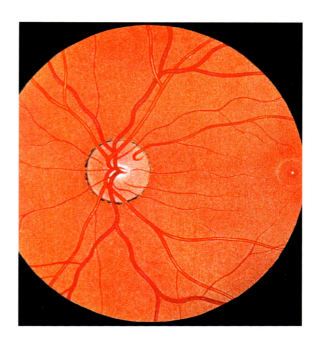

Die Abbildung zeigt die Netzhaut des Auges, wie sie mit einem Augenspiegel (Ophthalmoskop) gesehen werden kann. Auf dem Augenhintergrund erscheinen Arterien hellrot und klein, Venen dagegen dunkelrot und etwas größer.

Achten Sie auf die Beschaffenheit der Papille. Eine knopfförmig vorgewölbte Stauungspapille ist ein Zeichen für einen gesteigerten Hirndruck. Sie muss in jedem Fall vom Arzt genau abgeklärt werden. Beurteilen Sie auch die Beschaffenheit der Gefäße und der Papillenbegrenzung nach Farbe, Schärfe und Pigmentierung.

Manche Veränderungen des Augenhintergrunds sind pathognomisch (kennzeichnend, typisch) für bestimmte Krankheiten. So können Arteriosklerose, Diabetes mellitus, Syphilis, Toxoplasmose und Tuberkulose bestimmte Augenhintergrundveränderungen hervorrufen.

Abb. 19-25 ▶ Kurz- und Weitsichtigkeit

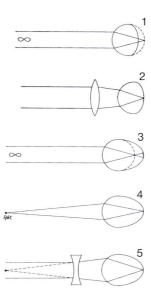

1. **Weitsichtigkeit.**
   Der Augapfel ist zu kurz. Die aus der Ferne kommenden Lichtstrahlen werden nicht stark genug gebrochen, der Brennpunkt liegt hinter der Netzhaut.
2. **Weitsichtigkeit.**
   Durch eine Sammellinse kann bei zu kurzem Augapfel der Brennpunkt nach vorne verlagert werden. Nun fällt der Brennpunkt genau auf die Netzhaut. Es wird ein scharfes Bild abgebildet.
3. **Kurzsichtigkeit.**
   Beim Kurzsichtigen ist der Augapfel zu lang. Der Brennpunkt der Lichtstrahlen von weiter entfernt liegenden Gegenständen, liegt vor dem Augapfel.
4. **Kurzsichtigkeit.**
   Der Brennpunkt von Lichtstrahlen, die von näher gelegenen Objekten stammen, werden richtig auf der Netzhaut abgebildet. Sie können deshalb scharf gesehen werden.
5. **Kurzsichtigkeit.**
   Damit der Kurzsichtige auch entfernte Gegenstände scharf sehen kann, muss er eine Zerstreuungslinse tragen. Dadurch wird der Brennpunkt weiter nach hinten verlagert.

Abb. 19-26 ▶ Gerstenkorn (Hordeolum)

Beim Gerstenkorn ist es zu einer Entzündung einer Moll- oder Zeis-Talgdrüse des Lidrandes gekommen.

Die Erkrankung beginnt mit einer immer stärker werdenden Rötung und Schwellung des Lides. Das begleitende Ödem kann in dem lockeren Bindegewebe beträchtliche Ausmaße erreichen. Beachten Sie bitte auf der Abbildung die typische „Paragrafenform" des Oberlides.

Da es während der Pubertät oft zu einer gesteigerten Talgdrüsenproduktion kommt, treten auch in diesem Lebensabschnitt gehäuft Gerstenkörner auf.

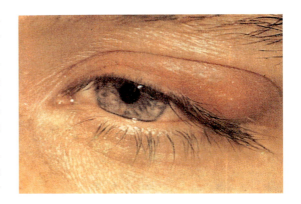

Abb. 19-27 ▶ Hagelkorn (Chalazion)

Beim Hagelkorn liegt eine chronische Entzündung der Meibom-Drüse des Augenlides vor. Das Hagelkorn entwickelt sich langsam. Die Ursache vermutet man in einem Sekretstau der Meibom-Drüse, der durch chronisch-entzündliche Vorgänge innerhalb dieser Drüsen begünstigt wird.

Auf der Abbildung sehen Sie ein Hagelkorn, das sich an der Innenseite des Augenlides gebildet hat.

Ein Kennzeichen des nicht entzündeten Hagelkorns ist, dass sich die darüber liegende Lidhaut gut verschieben lässt.

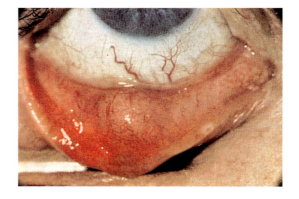

Abb. 19-28 ▶ Augenbindehautentzündung (Konjunktivitis)

Die Bindehaut kleidet die Ober- und Unterlider von innen her und die Skleren mit Ausnahme der Hornhaut aus.

Kommt es zur Bindehautentzündung, so ist die Rötung typischerweise am stärksten in den Übergangsfalten der Bindehaut von Ober- und Unterlid ausgeprägt. Um die Hornhaut herum nimmt die Rötung deutlich ab. Man sieht einzelne, kräftig gezeichnete Gefäße. Diese lassen sich mit der Bindehaut verschieben.

Bei der Bindehautentzündung kommt es zu Jucken, Brennen und Fremdkörpergefühl im Auge. Häufig besteht eine vermehrte Sekretbildung, die morgens zum Verkleben der Lider führen kann. Die Sehkraft ist in **keinem** Fall beeinträchtigt!

Von den Ursachen her unterscheidet man eine infektiöse, eine nichtinfektiöse und eine allergisch bedingte Bindehautentzündung.

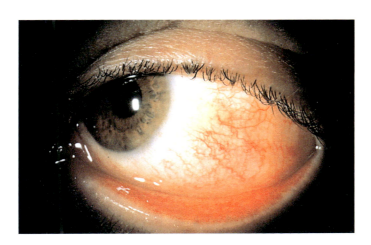

Abb. 19-29 ▶ Grauer Star (Linsentrübung, Katarakt)

Die Abbildung zeigt eine fortgeschrittene Linsentrübung.

Beim grauen Star ist es zu einer Eintrübung der Linse gekommen, in deren Folge die Pupille grau erscheint. Je weiter die Trübung fortschreitet, desto stärker ist die Einschränkung der Sehkraft. Das Ausmaß reicht von einer leichten Sichttrübung zu fortgeschrittenen Fällen, in denen nur noch Hell-Dunkel-Sehen möglich ist, bis hin zum „Schattensehen".

Die Erkrankung beginnt meist um das 60. Lebensjahr herum als so genannter Altersstar. Diabetes-mellitus-Kranke haben ein besonders hohes Risiko an grauem Star zu erkranken.

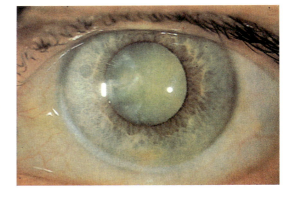

Abb. 19-30 ▶ Akutes Glaukom

Beim akuten Glaukom kommt es zu einer plötzlichen Erhöhung des Augeninnendrucks. Dies geht mit starken Schmerzen im Auge, Nebel- und Regenbogenfarbensehen, starken Kopf- und Trigeminusschmerzen, heftigen Bauchschmerzen sowie mit Übelkeit und Erbrechen einher. Das Sehvermögen ist beeinträchtigt.

Die Abbildung zeigt das typische hochrote Auge des akuten Glaukomanfalls. Beim Abtasten fühlt sich der Augapfel hart an.

Ein akuter Glaukomanfall kann durch starke Gefühlsregungen wie Angst, Schreck und Trauer ausgelöst werden. Betroffen sind vor allem Patienten mit einem anatomischen Kurzbau der Augen mit flacher Vorderkammer und engem Kammerwinkel (Engwinkelglaukom). Beim Weitwinkelglaukom hingegen besteht keine Einengung des Kammerwinkels, sondern hier liegt eine Abflussbehinderung im Schlemm-Kanal in Folge örtlicher oder altersbedingter Veränderungen vor.

Beim akuten Glaukom handelt es sich um einen ophthalmologischen Notfall, der sofortige Einweisung in eine Augenklinik erfordert, damit keine dauernden Schäden am Auge zurückbleiben.

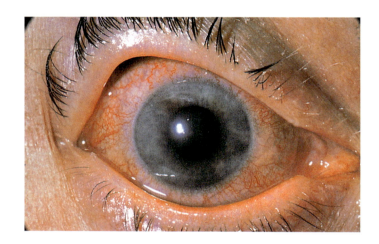

20 Das Ohr

Abb. 20-1 ▶ Rechte Ohrmuschel

Die äußere Ohrmuschel dient dem Auffangen der Schallwellen. Sie besteht aus elastischem Knorpel, der von Haut überzogen ist. Nur das Ohrläppchen ist knorpelfrei. Der elastische Knorpel gewährleistet nicht nur die Biegsamkeit der Ohrmuschel sondern auch die Fähigkeit, dass er doch immer wieder zu ihrer ursprünglichen Form zurückkehrt.

Wichtige Anteile der Ohrmuschel sind Ohrleiste (Helix, 2), Gegenleiste (Antihelix, 1), das Ohrläppchen und der Tragus (4), der Knorpelvorsprung vor dem äußeren Gehörgang.

1 Gegenleiste .... Antihelix
2 Ohrleiste .... Helix
3 Äußerer Gehörgang .... Meatus acusticus externus
4 Tragus (Knorpelvorsprung vor
  dem äußeren Gehörgang) .... Tragus

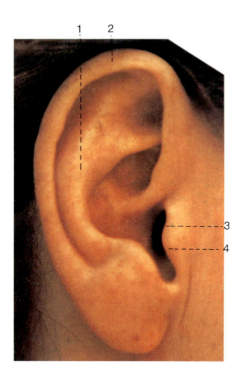

Abb. 20-2 ▶ Übersichtsdarstellung des äußeren Ohrs, des Mittelohrs und des Innenohrs

Am Ohr unterscheidet man:

a) Äußeres Ohr
mit Ohrmuschel und Gehörgang.

b) Mittelohr
Es besteht aus der Paukenhöhle mit den drei Gehörknöchelchen Hammer, Amboss und Steigbügel und dem Warzenfortsatz (Processus mastoideus).

c) Innenohr
Es besteht einerseits aus dem Hörorgan mit der Schnecke und andererseits aus dem Gleichgewichtsorgan mit dem Vorhof und den drei Bogengängen.

1 Ohrmuschel .... Auricula
2 Äußerer Gehörgang .... Meatus acusticus externus
3 Trommelfell .... Membrana tympani
4 Paukenhöhle .... Cavum tympani
5 Ohrtrompete (Eustachi-Röhre) .... Tuba auditiva
6 Schnecke .... Cochlea
7 Bogengänge .... Canales semicirculares
8 Trommelfellspanner .... M. tensor tympani
9 Hammer .... Malleus
10 Oberes Hammerband .... Lig. mallei superius
11 Paukenhöhlenbucht oberhalb
   des Trommelfells .... Recessus epitympanicus
12 Amboss .... Incus
13 Ohrtrompetenknorpel ...... Cartilago tubae auditivae
14 Membranöse Wand der
   Ohrtrompete .... Lamina membranacea
15 Gaumensegelheber .... M. levator veli palatini
16 Hammergriff .... Manubrium mallei
17 Vorderer Hammerfortsatz .... Processus anterior
                                                                     mallei
18 Seitlicher Hammerfortsatz .... Processus lateralis
                                                                     mallei
19 Seitliches Hammerband .... Lig. mallei laterale
20 Hinteres Ambossband .... Lig. incudis posterius

Schematische Darstellung des äußeren Gehörganges

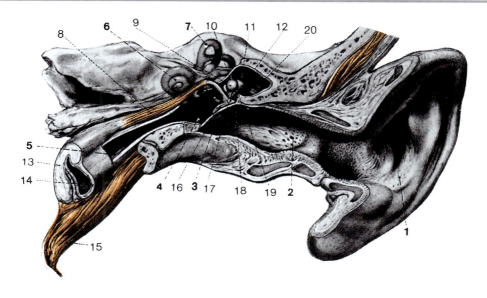

Abb. 20-3 ▶ Schematische Darstellung des äußeren Gehörgangs

Der Gehörgang hat eine Länge von 2,5 bis 3,5 cm. Er ist in seinem ersten Abschnitt mit staubfangenden Härchen ausgestattet. In den Gehörgang sind kleine Talg- und Schmalzdrüsen einlagert, die das Ohrenschmalz (Zerumen) produzieren.

1 Gehörgangknorpel .... *Cartilago meatus acustici*
2 Haut (des äußeren Gehörganges) .... *Cutis*
3 Härchen .... *Tragi*
4 Talgdrüsen .... *Glandulae sebaceae*
5 Ohrenschmalzdrüsen .... *Glandulae ceruminosae*

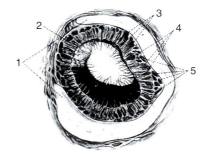

Abb. 20-4 ▶ Mikroskopisches Bild eines Ausschnitts aus dem äußeren Gehörgang

(Vergrößerung 16-fach)

1 Ohrenschmalzdrüse .... *Glandulae ceruminosae*
2 Talgdrüse .... *Glandulae sebaceae*
3 Gehörgangsknorpel .... *Cartilago meatus acustici*

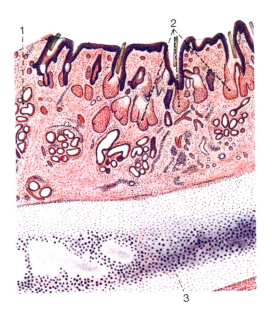

Abb. 20-5 ▶ Trommelfell

Das Trommelfell bildet die Grenze zwischen äußerem Ohr und Mittelohr. Die ungefähr 0,1 mm dicke Membran, hat einen Durchmesser von etwa einem Zentimeter und ist an ihrer äußeren Seite mit Haut überzogen, auf der Innenseite hat sie einen Schleimhautüberzug.

Betrachtet man ein gesundes Trommelfell mit dem Ohrenspiegel (Otoskop), erscheint es perlmuttfarben glänzend. Da der Griff des Hammers am Trommelfell festgewachsen ist, sieht man ihn deutlich durchscheinen. Der Hammergriff zieht das Trommelfell leicht trichterförmig nach innen. Die Mitte dieser Einziehung wird als „Trommelfellnabel" bezeichnet.

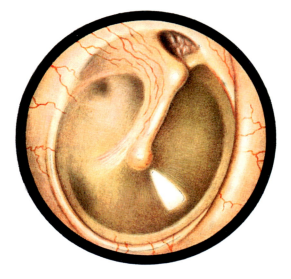

Abb. 20-6 ▶ Paukenhöhle mit den drei Gehörknöchelchen

Die drei Gehörknöchelchen Hammer, Amboss und Steigbügel sind gelb dargestellt – hier in 3-facher Vergrößerung. Ihre Hauptbewegungsrichtungen sind durch schwarze Pfeile gekennzeichnet. Der Hammergriff ist mit dem Trommelfell verwachsen, der Steigbügel ist mit einem Ringband beweglich im ovalen Fenster aufgehängt. Die Gehörknöchelchen sind durch zwei echte Gelenke miteinander verbunden: dem Hammer-Amboss-Gelenk und dem Amboss-Steigbügel-Gelenk.

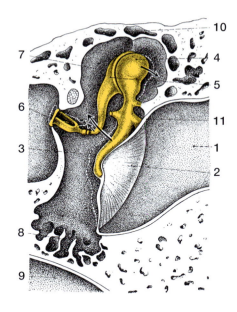

1 Äußerer Gehörgang .... *Meatus acusticus externus*
2 Trommelfell .... *Membrana tympani*
3 Paukenhöhle .... *Cavum tympani*
4 Hammer .... *Malleus*
5 Amboss .... *Incus*
6 Steigbügel .... *Stapes*
7 Paukenhöhlenbucht über dem
   Trommelfell .... *Recessus epitympanicus*
8 Paukenhöhlenboden .... *Paries jugularis*
9 Innere Drosselvene
   (innere Halsvene) .... *V. jugularis interna*
10 Paukenhöhlendach   *Tegmen tympani*
   (Teil des Felsenbeins) .... *(Pars petrosa)*
11 Trommelfell   *Membrana tympani*
   (schlaffer Teil) .... *(Pars flaccida)*

Abb. 20-7 ▶ Paukenhöhle

Der Warzenfortsatz wurde teilweise aufgemeißelt, um einen Blick in die Paukenhöhle zu ermöglichen. Die Gehörknöchelchen und das Trommelfell wurden entfernt.

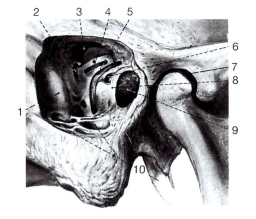

1 S-förmiger Blutleiter der harten
   Hirnhaut .... *Sinus sigmoideus*
2 Knochenkanal des   *Canalis semicircularis*
   hinteren Bogengangs .... *posterior*
3 Knochenkanal des   *Canalis semicircularis*
   vorderen Bogengangs .... *anterior*
4 Knochenkanal des   *Canalis semicircularis*
   seitlichen Bogengangs .... *lateralis*
5 Kanal des Gesichtsnervs .... *Canalis facialis*
6 Ovales Fenster .... *Fenestra vestibuli*
7 Kiefergelenk .... *Articulatio temporomandibularis*
8 Vorwölbung durch die Schnecke ...... *Promontorium*
9 Ohrtrompete (Eustachi-Röhre) .... *Tuba auditiva*
10 Warzenfortsatzzellen .... *Cellulae mastoideae*

Abb. 20-8 ▶ Schnitt durch Gehörgang, Mittelohr, Innenohr und Warzenfortsatz

Der Schnitt erfolgte durch den äußeren Gehörgang, das Mittelohr und das Innenohr. Hammer und Amboss sind größtenteils entfernt. Rechts unten ist das Hohlraumsystem des Warzenfortsatzes zu sehen. Diese mit Schleimhaut ausgekleideten, lufthaltigen Hohlräume dienen der Gewichtsverminderung. Bei den Innenräumen der Warzenfortsätze gibt es individuelle Unterschiede mit kleinen und großen Zellen (Hohlräumen).

Entzündungen des Mittelohrs können auf die Zellen des Warzenfortsatzes übergreifen. Während die Paukenhöhle meist gut ausheilt, kann es sein, dass die Entzündung im Warzenfortsatz über Wochen und Monate besteht. In der Schulmedizin wird bei eitrigen Entzündungen mit Antibiotika behandelt, wirkt diese Therapie nicht, muss das Mastoid manchmal operativ entfernt werden, vor allem, wenn die Entzündung auf den Knochen übergegangen ist.

1 Äußerer Gehörgang .... *Meatus acusticus externus*
2 Trommelfell .... *Membrana tympani*
3 Paukenhöhle .... *Cavum tympani*
4 Hammer .... *Malleus*
5 Amboss .... *Incus*
6 Steigbügel .... *Stapes*
7 Warzenfortsatzzellen .... *Cellulae mastoideae*
8 Häutiger Schneckengang .... *Ductus cochlearis*
9 Hör- und Gleichgewichts-
   nerv .... *N. vestibulocochlearis*
   (VIII. Hirnnerv) .... (*N. statoacusticus*)
10 Harte Hirnhaut .... *Dura mater*

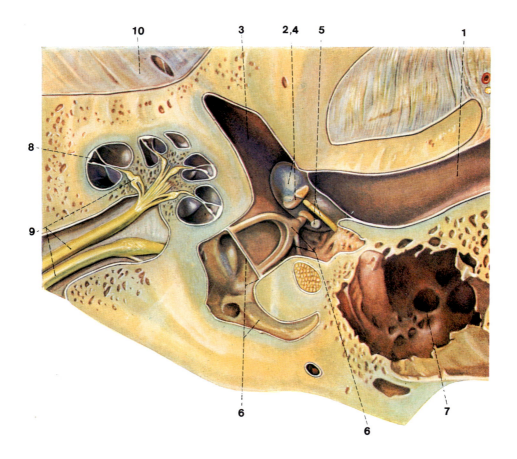

Abb. 20-9 ▶ Hohlraumsystem des Mittelohrs

Rotbraun: Warzenfortsatzzellen
Blau: Paukenhöhle
Gelb: Ohrtrompete

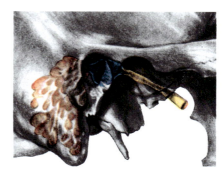

Abb. 20-10 ▶ Schnitt durch Mittelohr und Rachen

Die Ohrtrompete (5) verbindet das Mittelohr mit dem Rachenraum. Sie dient dem Druckausgleich auf beiden Seiten des Trommelfells. Durch die Ohrtrompete können aber auch Erreger aus dem Rachenraum in das Mittelohr einwandern.

Die Ohrtrompete hat eine Länge von ungefähr drei bis vier Zentimetern. Sie verläuft von außen-hinten-oben nach innen-vorne-unten, wobei sie ungefähr zwei Zentimeter absteigt.

1 Amboss .... Incus
2 Paukensaite (Ast des
   VII. Hirnnervs) .... Chorda tympani
3 Trommelfell .... Membrana tympanica
4 Trommelfellspanner .... M. tensor tympani
5 Ohrtrompete (Eustachi-Röhre) .... Tuba auditiva
6 Gaumensegelheber .... M. levator veli palatini
7 Rachenmündung der   Ostium pharyngeum
   Ohrtrompete .... tubae auditoriae
8 Gaumensegelspanner .... M. tensor veli palatini
9 Haken des Flügelfortsatzes
   des Keilbeins .... Hamulus pterygoideus
10 Zungengrund .... Radix linguae
11 Kehldeckel .... Epiglottis
12 Stellknorpel-Kehldeckel-
    Falte .... Plica ary-epiglottica
13 Griffelfortsatz-Rachen-
    Muskel .... M. stylopharyngeus
14 Felsenbein .... Pars petrosa
15 Rachenmandel .... Tonsilla pharyngea
16 Zweibäuchiger Muskel .... M. digastricus
17 Zäpfchenmuskel .... M. uvulae
18 Innerer Flügelmuskel .... M. pterygoideus medialis
19 Schleimhautfalte über dem
    Kehlkopfnerv .... Plica nervi laryngei
20 Schleimhauthöckerchen   Tuberculum
    über dem Keilknorpel .... corniculatum
21 Schleimhauthöckerchen   Tuberculum
    über dem Spitzenknorpel .... cuneiforme

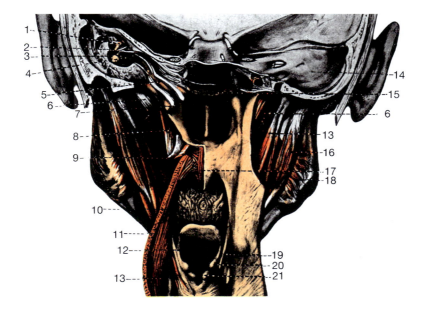

Abb. 20-11 ▶ Mündung der Ohrtrompete

Die drei Rachenabschnitte und der Kehlkopf sind durch unterschiedliche Farben unterlegt. Eine Sonde wurde in die Rachenmündung der Ohrtrompete eingeführt.

Die Ohrtrompete mündet im oberen Rachenanteil auf einer Schleimhautfalte. Kommt es im Rachen zu einer Schleimhautentzündung, so kann der Eingang zur Ohrtrompete zuschwellen. Infolgedessen kann kein Druckausgleich mehr zwischen Mittelohr und äußerem Luftdruck stattfinden. Die Luft im Mittelohr wird langsam resorbiert, das Trommelfell nach innen gedrückt und es kommt zu einem schmerzhaften Druckgefühl in den Ohren mit Höreinschränkungen.

1 Mündung der Stirnhöhle .... Sinus frontalis
2 Mündung der Kieferhöhle .... Sinus maxillaris
3 Mündung des Tränennasen-
 gangs .... Ductus nasolacrimalis
4 Kleiner Verbindungskanal zwischen
 Mund- und Nasenhöhle .... Canalis incisivus
5 Zunge .... Lingua
6 Kinn-Zungenbein-Muskel ..... M. geniohyoideus
7 Unterkiefer-Zungenbein-
 Muskel .... M. mylohyoideus
8 Zungenbein .... Os hyoideum
9 Schildknorpel .... Cartilago thyroidea
10 Taschenfalte .... Plica vestibularis
11 Kehlkopftasche .... Ventriculus laryngis
12 Ringknorpel .... Cartilago cricoidea
13 Stirnhöhle .... Sinus frontalis
14 Mündung der vorderen und ...Sinus ethmoidales
 mittleren Siebbeinhöhlen ..... anteriores et medii
15 Vorderwand der .... Vorderwand des
 Keilbeinhöhle .... Sinus sphenoidalis
16 Mündung der hinteren
 Siebbeinhöhlen .... Sinus ethmoidales
 posteriores
17 Nasen-Rachen-Gang ... Meatus nasopharyngeus
18 Schleimhautwulst an der Einmündung Torus
 der Ohrtrompete in den Rachen .... tubarius
19 Rachendachnische .... Recessus pharyngeus
20 Schleimhautfalte (von der Ohrtrompete
 zum Gaumensegel) .... Plica salpingopalatina
21 Schleimhautfalte (vom Oberrand der Schlund-
 kopfmündung zum hinteren Gaumenbogen)
 = „Seitenstrang" .... Plica salpingopharyngea
22 Schleimhautwulst im Rachen Torus
 über dem Gaumensegelheber .... levatorius
23 Harter Gaumen .... Palatum durum
24 Weicher Gaumen .... Palatum molle
25 Gaumenzäpfchen .... Uvula palatina
26 Vorderer Gaumenbogen .... Arcus palatoglossus
27 Hinterer Gaumenbogen .... Arcus
 palatopharyngeus
28 Kehldeckel .... Epiglottis
29 Stellknorpel-Kehldeckel-
 Falte .... Plica aryepiglottica
30 Schleimhauthöckerchen über
 dem Keilknorpel .... Tuberculum cuneiforme
31 Schleimhauthöckerchen über Tuberculum
 dem Spitzenknorpel .... corniculatum
32 Querer Stellknorpel-
 muskel .... M. arytenoideus transversus
33 Stimmlippe .... Plica vocalis

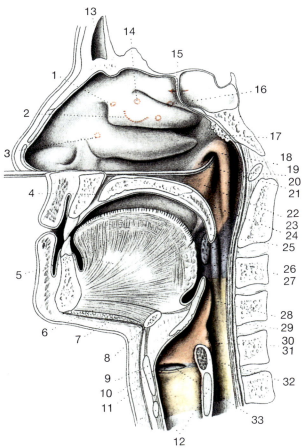

Abb. 20-12 ▶ Lage des Innenohrs im Felsenbein

Das Hörorgan (Schnecke) und das Gleichgewichtsorgan (Vorhöfe und Bogengänge) liegen im Felsenbein (12), einem Teil des Schläfenbeins. Um einen Einblick zu ermöglichen, wurde ein Teil des Felsenbeins entfernt.

1 Felsenbein .... *Pars petrosa*
2 Schnecke .... *Cochlea*
3 Vorderer Bogengang .... *Ductus semicircularis anterior*
4 Seitlicher Bogengang .... *Ductus semicircularis lateralis*
5 Hinterer Bogengang .... *Ductus semicircularis posterior*
6 Hör- und Gleichgewichtsnerv .... *N. vestibulocochlearis*
   (VIII. Hirnnerv) .... *(N. statoacusticus)*

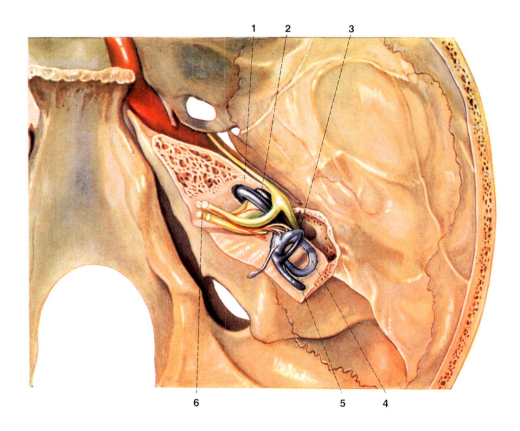

Abb. 20-13 ▶ Das knöcherne Labyrinth

Zu sehen ist das knöcherne Labyrinth mit Schnecke, Vorhof und Bogengängen.

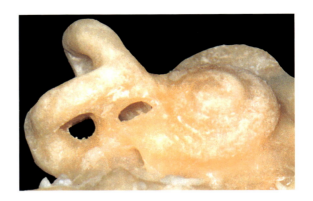

Abb. 20-14 ▶ Knöcherne Schnecke

Die knöcherne Schnecke – in der Abbildung in 7-facher Vergrößerung – wurde teilweise eröffnet, um einen Blick in ihr Inneres zu gestatten. Die Schnecke hat 2 $^{1}/_{2}$ Windungen.

An der Schnecke kann man einen äußeren knöchernen Anteil und einen inneren häutigen Anteil unterscheiden. Zwischen dem knöchernen und dem häutigen Anteil befindet sich die Perilymphe. Innerhalb des häutigen Anteils liegt die Endolymphe. Der Anteil der Perilymphe übersteigt den der Endolymphe um ein Vielfaches (siehe auch Abb. 20-16).

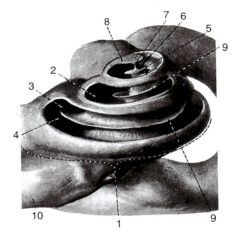

1 Schnecke .... Cochlea
2 Knöcherner Schnecken-
 gang .... Canalis spiralis cochleae
3 Vorhoftreppe .... Scala vestibuli
4 Paukentreppe .... Scala tympani
5 Ende des knöchernen
 Spiralblatts .... Hamulus laminae spiralis
6 Schneckenloch (Verbindung zwischen
 Vorhof- und Paukentreppe) .... Helicotrema
7 Schneckenspindel .... Modiolus
8 Schneckenkuppel .... Cupula cochleae
9 Knöchernes Spiralblatt .... Lamina spiralis ossea
10 Knöcherner Kanal des hinteren
 Bogengangs .... Canalis semicircularis posterior

Abb. 20-15 ▶ Das häutige Labyrinth

Innerhalb des knöchernen Labyrinths liegt das häutige, das mit Endolymphe gefüllt ist. Die Darstellung zeigt die Schnecke und die Bogengänge mit den beiden Vorhofsäckchen von hinten. Deutlich zu sehen sind auch der Hörnerv und der Gleichgewichtsnerv, die sich zu dem Hör- und Gleichgewichtsnerv (N. vestibulocochlearis) verbinden. Der Endolymphgang (12) dient dem Druckausgleich des Innenohrs.

1 Schnecke .... Cochlea
2 Hörnerv .... N. cochlearis
3 Gleichgewichtsnerv .... N. vestibularis
4 Kleines Vorhofsäckchen .... Sacculus
5 Großes Vorhofsäckchen .... Utriculus
6 Vorderer Bogengang .... Ductus semicircularis anterior
7 Hinterer Bogengang .... Ductus semicircularis posterior
8 Seitlicher Bogengang .... Ductus semicircularis lateralis
9 Vordere Ampulle .... Ampulla membranacea anterior
10 Seitliche Ampulle .... Ampulla membranacea lateralis
11 Hintere Ampulle .... Ampulla membranacea posterior
12 Endolymphgang .... Ductus endolymphaticus

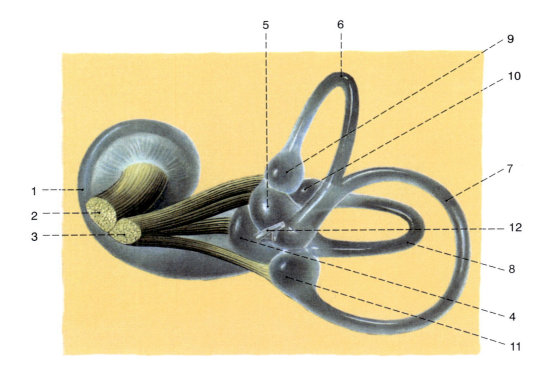

Abb. 20-16 ▶ Schnitt durch einen knöchernen Schneckengang

Der häutige Schneckengang (2, hier 30-fache Vergrößerung), der mit Endolymphe gefüllt ist, wird von den Räumen, die mit Perilymphe gefüllt sind (1+3) durch zwei Membranen abgetrennt: nämlich durch die unterhalb liegende Basilarmembran (7) und die darüber liegende Reissner-Membran (8). Der mit Perilymphe gefüllte Raum, der sich oberhalb der Reissner-Membran befindet, ist die Vorhoftreppe (1). Der Raum, der sich unterhalb der Basilarmembran befindet, ist die Paukentreppe (3). Im häutigen Schneckengang (2) liegt das eigentliche Hörorgan, das Corti-Organ. Vorhoftreppe und Paukentreppe sind in der Schneckenkuppel durch das Schneckenloch verbunden (siehe Abb. 20-14, Nr. 6).

1 Vorhoftreppe .... *Scala vestibuli*
2 Häutiger Schneckengang .... *Ductus cochlearis*
3 Paukentreppe .... *Scala tympani*
4 Äste der Labyrinthvenen .... *Vv. labyrinthi*
5 Nervenknoten des Hörnervs .... *Ganglion cochleare*
6 Ast der Labyrinthschlagader .... *A. labyrinthi*
7 Basilarmembran .... *Lamina basilaris*
8 Reissner-Membran .... *Membrana vestibularis*

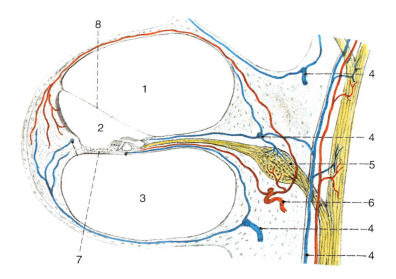

Abb. 20-17 ▶ Ausschnitt aus dem häutigen Schneckengang mit dem Corti-Organ

Dargestellt ist der mit Endolymphe gefüllte häutige Schneckengang (60-fache Vergrößerung) mit den beiden Membranen, die ihn gegenüber dem Perilymphraum begrenzen, der Basilarmembran (6) und der Reissner-Membran (7).

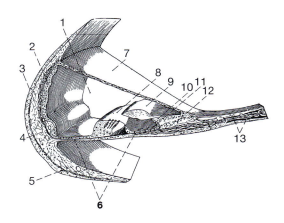

1 Häutiger Schneckengang .... *Ductus cochlearis*
2 Gefäßstreifen, der die Endolymphe bildet .... *Stria vascularis*
3 Spiralband der Schnecke .... *Lig. spirale*
4 Ausstrahlung der Basilarmembran .... *Lamina basilaris*
5 Knochenhaut (Periost) .... *Periosteum*
6 Basilarmembran .... *Lamina basilaris*
7 Reissner-Membran .... *Membrana vestibularis*
8 Corti-Organ .... *Organum spirale*
9 Deckmembran .... *Membrana tectoria*
10 Vorhoflippe am Rand des knöchernen Spiralblatts .... *Labium limbi vestibulare*
11 Innere Spiralrinne .... *Sulcus spiralis internus*
12 Rand des knöchernen Spiralblattes .... *Limbus laminae spiralis*
13 Knöchernes Spiralblatt (zwischen Vorhof- und Paukentreppe) ... *Lamina spiralis ossea*

Abb. 20-18 ▶ Corti-Organ

Das Corti-Organ (hier 300-fache Vergrößerung) ist das eigentliche Hörorgan. Es befindet sich im Endolymphraum, der gegenüber den Perilymphräumen durch zwei Membranen abgegrenzt ist.

Der Steigbügel des Mittelohres leitet die Schallwellen zum ovalen Fenster, von dort werden sie auf die Perilymphe und dann auf die Endolymphe übertragen. Dadurch wird die Basilarmembran in Schwingungen versetzt, was zur Abscherung der Sinneshaarzellen des Corti-Organs führt. Die Abscherung der Hörzellen, deren Härchen in eine Deckplatte eingelagert sind, verursacht die Aussendung eines Nervenimpulses, der vom Hörnerv (N. acusticus, VIII. Hirnnerv) in die Hörregion des Gehirns geleitet wird.

1 Hörzelle .... *Epitheliocytus sensorius pilosus*
2 Deckmembran .... *Membrana tectoria*
3 Basilarmembran .... *Lamina basilaris*
4 Stützzelle .... *Epitheliocytus phalangeus*

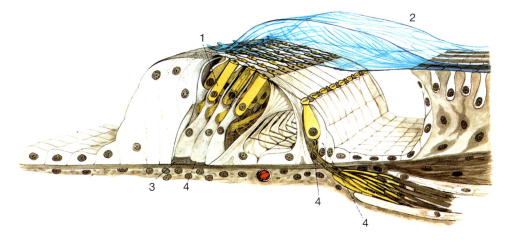

Abb. 20-19 ▶ Schema der Basilarmembran in der Schnecke mit Angabe der zugehörigen Tonhöhen in Hertz

Hohe Töne werden an der Basis der Schnecke, nahe dem ovalen Fenster registriert. Tiefe Töne werden in der Schneckenspitze wahrgenommen. Dazu laufen die Schallwellen je nach Tonhöhe mit unterschiedlicher Geschwindigkeit durch die Schnecke und treffen an einer bestimmten Stelle der Basilarmembran auf (Wanderwellentheorie).

Die gezeigte schematisierte Abbildung der Basilarmembran gibt die jeweils zugehörige Tonhöhe in Hertz an.

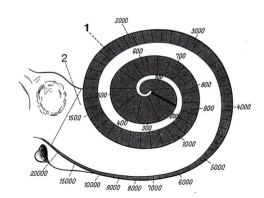

1 Basilarmembran .... *Lamina basilaris*
2 Knöchernes Spiralblatt zwischen
  Vorhof- und Paukentreppe .... *Lamina spiralis ossea*

Abb. 20-20 ▶ Haarzellen des Corti-Organs

Es handelt sich um rasterelektronische Aufnahmen der Haarzellen des Corti-Organs.

A Vergrößerung 1600-fach
B Vergrößerung 2300-fach

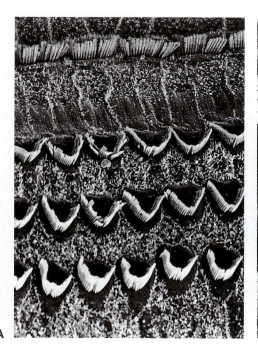
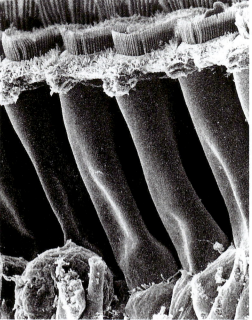

A   B

Abb. 20-21 ▶ Gleichgewichtsorgan

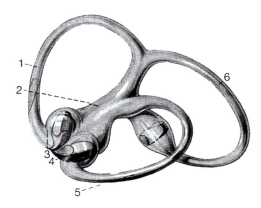

Das Gleichgewichtsorgan besteht aus den drei Bogengängen und dem Vorhof, der aus dem großen und dem kleinen Vorhofsäckchen besteht. Die drei Bogengänge registrieren Änderungen der Drehgeschwindigkeit, die Vorhofsäckchen Änderungen der geradlinigen Beschleunigung.

Bogengänge (Canales semicirculares)

Die drei Bogengänge stehen rechtwinklig aufeinander, entsprechend den drei Dimensionen des Raumes. Jeweils ein Schenkel des Bogenganges ist zu einer Ampulle erweitert, in der Sinneszellen sitzen. Die Schenkel der Bogengänge entspringen aus dem großen Vorhofsäckchen (Utriculus). Allerdings haben der vordere und der hintere Bogengang nur einen gemeinsamen Schenkel, so dass aus dem großen Vorhofsäckchen nur fünf Schenkel entspringen (siehe hierzu auch Abb. 20-15).

Vorhof (Vestibulum labyrinthi)

Das große (Utriculus) und das kleine Vorhofsäckchen (Sacculus) befinden sich zwischen den Bogengängen und der Schnecke. In den Vorhofsäckchen sitzen Sinneszellen, deren Härchen (Zellfortsätze) in eine Gallertschicht eingebettet sind, in die kleine Steinchen (Statolithen) eingelagert sind. Im großen Vorhofsäckchen stehen die Sinnesepithelzellen horizontal, im kleinen Vorhofsäckchen stehen sie dagegen vertikal. Deshalb werden im großen Vorhofsäckchen Änderungen der geradlinigen horizontalen Bewegung registriert und im kleinen Änderungen der geradlinigen vertikalen Bewegung.

1 Vorderer Bogengang .... *Ductus semicircularis anterior*
2 Großes und kleines Vorhofsäckchen .... *Utriculus et Sacculus*
3 Ampulle des Bogenganges ... *Ampulla membranacea*
4 Sinneskamm .... *Crista ampullaris*
5 Seitlicher Bogengang .... *Ductus semicircularis lateralis*
6 Hinterer Bogengang .... *Ductus semicircularis posterior*

Abb. 20-22 ▶ Steinchen (Statolith) aus der Deckmembran eines Vorhofsäckchens

Es handelt sich um ein rasterelektronisches Bild von Statolithen aus einem Vorhofsäckchen (9800-fache Vergrößerung). Man sieht winzige, mehrschichtige Kalksteinchen. Diese Kalksteinchen sind etwas kleiner als rote Blutkörperchen. Sie üben einen Druck (Schwerkraft) auf die Sinneszellen (Haarzellen) aus. Kommt es zu einer Abscherung der Härchen durch eine Änderung der geradlinigen Geschwindigkeit, so lösen die Sinneszellen einen Nervenimpuls aus.

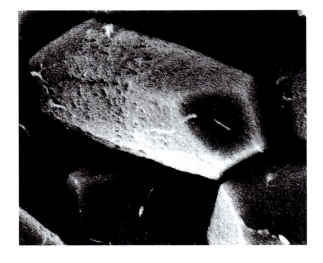

Abb. 20-23 ▶ Otoskop (Ohrenspiegel) mit Beleuchtungsquelle

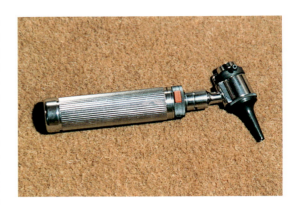

Achten Sie bei der Untersuchung mit dem Otoskop darauf, dass Sie den größten Vorsatz wählen, der gerade noch in den Gehörgang passt. Neigen Sie dabei den Kopf des Patienten leicht zur Gegenseite. Ergreifen Sie die Ohrmuschel fest, aber ohne weh zu tun und ziehen Sie sie nach oben, hinten und leicht nach außen.

Achten Sie bei der Beurteilung des Gehörganges auf Ohrenschmalz, Sekretabsonderungen und Fremdkörper. Schieben Sie das Otoskop weiter vor, bis Sie das Trommelfell betrachten können. Achten Sie hier auf Farbe, Zartheit und Glanz des Trommelfells, untersuchen Sie auch auf mögliche Perforationen. Wählen Sie als wichtigen Orientierungspunkt den Hammer, der mit seinem Stiel am Trommelfell festgewachsen ist.

21 Die Haut

Abb. 21-1 ▶ Schematische Darstellung der unbehaarten Haut (Leistenhaut)

In einem engeren Sinne fasst man unter der Haut die Oberhaut und die Lederhaut zusammen; in einem weiteren Sinn versteht man darunter Ober-, Leder- und Unterhaut (s. auch Abb. 21-2).

1–3 Oberhaut .... *Epidermis*
4–5 Lederhaut .... *Dermis (Corium)*
1–5 Haut .... *Cutis*

1 Hornschicht .... *Stratum corneum*
2 Glanzschicht .... *Stratum lucidum*
3 Körnerzellschicht und .... *Stratum granulosum et*
   Stachelzellschicht und .... *Stratum spinosum et*
   Basalzellschicht .... *Stratum basale*
4 Papillarkörper .... *Stratum papillare*
5 Netzschicht .... *Stratum reticulare*
6 Mündung des Ausführungs-
   ganges einer Schweißdrüse .... *Ductus sudoriferus*
7 Haargefäße (Kapillaren) .... *Vasa capillaria*

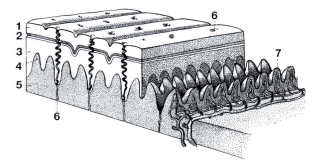

Abb. 21-2 ▶ Mikroskopisches Bild der Haut (Leistenhaut)

(Vergrößerung 20-fach)

1–2 Haut im engeren Sinn .... *Cutis*
1–3 Haut im weiteren Sinn .... *Integumentum commune*

1 Oberhaut .... *Epidermis*
2 Lederhaut .... *Dermis (Corium)*
3 Unterhaut (Subkutis) .... *Tela subcutanea*
4 Blutgefäß .... *Vas sanguineum*
5 Vater-Pacini-Lamellen-
   körperchen .... *Corpusculum lamellosum*
6 Fettgewebe der Unterhaut ... *Panniculus adiposus*
7 Ausführungsgang einer
   Schweißdrüse .... *Ductus sudoriferus*
8 Papillarkörper .... *Stratum papillare*

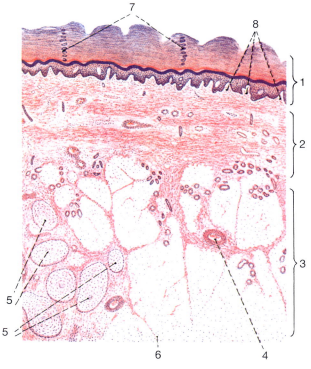

Abb. 21-3 ▶ Haut mit dicker Hornschicht

Es handelt sich um die mikroskopische Aufnahme eines Schnittbildes durch die Haut der Fingerbeere (in 130-facher Vergrößerung). Es wurde also eine Stelle gewählt, an der die Haut mechanisch stark beansprucht wird und sich deshalb eine starke Hornschicht ausbildet.

1 Hornschicht .... Stratum corneum
2 Glanzschicht .... Stratum lucidum
3 Körnerschicht .... Stratum granulosum
4 Stachelzellschicht .... Stratum spinosum
5 Basalzellschicht .... Stratum basale
6 Ausführungsgang einer
   Schweißdrüse .... Ductus sudoriferus
7 Papillarkörper .... Stratum papillare
8 Blutgefäß .... Vas sanguineum

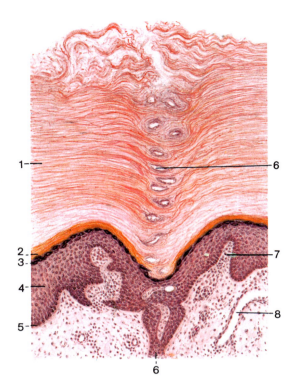

Abb. 21-4 ▶ „Fingerabdruck"

Zwischen Ober- und Lederhaut liegt keine ebene Grenze. Damit sich die Oberhaut nicht von der Lederhaut löst, sind die beiden Schichten miteinander durch den Papillarkörper verzahnt. Die Papillarkörper sind in Reihen („Leisten") angeordnet. Diesen Reihen legt sich die Oberhaut an. Das dabei entstehende Muster ist individuell verschieden und kann deshalb zur Identifizierung einer Person mittels eines „Fingerabdruckes" benutzt werden. Hierbei unterscheidet man vier Hauptmuster: Bogen, Schleife, Doppelschleife und Wirbel.

A Wirbel
B Doppelschleife
C Schleife
D Bogen

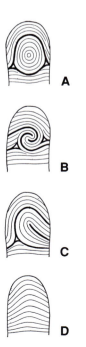

Abb. 21-5 ▶ Schematische Darstellung eines Haares und einer Schweißdrüse

Die Körperhaare dienen der Wärmeisolierung, da zwischen den Haaren die Luftzirkulation verlangsamt ist. Somit liegt an stärker behaarten Körperteilen gewissermaßen eine Luftschicht um den Körper, die gegen Wärme und Kälte schützt. Des Weiteren haben Haare aber auch noch eine wärmeausgleichende Wirkung, da sie die Verdunstungsoberfläche für den Schweiß vergrößern. Außerdem dienen sie der Reibungsminderung an Stellen an denen Haut gegen Haut reibt, beispielsweise in den Achselgruben. Schließlich dienen die Haare noch der Berührungsempfindung, da sie mit Haarfollikelrezeptoren verbunden sind. Die geschlechtsspezifische Behaarung von Mann und Frau im Gesicht und am Unterbauch hat auch eine sexuelle Signalwirkung.

Die Schweißdrüsen (7) liegen aufgeknäult im Unterhautfettgewebe. Ein Ausführungsgang (6) transportiert den gebildeten Schweiß zur Körperoberfläche, wo er als Pore sichtbar ist.

1 Oberhaut .... *Epidermis*
2 Haarschaft .... *Scapus pili*
3 Haarfollikel (umgibt den
   Hornfaden) .... *Folliculus pili*
4 Talgdrüse .... *Glandula sebacea*
5 Haarmuskel .... *M. arrector pili*
6 Ausführungsgang der Schweiß-
   drüse .... *Ductus sudoriferus*
7 Schweißdrüse .... *Glandula sudorifera*

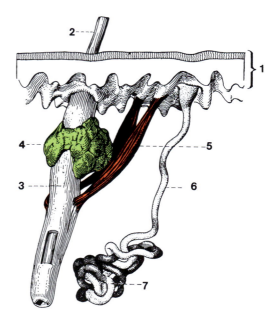

Abb. 21-6 ▸ Schnittbild durch die Kopfhaut

(Vergrößerung 20-fach)

1 Oberhaut .... Epidermis
2 Lederhaut .... Dermis (Corium)
3 Unterhaut (Subkutis) .... Tela subcutanea
4 Haarschaft .... Scapus pili
5 Haarfollikel .... Folliculus pili
6 Talgdrüse .... Glandula sebacea
7 Haarmuskel .... M. arrector pili
8 Sehnenhaube (Teil der
  Kopfschwarte) .... Galea aponeurotica

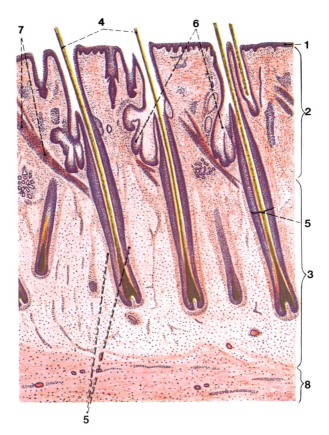

Abb. 21-7 ▸ Aufbau eines Nagels

Die Entfernung des Nagels auf der rechten Bildhälfte lässt das Nagelbett erkennen. Der Nagel wächst lediglich vom Nagelbett des Möndchens aus. Wird dieser Bereich zerstört, kann der Nagel nicht mehr nachwachsen.

1 Nagelwall .... Vallum unguis
2 Möndchen .... Lunula
3 Hornplatte .... Corpus unguis
4 Seitlicher Rand des Nagels .... Margo lateralis
5 Freier Rand des Nagels .... Margo liber
6 Nagelbett .... Hyponychium
7 Nagelfalz .... Sulcus matricis

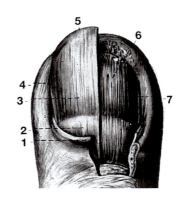

Abb. 21-8 ▶ Mikroskopischer Schnitt durch einen Nagel

(Vergrößerung 30-fach)

1 Nagelbett .... *Hyponychium*
2 Keimschicht des Nagels .... *Stratum germinativum unguis*
3 Papillarkörper der Lederhaut .... *Stratum papillare*
4 Hornschicht des Nagelwalls .... *Eponychium*
5 Nagelwall .... *Vallum unguis*
6 Schweißdrüsen .... *Glandula sudorifera*
7 Nagelwurzel .... *Radix unguis*

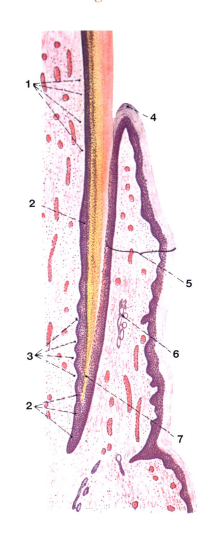

Abb. 21-9 ▶ Löffelnagel (Koilonychie)

Der Löffelnagel hat eine muldenförmige Eindellung der Nagelplatte und eine erhöhte Brüchigkeit. Auf der Abbildung sind deutlich die konkave Krümmung des Nagels zu sehen und die Einrisse am freien Nagelrand. Eine häufige Ursache ist Eisenmangelanämie.

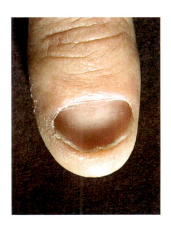

Abb. 21-10 ▶ Weiße Nagelflecken

Geringfügige Verletzungen der Nagelplatte müssen nicht immer mit einer Blutung einhergehen. Oft bildet sich nur ein umschriebener weißlicher Fleck im betroffenen Bereich. Weiße Nagelflecken werden durch fehlerhafte Lufteinschlüsse in der Hornsubstanz verursacht. Dies kann die Ursache auch in einer falschen Maniküre haben.

1 Weißer Nagelfleck

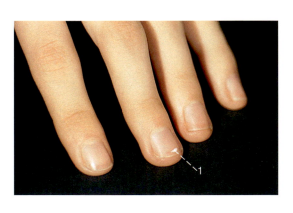

Abb. 21-11 ▶ Längsrillen

Das wiederholte Zurückschieben des Nagelwalls mittels Stäbchen, Fingernägeln oder Zähnen kann zur Ausbildung von Längsrillen führen, aber auch zu vorstehend geschilderten weißen Flecken oder zu Aufsplitterungen am freien Nagelrand.

Längsrillen können aber auch bei Stoffwechselstörungen, bei Magen-, Darm- und Lebererkrankungen und bei Vitamin-A- und -B-Mangel auftreten.

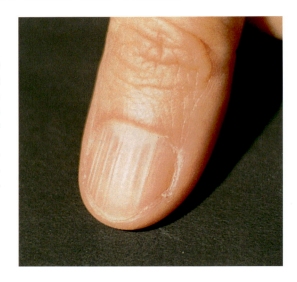

Abb. 21-12 ▶ Schematische Darstellung wichtiger Hautrezeptoren

A Unbehaarte Haut
(beispielsweise Hand- oder Fußinnenfläche)
B Behaarte Haut
(beispielsweise Hand- oder Fußrücken)

1 Hornschicht .... *Stratum corneum*
2 Keimschicht .... *Stratum germinativum*
3 Papillarkörper .... *Stratum papillare*
4 Netzschicht .... *Stratum reticulare*
5 Unterhautgewebe (Subkutis) .... *Tela subcutanea*
6 Oberhaut .... *Epidermis*
7 Lederhaut .... *Corium, Dermis*
8 Merkel-Tastscheiben .... *(Tastscheiben)*
9 Meißner-Körperchen .... *(Tastkörperchen)*
10 Vater-Pacini-Lamellenkörperchen
11 Haarfollikelrezeptoren
12 Merkel-Zellen

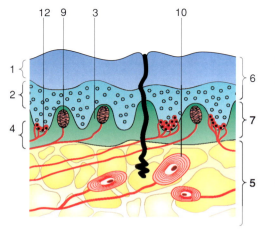
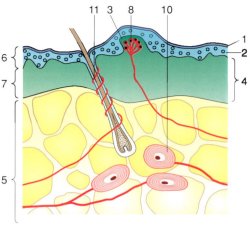

A B

Abb. 21-13 ▶ Phasen der Wundheilung

A + B Exsudative Phase

Durch die Verletzung ist es zum Zerreißen von Kapillaren, kleinen Arterien und Venen gekommen. Das hierbei ausgetretene Blut gerinnt und beendet dadurch die Blutung. In das entstandene Blutgerinnsel wandern Fresszellen ein und beseitigen die angefallenen Zelltrümmer und die eingedrungenen Erreger.

C Proliferative Phase

In das Blutgerinnsel wachsen Kapillaren und Bindegewebszellen ein. Dieses junge, gefäßreiche Bindegewebe wird als Granulationsgewebe bezeichnet. Die Zellen des Epithelgewebes beginnen sich von der Seite her zu teilen und bedecken bald mit einem dünnen Häutchen aus Deckzellen die Wunde.

D Narbenbildung

Das Granulationsgewebe baut sich in Narbengewebe um. Dazu bilden die Bindegewebszellen ungefähr ab dem 5. Tag Gitterfasern, ab dem 20. Tag zugfeste Fasern. Die Lederhaut wird auf diese Art langsam neu gebildet. Auch das Epithelgewebe kehrt wieder zu seiner vorigen Dicke zurück.

Ob bei der Wundheilung eine Narbe zurückbleibt hängt vom Ausmaß des Gewebeverlustes ab. Bei der primären Wundheilung ist es nur zu einem geringen Gewebeverlust gekommen. Es bleibt hier nur eine strichförmige, kaum sichtbare Narbe zurück. Bei der sekundären Wundheilung liegt ein erheblicher Gewebeverlust vor. Die Ausheilung dauert länger und es bleibt eine deutlich sichtbare Narbe zurück.

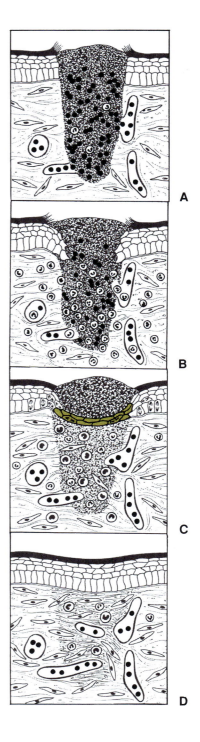

Abb. 21-14 ▶ Melaninzellen

Aufgrund der Einwirkung von UV-Strahlen auf die Haut kommt es zur Bräunung (Pigmentierung). Zuständig für die Hautbräunung sind die Melanozyten (pigmentbildende Zellen), die in der Epidermis in der Basalzellschicht (Stratum basale) sitzen. Von hier aus bilden sie lange Ausläufer. Die Melanozyten produzieren Melanin, einen dunklen Farbstoff. Das Melanin wird in Sekretbläschen gesammelt und dann über lange Zellausläufer an die umliegenden Epithelzellen abgegeben. Melanin hat die Fähigkeit, UV-Strahlung zu reflektieren und so zu verhindern, dass diese Strahlen Körperzellen schädigen können. Die Melaninzellen sorgen dafür, dass diese Strahlen möglichst schon an der Körpergrenze zurückgeworfen werden, denn kurzwellige Strahlung schädigt lebende Zellen, vor allem Zellen, die sich gerade teilen. Melaninzellen kommen nicht nur in der Haut vor, sondern auch in den Haaren, der Iris und der Aderhaut des Auges. Melanophagen in der Dermis nehmen das Melanin auf, das bei Zugrundegehen von Melanozyten frei wird.

In einem engeren Sinn versteht man unter Licht das sichtbare Licht. In einem weiteren, medizinischen Sinn bezeichnet man mit Licht zusätzlich die Infrarot- und Ultraviolett (UV-)Strahlung). Das Sonnenlicht wird auf seinem Weg zur Erde vor allem durch die Ozonschicht abgeschwächt und teilweise ausgefiltert. So werden UVC-Wellenlängen unter ungefähr 290 nm eliminiert.

Bei der UV-Strahlung unterscheidet man:

UVA-Strahlen: 400–315 nm
Führt durch Dunkelung von Pigmentvorstufen innerhalb von Stunden zur so genannten direkten Pigmentierung. Es kommt vorwiegend zu dermalen Schädigungen.

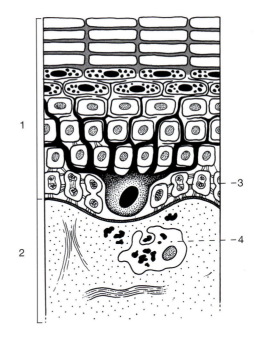

UVB-Strahlen: 315–280 nm
Durch Stimulierung der Melanozyten kommt es innerhalb von Tagen zur so genannten indirekten Pigmentierung. Es kommt vorwiegend zu epidermalen Schädigungen.

UVC-Strahlen: 280–200 nm
Wirkung wie bei den UVB-Strahlen. Diese Strahlen kommen in der Regel nur in größerer Höhe, am Meer oder in künstlichem Licht vor.

1 Oberhaut .... *Epidermis*
2 Lederhaut .... *Dermis (Corium)*
3 Melaninzelle .... *Melanozyt*
4 Melanophage

Abb. 21-15 ▶ Sonnenbrand

Zum Sonnenbrand (Lichtschaden) kommt es aufgrund einer übermäßigen UV-Bestrahlung der Haut entweder durch Sonneneinwirkung oder durch eine Bestrahlung mittels einer künstlichen UV-Quelle. Je nach Intensität der einwirkenden Strahlung kommt es zu einer schmerzhaften entzündlichen Hautrötung bis hin zur Blasenbildung. Dabei erreichen die Hauterscheinungen nach 14 bis 24 Stunden ihren stärksten Ausprägungsgrad, danach kommt es zur Rückbildung mit Abschuppung.

Die Lichteinwirkung kann nicht nur die geschilderten Hauterscheinungen hervorrufen, sondern die starke Überwärmung der Haut kann auch zu einer Überwärmung des Körpers führen, was Krämpfe, Kollaps und Hitzschlag zur Folge haben kann. Krämpfe entstehen durch den mit dem vermehrten Schwitzen einhergehenden Natriumverlust. Dabei dient das vermehrte Schwitzen der Abgabe von Wärme. Ein Kollaps kann durch ein Versagen des Kreislaufes eintreten, bedingt durch den Wasserverlust und einen gestörten venösen Abfluss. Die schwerste Form eines Hitzeschadens ist ein Hitzschlag, bei dem es zu einer starken Erhöhung der Körpertemperatur mit auffolgendem Kreislaufversagen kommt.

Auf der Abbildung sieht man an den Hautstellen, die der Sonne ausgesetzt waren, eine rote Verfärbung (Erythem) bei einer gleichzeitigen Vergröberung und Verdickung der Hautfelderung (Lichenifikation). Außerdem besteht eine lammellenartige Schuppung.

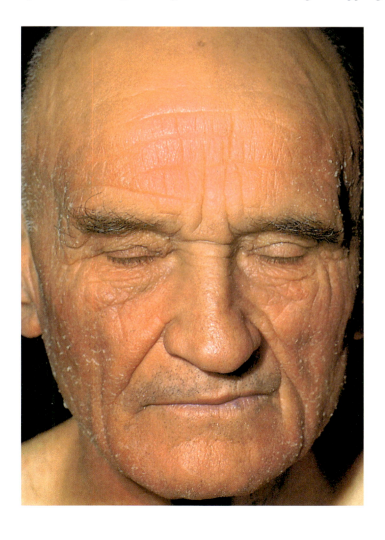

Abb. 21-16 ▶ Feuermal (Weinfleck, Naevus flammeus)

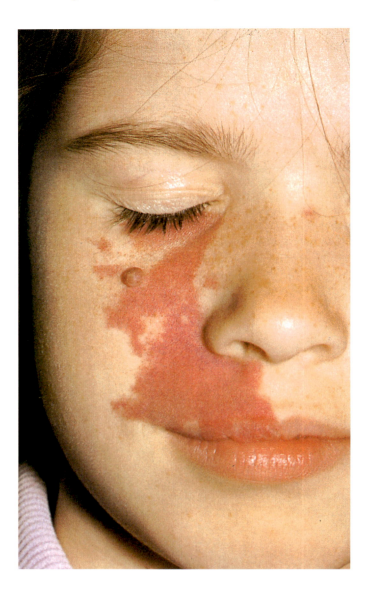

Man sieht in der rechten Gesichtshälfte rote Flecken, die sich vom Unterlid bis in die Oberlippe hinein erstrecken. Außerdem besteht ein kirschkerngroßes, rotes Hämangiom, eine gutartige Blutgefäßgeschwulst, ein so genannter Blutschwamm. Drücken Sie mit einem Glasspatel auf ein Hämangiom, so blasst es ab.

Bei einem Feuermal handelt es sich um eine anlagemäßige Erweiterung von Hautgefäßen, die mit anderen Hautfehlbildungen, wie beispielsweise dem gezeigten Hämangiom einhergehen kann. Ein Feuermal tritt meist im Gesicht oder im Nacken auf. In neuerer Zeit konnte hier die Laser-Therapie gute Ergebnisse verzeichnen.

Abb. 21-17 ▶ Scheckhaut (Vitiligo)

Unter Scheckhaut versteht man einen Pigmentmangel (Melaninmangel), bei dem es zum Auftreten von scharf begrenzten, weißlichen Flecken der Haut kommt. Von der Störung können auch andere melanozytenhaltige Organe befallen werden, und zwar die Augen, die Innenohren und das ZNS. Daraus wird deutlich, dass es sich möglicherweise um eine Erkrankung des gesamten Melanozytensystems handelt.

Anfangs entstehen ungefähr linsengroße, runde Flecken, die scharf begrenzt sind und um die ein hyperpigmentierter Randsaum bestehen kann. Die Haut selbst verändert sich im betroffenen Areal nicht. Dann beginnen sich die Flecken auszudehnen und zu konfluieren. So können sich große depigmentierte Areale bilden.

Prädilektionsstellen der Scheckhaut sind Hände, Gesicht und die analgenitale Region. Die Depigmentierung bildet sich symmetrisch an beiden Körperhälften aus. Es können auch die Mundschleimhaut und die Haare, in Form weißer Strähnen, betroffen sein.

Die Scheckhaut kann als Begleiterscheinung bei Diabetes mellitus, Über- und Unterfunktion der Schilddrüse, Unterfunktion der Nebenschilddrüse, Lupus erythematodes und perniziöser Anämie auftreten.

Die genaue Ursache der Erkrankung ist noch unklar. Es wird ein Autoimmungeschehen vermutet, da man teilweise Antikörper gegen Melanozyten nachweisen konnte. Obwohl Vitiligo zu den erworbenen Erkrankungen zählt, kann man gelegentliche familiäre Häufungen beobachten.

Für die depigmentierten Stellen besteht eine deutlich erhöhte Sonnenbrandgefahr. Die betroffenen Herde müssen deshalb bei unvermeidbarer Sonneneinwirkung wirksam durch Kleidung oder eine entsprechende Lichtschutzcreme geschützt werden.

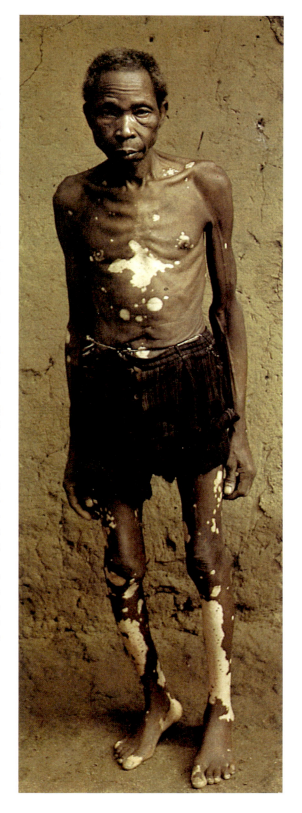

Abb. 21-18 ▸ „Fischhaut" (Ichthyosis vulgaris)

Bei der „Fischhaut" handelt es sich um eine anlagebedingte Verhornungsstörung der Haut, bei der sich die Hornschuppen nicht von der Haut lösen. Die Hautveränderungen liegen noch nicht gleich bei der Geburt vor, sondern treten nach dem ersten Lebensjahr auf. Die Schwere der Erkrankung ist sehr unterschiedlich. Es kommen leichte, „puderförmige" Verhornungsstörungen vor, bis hin zu dicken Hornauflagerungen. Die Krankheit zeigt sich am Stamm und den Extremitäten. Handteller, Fußsohlen, Gesicht und die Beugeseiten der großen Gelenke bleiben im Allgemeinen erscheinungsfrei.

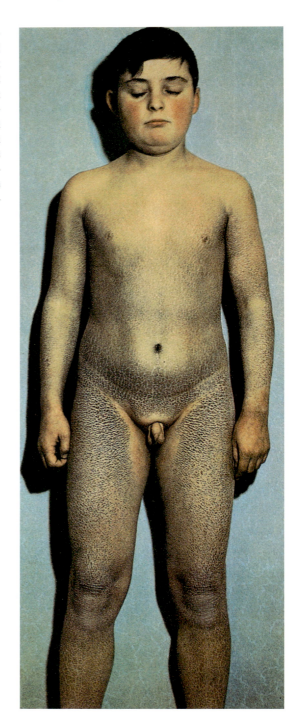

Abb. 21-19 ▶ „Fischhaut" (Detailbild)

Man sieht eine gräulich-braune, festhaftende Schuppung mit abgehobenem Schuppenrand. Die Bezeichnung „Fischhaut" ist eigentlich nicht zutreffend, da sich die Schuppen nicht überlappen wie bei einem Fisch, sondern pflastersteinartig nebeneinander liegen. Besser würde man von einer „Krokodil-" oder „Reptilienhaut" sprechen.

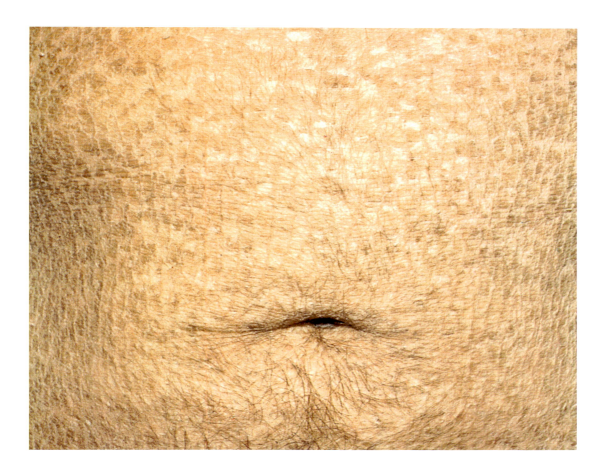

Abb. 21-20 ▶ Schuppenflechte (Psoriasis vulgaris)

Man sieht einen schweren Fall von Schuppenflechte. Es bestehen scharf umrissene, rötliche Flecken mit silberweißen Schuppen. In Deutschland sind ein bis zwei Prozent der Bevölkerung von der Psoriasis betroffen. Bei dem größten Teil tritt die Erkrankung zwischen dem 16. und 20. Lebensjahr zum ersten Mal auf und bleibt dann während des ganzen Lebens in unterschiedlicher Intensität bestehen.

Tritt die Erkrankung nur schwächer in Erscheinung, so ist ihr bevorzugter Sitz die Ellenbogengegend, die Knie, die Kreuzbeingegend und der behaarte Kopf. Der gezeigte schwere Erkrankungsfall erfordert ärztliche Behandlung.

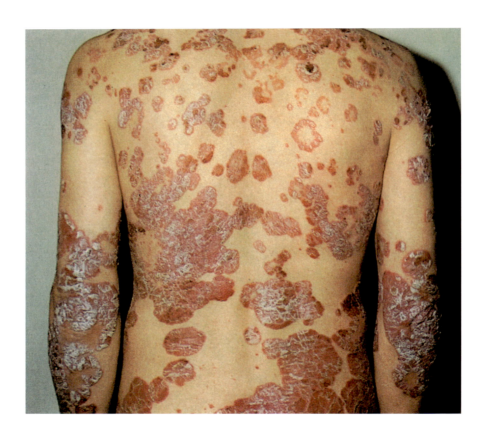

Abb. 21-21 ▶ Schuppenflechte (Psoriasis vulgaris)

Hier trat nach einer akuten Angina tonsillaris Psoriasis auf. Man sieht am Stamm und den Extremitäten zahlreiche rote Herde, die stellenweise zusammenlaufen (konfluieren).

Zu diagnostischen Zwecken ist es sinnvoll, die Hauterscheinungen auf die folgenden Merkmale hin zu untersuchen:

Man löst durch vorsichtiges Kratzen die oberen Schuppen ab und sieht dann ein dünnes Psoriasishäutchen. Wird nun dieses Häutchen auch noch vorsichtig abgehoben, kommt es zum „Phänomen des blutigen Taus", zu punktförmigen Blutaustrittsstellen (Auspitz-Phänomen).

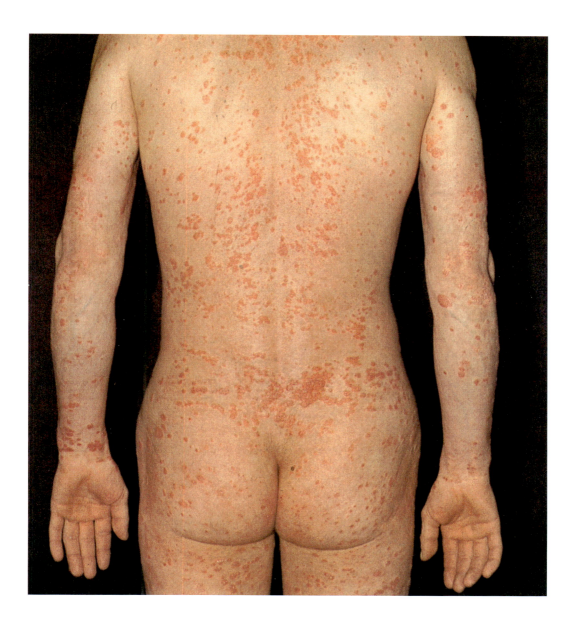

Abb. 21-22 ▶ Pityriasis versicolor

Pityriasis versicolor wird durch einen Hefepilz hervorgerufen. Dieser Pilz kommt allerdings auch auf der gesunden Haut, als ein Bestandteil der Hautflora vor. Starkes Schwitzen und feucht-heißes Klima fördern seine Ausbreitung.

Man sieht im Brustbereich auftretende, scharf begrenzte, unterschiedlich große, zu Konfluenz neigende Herde. Charakteristisch ist die verstärkte und kleienförmige Schuppung. Die Herde sind hellbraun und heben sich von der weißlichen Haut ab. Liegt allerdings eine starke Sonnenbräunung der Haut vor, so erscheinen die Herde heller als die Umgebung.

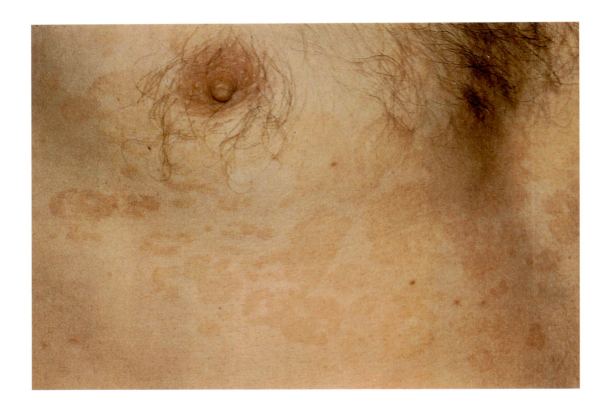

Abb. 21-23 ▶ Schuppenröschen (Röschenflechte, Pityriasis rosea)

Pityriasis rosea läuft typischerweise in zwei Phasen ab:

a) Primärplaque (Primärmedallion)
Es kommt, häufig am Rumpf, zu einem mehrere Zentimeter großen Einzelherd. Dieser ist gerötet und schuppt sich. Er beginnt sich dann später von seinem Zentrum aus zurückzubilden. Dabei weist er am Rand eine feine Schuppenkrause auf.

b) Sekundärexanthem
Nach einigen Tagen treten am Rumpf und den proximalen Extremitäten kleine Flecken mit aufgerichteten Schüppchen auf. Manchmal besteht Juckreiz.

Die Hauterscheinungen bilden sich spontan nach einigen Wochen zurück.

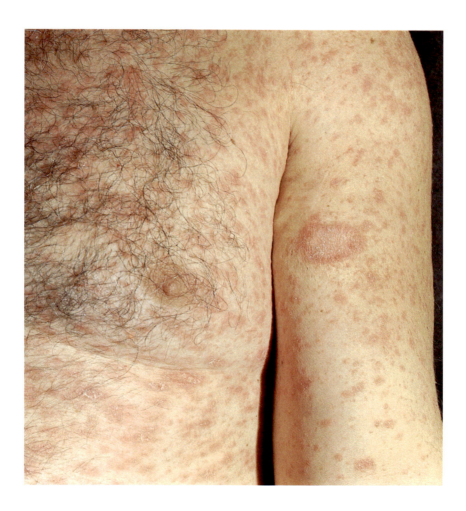

Abb. 21-24 ▶ Juckflechte, nichtallergisches Kontaktekzem

Das Ekzem tritt flächenhaft entzündlich auf, zeigt eine unscharf begrenzte Rötung und juckt stark.

Auf der Abbildung ist ein typisches „Hausfrauenekzem" zu sehen. Durch schädigende Reize, beim Hausfrauenekzem durch Putz- und Waschmittel, kommt es am Einwirkungsort zu entzündlicher Reaktion. Bestehen die schädigenden Einflüsse weiter, so kann das nichtallergische Kontaktekzem im Laufe der Zeit in ein allergisches übergehen (siehe Abb. 21-25).

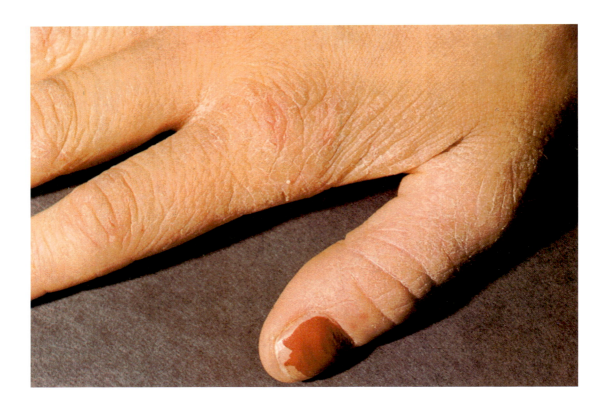

Abb. 21-25 ▶ Juckflechte, allergisches Kontaktekzem

Man sieht die Hände eines Maurers, der eine Überempfindlichkeit gegen Kaliumdichromat hat. Anfangs bestanden die Hauterscheinungen nur an den Händen. Dann ist es auch an den Unterarmen zu entzündlich geröteten, schuppenden, juckenden Hautveränderungen gekommen (Streuphänomene).

Allergische Kontaktekzeme kommen als berufsbedingte Schädigungen vor allem bei Hausfrauen, Bauarbeitern, Friseuren und gelegentlich auch bei Krankenschwestern vor. Allergische Kontaktekzeme werden oft auch nach dem Tragen von nickelhaltigem Modeschmuck beobachtet.

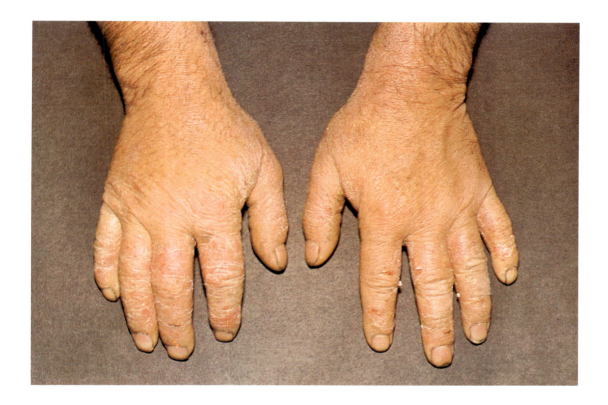

Abb. 21-26 ▶ Juckflechte, akutes allergisches Kontaktekzem

Bei einem akuten allergischen Kontaktekzem kann innerhalb weniger Stunden eine heftige Rötung mit Bläschenbildung, Nässen und starker Juckreiz einsetzen. Nach Aufhören des schädigenden Reizes, kommt es zu einem Rückbildungsstadium mit Schuppung und einer noch etwas andauernden Rötung. Bei der Patientin auf der Abbildung bestand eine Überempfindlichkeit gegen Nickel.

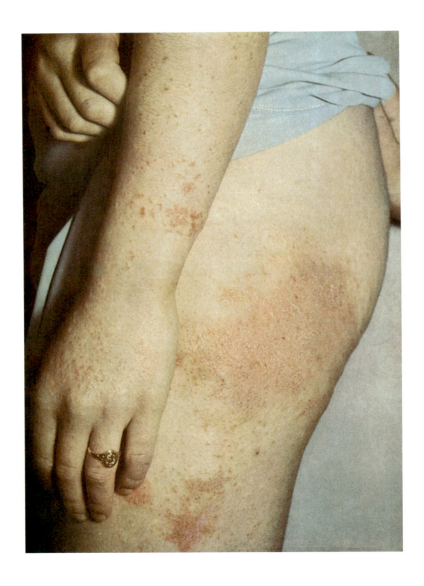

Abb. 21-27 ▶ Epikutantestung (Läppchenprobe)

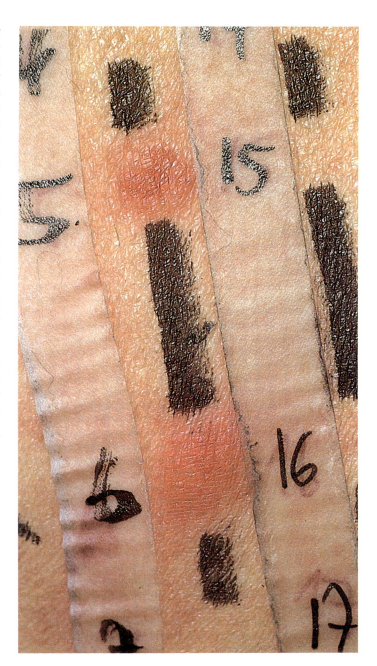

Die Epikutantestung dient vor allem der Feststellung von allergischen Kontaktekzemen. Dazu wird ein Testpflaster, das mit der zu prüfenden Substanz beschickt ist, in subtoxischer Konzentration auf die nicht erkrankte Haut des Patienten aufgetragen. Man untersucht nun die so getestete Hautstelle nach 10 Minuten, nach 24 und nach 48 Stunden. Das Testpflaster wird nach 24 Stunden entfernt. Kommt es an der geprüften Stelle zu einer Rötung und/oder Bläschenbildung, so liegt ein positiver Befund vor, das heißt, dass eine Überempfindlichkeit gegen diese Substanz vorliegt.

Im abgebildeten Fall besteht bei den Teststellen fünf und sechs ein unscharf begrenztes, infiltriertes Erythem.

Bei Verdacht auf ein berufsbedingtes Kontaktekzem gibt es bereits fertige Testblocks, beispielsweise für Friseure oder für die Heil- und Pflegeberufe. Die Abgabe über die Apotheke erfolgt nur mit ärztlicher Verschreibung.

Abb. 21-28 ▶ Mikrobielles Ekzem

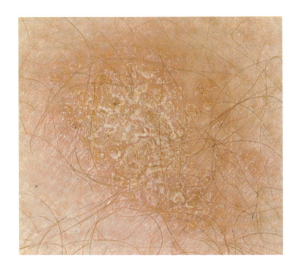

Das mikrobielle Ekzem tritt bevorzugt an Hand- und Fußrücken auf. Es kommt zu mehreren Herden, die ungefähr münzgroß werden und jucken. Als Ursache vermutet man Mikroben, daher die Bezeichnung mikrobielles Ekzem. Diese Mikroben (Bakterien) müssen aber nicht im Herdbereich selbst anzutreffen sein, sondern es können Streuherde bestehen (Sinusitis, Bronchitis, Tonsillitis). Das Ekzem ist in diesem Fall eine allergische Reaktion auf die Bakterientoxine.

Auf der Abbildung sieht man aufgeplatzte Bläschen, die nun verkrusten.

Abb. 21-29 ▶ Neurodermitis

Bei der Neurodermitis kommt es vorwiegend in den Ellenbeugen und den Kniekehlen zu Rötung, Schuppung, Nässung, Erosionen und Krustenbildung. Es besteht ein quälender Juckreiz, weshalb Kratzspuren mit zum typischen Erscheinungsbild gehören. Die Erkrankung ist jedoch nicht auf die Prädilektionsstellen Ellenbeugen und Kniekehlen begrenzt, sondern sie kann sich über den ganzen Körper ausbreiten.

Neurodermitiskranke hatten im Säuglingsalter oft Milchschorf, ein krustiges Kopfekzem. Im Verlauf mehrerer Jahre kommt es dann häufig noch zu Heuschnupfen oder zu Asthma bronchiale.

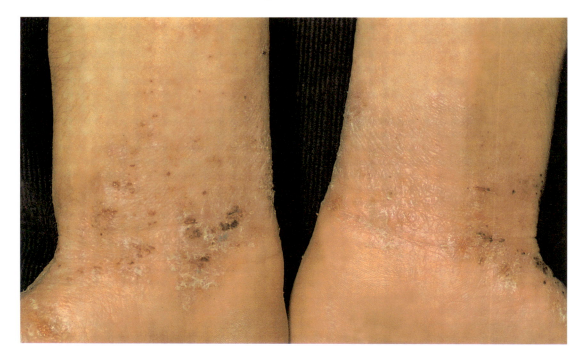

Abb. 21-30 ▶ Milchschorf

Bei Säuglingen mit Milchschorf kommt es meist ab dem dritten Lebensmonat zu einer kleinschuppigen Rötung der Wangen mit auffolgender Ekzembildung. Das Ekzem kann sich von den Wangen auf den Hals und den behaarten Kopf ausbreiten.

Die Abbildung zeigt einen Säugling mit schwerer Milchschorferkrankung. Die gesamte Haut ist unterschiedlich stark gerötet. Im Wangen- und Brustbereich treten Erosionen auf, die zum Teil eitrig verkrustet sind. In der Familie des Säuglings traten mehrere Erkrankungsfälle von Asthma bronchiale und Heuschnupfen auf.

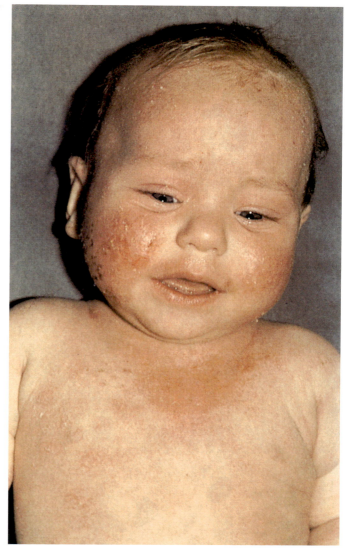

Abb. 21-31 ▶ Nesselsucht (Quaddelsucht, Urticaria)

Die Quaddel ist die charakteristische Hauterscheinung bei der Nesselsucht. Die Quaddel kann groß oder klein sein und von weißer oder roter Farbe. Die Bandbreite der Erkrankung reicht von einem leichten Befall mit juckenden Quaddeln, die lediglich 20 Minuten lang bestehen, bis hin zu lebensbedrohlichen Schockreaktionen. Auch die auslösenden Ursachen können sehr unterschiedlich sein, beispielsweise Blütenpollen, Hausstaub, Nahrungsmittel, Insektenstiche, Medikamente und physikalische Ursachen wie Druck und Kälte- oder Wärmereize.

Die Abbildung zeigt eine am ganzen Körper auftretende Nesselsucht. Die Erkrankung trat nach Einnahme von Antibiotika auf.

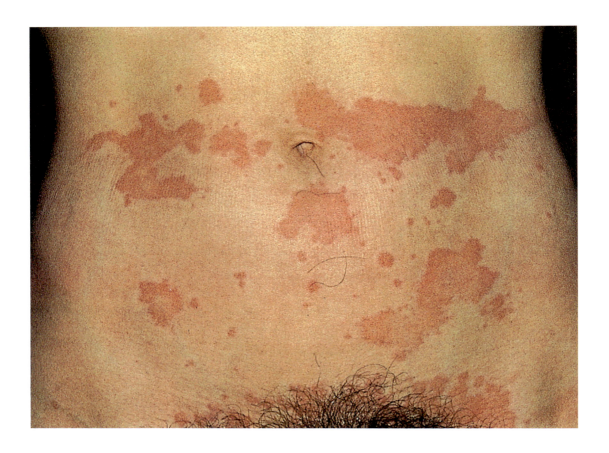

Abb. 21-32 ▶ Physikalische Nesselsucht (Quaddelsucht, Urticaria)

Durch Aufsetzen eines kalten Metallgefäßes wurde bei dieser Patientin eine physikalische Urtikaria provoziert. Seit fünf Jahren kommt es bei der Betroffenen nach Kälteeinwirkung zu Nesselsucht mit starkem Juckreiz.

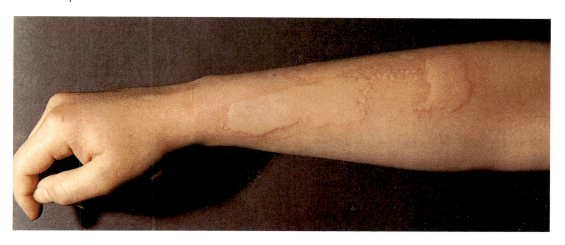

Abb. 21-33 ▶ Physikalische Nesselsucht (Quaddelsucht, Urticaria)

Bei diesem Patienten kommt es durch Wärmeeinwirkung mit Schwitzen zur Nesselsucht. Dabei treten über den ganzen Körper verteilte, kleine, etwas gerötete Quaddeln auf. Es besteht ein starker Juckreiz.

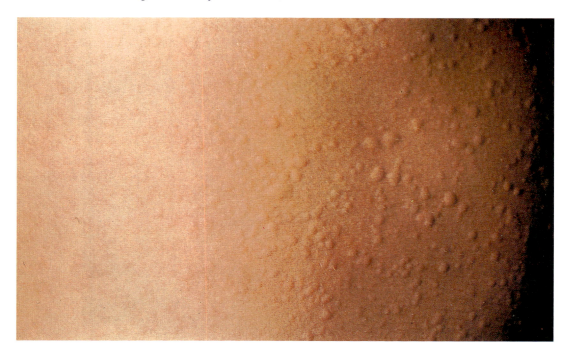

Abb. 21-34 ▶ Quincke-Ödem

Das Quincke-Ödem (angioneurotisches Ödem) ist eine Sonderform der Urtikaria. Es kommt zu umschriebenen ödematösen Hautschwellungen. Meist ist die Gegend um die Augen betroffen, seltener die Lippen, die Genitalien, die Hände oder die Füße. Gefürchtet ist das akute Kehlkopfödem (Glottisödem), oft ausgelöst durch Insektenstiche im Mund-Rachen-Bereich, wodurch es zu Atembeschwerden kommen kann, die sogar zum Ersticken führen können.

Das Quincke-Ödem besteht meist zwischen einigen Stunden, bis hin zu drei Tagen. Ausgelöst werden kann es durch Medikamente, Insektenstiche und bestimmte Nahrungsmittel, vor allem Eier, Schalentiere, Nüsse und Früchte.

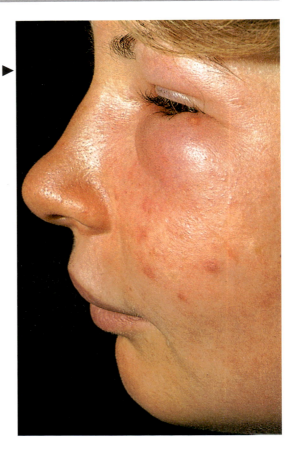

Abb. 21-35 ▶ Borkenflechte, kleinblasige Form

Die Borkenflechte tritt in erster Linie bei Kindern auf. Der hochansteckende Hautausschlag wird durch Streptokokken oder Staphylokokken hervorgerufen, die Übertragung erfolgt meist durch Schmierinfektion. Die Erkrankung beginnt mit kleinen Bläschen und Pusteln oder wenigen Zentimeter großen Blasen. Wenn diese aufplatzen, entleeren sie ein Sekret. Es bilden sich dann die typischen honiggelben Krusten.

Auf der Abbildung sieht man ein Kind, das an der kleinblasigen Form der Borkenflechte erkrankt ist. Kleinblasige Formen werden meist durch Streptokokken verursacht. Auf dem rechten Kinn und der rechten Wange befinden sich konfluierende Erosionen mit honiggelben Krusten. Im Randbereich treten noch vereinzelte Bläschen auf.

Bei Borkenflechte besteht für den Heilpraktiker aufgrund der §§ 24 und 34 IfSG Behandlungsverbot. Meldepflicht besteht nicht.

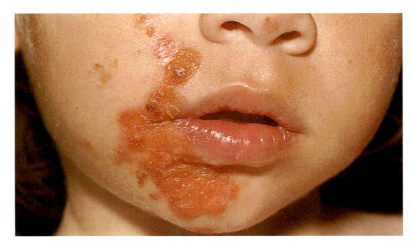

Abb. 21-36 ▶ Borkenflechte (Impetigo contagiosa), großblasige Form

Auf der Abbildung ist über dem rechten Zeigefinger eine Blase mit einem gelblich-trüben Inhalt zu sehen. Über dem Ringfinger ist der Zustand zu erkennen, nachdem die Blase geplatzt ist; teilweise liegt die Blasendecke noch der Erosion auf. Die Hauterscheinungen könnten leicht mit einer Brandblase 2. Grades (Anamnese) verwechselt werden.

Großblasige Formen werden meist durch Staphylokokken verursacht.

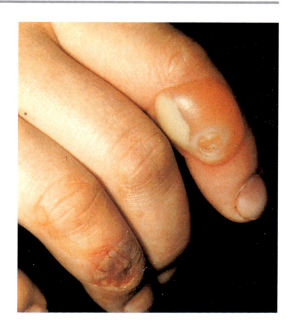

Abb. 21-37 ▶ Knotiges Basaliom

Das Basaliom ist die häufigste Form der Hauttumoren, allerdings handelt es sich um einen semimalignen (halbbösartigen) Tumor, der zwar langsam zerstörend in die Umgebung einwächst, aber keine Metastasen setzt.

Basaliome treten bevorzugt ab dem 50. Lebensjahr auf. Prädilektionsstelle ist mit 80% das Gesicht. Selten sind sie am Rumpf und noch seltener am behaarten Kopf und den Extremitäten zu finden.

Basaliome zeigen ein sehr vielgestaltiges Bild; sie können knotig, geschwürig (siehe Abb. 21-38), schuppend-ekzemartig oder sklerodermieförmig wachsen. Dabei können sie pigmentiert sein und/oder Teleangiektasien aufweisen.

Die Abbildung zeigt ein knotiges Basaliom, das sich aus einzelnen Knötchen zusammensetzt. Zu erkennen sind die deutliche Gefäßzeichnung (Teleangiektasien) sowie die zentrale Schuppung und beginnende Ulzeration.

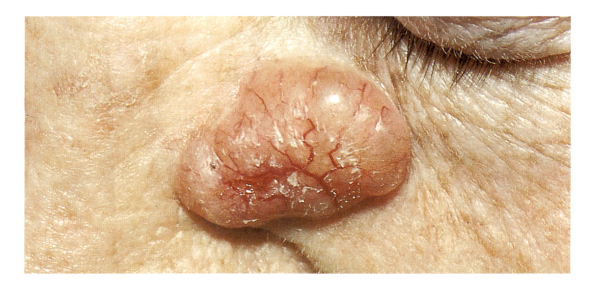

Abb. 21-38 ▶ Ulzerierendes Basaliom

An der rechten Schläfe ist ein knapp ein Zentimeter großes ulzerierendes Basaliom zu erkennen. Es haben sich gelbliche Krusten gebildet und ein perlschnurartiger Randsaum.

Je eher ein Basaliom entdeckt wird, umso früher kann es vom Hautarzt durch Exzision (Herausschneiden) entfernt werden. Der Krankheitswert eines Basalioms wird häufig unterschätzt, da es nur langsam wächst. Bei ungünstigem Verlauf kann es jedoch zu einer erheblichen Gewebezerstörung kommen.

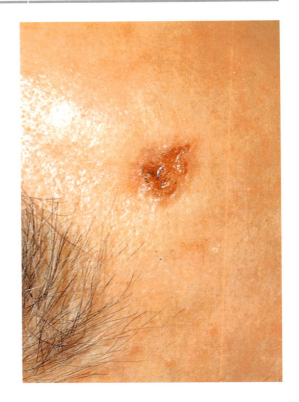

Abb. 21-39 ▶ Spinaliom

Spinaliome sind seltener als Basaliome, dafür aber gefährlicher, da sie über den Lymph- und Blutweg Metastasen setzen können. Spinaliome treten ebenso wie Basaliome im höheren Lebensalter auf. Ihre Prädilektionsstellen sind chronisch entzündete, strahlengeschädigte und lichtexponierte Haut. Sie bilden sich aber auch auf Narben und an Stellen an denen Haut in Schleimhaut übergeht (Lippenkrebs, Afterkrebs).

Wichtiges Kennzeichen eines Spinalioms ist eine festhaftende, bräunlich-gelbe Hornschuppe, unter der sich ein harter, schmerzloser Knoten befindet. Wächst das Spinaliom, zerfällt die Tumormitte und es kann sich ein verkrustendes Ulkus bilden. Damit ist jedes krustenbedecktes, hartrandiges Geschwür, das lange besteht, krebsverdächtig!

Die Abbildung zeigt ein ulzerierendes Spinaliom an der Oberlippe mit entzündlich geröteter Umgebung.

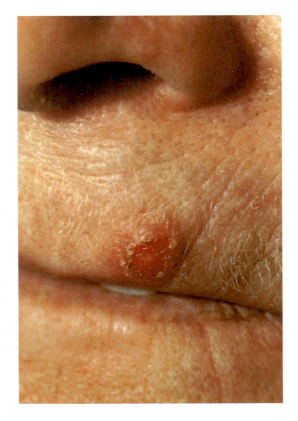

Abb. 21-40 ▶ Lippenkrebs

Die Tumormitte ist zerfallen und es hat sich ein verkrustendes Ulkus gebildet. Die schulmedizinische Therapie besteht bei Lippenkrebs im Herausschneiden (Exzision) oder in Röntgenbestrahlung. Auch metastasenverdächtige Lymphknoten werden herausgeschnitten.

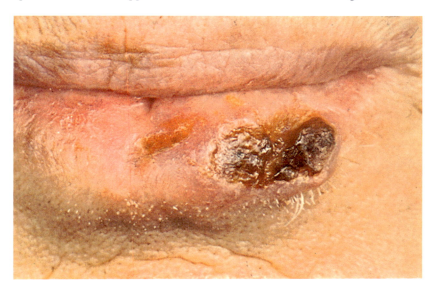

Abb. 21-41 ▶ Leberfleck (Lentigo simplex)

Zu sehen ist ein linsengroßer, weitgehend regelmäßig begrenzter Fleck, der eine gleichmäßige dunkelbraune Pigmentierung aufweist und eine intakte Oberfläche hat. Es handelt sich um einen Leberfleck (Lentigo, Nävus), eine harmlose Hauterscheinung. Beginnen sich allerdings solche Leberflecken in Form und Größe zu verändern, ist eine Abklärung durch den Hautarzt vorzunehmen, da die Gefahr besteht, dass sie bösartig werden.

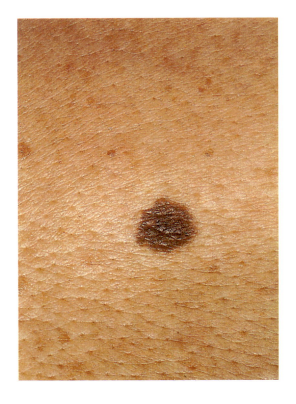

Abb. 21-42 ▸ Frühes Stadium eines Melanoms

Vergleicht man diese Hautveränderung mit der vorherigen, so kann man einige Unterschiede feststellen. Dieses Früh-Melanom zeigt keine regelmäßige Begrenzung mehr, auch ist es nicht gleichmäßig pigmentiert, sondern es hat einen asymmetrischen schwarzen Anteil. In der Umgebung sieht man mehrere kleine Herde, so genannte Satelittenknötchen. Bei einer Gewebeuntersuchung wurde festgestellt, dass es sich um ein Melanom handelt, das sich oberflächlich ausbreitet (superfiziell spreitendes Melanom, SSM).

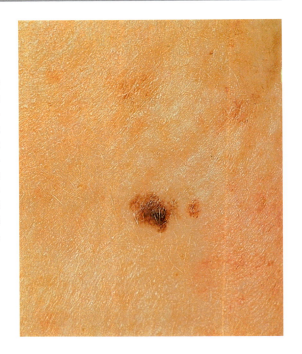

Abb. 21-43 ▸ Maligne Melanome

A Knotiges Melanom
  (noduläres Melanom, NM)
B Oberflächlich ausbreitendes Melanom
  (superfiziell spreitendes Melanom, SSM)

Fast alle Melanome haben eine dunkelbraune oder eine dunkelviolette bis tiefschwarze Färbung. Melanome setzen sehr frühzeitig Metastasen in die regionalen Lymphknoten. Dabei kann es vor allem in Lunge, Leber, Gehirn und Haut zur Metastasenbildung kommen.

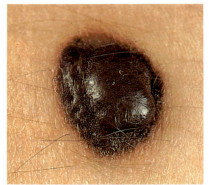

A

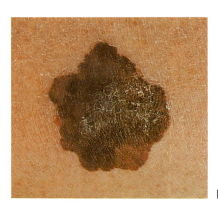

B

Abb. 21-44 ▸ Oberflächlich ausbreitendes Melanom (superfiziell spreitendes Melanom)

Man sieht an der Außenseite des linken Oberschenkels ein ungefähr fünf mal drei Zentimeter großes Melanom. Es ist unregelmäßig und teilweise unscharf begrenzt. Nach dem Bericht der Patientin bestand an der gleichen Stelle ein Muttermal, das vor zwei Jahren mit unterschiedlicher Intensität begonnen hat, sich zu verändern.

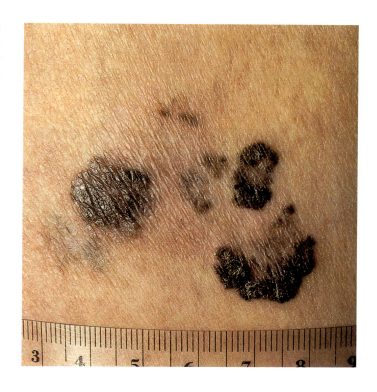

Abb. 21-45 ▸ Knotiges malignes Melanom (noduläres malignes Melanom)

Knotige maligne Melanome sind scharf begrenzt und zeigen eine unterschiedliche braun-schwarze Pigmentierung. Die Oberfläche kann ulzerieren.

Die Abbildung zeigt ein geschwüriges, knotiges malignes Melanom an der linken Wade. Es ist ungefähr kirschgroß, unregelmäßig pigmentiert, ulzeriert und verkrustet. Die Umgebung des Melanoms ist durch das Tragen von Heftpflastern entzündet. Die Patientin berichtete, dass die Veränderung von einem linsengroßen schwarzen Fleck, der seit Geburt bestanden habe, ausgegangen sei. Die knotenartigen Veränderungen des Flecks haben sich innerhalb einiger Wochen entwickelt!

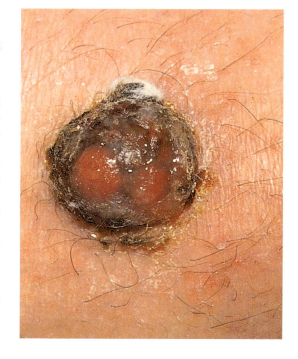

Abb. 21-46 ▶ Krätze (Skabies)

Zu sehen sind entzündliche Papeln, so genannte Milbenhügel, auf trockener Haut. Bedingt durch den heftigen Juckreiz sind zahlreiche Kratzspuren festzustellen. Durch Kratzen können ekzematöse Hautveränderungen und Sekundärinfektionen entstehen. Zu erkennen sind auch die sich häufig entwickelnden Nagelveränderungen.

Prädilektionsstellen der Krätze sind in erster Linie die Zwischenfingerfalten, außerdem die Beugeseiten der Handgelenke, die Geschlechtsorgane, die Achsenfalten, der Nabel und der innere Fußrand.

Für den Heilpraktiker ergibt sich aufgrund der §§ 24 und 34 IfSG Behandlungsverbot. Es besteht keine Meldepflicht.

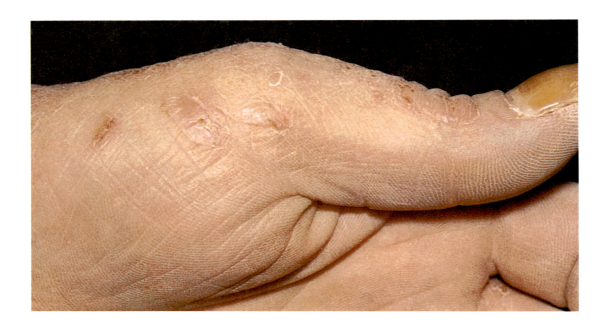

Abb. 21-47 ▶ Läuse

Bei Befall mit Kopfläusen kommt es zu einem heftigen Juckreiz. Durch die Kratzwunden kann es zu eitrigen Hautausschlägen kommen.

Auf der Abbildung sehen Sie einen starken Befall mit Kopfläusen. Schon mit bloßem Auge erkennt man die an den Haaren festhaftenden Nissen. Man sieht deutliche Kratzspuren. Im Nacken hat sich ein Ekzem gebildet: die Haut ist gerötet und schuppt sich. Es ist zu einer bakteriellen Sekundärinfektion gekommen. Ein Tastbefund ergab hinter den Ohren geschwollene Lymphknoten.

Läuse sind nach § 34 des Infektionsschutzgesetzes keine Krankheit. Deshalb besteht für den Heilpraktiker auch kein Behandlungsverbot.

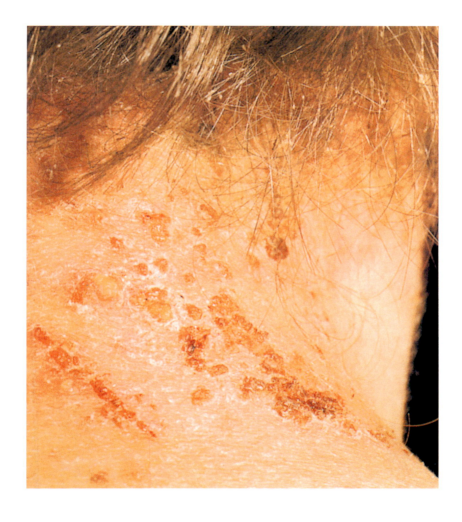

22 Onkologie

Abb. 22-1 ▶ Darstellung der häufigsten malignen Erkrankungen bei Frauen und Männern

Hauttumoren siehe Abb. 21-37 bis 21-40 und 21-42 bis 21-45.

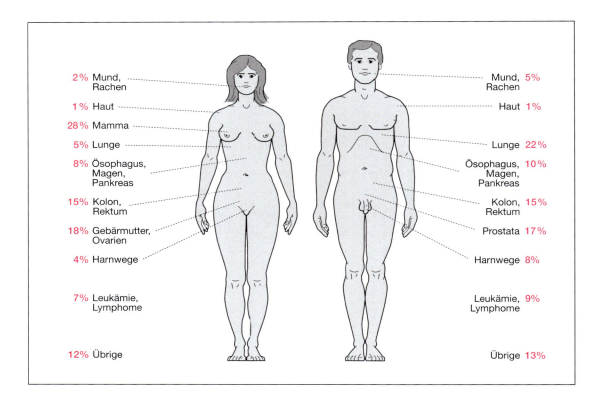

Abb. 22-2 ▶ Verhalten von Tumorzellen

a) Carcinoma in situ (Oberflächenkarzinom)
Es handelt sich um ein Karzinom, das die Basalmembran noch nicht durchbrochen hat. Im Einzelfall kann nicht vorausgesagt werden, ob und wann ein Oberflächenkarzinom in ein invasives Karzinom übergeht. Es bestehen manchmal lange Latenzzeiten.

b) Mikroinvasion (Mikrokarzinom)
Bei der Mikroinvasion ist es den Tumorzellen gelungen, die Basalmembran zu durchbrechen. Dazu haben die Krebszellen Kollagenase, ein eiweißabbauendes Enzym produziert. Ist die Basalmembran durchbrochen, haben die Krebszellen Kontakt zum darunter liegenden Stroma bekommen. Laminin- und Fibronektinrezeptoren vermitteln Zell-zu-Zell-Kontakte, wodurch ein Festsetzen der Krebszelle möglich wird.

c) Stromainvasion
Durch die Produktion zahlreicher Enzyme und aktiver Faktoren (z. B. autokrine Motalitätsfaktoren, angiogene Faktoren) zerstört der Krebs das Stroma.

d) Tiefe Invasion
Auf diese Art dringt der Krebs weiter ins Stroma vor, bis er Anschluss an das Gefäßsystem erhält. Die Tumorzelle kann nur über eine geringe Distanz durch Diffusion überleben. Ein weiteres Wachstum setzt die Neubildung von Gefäßen voraus. Dieses Gefäßwachstum wird von der Krebszelle durch so genannte angiogene Faktoren angeregt.

Häufig setzen Tumorzellen bestimmte Eiweiße frei, die dann als so genannte Tumormarker im Serum erscheinen (CEA, AFP, Beta-HCG).

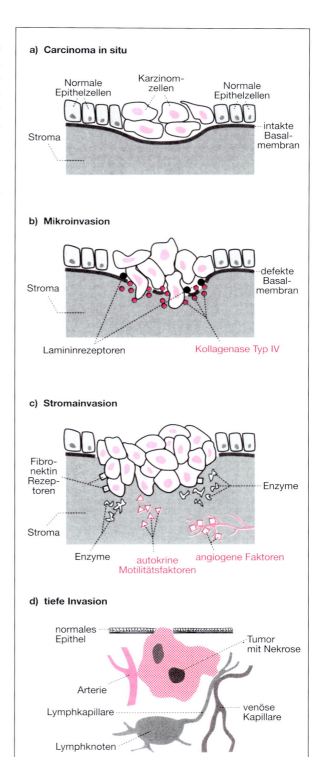

Abb. 22-3 ▶ Gutartiger Tumor, Lipom

An der Beugeseite des rechten Unterarmes sieht man mehrere subkutan gelegene Knoten. Sie fühlen sich prall elastisch an und sind gegen das umliegende Gewebe gut verschieblich. Einige Knoten gibt der Patient als schmerzhaft an.

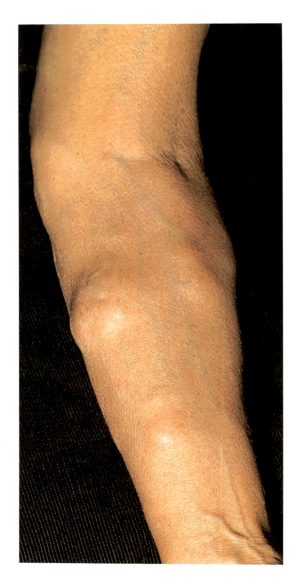

Abb. 22-4 ▸ Knotige Hautmetastasen

Hautmetastasen können sich bei Hautkrebs oder aufgrund von Tumoren bilden, die außerhalb der Haut liegen. Bei Hautmetastasen unterscheidet man knotige und flächenhafte Hautveränderungen.

a) Knotige Hautmetastasen (siehe Abb.)
Es bilden sich derbe, zunächst meist schmerzlose Knoten, die sich später geschwürig verändern können. Hier kommen vor allem Brustkrebs, Magenkrebs, Gebärmutterkrebs, Bronchialkrebs und Rektumkrebs als Ursache in Betracht.

b) Flächenhafte Hautmetastasen (siehe Abb. 22-5)
Es kommt zu einer derben, flächenhaften Hautveränderung mit Rötung. Es können sich flammenförmige Ausläufer bilden. Diese Form der Hautmetastasenbildung tritt häufig bei Brustkrebs auf.

Die Abbildung zeigt knotige Hautmetastasen bei einer Patientin mit Magenkrebs.

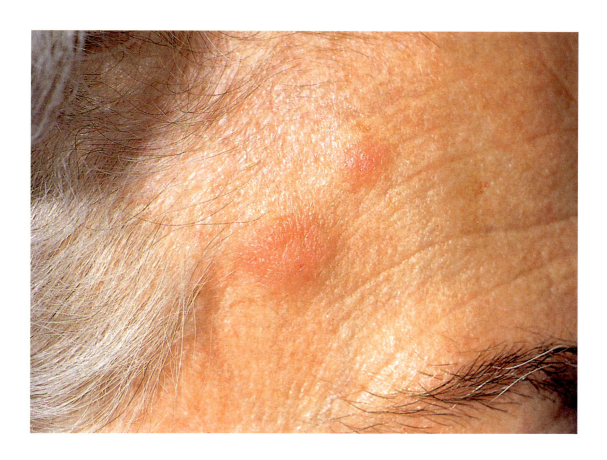

Abb. 22-5 ▶ Flächenhafte Hautmetastasen

Im Bereich der Amputationsnarbe nach Brustkrebs kam es zu einem scharf begrenzten, fleckigen Erythem, das unterhalb der Amputationsnarbe tumoröse Erhebungen zeigt. Zwei Jahre bevor das Foto gemacht wurde, war die Patientin an Brustkrebs operiert worden. Danach traten die Hautmetastasen auf.

Die drei Grundsäulen der schulmedizinischen Therapie sind „Stahl und Strahl" und die Chemotherapie.

Operation

Soweit möglich, wird die Krebsgeschwulst weit im gesunden Gewebe herausgeschnitten. Wenn es nötig ist, werden auch die regionalen Lymphknoten und Lymphbahnen entfernt.

Strahlentherapie

Die Strahlentherapie kann allein oder kombiniert mit chirurgischen oder chemotherapeutischen Maßnahmen eingesetzt werden. Schnell wachsende und entdifferenzierte Tumoren weisen eine höhere Strahlensensibilität auf als gesundes Gewebe. Dies macht man sich bei der Strahlentherapie zunutze. Man versucht, das Tumorgewebe durch Bestrahlung maximal zu schädigen und dabei das umgebende gesunde Gewebe bestmöglich zu schonen. Um dies zu erreichen, wird die Strahlungsdosis im Tumorgewebe durch eine geeignete Bestrahlungsgeometrie selektiv erhöht.

In Folge der Strahlentherapie kann es zu Zellschädigungen kommen. Dabei unterscheidet man Defekte, die die DNS betreffen, von den übrigen möglichen Zellschäden. Die Schädigung der DNS ist besonders wichtig, da diese zu Funktionsstörungen der Zelle, zum Zelltod oder zu erneuter Krebsentstehung führen kann. Betrifft die DNS-Schädigung die Keimzellen, so kann dies zu genetischen Schäden der Nachkommenschaft führen.

Werden nicht die DNS sondern andere Strukturen der Zelle geschädigt, so reichen die Schäden von Störungen der Zellarbeit bis hin zum Zelltod. Oft machen sich die Zellschäden erst nach der nächstfolgenden Zellteilung bemerkbar. Bis zu einem gewissen Ausmaß können solche Veränderungen durch zelluläre Reparaturvorgänge wieder kompensiert werden.

Chemotherapie (Zytostatika)

In einem weiteren Sinn bezeichnet man mit *Chemotherapie* jede Behandlung mit chemischen Mitteln. In einem engeren Sinn versteht man darunter die Behandlung mit denjenigen Chemotherapeutika, die die Eigenschaft haben, Krankheitserreger und Tumorzellen weitgehend im Wachstum zu hemmen oder abzutöten. Dabei versucht man, den Wirtsorganismus möglichst nicht zu schädigen. Zu den *Chemotherapeutika* in diesem engeren Sinn zählt man Antibiotika, Antimykotika, Mittel gegen Parasiten, Tuberkulostatika, Sulfonamide und Zytostatika.

Zytostatika (Tumorhemmstoffe) sind chemische Mittel, die die Fähigkeit haben, die Zellteilung von funktionell aktiven Zellen zu verhindern oder erheblich zu verzögern. Ihr Einsatz in der Krebsbehandlung beruht darauf, dass sich die Krebszelle von der normalen Körperzelle durch eine gesteigerte Zellteilungsrate unterscheidet. Leider wirken die Zytostatika aber nicht nur auf die Krebszelle ein, sondern auch auf gesunde, sich schnell teilende Körperzellen. Davon sind vor allem das blutbildende Knochenmark, die Darmschleimhaut, die Haarfollikel, die Keimdrüsen und die Abwehrzellen betroffen, aber auch embryonales und fetales Gewebe.

Diese Wirkungsweise bringt es auch mit sich, dass diese Mittel potenziell karzinogen (krebserzeugend), mutagen (Erbänderungen verursachend) und teratogen (Missbildungen hervorrufend) sind. Das physische und psychische Allgemeinbefinden der Betroffenen kann erheblich beeinträchtigt sein. Reversibler Haarausfall und Hauterscheinungen können sich einstellen. Durch die Wirkung auf das blutbildende Knochenmark kann es zu Thrombopenie, Leukopenie und Anämie kommen. Deshalb sind wichtige Komplikationen Infektabwehrschwäche und Blutungen. Des Weiteren kann es zu Schäden an den Nieren, dem Herz, der Lunge, der Leber und dem Nervensystem kommen. Allergische Reaktionen sind selten.

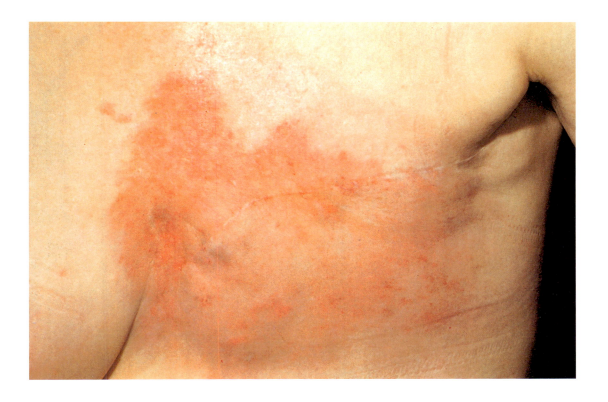

23 Infektionskrankheiten durch Pilze

Abb. 23-1 ▸ Fadenpilzerkrankung am Körper, Tinea corporis

„Tinea" bedeutet eine Infektion mit Fadenpilzen. Fadenpilze bilden ein Flechtwerk (Myzel), das Sporen trägt. Fadenpilze können direkt von Mensch zu Mensch oder vom Tier auf den Menschen übertragen werden. Allerdings ist auch eine indirekte Übertragung durch Kontakt mit erregerhaltigen, meist feuchten Gegenständen möglich.

Die Abbildung zeigt eine Fadenpilzinfektion am Gesäß und in der oberen medialen Oberschenkelregion. Es besteht ein unregelmäßiger, aber scharf begrenzter Herd, der eine starke Randbetonung aufweist. Außerdem sieht man eine feine Schuppung. Der Patient gibt Juckreiz an.

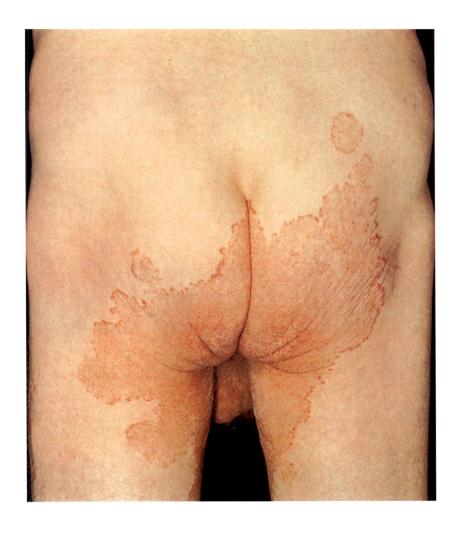

Abb. 23-2 ▶ Hefepilzerkrankung am Gaumen, Candida albicans

Der Hefepilz, Candida albicans, besiedelt vornehmlich Mundhöhle und Scheide der Frau, da er ein feuchtes, warmes Klima liebt. An den befallenen Stellen bilden sich leicht abwischbare, weißlich-gelbe Beläge.

Die Abbildung zeigt eine starke Besiedlung mit Candida albicans am Gaumendach, den Gaumenbögen und dem Zäpfchen. Man sieht einen dicken gelb-weißlichen Belag, der sich abstreifen lässt. Der Patient ist Bluter und erhält seit seinem sechsten Lebensjahr eine Substitution des Gerinnungsfaktors VII. Eine Blutuntersuchung auf eine Infektion mit dem HI-Virus (AIDS-Virus) ergab einen positiven Befund.

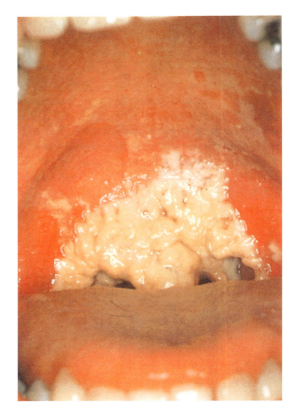

Abb. 23-3 ▶ Hefepilzerkrankung der Zunge, Candida albicans

Man sieht am seitlichen Zungenrand einen weißlichen, leicht abwischbaren Belag. Wegen einer äußerlichen Hautinfektion mit Fadenpilzen wurde die Patientin lange Zeit mit Zytostatika und Kortison innerlich behandelt. Daraufhin stellte sich die Hefepilzerkrankung der Zunge ein.

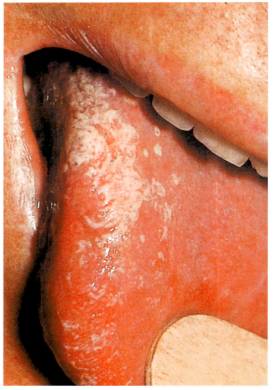

Abb. 23-4 ▶ Fadenpilzerkrankung des Zehennagels, Onychomykose

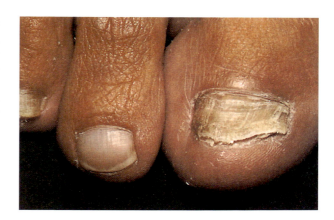

Nägel können von Fadenpilzen, Hefepilzen und in selteneren Fällen auch von Schimmelpilzen besiedelt werden. Kennzeichen eines Befalles der Nägel mit Pilzen sind gelblich-bröckelige und verdickte Nagelplatten. Die Besiedlung erfolgt entweder vom freien Nagelrand aus oder vom seitlichen Nagelfalz.

Auf der Abbildung sieht man einen Befall der ersten und dritten Zehe. Die Nagelplatte ist gelblich verfärbt, verkürzt und verdickt. Man erkennt sowohl Längs- als auch Querrillen.

Abb. 23-5 ▶ Fadenpilz- und Bakterienbesiedlung der Zehennägel

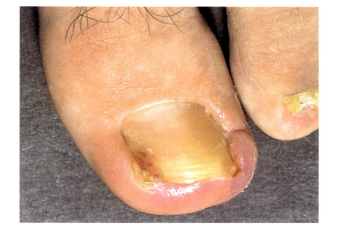

Die Abbildung zeigt gelblich verfärbte und deformierte Zehennägel. Der Nagel der zweiten Zehe ist zusätzlich deutlich verkürzt. Des Weiteren ist es zu einer entzündlichen Schwellung der umgebenden Haut und zur Bildung von Granulationsgewebe, einem jungen, gefäßreichen Bindegewebe gekommen.

Vom freien Nagelrand aus hat eine Besiedlung der Nagelplatte mit Fadenpilzen stattgefunden. Zusätzlich besteht aber noch eine Infektion mit Staphylokokken, was zur Bildung eines entzündlichen Sekretes geführt hat. Subjektiv werden starke Schmerzen angegeben. Bei dem Betroffenen besteht ein latenter Diabetes mellitus.

24 Infektionskrankheiten durch Bakterien, Viren und Protozoen

Abb. 24-1 ▶ Lepra, tuberkuloide Form

Die tuberkuloide Form ist die leichtere Verlaufsform von Lepra. Sie tritt auf, wenn die Abwehrlage gut ist und wenn nur wenige Erreger vorhanden sind. Es kommt zu asymmetrischen, scharf begrenzten Hauterscheinungen, denen bald Sensibilitätsstörungen folgen. Aufgrund dieser Sensibilitätsstörungen kann es zu Verstümmelungen kommen. Innere Organe sind bei dieser Verlaufsform nicht betroffen.

Auf der Abbildung sieht man auf der rechten Wange einen zwar scharf begrenzten, aber trotzdem unregelmäßigen, hypopigmentierten Herd. Beim Abtasten kann man feststellen, dass der Herd verdickt ist.

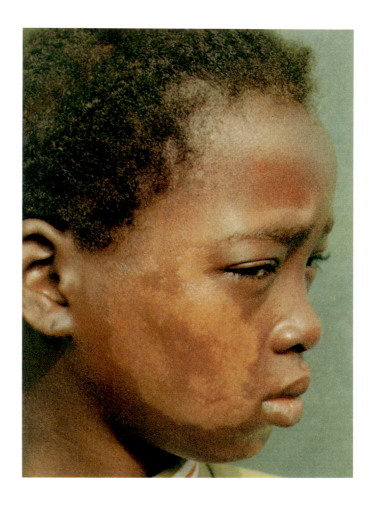

Abb. 24-2 ▸ Löwengesicht bei Lepra, lepromatöse Form

Die lepromatöse Form ist die schwerer verlaufende Form von Lepra. Sie tritt auf, wenn die Abwehrlage schlecht ist und wenn viele Erreger vorhanden sind. Es kommt zu symmetrischen Hauterscheinungen, aus denen sich die Lepraknoten entwickeln. Es folgen Sensibilitätsstörungen mit Verstümmelungen und Lähmungen. Später kann sich die Erkrankung auf den gesamten Organismus ausbreiten.

Die Abbildung zeigt das „Löwengesicht". Hierbei handelt es sich um im Gesicht auftretende Lepraknoten. Typisch für das Löwengesicht ist es, dass die Lepraknoten auch an den Ohrläppchen, der Nase und den Augenlidern vorkommen. Charakteristischerweise fallen die Augenbrauen aus.

Bei dem Betroffenen treten die Lepraknoten aber nicht nur im Gesicht auf, sondern symmetrisch auch am Rumpf und den Extremitäten.

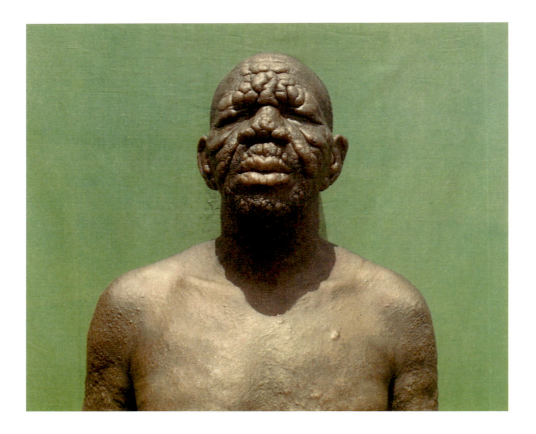

Abb. 24-3 ▶ Borderline-Lepra

Von der Borderline-Lepra (engl. borderline = Grenzlinie) spricht man bei Krankheitsverläufen, die sich von einer tuberkuloiden Form zu einer lepromatösen Form (bzw. umgekehrt) entwickeln.

Die Abbildung zeigt einen Fall mit Borderline-Lepra, die sich von einer gut- zu einer bösartigen Form entwickelt hat. Man sieht an Rücken und Oberarmen zahlreiche erhabene, schuppende Herde. Weiterhin besteht eine Lähmung des Ellennervs und des Wadenbeinnervs.

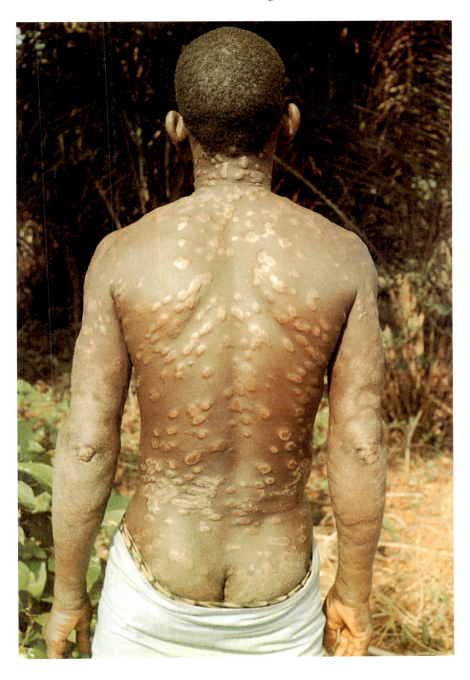

Abb. 24-4 ▶ Ornithose (Psittakose, Papageienkrankheit)

Die Ornithose ist eine Infektionskrankheit, die von Vögeln, vor allem von Papageien, auf den Menschen übertragen werden kann. Die Erreger sind Chlamydien, die in erster Linie durch eingetrockneten Vogelkot (Staubinhalation) übertragen werden. Die Krankheit kann als grippales, pulmonales, typhöses oder enzephalitisches Bild auftreten. Häufig ist die pulmonale Verlaufsform mit Husten und Kontinua-Fieber verbunden.

Die Abbildung zeigt eine Röntgenaufnahme bei Ornithose. Es ist zu fleckförmigen, über mehrere Lungenabschnitte sich ausbreitenden Infiltraten gekommen, die teilweise konfluiert sind. Bitte vergleichen Sie mit der Röntgendarstellung Abb. 17-28, die den Röntgenbefund einer gesunden Lunge zeigt.

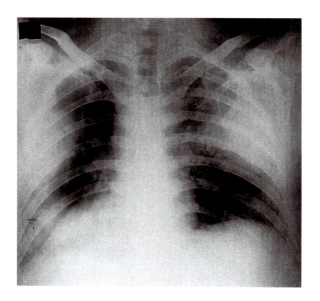

Abb. 24-5 ▶ Toxoplasmose

Der Erreger der Toxoplasmose ist ein einzelliges Lebewesen (Protozoon), das Toxoplasma gondii. Als Infektionsquelle spielen infiziertes Fleisch von Schlachttieren und Katzen eine wichtige Rolle. Die Katzen scheiden mit dem Kot ein infektiöses Parasitenstadium des Erregers aus. Nach einer Reifungszeit von wenigen Tagen, beispielsweise im Erdboden, sind die Protozoen für den Menschen infektiös, wenn sie oral aufgenommen werden, beispielsweise mit Salaten oder mit Rohkost.

Die Krankheit verläuft meist symptomlos. Nur bei Abwehrgeschwächten oder unter einer Immunsuppressions-Therapie (Medikamente, die das körpereigene Abwehrsystem unterdrücken) kommt es zu Krankheitserscheinungen. Infiziert sich allerdings eine Frau während der Schwangerschaft mit dem Erreger und erfolgt eine Übertragung des Parasiten auf den Feten, so muss mit schweren Komplikationen gerechnet werden. Es kann in diesem Fall zur Früh- oder Totgeburt kommen. Es können auch Gehirnschäden beim Feten auftreten.

A Die Erreger vermehren sich innerhalb von Zellen und zerstören diese. Die Abbildung zeigt eine Zellkultur. In der untersten Zelle sieht man zwei Vakuolen, in denen sich zahlreiche Toxoplasmoseerreger in ihrem Entwicklungsstadium als Trophozoit befinden. Die Parasiten besiedeln bevorzugt Abwehrzellen, können jedoch auch andere Körperzellen befallen.

B Als Dauerform bilden die Erreger Zysten, die von einer Wand umgeben sind. In diesen Zysten, die in verschiedenen Organen auftreten können, bleiben die Erreger jahrelang lebensfähig. Bevorzugt kommen sie im Gehirn und in der Muskulatur vor.

Die Abbildung zeigt ein frisches, ungefärbtes Präparat mit einer großen Zyste aus dem Gehirn, in der sich zahlreiche Einzelparasiten befinden. Die Zyste ist durch den Druck des Deckglases an einer Stelle bereits gesprengt. Ein freigesetzter Einzelparasit ist rechts unten neben der Zyste zu sehen. Im Fleisch von Schlachttieren sind Zysten eine wichtige Infektionsquelle für den Menschen, wenn dieser das infizierte Fleisch roh oder unzureichend gekocht zu sich nimmt.

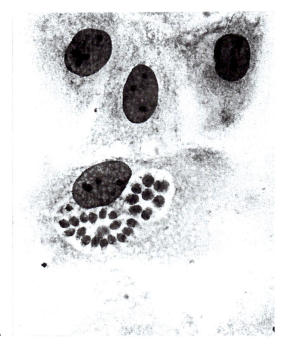

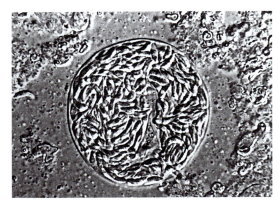

A B

Abb. 24-6 ▶ Diphtherie

Pseudomembranen sind ein wichtiger diagnostischer Hinweis auf Diphtherie. Typisch für Rachendiphtherie ist ein geröteter Rachen mit grau-weißlichen Pseudomembranen, die nicht mehr auf die Tonsillen begrenzt bleiben, sondern auf Zäpfchen und Rachenwand übergreifen können. Es kommt zu einem süßlichen Mundgeruch. Die lokalen Halslymphknoten sind geschwollen.

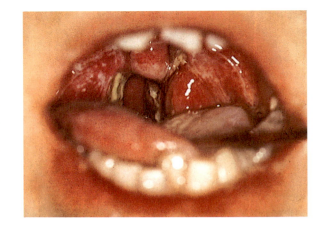

Abb. 24-7 ▶ Malaria tropica

Von den drei Malariaarten: Malaria tertiana, Malaria quartana und Malaria tropica ist letztere die häufigste und die gefährlichste. Eine schnelle Diagnostik und gezielte Behandlung sind lebensrettend.

Die Malariaerreger gelangen mit dem Stich der Anophelesmücke in die Blutbahn und von hier aus in die Leberzellen, wo sie eine bestimmte Entwicklungsstufe durchlaufen. Haben die Erreger diese Entwicklungstufe erlangt, gehen diese Leberzellen zugrunde und setzen dabei die Protozoen frei. Die nun wieder in die Blutbahn gelangten Erreger besiedeln die roten Blutkörperchen.

Die Abbildung zeigt eine Kapillare aus dem Gehirn mit zahlreichen roten Blutkörperchen, die von den Protozoen befallen sind. Die Erreger sind an den dunklen Pigmentkörpern (Malariapigment) zu erkennen. Durch die in den roten Blutkörperchen heranwachsenden Protozoen kommt es zur Veränderung der Erythrozytenoberfläche. Dadurch gewinnen die betroffenen roten Blutkörperchen eine besondere Neigung (Affinität) zum Gefäßendothel. Sie bleiben am Endothel gewissermaßen „kleben" und führen so zu einer Verlegung (Verstopfung) des Lumens. Die Folge ist ein Sauerstoffmangel des nachgeschalteten Gebietes, so dass es zur zunehmenden Ischämie wichtiger Organe (Gehirn, Lunge, Niere, Herz) kommen kann. Auf diesem Weg kann die Erkrankung innerhalb weniger Tage zum Tod führen.

Bitte beachten Sie zu Malaria auch Abb. 24-25.

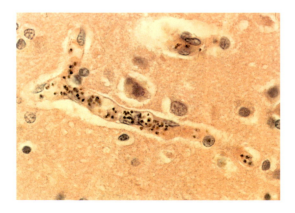

Abb. 24-8 ▶ Influenza (Virusgrippe)

Influenza geht mit uncharakteristischen Allgemeinsymptomen, Fieber sowie mit Erkältungssymptomen einher. Auf der Abbildung ist die hämorrhagische Veränderung der Lunge bei Pneumonie zu erkennen, die als schwerwiegende Komplikation bei Influenza auftreten kann. Durch die extreme Mehrdurchblutungen ist die Schleimhaut der Luftröhre hochrot; dagegen ist das Lungenparenchym dunkelrot verfärbt.

Eine solche Pneumonie kann sich bei Kindern einstellen und bei Erwachsenen, bei denen die Lunge bereits vorgeschädigt ist. Allerdings kann es auch bei zuvor völlig Gesunden zu tödlichen Verläufen kommen.

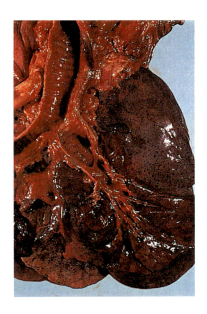

Abb. 24-9 ▶ Masern
(Original: H. Rasokat, Universität Köln)

Masern ist eine akut verlaufende Kinderkrankheit, die sehr ansteckend ist. Es kommt zu einem katarrhalischen Vorstadium mit einem auffolgenden zweiten Fieberanstieg, der mit einem charakteristischen Hautausschlag einhergeht.

Der Masernausschlag beginnt hinter den Ohren und breitet sich von hier aus über das ganze Gesicht, den Hals, auf den Rumpf und die Extremitäten aus. Das Exanthem beginnt mit kleinen Flecken, die dann größer werden und zusammenfließen (siehe Abbildung). Bei einem komplikationslosen Verlauf blasst das Exanthem nach ungefähr drei Tagen ab. Damit verschwinden dann auch die anderen Beschwerden wie Fieber, Erkältung und Augenbindehautentzündung.

Bitte beachten Sie zu den Koplik-Flecken Abb. 24-27.

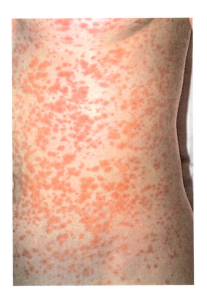

Abb. 24-10 ▶ Röteln
(Original: H. Rasokat, Universität Köln)

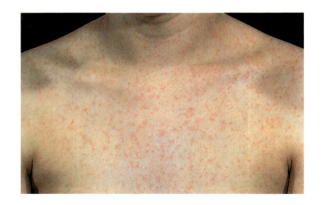

Röteln ist eine meist harmlos verlaufende Kinderkrankheit, die in der Hälfte der Fälle keine Krankheitserscheinungen zeigt. Die wichtigsten auftretenden Symptome sind das Rötelnexanthem und Lymphknotenschwellungen, die bevorzugt im Nacken auftreten.

Bei dem Hautausschlag handelt es sich um kleine, nur wenig erhabene, rosarote Flecken mit hellem Hof. Die Flecken konfluieren nicht. Allerdings kommen auch Abweichungen von diesem Erscheinungsbild vor.

Infiziert sich eine Schwangere mit dem Rötelnvirus, so kann es beim Feten zu schweren Schäden kommen. Die Schädigungsraten betragen ungefähr 30% bis 50% bei Infektion im ersten Schwangerschaftsmonat und ungefähr 5% bis 10% bei Infektion im vierten Schwangerschaftsmonat.

Abb. 24-11 ▶ Ringelröteln (Erythema infectiosum acutum)

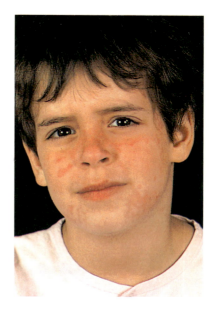

Es handelt sich um eine harmlose, durch Viren hervorgerufene Erkrankung, die meist Kinder zwischen dem 6. bis 15. Lebensjahr befällt.

Die Ringelröteln werden auch als „Ohrfeigenkrankheit" bezeichnet, weil sie mit einem leuchtend roten Hautausschlag der Wangen beginnt. Es kommt dann zu ring- und girlandenförmigen Flecken an den Extremitäten und am Rumpf. Es besteht zeitweise Juckreiz.

Bei Erwachsenen kann es manchmal zu leichten Gelenkschmerzen und -schwellungen kommen. Infiziert sich eine Frau während ihrer Schwangerschaft mit dem Virus, kann es zu einer Totgeburt kommen.

Abb. 24-12 ▸ Windpocken (Varizellen)
(Original: H. Rasokat, Universität Köln)

Die Windpocken verlaufen bei ansonsten gesunden Kindern fast immer harmlos. Sie gehen mit Fieber und einem typischen juckenden Hautausschlag einher.

Die Abbildung zeigt ein Windpockenexanthem am Rumpf mit Flecken, Papeln, Knötchen, Bläschen, Pusteln und Krusten. Es handelt sich um ein so genanntes polymorphes Bild („Sternenhimmel"), da mehrere Entwicklungsstadien des Ausschlages gleichzeitig auf der Haut zu sehen sind. Eine häufige Komplikation bei Windpocken sind bakterielle Sekundärinfektionen durch aufgekratzte Bläschen. In diesem Fall kann es nach Abheilung zur Narbenbildung kommen.

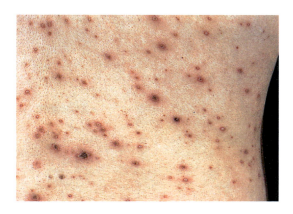

Abb. 24-13 ▸ Herpes zoster (Gürtelrose)

Der Erreger von Herpes zoster ist mit dem Erreger der Windpocken identisch. Es handelt sich um das Varicella-Zoster-Virus. Man vermutet, dass das Virus nach einer Erstinfektion latent in Nervenzellen verbleiben kann. Bei erneutem Kontakt mit dem Erreger oder nach schädigenden Einflüssen wie schweren Krankheiten oder Stress kann das Virus reaktiviert werden.

Die Abbildung zeigt einen Herpes-zoster-Ausschlag am Rumpf. Die Erkrankung kann mit einem Vorläuferstadium mit leichtem Fieber und Abgeschlagenheit beginnen. Typischerweise kommt es in diesem Stadium der Erkrankung in dem Hautbezirk, in dem später der Hautausschlag auftreten wird, zu Kribbeln oder Schmerzen.

Nach einigen Tagen zeigt sich das charakteristische Exanthem mit Schmerzen im Ausbreitungsgebiet von einem oder mehreren Rückenmarks- oder Hirnnerven. Das betroffene Areal ist überempfindlich. Die sich auf rotem Grund bildenden kleinen Bläschen mit zunächst klarem, später trübem Inhalt trocknen nach einigen Tagen ein und entwickeln sich zu Krusten. Die Ausheilung erfolgt ohne Narbenbildung. Vor allem bei älteren Patienten können die Schmerzen noch Wochen, manchmal sogar Jahre in unterschiedlicher Stärke bestehen, obwohl die Hauterscheinungen bereits abgeklungen sind.

Es ist zu beachten, dass Herpes zoster nicht immer auf ein oder mehrere Hautbezirke begrenzt sein muss. Es kann auch zur Generalisation (Zoster generalisatus) kommen.

Es gibt Sonderformen von Herpes zoster: Zoster ophthalmicus (Zoster des ersten Trigeminusastes) und Zoster oticus (Zoster des VII. und VIII. Hirnnervs). Vor allem ältere Menschen, Abwehrgeschwächte (AIDS, Leukämie) und Patienten mit auszehrenden Krankheiten (Karzinom) sind besonders gefährdet, an Herpes zoster zu erkranken.

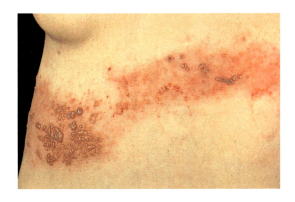

Abb. 24-14 ▶ Mumps (Parotitis epidemica)
(Original: H. J. Cremer, Heilbronn)

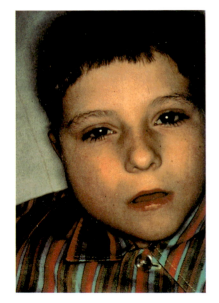

Mumps ist eine Kinderkrankheit, die durch das Mumps-Virus verursacht wird. Meist kommt es zu Fieber, Krankheitsgefühl, Kopf- und Gliederschmerzen. Typisch für Mumps ist die Schwellung der Ohrspeicheldrüse, durch die das geschwollene Ohrläppchen vom Kopf abgehoben wird.

Die Abbildung zeigt einen Jungen mit einer doppelseitigen Schwellung der Ohrspeicheldrüse, die rechts stärker ausgeprägt ist als links.

Abb. 24-15 ▶ Hodenentzündung nach Mumpserkrankung
(Original: H. J. Cremer, Heilbronn)

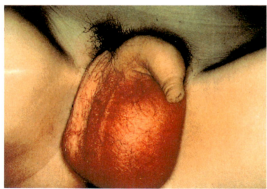

Bei einem Drittel der Mumpserkrankungen, die nach der Pubertät auftreten, entwickelt sich eine Hodenentzündung (Orchitis, Didymitis), die Sterilität zur Folge haben kann.

Abb. 24-16 ▶ Syphilis (Lues)

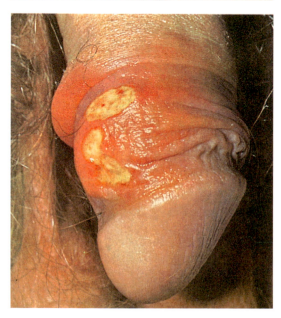

Primärstadium (Lues I)
Man sieht einen geschwürigen Primäraffekt, der sich aus einem derben, entzündlichen Knötchen entwickelt hat. Er ist nicht schmerzhaft. Bei dem Betroffenen besteht außerdem eine einseitige schmerzlose Lymphknotenschwellung.

Abb. 24-17 ▶ Syphilis (Lues)

Sekundärstadium (Lues II)
Im zweiten Stadium der Erkrankung treten generalisierte Lymphknotenschwellungen, Hautausschläge, Allgemeinerscheinungen wie Fieber, Abgeschlagenheit, Kopf- und Gliederschmerzen auf. Die Hauterscheinungen sind meist zunächst makulopapulös und schuppen. Sie jucken nicht, schmerzen auf Druck und treten bevorzugt an Handtellern und Fußsohlen auf. Später entwickelt sich ein polymorphes Bild. Dabei kann das Hautbild dem der Psoriasis oder Pityriasis rosea ähneln.

Bei dem Patienten auf der Abbildung bestehen am Rumpf, den Handinnenflächen und Fußsohlen etwas erhabene, leicht rötliche Herde.

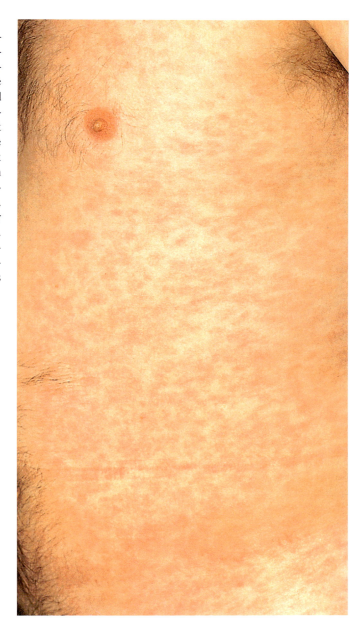

Abb. 24-18 ▶ Syphilis (Lues)

Sekundärstadium (Lues II)

Auf der Abbildung sind an beiden Fußsohlen makulopapulöse Hauterscheinungen zu erkennen. Es entwickeln sich linsengroße, überwiegend einzelstehende, rötliche Flecken und Papeln. Bei Syphilis bestehen diese Hautveränderungen meist auch gleichzeitig an den Handflächen. Hauterscheinungen der gezeigten Art, die an Handflächen und Fußsohlen auftreten, sind typisch für Lues II.

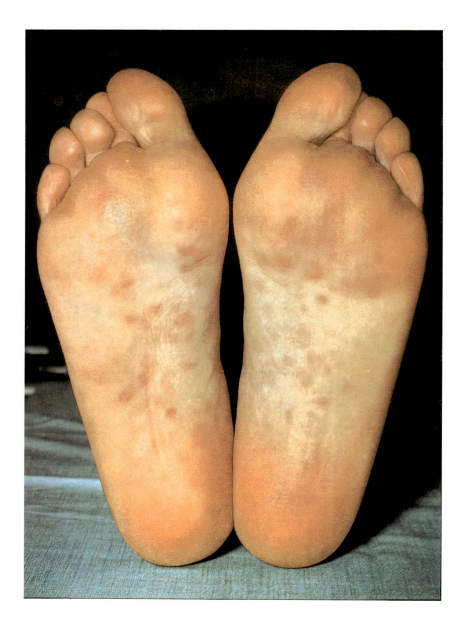

Abb. 24-19 ▶ Syphilis (Lues)

Tertiärstadium (Lues III)

Im Tertiärstadium kann es in verschiedenen Organen zur Ausbildung von Gummen kommen. Gummen sind Granulationsgeschwülste, die aus zell- und gefäßreichem aber faserarmem Bindegewebe bestehen, die verkäsen und Gewebsdefekte hervorrufen. Dabei brechen sie nach außen auf und werden geschwürig. Gummen können nicht nur auf der Haut, sondern auch in fast allen inneren Organen wie zum Beispiel Herz, Leber, Nieren, Gehirn lokalisiert sein.

Die Abbildung zeigt eine oberflächliche Form von kleinknotigen, ulzerierenden Gummen. Die Abheilung erfolgt in diesem Fall unter Narbenbildung.

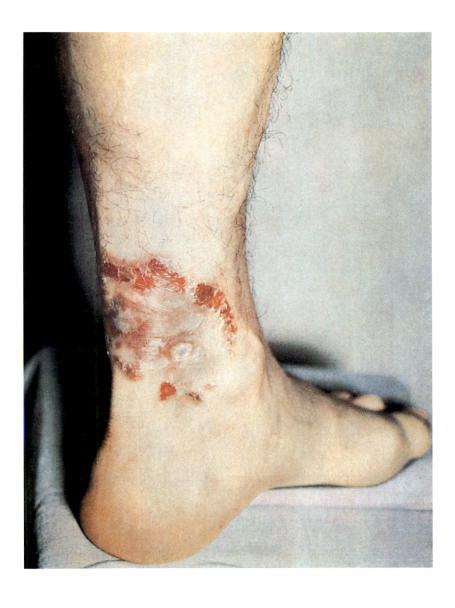

Abb. 24-20 ▶ Gonorrhö (Tripper)

Bei der Gonorrhö handelt es sich um eine Infektionskrankheit der Schleimhäute des Urogenitaltraktes. Sie ist die häufigste Geschlechtskrankheit. Die Erkrankung beginnt beim Mann mit einer akuten Entzündung der vorderen Harnröhre, die zunächst mit einem wässrigen, später eitrigen Ausfluss aus der Harnröhre einhergeht. Von der Harnröhre aus kann sich die Entzündung weiter ausbreiten und zur Entzündung der Prostata, der Bläschendrüse und der Nebenhoden führen.

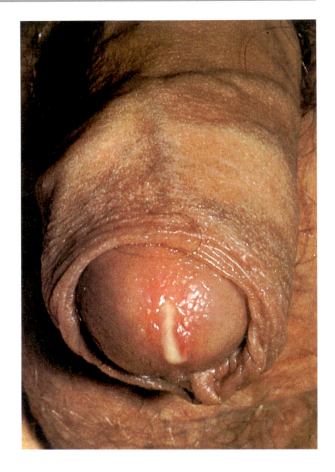

Abb. 24-21 ▶ Lymphogranuloma inguinale

Bei Lymphogranuloma inguinale kommt es zu einer geringfügigen Primärläsion, in Form von kleinen Knötchen, die sich nach fünf bis zehn Tagen zurückbilden. Zwei bis vier Wochen nach der Ansteckung entzünden sich die regionalen Lymphknoten.

Die Abbildung zeigt die einseitig geschwollenen Leistenlymphknoten bei Lymphogranuloma inguinale. Die Anschwellung ist etwa pflaumengroß, rot und druckschmerzhaft. Es besteht die Gefahr, dass die befallenen Lymphknoten nach außen aufbrechen und sich schlecht heilende Fisteln bilden.

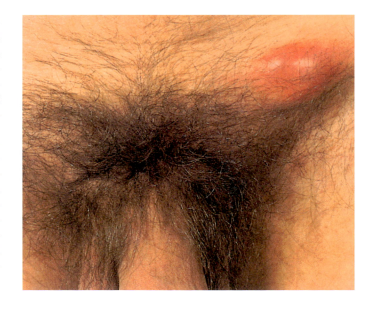

Abb. 24-22 ▶ Kaposi-Sarkom bei AIDS

Das Kaposi-Sarkom ist eine bösartige Wucherung aus Blutgefäßen und Endothel. Es kann sich im letzten Stadium der AIDS-Erkrankung entwickeln.

Man sieht auf der Abbildung das Anfangsstadium des Kaposi-Sarkoms mit schmerzhaften, rot-violetten Knötchen, die von Hautblutungen durchsetzen sind. Diese Knoten manifestieren sich bevorzugt an den unteren Extremitäten, können sich dann über die gesamte Haut ausdehnen und auch Schleimhäute und innere Organe (Gehirn, Leber, Milz) befallen. Bitte beachten Sie zum fortgeschrittenen Stadium die Abbildung 24-23.

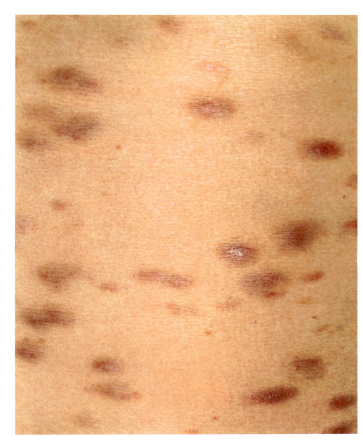

Abb. 24-23 ▶ Kaposi-Sarkom bei AIDS

Die Abbildung zeigt ein Kaposi-Sarkom im fortgeschrittenen Stadium. Die bereits vorhandenen Knoten sind gewachsen; zusätzlich haben sich neue Knoten ausgebildet. Es können nun auch innere Organe befallen werden.

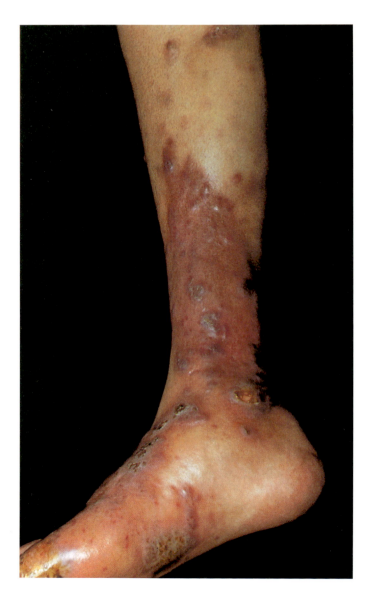

Abb. 24-24 ▶ Krätze (Scabies)

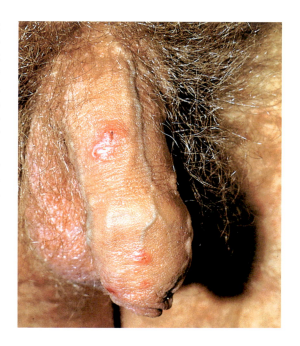

Bei der Krätze handelt es sich um eine stark juckende Hautkrankheit, die durch die Krätzmilbe verursacht wird. Der Hautausschlag tritt bevorzugt an den Zwischenfingerfalten, Beugeseiten der Handgelenke, Geschlechtsorganen sowie an der vorderen Achselfalte, Nabelregion und am inneren Fußrand auf; bei Säuglingen und Kleinkindern auch im Gesicht und auf der behaarten Kopfhaut.

Auf der Abbildung sind die Milbenhügel zu sehen und die von ihnen ausgehenden winkligen Gänge. Der starke Juckreiz besteht vornehmlich nachts, wenn die Milbe in den Gängen herumwandert und ihre Eier und Kotballen ablegt.

Die Ansteckung erfolgt meist durch direkten Hautkontakt, gelegentlich indirekt über gemeinsam benutzte Wäschestücke.

Für den Heilpraktiker besteht Behandlungsverbot aufgrund §§ 24, 34 IfSG.

Abb. 24-25 ▶ Herpes genitalis

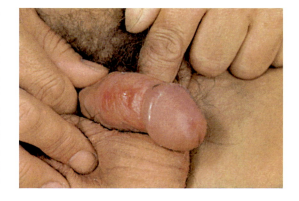

Herpes genitalis wird durch das Herpes-simplex-Virus Typ II (genitaler Typ) hervorgerufen.

Die Abbildung zeigt den typischen Herpes-Bläschenausschlag am Glied. Im betroffenen Gebiet kommt es zunächst zu Spannungsgefühl, Juckreiz, Brennen und Rötung. Innerhalb von 1 bis 2 Tagen bilden sich stecknadelkopfgroße, gruppiert stehende Bläschen auf gerötetem Grund. Später brechen die Bläschen auf und entleeren einen wässrigen, infektiösen Inhalt. Danach entwickeln sich Krusten, die innerhalb 8 bis 12 Tagen abfallen ohne Narben zu hinterlassen.

Zusätzlich können die regionalen Lymphknoten geschwollen sein und Fieber auftreten. Herpes genitalis kann auch an Vulva, Scheide, Gebärmutterhals, Damm sowie im Analbereich auftreten. Die Ansteckung erfolgt meist über Geschlechtsverkehr.

Da es sich um eine sexuell übertragbare Krankheit handelt besteht Behandlungsverbot aufgrund des § 24 IfSG.

Abb. 24-26 ▶ Herpes labialis, Lippenherpes

Lippenherpes wird durch das Herpes-simplex-Virus Typ I (oraler Typ), das häufigste Herpes-simplex-Virus, hervorgerufen. Man findet bei 80% bis 90% der Erwachsenen Antikörper gegen dieses Virus im Blut.

Die Ansteckung erfolgt fast immer im Säuglings- oder Kleinkindalter. Allerdings verlaufen 99% der Fälle symptomlos. Nur bei 1% kommt es zu Krankheitserscheinungen. Die Hauterscheinungen entsprechen denen bei Abb. 24-25 beschriebenen Herpes genitalis.

Bei Herpes labialis kommt es sehr häufig zu Rezidiven. Fieber, Erkältungskrankheiten, intensive Sonnenbestrahlung, Verletzungen, Magen-Darm-Störungen, Regelblutung, Ekelgefühl sowie Stress wirken hierbei auslösend.

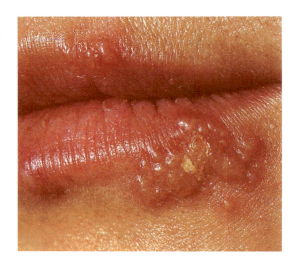

Abb. 24-27 ▶ Koplik-Flecken bei Masern

Die Koplik-Flecken entwickeln sich bei 70–90% der Fälle an der Wangenschleimhaut in Höhe der Backenzähne als kleine, weißliche Stippchen mit leicht gerötetem Hof. Es handelt sich um kleine Epithelnekrosen der Wangenschleimhaut, die sich meist nach 2 bis 3 Tagen zurückbilden. Sie sind vor allem während des Vorläuferstadiums zu sehen. Im Exanthemstadium sind sie meist wieder verschwunden.

Für den Heilpraktiker besteht bei Masern Meldepflicht aufgrund §§ 8, 6 IfSG bei Verdacht, Erkrankung und Tod und Behandlungsverbot aufgrund §§ 24, 6, 7 und 34 IfSG.

Bitte beachten Sie zum Hautausschlag bei Masern auch die Abb. 24-9.

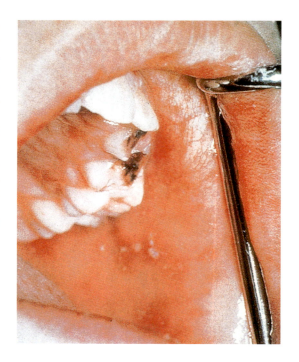

Abb. 24-28 ▶ Scharlach, Hautausschlag

Der Hautausschlag bei Scharlach entwickelt sich ab dem 2. Tag, oft nur für wenige Stunden. Meist beginnt das Exanthem nach 2 bis 3 Tagen abzublassen und ist nach ca. 1 Woche verschwunden. Der Ausschlag besteht aus feinen, dichtstehenden, nicht-juckenden Flecken, die sich aufgrund ihrer blassrosa bis hellroten Farbe von der Haut nur schwach abheben. Er beginnt meist im Hals-Brust-Bereich und geht dann auf Rumpf und Extremitäten über. Im Achsel- und Leistenbereich – hier kann er auch beginnen – manifestiert er sich besonders stak.

Für den Heilpraktiker besteht Behandlungsverbot aufgrund §§ 24, 34 IfSG.

Bitte beachten Sie zu Scharlach auch die Abb. 24-29 bis 24-31.

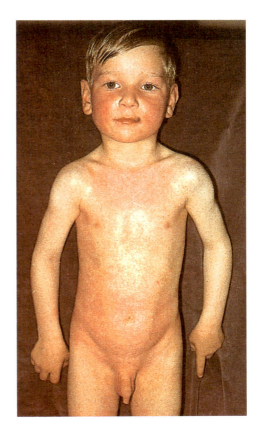

Abb. 24-29 ▶ Scharlach, Milchbart

Bei Scharlach bleibt das Gesicht meistens ausschlagsfrei. Es zeigt allerdings eine fieberhafte Rötung mit einer auffallenden Blässe um den Mund herum, eine so genannte periorale Blässe (Milchbart).

Bitte beachten Sie zu Scharlach auch die Abb. 24-28, 24-30, 24-31.

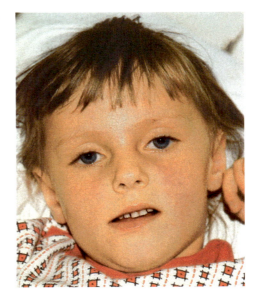

Abb. 24-30 ▶ Scharlach, Himbeerzunge

Bei Scharlach ist die Zunge mit Beginn der Erkrankung (1.Tag) weißlich belegt; nach der Abstoßung des Belags entwickelt sich ab dem 4. bis 16. Krankheitstag aufgrund einer Entzündung der Papillen eine hochrote, so genannte Himbeerzunge mit geschwollenen Papillen.

Bitte beachten Sie zu Scharlach auch die Abb. 24-28, 24-29, 24-31.

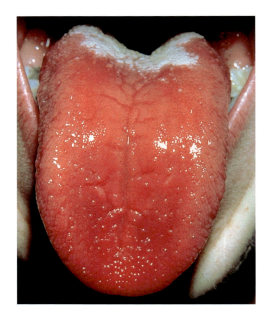

Abb. 24-31 ▶ Scharlach, Schuppung

Mit Abheilung der Hauterscheinungen kommt es zunächst zu einer feinen Schuppung am Körperstamm und an den Extremitäten, die in der 2. Krankheitswoche abgeschlossen ist. Danach setzt eine großflächige Schuppung der Handteller und Fußsohlen ein. Diese Abschuppung tritt auch bei leichtem Krankheitsverlauf auf, bei denen kein Scharlach-Exanthem festzustellen war.

Bitte beachten Sie zu Scharlach auch die Abbildungen 24-28 bis 24-29.

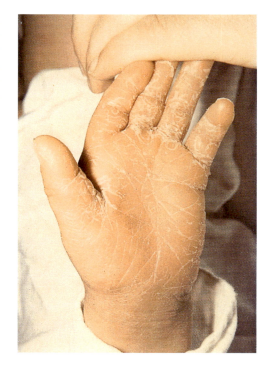

Abb. 24-32 ▶ Keuchhusten

Beim Keuchhusten treten vor allem abends und nachts die typischen stakkatoartigen Hustenanfälle auf. Dabei handelt es sich um eine Serie (5 bis 10) schnell aufeinander folgender Hustenstöße. Anschließend erfolgt durch die verkrampften Stimmritzen in 50% der Fälle ein laut hörbares ziehendes Einatmen (inspiratorischer Stridor). Nach dem Hustenanfall folgt eine Schleimentleerung, oft mit Erbrechen.

Auf der Höhe des Hustenanfalls kann durch den Krampf der Bronchialmuskulatur eine zyanotische Verfärbung auftreten. Bei dem abgebildeten Kind hat sich durch geplatzte Augengefäße während eines Anfalls eine Konjunktivalblutung entwickelt.

Bei Säuglingen können anstelle von „Husten und Keuchen" häufig Niesanfälle und lebensbedrohliche Atemstillstände (dabei auch Hirnschädigung möglich) auftreten.

Für den Heilpraktiker besteht Behandlungsverbot aufgrund §§ 24, 34 IfSG.

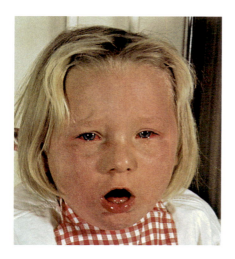
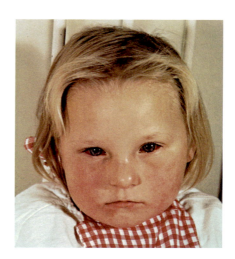

Abb. 24-33 ▶ Rötelnembryopathie

Steckt sich die Mutter während des 1. Schwangerschaftsmonats mit dem Rötelnvirus an, so kommt es in 30 bis 50% der Fälle zu Fehlbildungen des Kindes.

Bei dem Kind auf der vorliegenden Abbildung hat sich eine beidseitige Linsentrübung und eine Mikrozephalie entwickelt.

Des Weiteren kann eine Rötelnembryopathie zu Schäden am Herzen, am Ohr, am Gehirn, zum Wolfsrachen, Hernien, Schäden an inneren Organen oder zu Abort bzw. Totgeburt führen. Das gleichzeitige Auftreten von Augenfehlbildungen, Innenohrschwerhörigkeit und Herzfehlbildungen wird als Gregg-Trias bezeichnet.

Behandlungsverbot besteht für den Heilpraktiker nur bei angeborener Rötelerkrankung aufgrund §§ 24, 7 IfSG. Eine Rötelnerkrankung bei einem Kind darf vom Heilpraktiker behandelt werden.

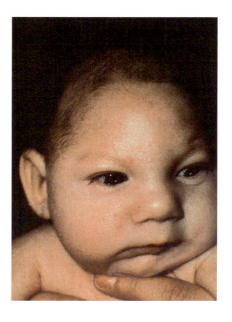

Abb. 24-34 ▶ Dreitagefieber

Dreitagefieber (Exanthema subitum, Roseola infantum), eine meist harmlose Kinderkrankheit mit Fieber und Hautausschlag, wird durch das Herpesvirus Typ 6 (HHV-6) verursacht. Nach der Inkubationszeit von 3 bis 15 Tagen entwickelt sich plötzlich hohes, drei Tage anhaltendes Fieber, das schnell auf 39 bis 40 Grad steigt. Bedingt durch das Fieber können Krämpfe und vorübergehende Paresen auftreten. Ebenso rasch wie sich das Fieber entwickelt, vollzieht sich die Entfieberungsphase. Während der Entfieberung zeigt sich ein rötelnähnlicher Hautausschlag. Es handelt sich um hellrote, kleine Flecken, die leicht erhaben sein können und eventuell zusammenfließen (konfluieren). Die Flecken treten bevorzugt am Stamm und Nacken auf, kommen auch an den Extremitäten vor aber nur selten im Gesicht. Sie verschwinden nach 1 bis 3 Tagen.

Differenzialdiagnostisch muss die Erkrankung gegen Röteln, Masern, Scharlach und Arzneimittelexantheme abgegrenzt werden.

Für Dreitagefieber besteht für den Heilpraktiker kein Behandlungsverbot.

Abb. 24-35 ▶ Malaria

Milzschwellung (Splenomegalie) ist bei Malaria ein häufiges Symptom, Leberschwellung dagegen tritt weniger häufig auf. Als mögliche Komplikation kann es zur Milzruptur kommen.

Bei dem Kind auf der vorliegenden Abbildung hat sich die Milz bis in den rechten Unterbauch ausgedehnt.

Für den Heilpraktiker besteht bei Malaria Behandlungsverbot aufgrund §§ 24, 7 IfSG.

Bitte beachten Sie zur Malaria tropica auch die Abb. 24-7.

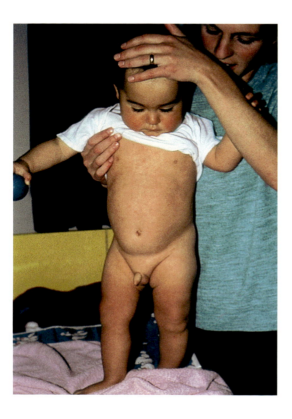

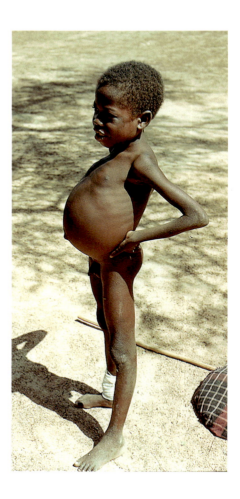

Abb. 24-36 ▶ Mononucleosis infectiosa, Halslymphknotenschwellung

Bei der Mononucleosis infectiosa (infektiöse Mononucleose, Pfeiffer-Drüsenfieber) handelt es sich um eine Infektionskrankheit, die mit Fieber, Angina und generalisierter Lymphknotenschwellung einhergeht. Die Lymphknotenschwellung ist wenig schmerzhaft und beginnt meist hinter den Ohren und im Nacken, wo sie auch am stärksten ausgeprägt ist.

Wie auf der vorliegenden Abbildung außerdem zu sehen, atmet der Patient mit offenem Mund, da die Nasenatmung durch eine Schwellung der Rachenmandel und durch Rhinitis behindert ist.

Für Heilpraktiker besteht kein gesetzlich vorgeschriebenes Behandlungsverbot. Bei schweren Verläufen muss der Patient jedoch an den Arzt verwiesen werden, da verschreibungspflichtige Medikamente eingesetzt werden müssen. In diesen Fällen darf der Heilpraktiker begleitend behandeln.

Beachten Sie bitte auch Abb. 24-37.

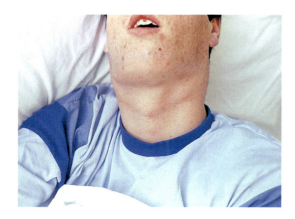

Abb. 24-37 ▶ Mononucleosis infectiosa (Pfeiffer-Drüsenfieber), Ampicillin-Allergie

Die Gabe von Ampicillin (Breitband-Antibiotikum) ist bei Mononucleosis infectiosa kontraindiziert, da nach Einnahme häufig allergische Exantheme auftreten.

Bitte beachten Sie zur Mononucleosis infectiosa auch die Abb. 24-36.

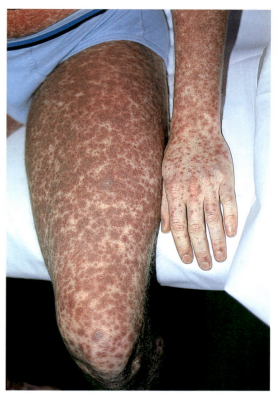

Abb. 24-38 ▶ Fleckfieber, Exanthem

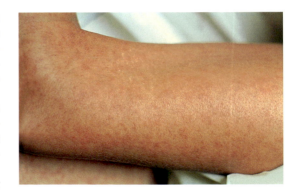

Fleckfieber tritt vor allem in Notstandsgebieten auf, da es sich um eine durch Läuse übertragene und durch Rickettien ausgelöste Infektionskrankheit handelt. Leitsymptome sind Kontinua-Fieber, Roseolen und enzephalitische Erscheinungen.

Die Roseolen zeigen sich meistens nach dem 5. Krankheitstag, beginnen am Stamm und breiten sich von hier auf die Extremitäten aus. Die Roseolen sind linsengroß und anfangs wegdrückbar, später werden sie hämorrhagisch.

Für den Heilpraktiker besteht bei Fleckfieber Behandlungsverbot aufgrund §§ 24, 7 IfSG.

Abb. 24-39 ▶ Hautmilzbrand

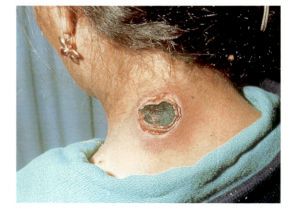

Häufigste Verlaufsform des Milzbrands ist der Hautmilzbrand. Leitsymptom ist der schmerzlose Milzbrandkarbunkel mit seinem charakteristischen schwarzen, nekrotischen Zentrum und rotem, ödematösen Hof. Hautmilzbrand geht meist nur mit geringer Temperaturerhöhung und mit wenig Beeinträchtigung des Allgemeinbefindens einher. Gefürchtete Komplikation ist die Milzbrandsepsis.

Für den Heilpraktiker besteht Meldepflicht bei Verdacht, Erkrankung und Tod aufgrund §§ 8, 6 IfSG und Behandlungsverbot aufgrund §§ 24, 6 und 7 IfSG.

Abb. 24-40 ▸ Leptospirosen, hämorrhagische Diathese

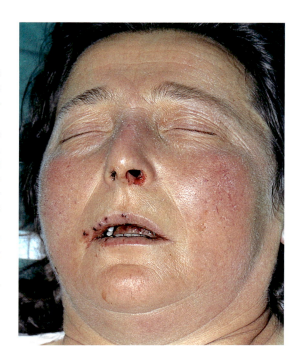

Leptospirosen können durch unterschiedliche Leptospirenarten hervorgerufen werden und so zur Weil-Krankheit, Canicola-Fieber oder Feldfieber führen.

Gefürchtete Komplikation ist die vermehrte Blutungsneigung (hämorrhagische Diathese), die durch eine Thrombozytopenie verursacht wird. Dabei treten, wie in der Abbildung ersichtlich, in erster Linie Nasenblutungen und petechiale Hauteinblutungen auf, außerdem kann es zu Darmblutungen kommen.

Ein Erkrankungsrisiko besteht vor allem für Tierhalter, Kanalarbeiter, Reisbauern sowie für Freizeitler (verseuchte Gewässer).

Für den Heilpraktiker besteht Behandlungsverbot aufgrund §§ 24, 7 IfSG.

Abb. 24-41 ▸ Gasbrand/Gasödem, Wundveränderungen

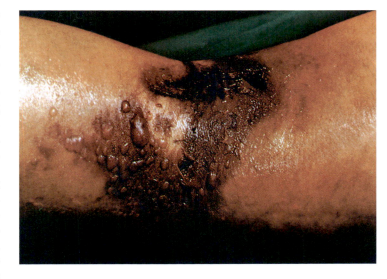

Beim Gasödem kommt es zur Wundanschwellung mit Gasbildung und Absonderung eines blutigen, übelriechenden Exsudats.

Im vorliegenden Fall erfolgte schon eine Blasenbildung und Absterben von Gewebe. Im betroffenen Gebiet ist ein Knistern zu hören; es bestehen starke Wundschmerzen.

Für Heilpraktiker besteht kein gesetzlich vorgeschriebenes Behandlungsverbot. Wegen der Schwere der Erkrankung muss der Patient jedoch an den Arzt verwiesen werden, da verschreibungspflichtige Medikamente eingesetzt werden müssen. In diesen Fällen darf der Heilpraktiker begleitend behandeln.

Abb. 24-42 ▶ Cholera, Cholera-Gesicht

Die meisten Cholerainfektionen verlaufen symptomlos. Bei mittelschweren Verläufen kommt es zur Durchfallerkrankung. Schwere Verläufe zeigen reiswasserartige Durchfälle, die nicht schmerzhaft sind. Fieber fehlt bzw. es tritt sogar Untertemperatur auf. Es kann zu Erbrechen ohne Übelkeit kommen.

Auf der Abbildung sieht man das in Folge der Exsikkose (Austrocknung) entstehende typische Cholergesicht mit den eingefallenen Wangen und den tiefliegenden Augen. Meist entwickelt sich auch eine heisere und leise Stimme, die so genannte Cholerastimme. Die Krankheitsdauer beträgt selten länger als 5 Tage.

Für den Heilpraktiker besteht Meldepflicht bei Verdacht, Erkrankung und Tod aufgrund §§ 8, 6 IfSG. Außerdem besteht Behandlungsverbot aufgrund §§ 8, 6, 7, 34 IFSG.

Für Cholerakranke besteht ein Beschäftigungsverbot für das Herstellen, Behandeln oder

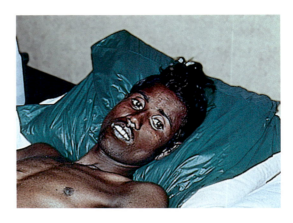

Inverkehrbringen von Lebensmitteln. Auch dürfen Sie nicht in Küchen von Gaststätten und sonstigen Einrichtungen mit oder zur Gemeinschaftsverpflegung tätig sein.

Abb. 24-43 ▶ Gelbfieber, schwarzes Erbrechen

Leitsymptome des Gelbfiebers sind Ikterus, hohes Fieber, hämorrhagische Diathese (vermehrte Blutungsneigung) und zweigipflige Fieberkurve.

Die Abbildung zeigt einen Patienten mit Blutungen im oberen Gastrointestinaltrakt, die zu schwarzem Erbrechen geführt haben. Weitere mögliche Folgen der vermehrten Blutungsneigung sind Darmblutungen, Blut im Urin und Blutungen im Mund-Nasen-Rachen-Raum.

Für Gelbfieber besteht für den Heilpraktiker Behandlungsverbot aufgrund §§ 24, 6, 7 IfSG.

Meldepflicht besteht für den Heilpraktiker bei Verdacht, Erkrankung und Tod gem. §§ 8 und 6 IfSG, da Gelbfieber zu den virusbedingten hämorrhagischen Fiebern zählt.

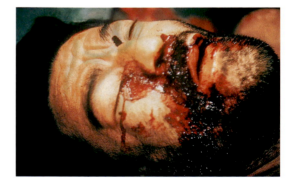

Abb. 24-44 ▶ Pest, Schwellung der Leistenlymphknoten (Bubonenpest)

Bei der Beulenpest (Bubonenpest), der häufigsten Verlaufsform bei Pest, kommt es zu einem plötzlichen Krankheitsbeginn mit Fieber, Kopfschmerzen, Erbrechen, Durchfällen und Tachykardie.

Auf der Abbildung sieht man, dass die regionalen Leistenlymphknoten schmerzhaft angeschwollen sind. Die betroffenen Lymphknoten können hämorrhagisch-nekrotische Entzündungen zeigen, eventuell auch eitrige Einschmelzungen. Grundsätzlich können die Lymphknoten bis zu Faustgröße anschwellen.

Für Pest besteht für den Heilpraktiker Meldepflicht bei Verdacht, Erkrankung und Tod aufgrund §§ 8, 6 IfSG außerdem besteht Behandlungsverbot aufgrund §§ 24, 6, 7 und 34 IfSG.

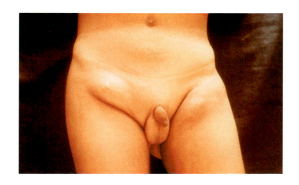

Abb. 24-45 ▶ Tollwut

Im Vorläuferstadium der Tollwut kommt es zur Temperaturerhöhung oder zu leichtem Fieber, außerdem zu Kopfschmerzen, Krankheitsgefühl, Übelkeit und Erbrechen. Die Betroffenen sind depressiv und ängstlich, außerdem haben sie Beklemmungszustände und Angstträume.

Das nächste Stadium ist das Erregungsstadium (rasende Wut). Es besteht eine starke motorische Unruhe, die dann in eine hochgradige Erregung übergeht mit Wutanfällen, Toben, Schlagen, Spucken, Beißen, Kratzen. In dieser Phase können auch Krämpfe der Rumpf- und Extremitätenmuskulatur auftreten, die schon durch geringfügigste Reize wie Geräusche, Licht, Berührung und Luftbewegungen ausgelöst werden können. Typisch für die „rasende Wut" ist die Hydrophobie (krankhafte Wasserscheu), die sich in heftigen Krämpfen der Schlund-, Kehlkopf- und auch Atemmuskulatur beim Versuch zu trinken, evtl. schon beim bloßen Anblick von Trinkbarem, äußert. Im Erregungsstadium besteht Fieber bis 42 °C.

Das nachfolgende Lähmungsstadium tritt nur selten auf.

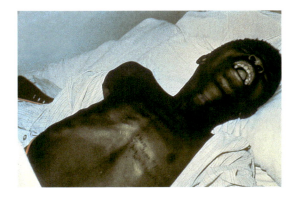

Für den Heilpraktiker besteht Meldepflicht aufgrund §§ 8, 6 des IfSG bei Verdacht, Erkrankung und Tod, darüber hinaus ist die Verletzung eines Menschen durch ein tollwutkrankes, -verdächtiges oder ansteckungsverdächtiges Tier sowie die Berührung eines solchen Tieres oder Tierkörpers meldepflichtig.

Behandlungsverbot besteht für den Heilpraktiker aufgrund §§ 24, 6, und 7 IfSG.

Abb. 24-46 ▸ Wasserkopf, Hydrocephalus

Beim Hydrocephalus liegt eine Erweiterung der Liquorräume vor, die durch das Missverhältnis zwischen Liquorproduktion und Liquorresorption bedingt ist. Man unterscheidet zwischen innerem und äußerem Wasserkopf.

Äußerer Wasserkopf (Hydrocephalus externus)
Hier ist es zu einer Erweiterung des Subarachnoidalraumes gekommen. Der Grund liegt in einer Verminderung der Liquorresorption.

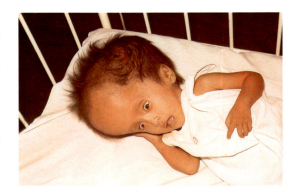

Innerer Wasserkopf (Hydrocephalus internus)
Es handelt sich um eine Erweiterung des Ventrikelsystems. Der Grund liegt in einer Störung der Liquorpassage, zum Beispiel durch Aquäduktstenose oder durch eine Stenose beim Übergang des 4. Ventrikels zum Subarachnoidalraum.
  Bei dem abgebildeten Kind handelt es sich um eine angeborene Toxoplasmose, bei der vorgeburtlich eine Enzephalitis ablief.
  Bitte beachten Sie auch Abb. 18-16.

Abbildungsnachweis

Ahrer, E.: Praktische Diagnostik in der Unfallchirurgie. 2. Aufl., Urban & Schwarzenberg, München–Berlin 1962.
4-15

Altmann, R.: Klinische Venenpulsregulierung. In: Klinik der Gegenwart, Bd. 6, S. 167–208. Urban & Schwarzenberg, München–Berlin 1958.
5-9

Bartels, H., R. Bartels: Physiologie. Lehrbuch und Atlas. 4. Aufl., Urban & Schwarzenberg, München–Wien–Baltimore 1991.
2-2, 2-3, 5-14

Bauer, R.: Einführung in die Röntgendiagnostik innerer Organe. Urban & Schwarzenberg, München–Berlin 1971.
9-20, 9-35, 12-3

Becker, H.: Bildbeiträge zu Lippert, H.: Anatomie, Text und Atlas, 5. Aufl., Urban & Schwarzenberg, München–Wien–Baltimore 1989.
18-58

Benninghoff, A., K. Goerttler: Lehrbuch der Anatomie des Menschen, Bd. 1, 10. Aufl., Urban & Schwarzenberg, München–Berlin 1968.
3-15, 4-7, 4-8, 4-10, 4-12, 4-14, 4-17, 4-18, 4-19, 4-21, 4-22, 4-23, 4-25, 4-35, 4-36, 4-39, 4-40, 4-41, 4-42, 4-43, 4-45, 4-46, 4-47, 4-48, 16-4, 16-44, 17-3, 17-19, 17-22

Benninghoff, A., K. Goerttler: Lehrbuch der Anatomie des Menschen, Bd. 2, 8. Aufl., Urban & Schwarzenberg, München–Berlin 1967.
6-1, 6-26, 8-9, 9-2, 9-3, 9-8, 9-17, 9-24, 9-36, 11-2, 11-4, 12-2, 13-5, 15-5, 15-8, 15-10, 16-9, 16-10, 16-12, 17-8, 17-10, 17-11, 17-17, 17-26, 20-10

Benninghoff, A., K. Goerttler: Lehrbuch der Anatomie des Menschen, Bd. 3, 8. Aufl., Urban & Schwarzenberg, München–Berlin 1967.
16-38, 18-1, 18-6, 18-7, 18-9, 18-14, 18-15, 18-23, 18-32, 18-42, 18-44, 18-47, 19-18, 19-19, 19-21, 20-2, 20-6, 20-7, 20-17, 20-19, 20-21, 21-1, 21-5, 21-7

Benninghoff/Goerttler: Lehrbuch der Anatomie des Menschen. Herausgegeben von H. Ferner, J. Staubesand. Bd. 3, 10. Aufl., Urban & Schwarzenberg, München–Wien–Baltimore 1977.
18-36, 18-37

Berchtold, R., H. Hamelmann, H.-J. Peiper: Chirurgie. Urban & Schwarzenberg, München–Wien–Baltimore 1987.
4-50, 16-43, 18-4, 18-60

Berens von Rautenfeld, D.: Bildbeiträge zu Lippert, H.: Anatomie, Text und Atlas, 5. Aufl., Urban & Schwarzenberg, München–Wien–Baltimore 1989.
3-6, 7-1, 7-2

Bernau, A.: Orthopädische Röntgendiagnostik. Einstelltechnik. Urban & Schwarzenberg, München–Wien–Baltimore 1982.
4-24, 4-30, 4-33

Bernhard, F.: Die Chirurgie der Bauchspeicheldrüse. In: M. Kirschner, O. Nordmann (Hrsg.): Die Chirurgie, 2. Aufl., Bd. 7, S. 297. Urban & Schwarzenberg, München–Berlin 1942.
13-1, 13-2

Blumberg, J.: Lehrbuch der topographischen Anatomie mit besonderer Berücksichtigung ihrer Anwendung. Urban & Schwarzenberg, Wien–Berlin 1926.
4-34, 11-7, 18-27, 20-11

Breitner, B.: Die Chirurgie der Schilddrüse, der Nebenschilddrüse und des Thymus. In: M. Kirschner, O. Nordmann (Hrsg.): Die Chirurgie, 2. Aufl., Bd. 4, S. 27–152. Urban & Schwarzenberg, Wien–Berlin 1944.
14-11

Broser, F.: Topische und klinische Diagnostik neurologischer Krankheiten. Urban & Schwarzenberg, München–Berlin 1975.
18-34

Brüning, F.: Die Chirurgie der Mundhöhle, der Speicheldrüsen und des Rachens. In: M. Kirschner, O. Nordmann (Hrsg.): Die Chirurgie, 2. Aufl., Bd. 4, Tl. 2, S. 1–156. Urban & Schwarzenberg, Wien–Berlin 1927.
9-14

Busse, H. (Hrsg.): Augenerkrankungen. Urban & Schwarzenberg, München–Wien–Baltimore 1990.
19-28, 19-30

Casper, L.: Lehrbuch der Urologie mit Einschluß der männlichen Sexualerkrankungen. 5. Aufl., Urban & Schwarzenberg, München–Wien–Baltimore 1992.
15-6

Classen, M., V. Diehl, K. Kochsiek: Innere Medizin. 2. Aufl., Urban & Schwarzenberg, München–Wien–Baltimore 1993.
4-51, 4-52, 4-55, 4-57, 4-62, 5-17, 5-18, 6-22, 6-27, 6-28, 6-29, 7-3, 7-4, 7-5, 7-6, 7-7, 7-8, 7-9, 7-10, 8-10, 8-13, 9-51, 9-53, 9-54, 9-55, 9-56, 9-57, 9-58, 9-59, 9-60, 9-61, 9-62, 9-63, 9-64, 9-65, 9-66, 9-67, 9-68, 9-69, 9-70, 9-71, 9-72, 9-73, 9-74, 9-75, 9-76, 9-77, 9-78, 9-84, 9-85, 9-86, 9-87,

9-88, 9-89, 10-5, 10-6, 10-7, 10-9, 11-6, 12-6, 13-6, 13-7, 13-8, 14-3, 14-17, 15-20, 17-28, 17-29, 17-30, 17-31, 17-32, 17-35, 17-36, 18-61, 18-63, 18-64, 22-1, 22-2, 24-4, 24-5, 24-6, 24-7, 24-8, 24-9, 24-10, 24-11, 24-12, 24-13, 24-14, 24-15

Christophers, E., M. Ständer: Haut- und Geschlechtskrankheiten. 4. Aufl., Urban & Schwarzenberg, München–Wien–Baltimore 1986.
21-16

Christophers, E., M. Ständer: Haut- und Geschlechtskrankheiten. 5. Aufl., Urban & Schwarzenberg, München–Wien–Baltimore 1992.
9-52, 14-25, 21-18, 21-20, 21-40, 21-43, 24-16

Deetjen, P., E.-J. Speckmann (Hrsg.): Physiologie. Urban & Schwarzenberg, München–Wien–Baltimore 1992.
18-43

Emond, R. T. D., H. A. K. Rawland: Farbatlas der Infektionskrankheiten. 2. Aufl. Schattauer, Stuttgart 1988.
18-62

Eufinger, H.: Kleine Chirurgie. 5. Aufl., Urban & Schwarzenberg, München–Berlin 1974.
15-17

Georgi, P.: Infektionskrankheiten für Heilpraktiker. Aescura im Verlag Urban & Schwarzenberg, München 1997.

Gerok, W. (Hrsg.): Hepatologie. Innere Medizin der Gegenwart. Band 1, Urban & Schwarzenberg, München–Wien–Baltimore 1987.
11-10

Goecke, C.: Kleine Gynäkologie. Urban & Schwarzenberg, München–Berlin 1972.
16-27

Gröbner, W., N. Zöllner (Hrsg.): Die körperliche Untersuchung. Urban & Schwarzenberg, München–Wien–Baltimore 1989.
6-20, 17-24

Hauser, G. A.: Intersexualität. In: H. Schwalm, G. Döderlein (Hrsg.): Klinik der Frauenheilkunde und Geburtshilfe. Bd. 5, S. 613–640. Urban & Schwarzenberg, München–Berlin 1966.
14-20

Heintz, P.: Bildbeiträge zu Lippert, H.: Anatomie, Text und Atlas. 5. Aufl. Urban & Schwarzenberg, München–Wien–Baltimore 1989.
12-4

Heitzmann, C.: Atlas der descriptiven Anatomie des Menschen. 9. Aufl. von E. Zuckerkandl. Braumüller, Wien–Leipzig 1902/1905.
6-9, 8-5, 9-12

Hesse, I.: Bildbeiträge zu Lippert, H.: Anatomie, Text und Atlas. 5. Aufl., Urban & Schwarzenberg, München–Wien–Baltimore 1989.
3-8

Huffmann, J. W.: Gynäkologie des Kindesalters. In: Schwalm, G. Döderlein (Hrsg.): Klinik der Frauenheilkunde und Geburtshilfe. Bd. 1, S. 241 bis 314. Urban & Schwarzenberg, München–Berlin 1974.
16-32

Klemperer, G., F. Klemperer: Neue deutsche Klinik. Urban & Schwarzenberg, Berlin–Wien 1928 f.
16-6

Krause, R. (Hrsg.): Enzyklopädie der mikroskopischen Technik, 3. Aufl., Urban & Schwarzenberg, Berlin–Wien 1926/1927.
3-23

Kunz, H.: Die Eingriffe an den Gallenwegen und der Leber. In: Breitner, B.: Chirurgische Operationslehre, Bd. 3, Tl. 9, Urban & Schwarzenberg, München–Berlin 1957.
12-1

Landois-Rosemann: Lehrbuch der Physiologie des Menschen. 28. Aufl., Urban & Schwarzenberg, München–Berlin, Bd. 1: 1960; Bd. 2: 1962.
18-11

Lehmann, J. C.: Die Chirurgie der Hernien. In: M. Kirschner, O. Nordmann (Hrsg.): Die Chirurgie, 2. Aufl., Bd. 6, S. 47–110. Urban & Schwarzenberg, Berlin–Wien 1941.
16-3, 16-7

Leiber, B.: Der menschliche Lymphknoten. Urban & Schwarzenberg, München–Berlin 1961.
8-4

Leiber, B., G. Olbrich: Die klinischen Syndrome. Bd. 1, 5. Aufl., Urban & Schwarzenberg, München–Berlin 1972.
14-16

Lewy, F. H.: in Th. Brugsch, F. H. Lewy: Die Biologie der Person. Urban & Schwarzenberg, Berlin–Wien 1926/1931.
18-2

Lippert, H.: Anatomie, Text und Atlas. 5. Aufl., Urban & Schwarzenberg, München–Wien–Baltimore 1989.
1-1, 1-2, 1-3, 2-4, 2-6, 3-5, 3-7, 3-11, 3-16, 3-17, 4-37, 6-25, 8-6, 9-4, 9-21, 9-22, 9-27, 9-28, 9-30, 9-39, 10-1, 16-5, 16-13, 16-18, 16-21, 16-24, 19-5, 19-12, 19-14, 20-3, 20-14, 20-20, 21-4, 18-59

Lippert, H., A. Buchhorn, A. Luhmann, U. Thorns: Fotos von Präparaten der Sammlung des Zentrums Anatomie der Medizinischen Hochschule Hannover,

z. T. bereits abgedruckt in: Lippert, H.: Anatomie, Text und Atlas. 5. Aufl., Urban & Schwarzenberg, München–Wien–Baltimore 1989.
5-8, 18-16

Lippert, H., S. Delventhal: Bildbeiträge zu Lippert, H.: Anatomie, Text und Atlas. 5. Aufl., Urban & Schwarzenberg, München–Wien–Baltimore 1989.
4-11, 16-41

Lippert, H., S. Delventhal, G. Filler, U. Harenkamp, N. Klein, P. Köpf-Maier, A. Luhmann, E. Schalber, K. Spätlich und Studenten der Medizinischen Hochschule Hannover: Fotos aus Übungen zur Anatomie am Lebenden an der Medizinischen Hochschule Hannover, z. T. bereits abgedruckt in: Lippert, H.: Anatomie, Text und Atlas. 5. Aufl., Urban & Schwarzenberg, München–Wien–Baltimore 1989.
4-27, 4-49, 5-11, 5-12, 6-10, 6-12, 6-13, 9-48, 9-49, 9-50, 15-2, 16-40, 16-42, 17-12, 17-15, 17-20, 18-28, 18-29, 18-33

Lippert, H., A. Luhmann: Bisher unveröffentlichte Fotos zu Lippert, H.: Anatomie, Text und Atlas. 5. Aufl., Urban & Schwarzenberg, München–Wien–Baltimore 1989.
3-10, 3-14, 16-37, 19-1, 20-1

Marchesani, O., H. Sautter: Atlas des Augenhintergrundes. 2. Aufl., Urban & Schwarzenberg, München–Berlin 1959.
19-24

Mayer-Burg, J., R. Häring, H. Henning, F. Lindlar, G. Palme, U. Ziegler, W. Schlungbaum: Die kranke Gallenblase. Urban & Schwarzenberg, München–Berlin 1974.
12-5

Mehrle, G.: Augenheilkunde für Krankenpflegeberufe. 5. Aufl. Urban & Schwarzenberg, München–Wien–Baltimore 1991.
19-29

Noltenius, H.: Biologie der Krankheiten. Urban & Schwarzenberg, München–Berlin 1974.
21-13

Pabst, R., A. Luhmann: Bildbeiträge zu Lippert, H: Anatomie, Text und Atlas. 5. Aufl., Urban & Schwarzenberg, München–Wien–Baltimore 1989.
16-11

Patzelt, V.: Histologie. 3. Aufl., Urban & Schwarzenberg, München–Berlin 1948.
3-4, 17-18, 19-6, 20-16, 20-18, 21-3

Pernkopf, E.: Topographische Anatomie des Menschen. Bd. 1, 2. Aufl., Urban & Schwarzenberg, Berlin–Wien 1943.
4-28, 4-31, 4-32, 16-35, 16-39, 17-16, 18-22, 18-25, 18-30

Pernkopf, E.: Topographische Anatomie des Menschen. Bd. 2, 2. Aufl., Urban & Schwarzenberg, Berlin–Wien 1943.
4-26, 4-29, 9-37, 9-40, 11-1, 16-1, 16-16, 16-30

Pernkopf, E.: Topographische Anatomie des Menschen. Bd. 3, 2. Aufl., Urban & Schwarzenberg, München–Berlin 1952.
17-9

Pernkopf, E.: Topographische Anatomie des Menschen. Bd. 4, 2. Aufl., Urban & Schwarzenberg, München–Berlin 1960.
4-2, 4-3, 4-4, 4-5, 17-2, 17-4, 18-5, 18-8, 18-18, 18-20, 18-38, 19-7, 20-8, 20-9, 20-12

Pernkopf, E.: Atlas der topographischen und angewandten Anatomie des Menschen. Herausgegeben von W. Platzer. Band 1, Urban & Schwarzenberg, München–Wien–Baltimore 1987.
19-22

Petermann, J.: Die Chirurgie des Bauchfells und des Netzes. In: M. Kirschner, O. Nordmann (Hrsg.): Die Chirurgie, Bd. 6, S. 111–208. 2. Aufl., Urban & Schwarzenberg, Berlin–Wien 1941.
9-43

Pitzen, P., H. Rössler: Orthopädie. 16. Aufl., Urban & Schwarzenberg, München–Wien–Baltimore 1989.
4-54, 17-21

Primer, G.: Einführung in die Bronchoskopie. Urban & Schwarzenberg, München–Wien–Baltimore 1978.
17-27

Rassner, G.: Dermatologie. Lehrbuch und Atlas. 4. Aufl., Urban & Schwarzenberg, München–Wien–Baltimore 1992.
4-53, 4-56, 4-58, 4-59, 4-60, 4-61, 6-23, 6-24, 6-30, 6-32, 6-33, 6-34, 6-35, 6-36, 8-12, 9-79, 9-80, 9-81, 9-82, 9-83, 10-3, 10-4, 10-8, 11-8, 14-18, 14-21, 14-24, 14-26, 14-27, 14-28, 15-18, 17-33, 17-34, 17-37, 21-9, 21-14, 21-15, 21-16, 21-17, 21-19, 21-21, 21-22, 21-23, 21-24, 21-25, 21-27, 21-28, 21-29, 21-30, 21-31, 21-32, 21-33, 21-34, 21-35, 21-36, 21-37, 21-38, 21-39, 21-41, 21-42, 21-44, 21-45, 21-46, 21-47, 22-3, 22-4, 22-5, 23-1, 23-2, 23-3, 23-4, 23-5, 24-1, 24-2, 24-3, 24-17, 24-18, 24-19, 24-20, 24-21, 24-22, 24-23

Reiss, G.: Bildbeiträge zu: Lippert, H.: Anatomie, Text und Atlas. 5. Aufl., Urban & Schwarzenberg, München–Wien–Baltimore 1989.
3-2, 20-13, 20-22

Rothschuh, K. E.: Theorie des Organismus. 2. Aufl., Urban & Schwarzenberg, München–Berlin   18-12

Schmidtke, I.: Diagnostik, Beurteilung und Therapie des Lymphödems der unteren Extremitäten. Med. Klin. 71 (1976) 1351–1364.   8-11

Schönbauer, L.: Die Chirurgie der vegetativen Nerven. In: M. Kirschner, O. Nordmann (Hrsg.): Die Chirurgie, 2. Aufl., Bd. 6, S. 269–330. Urban & Schwarzenberg, Berlin–Wien 1941.
18-40

Schütz, E., K. E. Rotschuh: Bau und Funktion des menschlichen Körpers. 10./11. Aufl., Urban & Schwarzenberg, München–Berlin 1968.
14-6, 14-7, 16-28, 19-25

Siegenthaler, W. (Hrsg.): Differentialdiagnose Innerer Krankheiten. 16. Aufl., Thieme, Stuttgart–New York 1988.
5-16, 10-2, 11-9, 15-19

Sobotta, J.: Atlas und Lehrbuch der Histologie und mikroskopischen Anatomie. 4. Aufl., Lehmann, München 1929.
3-18, 3-20, 4-9, 6-2, 8-8, 9-23, 9-34, 11-3, 14-15, 15-7, 15-9, 16-8, 16-17, 16-22, 16-23, 16-24, 16-26, 16-36, 18-24, 19-9, 19-13, 19-15, 19-16, 20-4, 21-2, 21-6, 21-8

Sobotta, J., H. Becher: Atlas der Anatomie des Menschen, Bd. 1, 16. Aufl., Urban & Schwarzenberg, München–Berlin 1967.
3-9, 4-6, 9-42

Sobotta, J., H. Becher: Atlas der Anatomie des Menschen, Bd. 2, 16. Aufl., Urban & Schwarzenberg, München–Berlin 1965.
8-7, 9-1, 9-5, 9-6, 9-7, 9-9, 9-10, 9-15, 9-16, 9-26, 9-29, 9-47, 13-3, 13-4, 14-4, 14-12, 14-13, 14-14, 15-1, 15-3, 15-4, 16-2, 16-15, 16-19, 16-20, 16-31, 16-33, 16-34, 17-1, 17-5, 17-7, 17-13, 17-14, 18-39

Sobotta, J., H. Becher: Atlas der Anatomie des Menschen, Bd. 3, 16. Aufl., Urban & Schwarzenberg, München–Berlin 1962.
5-4, 5-5, 5-7, 5-10, 6-8, 9-11, 9-19, 18-3, 18-13, 18-17, 18-19, 18-26, 18-41, 18-46, 19-3, 19-4, 19-11, 19-17, 19-20, 20-5

Sobotta, J.: Atlas der Anatomie des Menschen. Herausgegeben von R. Putz und R. Pabst. 20. Aufl., Urban & Schwarzenberg, München–Wien–Baltimore 1993.
4-13, 4-44, 5-6, 8-2, 8-3, 9-18, 9-25, 9-31, 9-32, 9-33, 9-38, 9-45, 9-46, 16-14, 17-6, 18-10, 20-15

Sobotta, J., F. Hammersen: Histologie. Farbatlas der Mikroskopischen Anatomie. 4. Aufl., Urban & Schwarzenberg, München–Wien–Baltimore 1994.
2-1

Stein, E.: Technik der diagnostischen und therapeutischen Eingriffe in der Inneren Medizin. In: Klinik der Gegenwart. Bd. 5, S. 639–712. Urban & Schwarzenberg, München–Berlin 1963.
15-16

Straub, W., H. Rossmann: Atlas der Erkrankungen des vorderen Augenabschnittes. Urban & Schwarzenberg, München–Berlin 1962.
19-26, 19-27

Tandler, J.: In: A. Bum: Handbuch der Krankenpflege, 2. Aufl., Urban & Schwarzenberg, Berlin–Wien 1922.
1-4, 1-5, 4-16, 6-7, 8-1, 9-13, 17-23, 18-31, 18-35

Toldt, C.: In: The Urban & Schwarzenberg Collection of Medical Illustrations Since 1896. Urban & Schwarzenberg, München–Berlin 1977.
9-44

Toldt, C., F. Hochstetter: Anatomischer Atlas. Herausgegeben von J. Krmpotic-Nemanic. Bd. 1, 27. Aufl., Urban & Schwarzenberg, München–Wien–Baltimore 1979.
14-5

Urbantschitsch, V.: Lehrbuch der Ohrenheilkunde. 5. Aufl., Urban & Schwarzenberg, Berlin–Wien 1910.
6-11

Wallraff, J.: Leitfaden der Histologie des Menschen. 8. Aufl., Urban & Schwarzenberg, München–Berlin 1972.
3-1, 3-3, 3-19, 3-21, 3-22, 11-5, 14-1, 14-22, 16-29

Weissbecker, L.: Wachstumsstörungen und ihre Behandlung. In: Klinik der Gegenwart. Bd. 7, S. 209–233. Urban & Schwarzenberg, München–Berlin 1958.
3-13

Wendt, G. G., U. Theile: Humangenetik und prophylaktische Medizin. In: Klinik der Gegenwart, Bd. 11, S. 283–356. Urban & Schwarzenberg, München–Berlin 1974.
2-5

Widmer, A., F. Deucher: Eingriffe an Kolon, Rektum und Anus. Grundzüge und allgemeine Richtlinien. In: Breitner, B.: Chirurgische Operationslehre, Bd. 6, Tl. 10, Urban & Schwarzenberg, München–Berlin 1977.
9-41

Winkelmann, W.: Akromegalie. In: Klinik der Gegenwart, Bd. 7, S. 235–244. Urban & Schwarzenberg, München–Wien–Baltimore 1979.
14-20

Zatourouff, M.: Farbatlas zur Blickdiagnostik in der Allgemeinmedizin. 2. Aufl., Schattauer, Stuttgart 1982.
14-9, 14-10

Veränderte Abbildungen nach:

Leonhardt, H.: Histologie, Zytologie und mikroskopische Anatomie des Menschen. 8. Aufl., Thieme, Stuttgart–New York 1990.
6-3, 6-5, 6-6

Schmidt, R. F.: Grundriß der Sinnesphysiologie. 5. Aufl., Berlin–Heidelberg–New York 1985.
21-12

Silbernagl, S., A. Despopoulos: Taschenatlas der Physiologie. 4. Aufl., Thieme, Stuttgart, New York 1991.
6-4

Thews, G., E. Mutschler, P. Vaupel: Anatomie, Physiologie, Pathophysiologie des Menschen. 4. Aufl., Wissenschaftliche Verlagsgesellschaft, Stuttgart 1991.
18-45

Sachregister

Die Zahlenangaben beziehen sich auf Seitenzahlen; **fettgedruckte** Ziffern zeigen die Hauptfundstelle, *kursivgedruckte* Ziffern weisen auf Abbildungen hin.

A

Ablatio mammae **342**
Abschnitte, Rachenraum *179*
absolute Pupillenstarre *426*
Absonderungsphase, Gebärmutterschleimhaut *334*
Abwehrring, lymphatischer **162**, *162*
Abwehrzellen *147*
Acetabulum *30*, *61*, *67*
Achillessehne *86*
Achillessehnenreflex **429**, *429*
Achondroplasie **31**
Achse, Augapfel *442*
Achsellücke *78*
Achsellymphknoten *155*, *159*
Achselschlagader *128*
Achsenskelett **43**, *43*
Acromion *54*, *66*, *82*
Adamsapfel *274*, *354*
Adenin *18*
Adenohypophysis *272*
Adenom, autonomes (toxisches) *275*
Adergeflecht, Hirnkammer, dritte *377*
Aderhaut *442*, *444*
Adhesio interthalamica *390*
Adipositas **235**, *235*
Adrenalin *281*
adrenogenitales Syndrom (AGS) *284*
Adventitia (Externa) *114*, *114–116*, *357*
– s.a. Hüllschicht
After *10*, **198**, *323*, *339*
Afterbucht *198*
Afterhebermuskel *198*, **200**, *323*, *339*
Afterkanal *308*
Afternische *198*
Aftersäule *198*, *198*
Afterschließmuskel **200**
– äußerer *198*, **200**, *200*, *308*, *323*, *339*
– innerer *198*, **200**, *200*, *308*
After-Steißbein-Band *323*
Agenesie, Niere *305*
Agnosie *388*, **388**
– akustische (Seelentaubheit) *388*
– optische (Seelenblindheit) *388*
– taktile (Stereoagnosie) *388*
Agraphie, motorische *388*
AGS (adrenogenitales Syndrom) *284*
AIDS *543–544*
Akromegalie **273**, *273*
Aktinfilamente *32–33*
akustische Agnosie *388*
akutes allergisches Kontaktekzem **498**, *498*
Ala major *451*
Aldosteron *281*

Alexie (Buchstabenblindheit) *388*
allergisches Kontaktekzem **496**, *496*
Altersstar *459*
Alveolargang *363–364*
Alveolarscheidewand *363*
Amboß *462*, *465–467*
Amboßband, hinteres *462*
Ampicillin-Allergie **553**, *553*
Ampulla
– ductus deferentis *322*
– membranacea *471*, *475*
Ampulle *471*
– Bogengang *475*
Amusie *388*
Anämie *150*
– perniziöse *149*
Analfissuren **228**, *228*
Analrhagaden **228**
Analvenenthrombose **227**, *227*
Anastomose **249**
– portokavale **249**, *249*
anatomischer Hals, Oberarmknochen *58*
Androgene *281*
Androgenschicht, Nebenniere *280–281*
Angina tonsillaris *493*
Angina-pectoris-Schmerz **110**
Angulus
– infectiosus **210**, *210*
– iridocornealis *444*
– oculi lateralis *439*
– – medialis *439*
– subpubicus *61*
Anhangskelett **43**, *43*
Anorexia nervosa **235**, *235*
anterior *6*
Antihelix *462*
Antrum pyloricum *184–185*, *242*, *264*
Anulus
– fibrosus *50*
– inguinalis profundus *312*
– – superficialis *80*, **311**
– tendineus communis *351*, *452*
Anus *10*, *323*, *339*
Anzieher
– großer *83–84*, *323*, *412*
– kurzer *410*
– langer *85*
Aorta *100–101*, *122*, **128**, *128*, *181*, *416*
– abdominalis *96*, *122*, *124*, *130*, *180*, *263*
– absteigende *128*
– ascendens *128*
– aufsteigende *128*
– descendens *128*
– Nervengeflecht, vegetatives *100*
– Projektion auf Körperoberfläche *128*
– Teilungsstelle *190*
– thoracica *180–181*

Aorta
– Windkesselfunktion *115*
Aortenbogen *96*, *98*, *128*, *176*, *180–182*, *362*
Aortenklappe *101–102*
Aortenschlitz *180*, *366*
– Zwerchfell *190*
Apertura
– mediana *390*
– – ventriculi quarti *392*
Apex
– cordis *97*
– pulmonis *10*, *161*, *360*
Aphasie **388**
– motorische *388*
– sensorische *388*
Aphthen **210**, *210*
Aponeurose *75*, *75*
Aponeurosis
– bicipitalis *75*
– palmaris *75*
Appendix(-ices)
– epiploica(-ae) *194–195*
– vermiformis *8*, *10*, **162**, *162*, *189*, *194–195*, *203*, *328*, *336*
Appendizitis *208*
Apraxie **388**
Aquädukt *377*, *390–391*
Aqueductus *377*, *391*
– mesencephali *390*
Arachnoidea
– mater cranialis *380*, *384*, *392–394*, *396–397*
– – spinalis *380*, *401–402*, *416*
Arcus
– aortae *96*, *98*, *128*, *176*, *181–182*, *362*
– lipoides corneae *238*
– palatoglossus *169*, *172*, *468*
– palatopharyngeus *169–170*, *172*, *176*, *468*
– senilis *238*
– vertebrae *51*, *416*
– zygomaticus *45*
Area(-ae)
– gastricae *187*
– nuda *201*, *244*
Areola mammae *340–341*
Armbeuger (Bizeps) *82*
Arm-Kopf-Schlagaderstamm *98*, *176*, *180–181*, *362*
Arm-Kopf-Vene *126–127*, *156*, *161*, *176*, *249*, *356*, *362*
Armnervengeflecht *356*, *406*
Armschlagader *128*
Armstrecker *82*
Arteria(-ae)
– appendicularis *202*
– arcuata *294*
– axillaris *128*
– basilaris *384*
– brachialis *128*
– carotis *129*, *180*
– – communis *98*, *122*, *161*, *176*, *181*, *279*, *356*, *362*

Arteria(-ae)
– – externa *278*
– – interna *176*, *351*
– carpometacarpalis pollicis *70*
– centralis retinae *451*
– cerebri media *396*
– cervicalis ascendens *278*
– colica dextra *202*
– – media *202*, *263*
– – sinistra *202*
– coronaria dextra *98*, *102*
– – sinistra *98*, *102*
– dorsalis pedis *131*
– – penis *324*
– femoralis *122*, *130*
– gastrica *184*
– – sinistra *124*, *190*, *263*, *422*
– gastro-omentalis dextra *124*, *184*
– – sinistra *184*
– helicinae *320*
– hepatica communis *263*, *265*
– – propria *184*, *244*, *246*, *263*, *265*
– ilealis(-es) *202*
– ileocolica *202*
– iliaca communis *122*, *128*, *265*, *292*
– – externa *128*, *410*
– – interna *122*, *128*, *292*
– intercostalis(-es) *181*, *401*, *416*
– interlobularis *246–247*
– interphalangealis distalis *70*
– – proximalis *70*
– jejunales *202*
– labyrinthi *472*
– laryngea *356*
– lienalis (splenica) *124*, *159*, *190*, *263*, *265*
– lymphonoduli *160*
– mediocarpalis *70*
– meningea media *394–395*
– mesenterica inferior *126*, *128*, *264*, *292*
– – superior *124*, *126*, *128*, *190*, *202*, *263*, *265*, *267*, *292*, *422*
– metacarpophalangealis *70*
– nutricia *28*
– ophthalmica *454*
– ovarica dextra *422*
– – sinistra *422*
– pancreaticoduodenalis inferior *202*
– – superior *124*
– phrenica inferior *180*
– profunda penis *320*, *325*
– pudenda *198*
– pulmonalis *360*
– – dextra *98*
– – sinistra *98*, *362*
– radialis *128–129*
– radiocarpalis *70*
– renalis *124*, *128*, *292*, *294*

Arteria(-ae)
- splenica (lienalis) *124, 159, 190, 263, 265*
- subclavia *98, 122, 128, 176, 180–181, 356, 362*
- testicularis *292, 324*
- thoracica interna *128, 415*
- thyroidea inferior *278–279, 356*
- – superior *278, 356*
- tibialis *130*
- ulnaris *128*
- vertebralis *51, 279, 380, 413*

Arterie
- Auskultationszonen **131**
- Endverzweigung **135**
- Wandaufbau **114**, **116**, *116*
- wichtige *122*

Arteriole, Wandaufbau **116**, *116*

Arteriosklerose **134**, *134*

Articulatio(-nes)
- atlanto-axialis mediana *352*
- carpometacarpalis(-es) *70, 70*
- – pollicis *70*
- cubiti *68*
- humeroradialis *59, 68*
- humero-ulnaris *59, 68*
- interphalangealis distalis *70*
- – proximalis *70*
- mediocarpalis *70*
- metacarpophalangealis *70*
- radiocarpalia *70*
- radio-ulnaris *69*
- – proximalis *59, 68*
- temporomandibularis *463*
- tibiofibularis *75*

Aschoff-Tawara-Knoten (AV-Knoten) **105**

Ast
- Leberschlagader *246*
- Lebervene *246*
- Pfortader *246*

A-Streifen *33*

Atembewegungen *364*
- Brustumfang *365*

Atemepithel **22**

Atlas *352*

Atrioventrikularknoten (AV-Knoten) **105**

Atrium
- dextrum *97–98, 101, 105*
- sinistrum *97–98, 101, 105*

Aufbau
- Dünndarmwand **191**
- Leber **244**

Auffinden
- Brustwirbel **52**
- Halswirbel **52**
- Lendenwirbel **52**

Aufgaben, Dickdarm *194*

Aufhängeapparat, Linse *446*

Augapfel *351, 451–452, 354*
- Achse *442*

Auge
- Bindehaut *441*
- Bindehautentzündung **459**, *459*
- Blutversorgung *454*
- Horizontalschnitt *442*
- Hornhaut *445*
- – Schnittbild **445**
- Stellung *442*

Augenabziehnerv (VI. Hirnnerv) *378, 408, 414*

Augenbewegungsnerv (III. Hirnnerv) *377–378, 408, 414, 425, 452, 454*

Augenbindehautentzündung **459**, *459*

Augenhintergrund **456–457**, *456*

Augenhöhle *351, 451*

Augenhöhlenganglion *452, 454*

Augenhöhlenspalte
- obere *44*
- untere *44*

Augenkammer
- hintere *442*
- vordere *442*

Augenmuskel *452, 452*
- gerader, äußerer *351, 452, 454*
- – innerer *351, 454*
- – oberer *450, 454*
- – unterer *452*
- schräger, unterer *351, 452, 454*

Augenrollnerv (IV. Hirnnerv) *378, 408, 413–414, 454*

Augenschlagader *454*

Augenschließmuskel *451, 454*

Augenspiegel **456**, *456*

Augenvene, obere *454*

Augenwinkel
- äußerer *439*
- innerer *439*

Auricula *462*
- dextra *98*

Ausatmung *366*

Ausführungsgang *24, 173*
- Bauchspeicheldrüse *267*
- männlicher *308*
- Ohrspeicheldrüse *173*
- Schweißdrüse *479–481*
- Tränendrüse *440–441*

Auskultation, Herzklappen **107**

Auskultationszonen, Arterien **131**

auskultatorische Lücke *109*

Auspitz-Phänomen *493*

Außenband, Kniegelenk *86*

Ausspritzgang *298, 320*

Auswärtsdreher *82*

autonomes Adenom, Schilddrüse *275*

AV-Knoten (Atrioventrikularknoten) **105**

Axis
- Auffinden **52**
- bulbi *442*
- opticus *442*

Axon (Neurit) *37–38*

B

Babinski-Zeichen **430**

Backenzahn (Prämolar) *171–173*

Bälkchenschicht **29**

Bänder *75*

Bahn
- der Schmerzempfindung *405*
- der Temperaturempfindung *405*

Balken *179, 377, 384, 391*

Ballondilatation **137**, *137*

Ballonkatheter **136**, *136*
- Gefäßerweiterung **136**

Bandscheibe **50**

Bandscheibenvorfall **86**, *88*

Bandwurminfektion *231*

Bariumsulfat *209*

Bartholinische Drüse *337–338*

Basalganglien *386*
- Kerne *386*

Basaliom
- knotiges **505**, *505*
- ulzerierendes **506**, *506*

Basalmembran *22*

Basalschicht, Gebärmutter *334*

Basalzellschicht *479–480*

Basilarmembran *472, 472–473*, **474**, *474*

Basisschlagader *384*

Bauchaorta *96, 122, 124, 129–130, 180, 182, 263, 422*

Bauchaortengeflecht **422**

Bauchatmung *366*

Bauchdeckenreflex **428**, *428*

Bauchfell *162, 191, 198*, **200**, *201, 206, 242, 244, 308, 310*, **312**, *313, 319, 332, 422*
- Gebärmutter *334*

Bauchfellüberzug *187–188, 192, 196*

Bauchmuskel *81*
- gerader (Rektus) *80, 292, 328*
- – Zwischensehne *80*
- querer *292*, **311**, *328, 410*
- schräger, äußerer *78, 80*, **311**, *328*
- – innerer *78, 81, 292*, **311**, *328*

Bauchraum, Hinterwand *206*

Bauchspeicheldrüse *10, 190, 197, 201, 206*, **263**, *266*, **284**
- Ausführungsgänge **267**
- von hinten *264*
- Körper *267*
- Kopf *124, 190, 267*
- Nachbarorgane *265*
- Schwanz *124, 267*

Bauchspeicheldrüsenerkrankungen, Schmerzgebiete *420*

Bauchspeicheldrüsen-Zwölffingerdarm-Schlagader
- obere *124*
- untere *202*

Bauchspeicheldrüsen-Zwölffingerdarm-Venen *124*

Bauchspeichelgang *189, 256, 267*
- zusätzlicher *267*

Bauchwandfaszie, innere **311**, *313*

Bauhin-Klappe (Ileozäkalklappe) *189, 194*

Becherzelle *192, 196, 196*

Becken *61*
- großes *61*
- – Grenzlinie *61*
- kleines *61, 206*
- – Grenzlinie *61*
- männliches *61, 308*
- Vergleich, männliches-weibliches **61**, *61*
- weibliches *61*, **326**, *328*

Beckenboden, weiblicher *339*

Beckengefäße *328*

Beckenhauptlymphgefäß *156, 156*

Beckenhöhle, weibliche **336**

Beckenniere *305*

Beckenorgane, Nervengeflecht, vegetatives *422*

Beckenschiefstand **87**

Beckenschlagader *129*
- äußere *128, 410*
- gemeinsame *122, 128, 265, 292*
- innere *122, 128, 292*

Beckenvene
- äußere *249, 326*
- gemeinsame *126*, **249**, *292*
- innere *122, 249, 292*

Beihoden *318*

Bein, Hautvene, große (Saphena) *80*, **122**, *122, 249*

Beinerv (XI. Hirnnerv) **127**, *378, 408, 413–415*

Beinödem *109*

Belegzelle *186, 186*

Besenreiservarizen *140, 140*

Beugesehnen, Halteband *75*

Bifurcatio
- aortae *190*
- carotidis *127*
- tracheae *180*

Bikuspidalklappe *97, 105*

Bilirubinstein (Pigmentstein) *258*

Bindegewebehülle, Hoden *308*

Bindegewebsschicht, Schleimhaut *183, 188*

Bindegewebszellen (Sehnenzellen) *25*

Bindehaut (Konjunktiva) *441–442, 444*

Bindehautentzündung **459**, *459*

Bindehautsack *439*, *439, 441*

Biot-Atmung *367, 367*

Bizeps *66, 82*

Bizepsreflex **235**, *235*, **427**, *427*

Bizepssehne, flache *75*

Bläschendrüse s. Samenbläschen

Bläschenfollikel (Tertiärfollikel) *329*

„Blätter", Kleinhirn *382*

Blasendreieck **298**, *298*

Blasenkatheter **303**

Blasenpunktion **302**, *302*

Blatt
- äußeres, Herzbeutel *97*
- inneres, Herzbeutel *97*
- parietales *97*
- – Perikard *97*
- viscerales *97*
- – Perikard *97*

Blinddarm *8, 10, 124, 189, 194–195, 204, 328*

blinder Fleck *440*, **451**, *451*

blow out *139*

Blutausstrich **148**, *148*, **149**, *149*
- Eisenmangelanämie *148*

Blutbildung **31**

Blutdruckmessung **108**

Blutgefäßsystem **118**

Blutleiter
- gerader *384, 395, 413*
- Hirnhaut *392*
- kavernöser *351, 395*
- oberer *380, 396*
- S-förmiger *176, 395–396, 413, 465*
- unterer *395*
- Zusammenfluss *380, 395*

Blutmauserung *160*

Blutungsneigung, erhöhte **150**

Sachregister

Blutversorgung, Auge *454*
Blutzuckerbestimmung **286**
Blutzuckermessgerät *286*
B-Lymphozyten *147*
Bogengang *462*, *465*, *469–471*, **475**, *475*
– Ampulle *475*
Bogenschlagader *294*
Borderline-Lepra **531**, *531*
Borkenflechte **504**, *504*, **505**, *505*
Botallo-Band *98*
Bowmankapsel **300**, *300*
Bräunung **486**
Bries *161*
Bronchiektasen **371**, *371*
Bronchien, Blutgefäße *362*
Bronchiole *363–364*
– Endaufzweigung *363*
Bronchiolus *363–364*
– respiratorius *363–364*
Bronchoskopie **368**, *368*
Bronchus
– lobaris superior *180–181*
– principalis *180–181*, *360*, *362*
– – sinister *180*
Bruchinhalt *313*
Bruchpforte *313*
Bruchsack *313*
Brücke *376–378*, *391*, *414*
Brückenkerne *383*
Brudzinski-Zeichen **435**, *435*
Brustaorta *180–181*
– Schnitt *115*
Brustbein *340*
– Handgriff *54*
– Körper *54*
– Schwertfortsatz *54*
Brustbein-Schildknorpel-Muskel *279*
Brustbein-Zungenbein-Muskel *279*
Brustdrüse
– weibliche *340*, **342**
– – Untersuchung **344**
Brustfell *100*
Brustkorbschlagader, innere *128*, *415*
Brustkorbvene, innere *161*, *249*
Brustkrebserkrankung *342*, **345**
Brustkrebsoperation **342**
Brustmuskel **80**, *81*
– großer *80–82*, *161*, *340*
– kleiner *81*, *161*, *340*
Brustumfang bei Atembewegungen *365*
Brustwandvene
– unpaare, hinzukommende *249*
– – – linke *126*
– – linke *126*, *249*
– – rechte *126*, *249*, *362*
Brustwarze (Mamille) *340*, **341**, *341*
– Ringmuskel *341*
Brustwirbel **51**, *51*, **53**, *53*, *57*, *402*
– dritter, Auffinden **52**
– siebter, Auffinden **52**
– zwölfter, Auffinden **52**
– – Dornfortsatz *78*
Brustwirbelsäule *50*
Bubonenpest **555**, *555*
Bucca *169*
Buchstabenblindheit *388*
– optische *388*
Bürstensaum **17**, *23*

Bulbus
– oculi *351*, *451–452*, *454*
– olfactorius *391*
– penis *298–299*
Bursa
– infrapatellaris profunda *86*
– omentalis *201*, *266*
– suprapatellaris *74*
– trochanterica musculi glutei maximi *84*
Bursitis *140*

C

Caecum *8*, *10*, *124*, *189*, *194–195*, *204*, *328*
Calcaneus *64–65*, *86*
Calix renalis *294*
Calvaria *179*, *393–394*, *397*
Camera
– anterior bulbi *442*
– posterior bulbi *442*
Canaliculus
– bilifer *246*
– lacrimalis *351*, *441*
Canalis(-es)
– analis *308*
– centralis *390–391*, *400*
– inguinalis **312**
– mandibulae *173*
– opticus *44*
– portalis *245*
– sacralis *308*
– semicircularis(-es) *462*, *463*, **473**
Candida albicans **524**, *524*
Canicola-Fieber **553**, *553*
Capitulum humeri *58*, *69*
Capsula
– adiposa *294*
– articularis *67*, *69*
– fibrosa *294*
Caput
– costae *56*
– epididymidis *308*, *324*
– femoris *30*
– fibulae *63*, *84–86*, *412*
– humeri *28*, *58*, *66*
– mandibulae *45*
– ossis femoris *62*, *67*
– pancreatis *125*, *190*, *267*
– radii *59*, *69*
– tali *64–65*
– ulnae *59–60*, *70*
Carcinoma in situ **515**
Carpalia *60*
Cartilago(-ines)
– alares minores *350*
– alaris major *350*
– articularis *28*
– costalis *54*
– cricoidea *352*, *354–356*, *468*
– cuneiformis *355*
– nasi *352*
– – laterales *350*
– thyroidea *181*, *274*, *352*, *354*, *356*, *468*
– trachealis *354*, *357*
– tubae auditivae *462*
Caruncula(-ae)
– hymenales *337*, *339*
– lacrimalis *441*
– sublingualis *173–174*
Cauda
– epididymidis *308*
– equina *403*
– pancreatis *124*, *267*
caudalis *6*

Cavitas
– cranii *351*
– glenoidalis *54*, *66*
– nasi *351*
– subarachnoidea *397*
– uteri *326*, *333*
Cavum tympani *462*, *465–466*
CCT s. Computertomographie, craniale
Cellulae
– ethmoidales *351*
– mastoideae *465–466*
Cementum *171*
Centrum tendineum *180*
Cerebellum *179*, *376–377*, *380*, *383–384*, *386*, *396*, *406*, *414*
Cerebrum *179*, *351*, *376*, *380*, *406*
Cervix uteri *333*, *336–337*
Chalazion **458**, *458*
Chemotherapie **515**
Cheyne-Stokes-Atmung **367**, *367*
Chiasma opticum *377*, *384*, *391*, *414*, *451*, *452*, *452*
chirurgischer Hals, Oberarmknochen *58*
Choana *162*
Cholelitholyse **258**
Cholera **556**, *556*
Cholesterinstein *258*
Chondrodystrophie **31**, *31*
Chordae tendineae *101*
Choroidea *442*, *444*
Chromosomenabweichung *19*
chronische Polyarthritis **89**, *89*
chronisch venöse Insuffizienz **144**, *144*
Cisterna chyli *156*, *156*, *424*
Clavicula *54*, *66*, *80–82*, *158*, *161*
Clitoris *337–339*
Colliculus seminalis *298*
Collum
– anatomicum *58*
– chirurgicum *58*
– costae *56*
– ossis femoris *62*
– radii *59*, *69*
– tali *64*
– vesicae biliaris (felleae) *255*
Colon *242*, *255*, *266*, *336*
– ascendens *8*, *10*, *12*, *124*, *189*, *194*, *204*
– descendens *10*, *124*, *189*, *194*
– sigmoideum *8*, *10*, *13*, *124*, *189*, *194–195*, *203–204*, *326*, *328*, *336*
– transversum *8*, *12–13*, *189*, *194*, *201*, *203–204*
Columna(-ae)
– analis(-es) *198*
– anterior (Cornu anterius) *400*, *424*
– lateralis (Cornu laterale) *418*
– posterior (Cornu posterius) *400*, *424*
– renalis *294*
– vertebralis *278*
Commissura anterior *390–391*
Computertomographie, craniale (CCT) **430**, *430*

Concha
– nasalis *176*, *179*
– – inferior *44*, *46*, *351*, *384*, *441*
– – media *44*, *351*, *441*
– – superior *351*
Condylomata acuminata *228*
Condylus
– lateralis *73*
– – femoris *62*
– – tibiae *63*
– medialis *73*
– – femoris *62*
– – tibiae *63*
Confluens sinuum *380*, *395*
Conjunktiva s. Bindehaut und Tunica conjunctiva
Cor **96**, *96*, **97**, *98*
– pulmonale *94*
Corium s. Dermis
Cornea **442**, *444–445*, *452*
s. auch Hornhaut
Cornu
– anterius *400*, *424*
– frontale anterius *390*
– laterale *418*
– majus *274*, *354*
– minus *274*, *354*
– occipitale posterius *390*
– posterius *400*, *424*
– superius *274*
– temporale inferius *390*
Corpus
– adiposum orbitae *351*
– albicans *329*
– callosum *179*, *377*, *384*, *391*
– cavernosum *198*
– – penis *308*, *320*, *325*
– ciliare *442*, *446*
– epididymidis *308*, *324*
– fibulae *63*
– geniculatum laterale *452*
– humeri *58*, *66*, *69*
– medullare *382*
– ossis femoris *62*, *67*
– pancreatis *267*
– pineale *377*, *384*, *391*
– radii *59*, *69*
– spongiosum penis *298*, *319–320*, *323*, *325*
– sterni *54*
– tibiae *63*
– ulnae *59*, *69*
– unguis *482*
– uteri *333*, *336–337*
– ventriculi *184–185*, *242*
– vertebrae *51*, *53*, *179*, *416*
– vesicae biliaris (felleae) *255*
– vitreum *442*
Corpusculum lamellosum *479*
Cortex
– cerebellaris *382*
– cerebri *383*, *393*
– glandulae suprarenalis *280–281*
– renalis *294*
Corti-Organ *471*, **473**, *473*
– Haarzellen **474**
Costa *57*, *416*
– prima *161*
Cowper-Drüse *298*, *319–320*, **323**, *323*
Coxarthrose **67**
Cranium *57*
Crista
– ampullaris *475*
– iliaca *61*, *80–81*, *85*
– tuberculi majoris *58*
– – minoris *58*

Crus
- dextrum *105*
- sinistrum *105*
Cryptae intestinales *162*
Cupula cochleae *470*
Curvatura
- ventricularis major *184–185*, *242*
- – minor *184–185*, *242*
Cutis *479*
CVJ **144**, *144*
Cytosin *18*

D

Damm *339*
Dammuskel
- querer, oberflächlicher *323*
- – tiefer *323*
Darm, „Mandel" *162*
Darmbeinkamm *61, 78, 80–81, 85*
Darmbein-Leisten-Nerv *410*
Darmbeinmuskel *85*
Darmbein-Oberschenkel-Band *67*
Darmbein-Schienbein-Sehne *80, 83–86*
Darmbeinstachel
- hinterer, oberer *78, 83–84*
- vorderer, oberer *61, 67, 81, 85*, **311**
- – unterer *67*
Darmbein-Unterbauch-Nerv *410*
Darmbereich, Lymphknoten *422*
Darmdrüsen *162*
Darmlymphgefäße *155*
Darmschleimhaut
- Ringfalte (Kerckring-Falte) *191–193*
- – Zotten *191*
Darmzotten *193*
Daumen, Mittelhandknochen *60*
Daumenabspreizer
- kurzer *75*
- langer *75*
Daumenbeuger
- langer *75*
- – Sehnenscheide *76*
Daumenendglied *60*
Daumengrundglied *60*
Daumensattelgelenk *70*, *70*
Deckgewebe **22**
Deckmembran *471*
Decussatio pyramidum motoria *383*
Defäkation *199*
Deltamuskel *78, 80–82*
Demarkationslinie **93**, *93*
Dens
- caninus *171, 173*
- – deciduus *173*
- incisivus *171–172*
- molaris *171–173*
- – deciduus *173*
- praemolaris *171–173*
Dentin *171*
Dentinum *171*
Dermatom *406*, **407**, *407*
Dermis (Corium) *479, 482, 484, 486*
Desmosom **17**
dexter *6*
Diabetes
- mellitus **286**, *286, 288*
- – Nackenfurunkel *287*
diabetischer Fuß **287**, *287*

Diaphragma *12, 96, 180, 182, 190, 201, 242, 265, 292, 362, 366, 416*
- urogenitale *323*
Diaphyse *58*
Diastole **104**, *104*
Diathermieschlinge *217*
Diathese, hämorrhagische **555**, *555*
Dickdarm *8, 10, 12–13, 242, 255, 266, 336*
- absteigender *124, 189, 194*
- Aufgaben *194*
- aufsteigender *124, 189, 194, 204*
- Einteilung **194**
- querliegender *189, 194, 201, 203–204*
- S-förmiger (Sigmoid) *124, 189, 194–195, 203–204*
- – Venen *124*
Dickdarmbiegung s. Dickdarmkrümmung
Dickdarmgekröse *201, 202*
Dickdarmkrebs **225**, *225*
Dickdarmkrümmung
- linke *124, 194*
- rechte *124, 194, 242*
Dickdarmschlagader
- linke *202*
- mittlere *202, 263*
- rechte *202*
Dickdarmvene
- linke *124*
- mittlere *124, 263*
- rechte *124*
Dickdarmwand **195**, *195*, **196**, *196*
Dickenwachstum, Röhrenknochen *30*
Diencephalon *376, 414*
Diphtherie **534**, *534*
Diploe *31*
Discus
- articularis *70*
- intercalatus *34*
- intervertebralis **50**, *50*
- nervi optici *442*
distales Handgelenk *70*
Divertikel **223**, *223*
Divertikulitis *213*
Divertikulose **224**, *224*
DNS *16*, **18**
Döderlein Scheidenflora *337*
Doppelkontrasteinlauf *209*
Doppelniere *305*
Doppel-S-Form, Wirbelsäule *50*
Dornfortsatz *51, 53, 402*
- Auffinden **52**
- Brustwirbel, zwölfter *78*
- gespaltener *51*
- Halswirbel, siebter *78*
dorsal *6*
Dorsum linguae *169–170*
Douglas-Raum *201, 326, 328, 336*
Down-Syndrom **19**
Drehsturz *73*
Dreieckband, linkes *124*
Dreieckbein *60, 70*
Dreitagefieber **552**, *552*
Dreizipfelklappe *97, 105*
Drillingsnerv (V. Hirnnerv) *378*, **408**, *408, 414, 454*
- Ganglion *414*
Drosselloch *178*

Drosselvene *127*, *156*, *158*
- innere (innere Halsvene) *122, 126–127, 155, 161, 176, 249, 279, 356, 362, 465*
- vordere (vordere Halsvene) *279*
Drüse *24*
- alveoläre *24*
- azinöse *24*
- Bartholinische *337–338*
- beerenförmige *24*
- bläschenförmige *24*
- schlauchförmige *24, 186*
- tubulöse *24*
Drüsengewebe **24**
Drüsenzellen
- muköse *24*
- seröse *24*
Ductulus(-i)
- bilifer *246*
- efferentes *318*
- excretorii *440–441*
- interlobularis *246–247*
Ductus(-us)
- alveolaris *363–364*
- choledochus *124, 190, 244, 255–256, 263–264, 267*
- cochlearis *466, 472–473*
- cysticus *124, 184, 190, 242, 255, 263, 265*
- deferens *308*, **308**, **311**, *318–319, 322*, **324**, *324*
- ejaculatorius *298, 320*
- endolymphaticus *471*
- epididymidis *318*
- excretorius *24, 322*
- hepaticus *184, 189*
- – communis *124, 190, 244, 255, 263, 265*
- – dexter *255*
- – sinister *255*
- intercalatus *24, 186*
- lactifer *340–341*
- lymphaticus dexter *155, 156*
- nasolacrimalis *441, 468*
- pancreaticus *189, 256*, **267**, *267*
- – accessorius *267*
- parotideus *173*
- semicircularis *469, 471, 475*
- striatus *24*
- sublinguales minores *174*
- submandibularis *173–174*
- sudoriferus *479*
- thoracicus *155, 156, 158, 356, 362, 416*
Dünndarm *8, 12–13*, **189**, *189, 192, 203*
Dünndarmgekröse *195, 201, 266*
Dünndarmwand **192–193**, *193*
- Aufbau **191**
Duodenum *124, 184–185, 189, 190, 195, 201, 206, 242, 256, 263–266*
Dura
- mater cranialis *380, 384, 392–393*, **394**, *394*, **395**, *396–397, 413, 466*
- – spinalis *308, 352, 380, 401–402, 413, 416*
Durasack *404*

E

Eckzahn *171, 173*
Eichel *308, 320, 324*
Eierstock *206, 326, 328*, **329**, *329–330*, **332**, *333, 336*
- aufgeschnittener *329*
Eierstockaufhängeband *195, 326, 328, 336*
Eierstock-Gebärmutter-Band *328, 330, 336*
Eierstockfollikel *333*
Eierstockgekröse *336*
Eierstockschlagader
- linke *422*
- rechte *422*
Eierstockvene
- linke *422*
- rechte *126, 422*
Eileiter *206, 326, 328, 333, 336–337*
- Fransentrichter *326, 328, 330, 333, 336*
- Querschnitt **332**
- Schichten *332*
Eileitergekröse *332–333*
Einatmung *366*
Eingang, Netzbeutel *242*
Eingeweidebruch *313–314*
Eingeweidelymphgefäß *156*
Eingeweidenerv, großer *362*
Eingeweidenervengeflecht, Ganglion *418*
Einmündungsstelle
- Hohlvene, obere *97*
- Lungenvenen *97*
- Vena cava superior *97*
- Venae pulmonales *97*
Einschnitt für Rolle, Oberarmknochen *59*
Einteilung, Dickdarm **194**
Einwärtsdreher, runder *75*
Einzugsgebiete, Lymphknoten **159**, *159*
Eisenmangelanämie *148*
- Blutausstrich *148*
Eisprung **331**
Eiweißherstellung **18**
Eiweißverlustniere **304**, *304*
Eizelle *329, 332*
Ejakulation *322*
Ektoderm *38*
Ekzem *496*, **511**
- mikrobielles **500**, *500*
elastische Schicht
- äußere *114*
- innere *114*
Elephantiasis **163**, *163, 165*
Elle *57*, **59**, *59–60, 70*
- Griffelfortsatz *59–60, 70*
- Kronenfortsatz *69*
- Rauhigkeit *59*
Ellenbogen *59, 69, 82*
Ellenbogengelenk **68**, *68*, **69**, *69*
Ellenbogengrube *28, 58*
Ellenkopf *59–60, 70*
Ellennerv *406, 421*
Ellenschaft *59, 69*
Ellenschlagader *128*
Ellen-Speichen-Gelenk, proximales *68*
Embolien, arterielle, Lokalisationsverteilung **138**, *138*
Enamelum *171*
Endbronchiole *363–364*
Enddarmkrebs *198*
Endglied
- Daumen *60*
- Finger *60, 70*
- Zehe *64–65*
Endocardium *97*

Endocrinocyti interstitiales *316*
Endokard 97
Endolymphe *470–471*
Endolymphgang *471*, *471*
endoplasmatisches Retikulum
– glattes **16**
– rauhes **16**
Endothel
– diskontinuierliches **120**
– mit Fensterung **120**
– ohne Fensterung **120**
Endothelzelle 120
– diskontinuierliche *121*
– mit Fensterung *121*
– ohne Fensterung *121*
– Stoffdurchtritt *121*
Endphalangen *66*
Endplatte, motorische **39**, *39*
Endverzweigung
– Arterien **135**
– Schlagadern **135**
Engstellen, Speiseröhre **182**
Engwinkelglaukom 460
Enteritis regionalis Crohn **219**, *219*
Entzündung, Lymphgefäß 289
Enzephalitis 432, *432, 435*
Epicondylus
– lateralis *69*, 73
– – femoris *62*
– – humeri *58*
– medialis *69*, 73
– – femoris *62*
– – humeri *58*, 75
Epidermis *479*, *481–482*, *484, 486*
Epididymis **311**, *319*
Epiduralraum *402*, 432
Epiglottis *162*, *176*, *352*, *354–355*, *368*, *467–469*
Epikutantestung **499**, *499*
Epimysium *32*
Epineurium *36*
Epipharynx *179*, *352*
Epiphysenfuge **30**, *30*
Epithel
– hochprismatisches **22**
– zilientragendes **22**
Epithelgewebe **22**
Epitheliocytus
– phlangeus *473*
– sensorius pilosus *473*
Epithelium
– folliculare *330*
– transitionale *297*
Epithelkörperchen *278–279*
Epithelüberzug, Schleimhaut *183*
Eponychium *481*
Erbrechen, schwarzes **556**, *556*
Erbsenbein *60*, *75–76*
Erosion *501*
Erregungsleitung, saltatorische **37**
Erregungsleitungssystem **105**, *105*
erste Rippe *161*
Erweiterer des Sehlochs *425*, **446**, *446*
Erysipel **165**, *166*
Erythem *487*
Erythema infectiosum acutum **536**, *536*
Eustachi-Röhre **23**, *162, 352, 462, 465, 467*, **468**
– Auskleidung **23**
– Rachenmündung *162*

Exanthema subitum **552**, *552*
Excavatio recto-uterina *201, 326, 328, 336*
Exocrinocytus
– parietalis *186*
– principalis *186*
Exophthalmus *276*
Exspiration *364, 366*
exsudative Phase, Wundheilung **485**
externus 6
extrapyramidales System 380
Extremität, untere *61*

F

Facies
– articularis inferior *63*
– diaphragmatica *242, 360*
– patellaris *62*
Fadenpapille *170*
Fadenpilz **525**
Fadenpilzerkrankung **523**, *523, 525*
Fadenpilzinfektion *523*
Fallot-Tetralogie *111*
Falten, Mageninnenwand *185*
Falx cerebri *384, 393, 395, 413*
Fascia *32*
– cervicalis *279*
– transversalis **311**, *313*
Fasciculus
– atrioventricularis *102, 105*
– cuneatus *400, 405*
– gracilis *405*
Fasern
– elastische *147*
– kollagene *25, 25, 147*
Faserring, äußerer *50, 50*
Faulecken **210**, *210*
Fazialislähmung **431**, *431*
Feigwarzen *228*
Feldfieber **555**, *555*
Felsenbein *46, 467, 469*
Femur **62**, *62, 72*
Fenestra vestibuli *465*
Fenster, ovales *465*
Fersenbein *64–66*, *86*
– Sprungbeinstütze *65*
Fersenbeinhöcker *65*
Fettanhängsel *194, 195, 195*
Fettgewebe **27**
Fettkapsel *292, 294*
Fettschürze *204, 235*
Fettsucht **235**, *235*
Fettzellen *27*
Feuermal **488**, *488*
Fibrae
– collagenosae *25*
– corticopontinae *383*
– corticospinales *383*
– tendineae *25*, *32*
Fibrille *25*, *25*
– kollagene **27**, *27*
Fibrocytus (Tendinocytus) *25*
Fibrose *144*
Fibula *63*, *65*, *72*
Filtrationsleistung, Niere *301*
Fingerabdruck **480**, *480*
Fingerbeuger
– oberflächlicher *75*
– Sehnenscheide *76*
– – gemeinsame *76*
Fingerendgelenk **70**, *70*

Fingerendglied *60, 70*
Finger-Finger-Versuch *380*
Fingergrundgelenk **70**, *70*
Fingergrundglied *60, 70*
Fingerknochen *57*, **60**, *60*
Fingermittelgelenk **70**, *70*
Fingermittelglied *60, 70*
Fischhaut **500**, *500–501*
Fissura
– horizontalis *360*
– longitudinalis cerebri *393*
– obliqua *360*
– orbitalis inferior *44*
– – superior *44*
Fleck
– blinder *442*, **451**, *451*
– gelber *442*, **450**, *450*
Fleckfieber **554**, *554*
Flexura
– coli dextra *124, 194, 242*
– sinistra *124, 194*
Flimmerhaare **17**
Flimmerhärchen *23*
Flügelfortsatz *350*
Flügelmuskel *77*
– innerer *174, 178, 467*
Folia cerebelli *382*
Folliculus(-i)
– lymphaticus(-i) *162, 192*
– – aggregati *192*
– – solitarius *192*
– – ovaricus primarius *329–330*
– – secundarius *329*
– – tertiarius (vesiculosus) *329*
– pili *480–482*
Follikel *329*
Follikelzelle *329*
Fontanellen **48**
Foramen(-ina)
– interventriculare *390*
– jugulare *178*
– magnum *395*
– mandibulae *171*
– mentale *171*, *173*
– nutrientia *59*
– obturatum *61*
– omentale *201, 242*
– processus transversi *51*
– venae cavae *180*
– vertebrale *51*
Formatio reticularis *400*
Fornix *377*
Fossa
– coronoidea *58*, *69*
– intercondylaris *62*
– ischio-analis *339*
– navicularis urethrae *308*, *320*
– olecrani *28*, *58*
– radialis *58*, *69*
– rhomboidea *413*
– tonsillaris *169*
Fovea
– capitis ossis femoris *67*
– centralis *450*
– costalis processus transversi *51*, *53*
Foveolae gastricae *186–189*
Fransentrichter, Eileiter *326, 328, 330, 333, 336*
Fremdkörperentfernung, Auge **442**, *442*
Fremdreflex **424**, *428*
Frenulum
– clitoridis *338*
– labii inferioris *169*
– – superioris *169*
– linguae *175*
Frontalebene *3*
Frostbeulen **134**, *134*

Frühschmerz *215*
Fundus
– Magen *124*, *185*, *242*
– uteri *333*
– ventricularis *124*, *185*, *242*
– vesicae biliaris (felleae) *255*
Funiculus
– anterior *400*
– lateralis *400*
– posterior *400*
– spermaticus *80–81*, **311**, **324**
Funktionsschicht, Gebärmutter *334*
Furche
– hinter hinterer Zentralwindung *385*
– vor vorderer Zentralwindung *385*
Furunkel *287*
Fuß
– diabetischer **287**, *287*
– linker, Skelett **64**, *64*
– Muskeln *86*
– rechter, Skelett **65**, *65*
Fußpulstastung *66*
Fußrückenschlagader *131*
Fußskelett, Projektion *66*
Fußsohlenmuskel *86*
Fußsohlenreflex **430**, *430*

G

Galea aponeurotica *482*
Gallenausführungsgang *246*
– Längsschnitt *255*
Gallenblase *124*, *189*, *197*, *242, 244*, **255**, *255, 263, 266*
– Lage *255*
– Projektion auf Körperoberfläche *256*
Gallenblasengang *124*, *184*, *190*, *242, 255, 263, 265*
Gallenblasengrund *255*
Gallenblasenhals *255*
Gallenblasenkörper *255*
Gallenblasenvene *124*
Gallengang *124*, *190*, *244*, *255–256, 263–265, 267*
Gallenkapillare *246*
Gallensteine **257**, *257*, **258**, *258*
Gallenwegserkrankungen, Schmerzgebiete *420*
Gallertkern, innerer *50*, *50*
Ganglion
– cervicale medium *176*, *356*
– – superius *176*
– ciliare *452*, *454*
– cochleare *472*
– Drillingsnerv *414*
– im Eingeweidenervengeflecht *418*
– plexus autonomici *418*
– spinale *380*, *401–402*, *405*, *413*, *416*, *418–419*
– stellatum *176*, *279*, *415*
– trigeminale *414*
– trunci sympathici *418*
Gangrän *289*
Gasbrand **555**, *555*
Gasödem **555**, *555*
Gaster s. Ventriculus
Gaumen *172*
– harter *169*, *172*, *468*
– knöcherner *351*
– weicher *169*, *172*, *352*, *468*
Gaumenbein *350*

Gaumenbogen 172
– hinterer 169–170, 172, 176, 468
– vorderer 169, 172, 468
Gaumenfalte, quere 172
Gaumenleiste, mittelständige 172
Gaumenmandel 162, 169–170, 176, 352
Gaumenmandelnische 169
Gaumen-Rachen-Muskel 178
Gaumensegelheber 462, 467
Gaumensegelspanner 467
Gaumenspeicheldrüse 172
Gaumenzäpfchen 169, 172, 468
Gauss-Verteilung s. Normalverteilung
Gebärmutter 201, 206, 328, **333**
– Basalschicht 334
– Bauchfell 334
– Funktionsschicht 334
– Muskelwand 334, *334*
Gebärmutterdrüsen 334
Gebärmutter-Eierstock-Band 333
Gebärmuttergekröse 202
Gebärmuttergrund 333
Gebärmutterhals 333, 336–337
Gebärmutterhöhle 326, 333
Gebärmutterkörper 333, 336–337
Gebärmutterschleimhaut **334**, *334*
– Absonderungsphase (Sekretionsphase) 334
– Wachstumsphase (Proliferationsphase) 334
Gebärmuttervenengeflecht 337
Gefäß
– abführendes, Glomerulus 300–301
– zuführendes, Glomerulus 300–301
Gefäßarten 118, *118*
Gefäße
– Wandaufbau **116**, *116*
– Wandbeschaffenheit 116
Gefäßerweiterung mit Ballonkatheter **136**
Gefäßknäuel 300–301
Gefäßsternchen **251**, *251*
Gefäßverzweigung, Leber **246**, *246*
Gegenleiste 462
Gehirn
– Hauptabschnitte **376**
– Längsschnitt 377
– Spinnwebenhaut *380*, *384, 392–394, 396–397*
Gehirnvene, große 386
Gehörgang *463*
– äußerer *45*, *460*, *465–466*
– Ausschnitt *464*
– Darstellung, schematische *463*
– innerer *46*
Gekröse *191*, **201–203**, *203*
Gekrösenervengeflecht, oberes *422*
Gekröseschlagader
– obere *124*, *126*, *128*, *190*, *202*, *263*, *265*, *267*, *292*, *422*
– untere *126*, *128*, *264*, *292*
Gekrösevene
– obere *124*, *190*, *249*, *263*, *265*, *267*

Gekrösevene
– untere *124*, *190*, *264*
– – Mündung *124*
gelbe Skleren **251**
gelber Fleck *442*, **450**, *450*
Gelbkörper *329*, **331**, *331*
– zurückgebildeter *329*
Gelbsucht **251**
Gelenk zwischen Atlas und Zapfen des Axis *352*
Gelenkblutungen, Hämophilie 151
Gelenke, Hand **70**, *70*
Gelenkende (Epiphyse) 58
Gelenkfläche
– Kniescheibe 62
– Rippe, Querfortsatz 53
– untere, Unterschenkelknochen 63
Gelenkfortsatz
– oberer *51*, *53*
– unterer *51*, *53*
Gelenkhöhle **74**
– Kniegelenk 74
Gelenkkapsel *67*, *69*
– Ringzone *30*, *67*
– Schultergelenk 66
Gelenkknorren
– äußerer *58*, *62*, *73*
– – Schienbein 63
– innerer *58*, *62*, *73*
– – Schienbein 63
Gelenkklippe, Hüftpfanne *30*, *67*
Gelenkscheibe 70
Gelenkveränderung 151
– Hämophilie 151
Gerstenkorn **458**, *458*
Geruchsnerv (I. Hirnnerv) *408*, *414*
Gesäßmuskel(-n)
– großer *83–84*, *323*, *339*, *412*
– kleiner *412*
– mittlerer *83–84*, *412*
– Schicht, oberflächliche 83
– – tiefe 84
Gesäßnerv
– oberer *412*
– unterer *412*
Geschlechtsdrüsen, männliche
Geschlechtsorgane
– männliche **308**
– äußere 308
– weibliche **326**, *328*
– – äußere 338
Geschlechtszyklus, weiblicher **347**, *347*
Geschmacksrezeptoren 170
Gesichtsfeldausfall **452**, *452*, *460*
Gesichtsnerv (VII. Hirnnerv) *378*, *408*, *413–414*, **433**, *433*
– Lähmung **433**
Gesichtsvene *127*
Gewicht, spezifisches, Harn 302
Gicht **239**, *239*
Gichtknoten *239*
Gingiva *169*, *171*
Glandula(-ae)
– areolares *341*
– bulbo-urethralis *298*, *319–320*, *323*
– ceruminosae *463–465*
– intestinalis(-es) *192*, *196*
– lacrimalis *440*, *454*
– mucosae *170*
– palatinae *172*

Glandula(-ae)
– parathyroidea *176*, *278–279*
– parotidea *173*
– pinealis s. Corpus pineale
– pituitaria s. Hypophysis
– sebacea(-ae) *463–464*, *481–482*
– serosa *170*
– sublingualis *173–174*
– submandibularis *173–174*
– sudorifera *481*, *483*
– suprarenalis *126*, *190*, *206*, *263*, *265*, **280**, *292*, *422*
– thyroidea *8*, *12–13*, *161*, *176*, *179*, *181*, *274*, *279*, *356*, *362*
– uterinae *334*
– vesiculosa s. Vesicula seminalis
– vestibularis major *337–338*
Glans penis *308*, *320*, *324*
Glanzschicht *479–481*
Glanzstreifen *34*, *34*
Glaskörper *442*
glattes endoplasmatisches Retikulum 16
Glaukom, akutes **460**, *460*
Gleichgewichtsnerv *471*
Gleichgewichtsorgan *475*
Gleithernie *212*, *212*
Gleitspalt *97*, *97*
Gliazellen **38**
Glied
– männliches **311**
– – Schwellkörper **325**
Gliedaufhängeband **311**
Gliedband, schlingenförmiges *80*
Gliedrückennerv *324–325*, *410*
Gliedrückenschlagader *324*
Gliedrückenvene *324*
– tiefe *325*
Gliedscheidewand *325*
Gliedschlagader, tiefe *320*, *325*
Gliedschwellkörper *308*, *320*, **325**, *325*
Glisson-Dreieck (Portalkanal, Pfortaderkanal) *245*, *245*
Glomerulus **300**, *300*
– corpusculi renalis *300–301*
Glukokortikoide *281*
Glukokortikoidschicht, Nebenniere *280–281*
Golgi-Apparat **16**
Gonorrhö **542**, *542*
Graafscher-Follikel *329*, *329*, *331*
Granulationen s. Zotten
Granulationes arachnoideae *380*, *392–394*
Granulationsgewebe *525*
Granulosaluteinzelle *331*
Granulozytopenie 150
grauer Star **459** *459*
Greisenring *238*
Grenzlinie
– Becken, großes *61*
– – kleines *61*
Grenzstrang *410*, **416**, *416*, *418*, *420*, *422*
– Sympathikus *176*
Grenzstrangganglion *418*
Griffelfortsatz *178*
– Elle *59–60*, *70*
– Schläfenbein *45*
– Speiche *59–60*

Griffelfortsatz-Rachen-Muskel *178*, *467*
Griffelfortsatz-Unterkiefer-Band *77*
Griffelfortsatz-Zungenbein-Muskel *77*, *178*
großer runder Muskel *78*, *81*
Großhirn *179*, *351*, *376*, *380*, **386**, *406*
Großhirnfurche, seitliche (Sylvius-Spalte) *385*, *396*
Großhirnhälfte
– Längsspalte *393*
– linke *385*
Großhirn-Kleinhirn-Bahnen *383*
Großhirnrinde *383*, *393*
– Landkarte **388**
Großhirnsichel **395**, *395*
Großhirnvene, große *395*, *413*
Grundglied
– Daumen 60
– Finger *60*, *70*
– Zehe *64*, *65*, *65*
Guanin 18
Gürtelrose **537**, *537*
Gürtelwindung *377*
Gummen *541*
Gyrus *397*
– cinguli (cingulatus) *377*
– frontalis *385*
– postcentralis *385*, *396*
– praecentralis *385*, *396*

H

Haar, Darstellung, schematische **481**, *481*
Haarfollikel *481–482*
Haarfollikelrezeptoren *484*
Haarmuskel *481–482*
Haarschaft *481–482*
Haarzellen, Corti-Organ **474**
Hämatomyelogramm *149*
Hämophilie **151**, *151*
– Gelenkblutungen 151
– Gelenkveränderungen 151
Hämorrhagische Diathese **555**, *555*
Hämorridalthrombose *227*
Hämorriden **198**, **226**, *226*
– äußere **226**
– innere **226**
Hämosiderose *140*, *140*
Haftstelle **17**
Hagelkorn **458**, *458*
„Hahnenkamm" *350*
Hakenbein *70*
– Haken *60*, *76*
Halbdornmuskel, Kopf *78*
Hallux valgus *140*, *140*
Hals
– anatomischer, Oberarmknochen *58*
– chirurgischer, Oberarmknochen *58*
– Hautmuskel *80*, *279*
– Riemenmuskel *78*
Halsfaszie, oberflächliche *279*
Halsganglion *415*
– mittleres *176*, *356*
– oberes *176*
– unteres *176*
– – Sympathikus *279*
Halsgrenzstrang **415**
Halslymphknoten *159*
Halslymphstamm *279*
– linker *156*

Sachregister

Halsmuskel(-n) 78
– langer 279
Halsnervengeflecht 415
Halsrippe **54**
Halsschlagader 129, 176, 180, 279
– äußere 278
– aufsteigende 278
– gemeinsame 98, 122, 161, 181, 356, 362
– innere 351
– Teilungsstelle 127
Halsvene 127, 156, 158
– innere (innere Drosselvene) 122, 126–127, 155, 161, 176, 249, 279, 356, 362, 465
– vordere (vordere Drosselvene) 279
Halswirbel 51, 51, 57, 402
– Querfortsatzloch 51
– siebter, Auffinden 52
– – Dornfortsatz 78
– zweiter (Axis), Auffinden 52
Halswirbelsäule 50
Halteband 75, 86
– Beugesehnen 75
– inneres, Kniescheibe 85
Hammer 460, 465–466
Hammerband
– oberes 462
– seitliches 462
Hammerfortsatz
– seitlicher 462
– vorderer 462
Hammergriff 462
Hamulus ossis hamati 60, 76
Hand 57
– Gelenke **70**, 70
Handbeuger
– ellenseitiger 75
– speichenseitiger 75
– – Sehnenscheide 76
Handgelenk
– distales **70**
– oberes 70
– proximales **70**
– unteres **70**
Handgriff, Brustbein 54
Handskelett **60**, 60
Handwurzelknochen 57, **60**, 60, 70
Handwurzel-Mittelhand-Gelenk **70**, 70
Harn, Gewicht, spezifisches 302
Harnblase 8, 206, 292, **298**, 298, 308, 320, **322**, 322, 326, 328, 336
– Muskelschicht 299
Harnblasendreieck (Trigonum vesicae) 298, 298, 320
Harnblasenwand 299
Harnblasenzäpfchen 298
Harnleiter 10, 190, 206, 265, 292, 294, **297**, 319–320, 322, 326, 328, 336, 422
– Querschnitt 297
Harnleitermündung 298, 320, 326
Harnröhre 299, 308, 319–320, 325
– männliche 298, **320**, 320
Harnröhrenmündung äußere 337–339
Harnröhrenmund, innerer 326
Harnröhrenschließmuskel 299, 308

Harnröhrenschwellkörper 298, 320, 323, **325**, 325
– Ende, verdicktes 298–299
Harnröhrenschwellkörpermuskel 323
Hauptlymphgang, rechter 155
Hauptlymphstamm 156, **156**
Hauptschlagader s. auch Aorta 100–101, 122, 416
Hauptzelle 186
"Hausfrauenekzem" 496
Haustren 195, 195
Haut 479
– Darstellung, schematische **479**
Hautbräunung 486
Hautkrebsart, häufigste 505
Hautmetastase **517**, 517, **518**, 518
Hautmilzbrand **552**, 552
Hautmuskel, Hals 80, 279
Hautnerven 406
Hautrezeptor 483
Hautsarkoidose 373
Hautsegment **407**, 407
Hauttuberkulose 374
Hautvene, große, Bein (Saphena) 80, **122**, 122, 249
Head-Zonen **420**, 420
Hefepilz 524
Hefepilzerkrankung 524
"heißer" Knoten, Schilddrüse 275, 275
Helicotrema 468
Helix 460
Henle-Schleife 300–301
Hepar 8, 10, 12–13, 189, 249
Hepatocyt 247
Hernie 313
Herpes zoster **537**, 537
– genitalis **547**, 547
– labialis **548**, 548
Herz **96**, 96, **97**, 98
– Lage 96
– Schichtaufbau 97
Herzbeutel (Perikard) 8, 97–98, 100, 161, 362, 416
– Blatt, äußeres 97
– – inneres 97
Herzbeutelbucht, quere 100
Herzbucht 360
Herzdämpfung
– absolute **106**
– relative **106**
Herzgröße
– Perkussion 106
Herzhöhlen 97
Herzinfarkt 103
Herzinnenhaut (Endokard) 97
Herzkammer
– linke 98, 105
– rechte 98, 105
Herzklappen **102**
– Auskultation **107**
Herzkranzgefäße **103**, 103
Herzkranzschlagader
– linke 98, 102
– rechte 98, 102
Herzmuskelschicht (Myokard) 97
Herzmuskelzelle 34
Herzmuskulatur **34**
Herznerv
– oberer 415
– unterer 415
Herzohr 98
– rechtes 98
Herzscheidewand 97, 101
Herzspitze 97–98

Herzspitzenstoß **106**
– Palpation 106
Herzvene(-n)
– große 98, 102
– kleine 102
– mittlere 102
– Sammelstelle 97
Hiatus
– aorticus 180, 190, 366
– axillaris 78
– oesophageus 180, 180, 190, 313
Hiatushernie 180, **212**, 212, 313
Hiluslymphknoten 362
Himbeerzunge **550**, 550
Hinterhauptbein 45–48
Hinterhauptlappen 377, 385, 396, 414, 452
Hinterhauptloch, großes 395
Hinterhorn 400, 400, 424
Hinterlappen, Hirnanhangdrüse 272
Hinterstrang 400
Hinterstrangbahn
– äußere 405
– innere 405
– sensible 400, 405
Hinterwand, Bauchraum 206
Hinterwurzel 419, 424
– s.a. Wurzel, hintere
Hirnanhangdrüse (Hypophyse) 272, 351, 376–377, 384, 391, 414
– Hinterlappen 272
– Stiel 272
– Vorderlappen 272
Hirnblutung **432**
Hirngewölbe 377
Hirnhaut
– harte 380, 384, 392–393, **394**, 394, **395**, 396–397, 413, 466
– – Blutleiter 392
– weiche 392–393, **396**, 397
Hirnhautschlagader, mittlere 394–395
Hirnhautvene, mittlere 395
Hirnkammer **390–391**
– dritte (dritter Ventrikel) 377, 384, 390–391
– – Adergeflecht 377
– seitliche (Seitenventrikel) 390, 413
– – Hinterhorn 390
– – Unterhorn 390
– – Vorderhorn 390
– vierte (vierter Ventrikel) 377, 382, 384, 390–392
– – Öffnung, mittlere 390, 392
– – Seitenbucht 390
Hirnnerv(-en)
– Austrittsstellen, wichtige 413
– Ursprungsstellen **414**
I. Hirnnerv (Geruchsnerv) 408, 414
II. Hirnnerv (Sehnerv) 391, 408, 414, 440, 451, 451–452, 454
III. Hirnnerv (Augenbewegungsnerv) 377–378, 408, 414, 425, 452, 454
IV. Hirnnerv (Augenrollnerv) 378, 408, 413–414, 454
V. Hirnnerv (Drillingsnerv) 378, **408**, 408, 414, 454
VI. Hirnnerv (Augenabziehnerv) 378, 408, 414

VII. Hirnnerv (Gesichtsnerv) 378, 408, 413–414, **431**, 431
VIII. Hirnnerv (Hör- und Gleichgewichtsnerv) 378, 408, 414, 466, 469
IX. Hirnnerv (Zungen-Rachennerv) 378, 408, 413–414
X. Hirnnerv ("umherschweifender" Nerv, Vagus) 100, 127, 176, 279, 356, 362, 378, 408, 413–416, 422
XI. Hirnnerv (Beinerv) 127, 378, 408, 413–415
XII. Hirnnerv (Unterzungennerv) 127, 378, 408, 414–415
Hirn-Rückenmark-Flüssigkeit 397
Hirn-Rückenmark-Häute **397**
Hirnsichel 384, 393, 413
Hirnsichelblutleiter, oberer 380, 393, 395–396, 413
Hirnstamm **378**, 378
Hirnwasser 392
Hirnwasserraum 308, 392–393, 397, 397, 402, 432
Hirnwindung 397
Hirsutismus **284**, 284
His-Bündel 102, **105**, 105
Hitzschlag 487
Hochfrequenz-Diathermieschlinge 217
hochprismatisches Epithel **22**
Hochwuchs 19
Hoden 308, 308, **311**, 316, 319, 324
– Abstieg, Fetalzeit **310**, 310
– Bindegewebehülle 308
– Trennwände 308
Hodenentzündung nach Mumpserkrankung **538**, 538
Hodenhebermuskel 310, **311**, **324**, 324
Hodenkanälchen 308, 316, **317**, 318
– abführende 318
Hodenläppchen 308
Hodennetz 318
Hodensack 308
Hodenschlagader 292, 324
Hodenvene 292
– rechte 126
Höcker
– großer 58
– – Knochenkamm 58
– kleiner 58
– – Knochenkamm 58
Hör- und Gleichgewichtsnerv (VIII. Hirnnerv) 378, 408, 414, 466, 469
Hörnerv 471
– Kerne 378
– Nervenknoten 472
Hörzelle 473
Hohlhandsehnenplatte 75
Hohlhandsehnenspanner
– kurzer 75
– langer 75
Hohlräume, Schädel 351
Hohlvene **126**
– obere 96, 98, 100, 105, 122, 126, 156, 176, 249, 362
– – Einmündungsstelle 97

Hohlvene
– untere *96, 100, 105, 122, 124, 190, 206, 244, 249, 265, 292, 362, 416, 422*
– Wandaufbau **116**, *116*
Hohlvenenloch *180*
Hohlwarze *341*
Hordeolum **458**, *458*
Horizontalbeschleunigung *477*
Horizontalebene *3*
Horn
– großes *354*
– kleines *354*
– oberes, Schildknorpel *274*
Hornhaut s. auch Cornea *442, 444–445, 452*
– Auge **445**
– – Schnittbild **445**
Hornplatte *482*
Hornschicht *479–480, 484*
– Haut **480**
– Nagelwall *483*
Hüftgelenk **30**, *30*, **61**, **67**, *67*
Hüftgelenkpfanne *61*, **67**
Hüftkopf *30*, *62*, *67*
– Schaft *67*
Hüftloch *61*
Hüftlochmembran *67*, *198*
Hüftlochmuskel
– äußerer *198*
– innerer *84*, *198*, *412*
Hüftlochnerv *410*
Hüftlochvene *249*
Hüftluxation *67*
Hüftpfanne *30*, *67*
– Gelenklippe *30*, *67*
– Querband *30*
Hüftvene *126*
Hüftverrenkung *67*
Hülle
– bindegewebige *299*
– – mit Blutgefäßen *297*
Hüllschicht (Adventitia) *183*
– s.a. Externa
Hufeisenniere (Verschmelzungsniere) *305*
Humerus **58**, *58*
Hydrocephalus **392**, *392*, **558**, *558*
Hymen **338**, *338*
Hyperthyreose **276**, *276*
Hyponychium *482–483*
Hypopharynx *179*
Hypophysenhinterlappen (Neurohypophyse) *272*
Hypophysenstiel *391*
Hypophysenvorderlappen (Adenohypophyse) *272*
Hypophysis (Glandula pituitaria) *272*, *351*, *376–377*, *384*, *391*, *414*
Hypoplasie, Niere *305*
Hypothalamus *384*

I

Ichthyosis vulgaris **490**, *490*
Ikterus *251*
Ileozäkalklappe *189*, *194*
Ileum *124*, *189*, *194–195*, *201*, *336*
Impetigo contagiosa **504**, *504*, **505**, *505*
Impressio cardiaca *360*
Incisura
– trochlearis *59*
– vertebralis inferior *53*
Incus *462*, *465–467*

Induration *144*
Infektiöse Mononukleose **553**, *553*
inferior *6*
Influenza **535**, *535*
Infundibulum *391*
– Hirnanhangdrüse *272*
– tubae uterinae *326*, *328*, *330*, *333*, *336*
Innenohr *462*
– Lage *469*
innere Halsvene (innere Drosselvene) *122*, *126–127*, *155*, *161*, *176*, *249*, *279*, *356*, *362*, *463*
Inspiration *364*, *366*
Insuffizienz, chronisch venöse **144**, *144*
Insula pancreatica *285*
Intercostalraum *54*
internus *6*
Intersectio tendinea *80*
Intestinum tenue *8*, *12–13*, *189*, *203*
Intima *114*, *114–116*
Iris *439*, *442*, *444–445*, **446**, *446*
„Ischias" *407*
Ischiasnerv *406*, **412**, *412*
Isthmus
– faucium *169*
– glandulae thyroideae *274*, *279*, *352*
I-Streifen *33*

J

Jejunum *189*, *195*, *201*
– Schleimhaut **191**, *191*
– Wandaufbau *193*
Jochbein *44–45*, *47–48*, *440*
Jochbogen *45*
Juckflechte **496**, *496*, **497**, *497*, **498**, *498*
Juckreiz, Haut *303*
Junctio myotendinea *32*
Jungfernhäutchen **338**, *338*
– Reste *337*, *339*

K

Kahnbein *60*, *64–66*, *70*
Kalkarinafurche (Spornfurche) *377*, *391*
„kalter" Knoten, Schilddrüse *275*, **275**
Kammer
– linke *97*, *101*
– rechte *97*, *101*
Kammerscheidewand *105*
Kammerwinkel *444*
Kammsack *85*
Kapillaren **120**, *120*
– Wandaufbau **116**, *116*
Kapillarnetz *85*
Kaposi-Sarkom **543**, *543*, **544**, *544*
Kapsel, bindegewebige *294*
Kapuzenmuskel *78*, *82*
Karbunkel *287*
– Milzbrand **554**, *554*
Kardia s. Mageneingang
Katarakt **459**, *459*
Katecholamine *281*
Katheter, Blase *303*
kaudal *6*
Kaumuskeln **77**, *77*
Kaverne *373*
– Lungentuberkulose *373*
Kehldeckel *162*, *176*, *352*, *354–355*, *368*, *467–468*

Kehldeckelhöckerchen *368*
Kehlkopf *12–13*, *179*, *354–355*
Kehlkopfnerv *356*
– oberer *181*, *278*
– rücklaufiger (Rekurrens) *176*, *279*, *415*
Kehlkopfrachenraum *179*
Kehlkopfschlagader *356*
Kehlkopfspiegelung *368*
Keilbein *48*, *351–352*, *452*
– äußeres *64*
– Flügel, großer *44*, *45–46*, *451*
– – kleiner *44*, *46*
– inneres *64–66*
– mittleres *64–65*
Keilbeinflügel, großer *451*
Keilbeinhöhle *46*, *179*, *350–352*
Keilknorpel *355*
Keimschicht *483–484*
Keith-Flack-Knoten (Sinusknoten) *105*
Kerckring-Falten *191*, *191–193*
Kern(-e)
– Basalganglien *386*
– des Hörnervs *378*
– parasympathischer, des Vagus *378*
– roter *378*
Kernspindel *16*
Kernspinresonanz *88*
Kernspintomogramm **88**
Keuchhusten **551**, *551*
Kiefergelenk *77*, *463*
Kieferhöhle *351*, *439*
– Mündung *468*
„Kindchenschema" *49*
Kinnloch *171*, *173*
Kinn-Zungenbein-Muskel *174*, *468*
Kinn-Zungen-Muskel *174*
Kinozilien *17*
Kitzler *337–339*
Kitzlerbändchen *338*
Kitzlervorhaut *337–338*
Klappenebene *102*
Kleinhirn *179*, *376–377*, **380**, *380*, *383–384*, *386*, *396*, *406*, *414*
– „Blätter" *382*
– Schnitt *382*
Kleinhirnmark *382*
Kleinhirnrinde *382*
Kleinhirnstiel, oberer *382*
Kleinhirnwurm *382*, *382*
Kleinhirnzelt **395**, *395*, *413*
Kleinwüchsigkeit *31*
Kleinzehenabspreizer *86*
Kleinzotten *17*
Klinefelter-Syndrom **19**
Kniegelenk **72**, *72*, **73**, *73*
– Außenband *86*
– Gelenkhöhle *74*
– Querband *73*
– Seitenband, inneres *74*
Kniehöcker, äußerer *452*
Kniescheibe *72*, *74*, *74*, *85*, *85*
– Gelenkfläche *62*
– Halteband, inneres *85*
– Schleimbeutel, oberhalb *74*
– – unterhalb *86*
Kniescheibenband *85*
Knochen *28*
– kompakter (Kompakta) *28*
– Unterschenkel, linker *63*
Knochengewebe *28*

Knochenhaut (Periost) *28*
Knochenkamm
– Höcker, großer *58*
– – kleiner *58*
Knochenmark, rotes *28*
Knochenmarksausstrich **149**, *149*
Knochenschlagader *28*
Knöchel
– äußerer *63*
– innerer *63*, *65*
Knöchelgegend, Röntgenbild *63*
Knorpelspangen **357**, *357*
– der Luftröhre *354*
Knoten
– „heißer" *275*, **275**
– „kalter" *275*, **275**
knotige (noduläre) Struma **274**
Köpfchen, Oberarmknochen *58*, *69*
Körnerschicht *330*, *479–480*
Körper
– Bauchspeicheldrüse *267*
– Brustbein *54*
Körpergegenden **4**
Kohlrausch-Falte **198**, *198*
Koilonychie **483**, *483*
Kollateralgefäße **135**
Kolondoppelkontrasteinlauf *209*
Kolonkontrasteinlauf *209*
Kompakta **29**
Koniotomie *352*
Konjunktiva s. Bindehaut
Konjunktivitis s. Bindehautentzündung
Kontaktekzem
– allergisches **497**, *497*
– akutes **498**, *498*
– nicht allergisches **496**, *496*
Kopf
– Bauchspeicheldrüse *190*, *267*
– Halbdornmuskel *78*
– Oberarmknochen (Schulterkopf) *58*, *66*
– Oberschenkelknochen (Hüftkopf) *62*, *67*
– Riemenmuskel *78*
Kopfband, Oberschenkelbein *30*, *67*
Kopfbandgrube *67*
Kopfbein *60*, *70*
Kopfhaut, Schnittbild *482*
Kopfläuse *511*
Kopfschlagader, innere *176*
Kopfwender *279*
Kopfwendermuskel *78*, *80*, *82*, *161*
Koplik-Flecken **548**, *548*
Koppelung von Arterien und Venen *121*
Kornea s. Hornhaut und Cornea
Kornealring **238**, *238*
Koronararterien **103**
Kortisol *281*
Kortison *281*
Krätze **512**, *512*
Krampfadern **140**, *140*
– Entstehung **139**, *139*
– primäre **139**
– sekundäre **139**
kranial *6*
Kranznaht *44–45*, *47–48*
Kreislauffunktionsprüfung **132**
– Ratschow **132**
Kretinismus **276**, *276*

Kreuzband 73
- hinteres 73
- vorderes 73
Kreuzbein 50, 402
Kreuzbeinkanal 308
Kreuzbeinloch 410
Kreuzbeinnervengeflecht 410
Kreuzbein-Sitzbeinhöcker-Band 84
Kronenfortsatz
- Elle 69
- Unterkiefer 45
Kronenfortsatzgrube 58
Kropf 276, 276
Krümmungen, Mastdarm **199**, *199*
Krummdarm *124, 189, 194–195, 201, 336*
Krummdarm-Dickdarm-Schlagader 262
Krummdarm-Dickdarm-Vene 124
Krummdarmschlagadern 202
Krummdarmvenen 124
Krypten **196**
Kryptorchismus 310
Kugelgelenk 66
Kugelzellanämie 149
Kurzsichtigkeit **457**, *457*
Kussmaul-Atmung **367**, *367*
Kyphose **50**

L

Labium
- majus pudendi *337–338*
- minus pudendi *337–339*
- superius *175*
Labrum acetabulare *30, 67*
Labyrinth
- häutiges *471*
- knöchernes *470*
Labyrinthschlagader *472*
Labyrinthvenen *472*
Lacuna musculorum **311**
Längenwachstum, Röhrenknochen *30*
Längsmuskelschicht *183, 188, 190*
- äußere *297, 299, 332*
- innere *297, 299*
Längsrille, Nagel **484**, *484*
Längsschicht der Muskelschicht *191*
Längsschnitt, Gallenausführungsgänge *255*
Längsspalte zwischen Großhirnhälften *393*
Läppchenprobe **499**, *499*
Läuse **511**, *511*
Lage
- extraperitoneale **201**
- Gallenblase *255*
- Herz *96*
- intraperitoneale **200**
- Leber **242**
- Nebenschilddrüse **278**
- retroperitoneale **201**
- Zwölffingerdarm **190**
Laimer-Dreieck 213
Lakunenband **311**
Lambdanaht *45–48*
Lamella myelini *37*
Lamina
- basilaris *472–474*
- cribrosa *451*
- epithelialis *183*

Lamina
- muscularis mucosae *183, 187–188*
- propria *297*
-- mucosae *183, 188*
- tectalis *377, 391, 413*
Landkarte, Großhirnrinde **388**
Langerhanssche-Insel *285*
Langmagen *185*
Lanz-Punkt **208**, *208*
Laparotomie *250*
Laparotomienarbe *250*
Laryngotomie *352*
Larynx *12–13, 179*
lateral *6*
Laugenverätzung
- Magenschleimhaut **215**, *215*
- Speiseröhrenverengung **211**, *211*
Leber *8, 10, 12–13, 189, 197, 249*
- Aufbau **244**
- Gefäßverzweigung **246**, *246*
- Kronenband *124*
- Lage *242*
- Projektion auf Körperoberfläche *256*
- Verwachsungsfläche mit Zwerchfell *201, 244*
Leberband
- rundes *124, 242, 244*
- sichelförmiges *124, 242*
Leberfleck **507**, *507*
Lebergallengang
- gemeinsamer *244, 255, 263, 265*
- linker *255*
- rechter *255*
Lebergang *184, 189*
- gemeinsamer *124, 190*
Leberkapillaren *246–247*
Leberläppchen **245**, *245, 247, 247*
Leberlappen *244*
- geschwänzter *124, 266*
- linker *124, 204, 242, 255*
- quadratischer *124, 242*
- rechter *124, 204*
Leber-Milz-Magen-Schlagaderstamm *263, 292, 422*
- s. a. Magen-Leber-Milz-Schlagaderstamm
Leberpforte *242*
Leberschlagader *184, 190, 244, 263, 265*
- Ast *246*
- gemeinsame *190, 263, 265*
Lebersinusoide *245–247*
Lebervenen *122, 126, 190, 206, 249, 265, 292, 422*
- Ast *246*
Leberzelle *247*
Leberzirrhose **248**, *248*
Leber-Zwölffingerdarm-Band *184*
Lederhaut (Sklera) *442, 444, 479, 482, 484, 486*
- Papillarkörper *483*
Leerdarm *189, 195, 201*
Leerdarmschlagadern *202*
Leerdarmvenen *124*
Leiste, Papillarkörper *478*
Leistenband *80, 85,* **311**, *410*
- unter Muskelfach **311**
Leistenbruch **312**, *312,* **313**
Leistenbruchoperation **314**, *314*

Leistengegend *313*
- bei der Frau **311**
- beim Mann **311**
Leistenhaut *479*
Leistenkanal *310,* **312**
Leistenlymphknoten *155, 159*
- geschwollener *542*
Leistenring
- äußerer *80,* **311**
- innerer **312**
Leitungsgeschwindigkeit *37*
Lendendreieck *78*
Lendenganglien *422*
Lenden-Kreuzbein-Knick, Wirbelsäule *85*
Lenden-Kreuzbein-Nervengeflecht *406*
Lendenlymphknoten *422*
Lendenlymphstamm *422*
Lendenmuskel
- großer *85, 292, 410*
- kleiner *85*
- viereckiger *85, 190, 410*
Lendennervengeflecht *410*
Lendenvene *126*
Lendenwirbel *51, 51, 57, 402*
- vierter, Auffinden **52**
Lendenwirbelsäule *50*
Lens *442, 444,* **446**
Lentigo simplex **507**, *507*
Lepra **529**, *529,* **530**, *530*
- Borderline **531**, *531*
Leptospirosen **555**, *555*
Leukämie **150**, *150*
- akute **150**, *150*
- chronische myeloische *148*
Leydig-Zwischenzellen *316, 316*
Lichenifikation *485*
Lichtschaden **487**, *487*
Lidband
- äußeres *440*
- inneres *440*
Lidbindehaut *441*
Lidplatte (Tarsus) *258*
- obere *440*
- untere *440*
Lieberkühn-Drüse *192, 196*
Lien (Splen) *8, 10, 13, 124,* **159**, *159,* **160**, *160, 206, 263, 266*
Ligamentum(-a)
- anococcygeum *323*
- anulare radii *69*
- arteriosum *98, 180–181*
- capitis femoris *30, 67*
- collaterale fibulare *73, 86*
-- radiale *69*
-- tibiale *73–74*
-- ulnare *69*
- collaterialia *70*
- coronarium *124*
- cricothyroideum medianum *247*
- cruciatum anterius *73*
-- posterius *73*
- falciforme hepatis *124, 242*
- fundiforme penis *80*
- gastrocolicum *242, 266*
- gastrolienale *242*
- hepatoduodenale *184*
- hyo-epiglotticum *355*
- iliofemorale *67*
- incudis posterius *462*
- inguinale *80, 85,* **311**, *410*
- ischiofemorale *67*
- lacunare **311**
- latum uteri *336, 336*

Ligamentum(-a)
- mallei laterale *462*
-- superius *462*
- metacarpale transversum profundum *70*
- ovarii proprium *328, 330, 333, 336*
- palpebrae laterale *440*
-- mediale *440*
- patellae *85*
- pubofemorale *67*
- sacrotuberale *84*
- stylomandibulare *77*
- suspensorium ovarii *195, 326, 328, 336*
-- penis **311**
- teres hepatis *124, 242, 244*
-- uteri *326, 329,* **336**, *336*
- thyrohyoideum *354*
- transversum acetabuli *30*
-- genus *73*
- triangulare sinistrum *124, 242*
Lindenblattsehne *78*
Linea
- alba *80*
- aspera *84*
- terminalis *61, 61*
- Z *33*
Lingua *179, 468*
Linksverschiebung, Granulozyten, neutrophile *148, 148*
Linse *442, 444, 446–447*
- Aufhängeapparat **446**
Linsentrübung **459**, *459*
Lipom **516**, *516*
Lippenbändchen
- oberes *169*
- unteres *169*
Lippenherpes **548**, *548*
Lippen-Kiefer-Spalte **392**, *392*
Lippenkrebs **509**, *509*
Liquorabfluss **393**
Liquorräume **392**
Lithotripsie *258*
Lobärpneumonie *371*
Lobulus(-i)
- epididymidis *308, 318*
- glandulae mammariae *340*
- testis *308*
Lobus
- caudatus *124, 266*
- frontalis *377, 384–385, 396, 414*
- hepatis *244*
-- dexter *124, 204*
-- sinister *124, 204, 242, 255*
- inferior *360*
- medius *360*
- occipitalis *377, 385, 396, 414, 452*
- parietalis *377, 385, 396*
- quadratus *124, 242*
- superior *360*
- temporalis *385, 396, 414*
Loch
- Querfortsatz *51*
- verstopftes *61*
Löffelnagel **483**, *483*
„Löwengesicht" **530**, *530*
Lokalisationsverteilung, Embolien, arterielle **138**, *138*
longitudinal *6*
Lordose **50**
Lücke, auskultatorische **109**
Lues
- Primäraffekt **538**, *538*

Lues
– Sekundärstadium **539**, *539*, **540**, *540*
– Tertiärstadium **541**, *541*
Luftröhre *12, 96, 176, 178, 180–182, 274, 279, 352, 356, 362*
– Knorpelspangen *354*
– Querschnitt **357**
– Rückwand, membranöse *279*
– Teilungsstelle *358*
Luftröhrengabelung *180*
Luftröhrenlichtung **358**, *358*
Luftröhrenschnitt
– oberer *352*
– unterer *352*
Lumbalpunktion **404**, *404*
Lunge *8, 10, 12, 96, 100, 356, 359–360*
– gesunde, Röntgendarstellung *369*
– linke *161*
– Projektion auf Körperoberfläche *256*
– rechte *161*
Lungenabszess *372*
Lungenbläschengang *363*
Lungenemphysem **370**, *370*
Lungenfell *161*
Lungenläppchen **364**, *364*
Lungenschlagader *360*
– linke *98*, *362*
– rechte *98*
– Stamm *96, 98, 100, 102*
Lungensegmente, Projektion auf Rumpfwand *361*
Lungenspalte
– horizontale *360*
– schräge *360*
Lungenspitze *10, 161, 360*
Lungentuberkulose *374*
– Kaverne *373*
Lungenvene(-n) *96, 100, 105, 360*
– Einmündungsstellen *97*
– obere, linke *362*
– untere, linke *362*
– – rechte *362*
Lunula *482*
Lupus
– erythematodes **91**, *92*
– – akuter *91*
– – chronischer **92**
– vulgaris *374*
Luxation *67*
Lymphangitis *289*
lymphatische Organe
– primäre *161*
– sekundäre *161*
Lymphdrainage *165*
Lymphe, Sammelstelle *156, 422*
Lymphfollikel *192*
Lymphgefäß(-e)
– Entzündung *289*
– tiefe *158*
– wichtige *155*
– zentrales *192*
Lymphgefäßsystem **155**
Lymphkapillaren *155*
Lymphknötchen *162, 193*
Lymphknoten *147, 158*
– Darmbereich *422*
– Einzugsgebiete **159**, *159*
– Magenbereich *422*
– Randsinus **26**, *26*
Lymphocytus *147*
Lymphödem *163, 163*, **165**
– primäres **163**, *163*, **164**, *164*
– sekundäres **163**, *163*

Lymphogranuloma inguinale **542**, *542*
Lymphonodulus splenicus *160*
Lymphozyt **147**, *147*
Lymphpumpe *155*
Lysosomen **16**

M

Macrophagocytus *147*
Macula lutea *442*, **450**, *450*
Madenwurmeier **230**
Magen *8, 13*, **184**, *189, 197, 201, 204, 266*
Magenabschnitt, mageneingangnaher *190*
Magenausgang (Pförtner) *184–185, 242, 264*
Magenausgangsteil *184–185, 242, 264*
Magenausgangsvene, rechte *124*
Magenbereich, Lymphknoten *422*
Magen-Dickdarm-Band *242, 266*
Magendrüsen **186**, *186*, 188
Mageneingang (Kardia) *180, 185, 206, 242, 292*
Magenfeld *187–188*
Magenformen **185**, *185*
Magengekröse *202*
Magengeschwür **215**, *215*, **216**
– akut blutendes *216*
Magengrübchen *186–188*
Magenkarzinom **218**, *218*
Magenkörper *184–185, 242*
Magenkrebs *198*, **218**, *218*
Magenkrümmung
– große *184–185, 242*
– kleine *184–185, 242*
Magenkuppel (Fundus) *124, 185, 242*
Magen-Leber-Milz-Schlagaderstamm *124, 126, 128, 180, 190, 265*
– s.a. Leber-Milz-Magen-Schlagaderstamm
Magen-Milz-Band *242*
Magen-Netz-Schlagader
– linke *184*
– rechte *124, 184*
Magen-Netz-Vene
– linke *124*
– rechte *124*
Magenpolypen **217**, *217*
Magenschlagader *184*
– linke *124, 190, 263, 422*
Magenschleimhaut *186–188*
– Laugenverätzung **215**, *215*
Magentumoren, maligne, fortgeschrittene *219*
Magenvene
– kurze *124*
– linke *124, 190, 249*
– rechte *124*
Magenwand **185**, *185, 187*, **188**, *188*
Magersucht **235**, *235*
Magnetresonanztomographie **88**
Mahlzahn *171–173*
Malaria **550**, *550*
Malaria tropica **534**, *534*
Malleolus
– lateralis *63*
– medialis *63, 65*
Malleus *465–466*

Malpighi-Körperchen *160, 160*, **300**, *300*
Mammographie **346**, *346*
Mandel des Darms *162*
Mandibula *44–46, 352*
Mantelzelle **38**, *38*
Manubrium
– mallei *462*
– sterni *54*
Margo
– anterior *63*
– interosseus *59*
Marisken **227**, *227*, **228**
Mark, verlängertes *376–377, 384, 391, 413–414*
markhaltige Nervenfasern **37**
Markhöhle, Fettmark, gelbes *28*
marklose Nervenfasern **36**, **38**
Markscheide *37*
Marksegel, oberes *382*
Masern **535**, *535*, **548**, *548*
Maskengesicht *93*
Mastdarm *10, 12, 124, 189, 194*, **198**, *201, 206, 292, 308, 319, 326*
– Krümmungen **199**, *199*
– Querfalte *308*
Mastdarmschleimhaut *198*
Mastdarmvene *249*
– obere *124*
Mastdarmvenengeflecht *249*
Mastektomie *342*
Mastoid s. Warzenfortsatz
Maxilla *44–46, 350–352, 440, 452*
McBurney-Punkt **208**, *208*
Meatus
– acusticus externus *45, 462, 465–466*
– – internus *46*
Media *114*, *114–116*
medial *6, 65*
median *6*
Medianschnitt, Schädel *46*
Medulla
– glandulae suprarenalis *280–281*
– oblongata *376–377, 384, 391, 413–414*
– ossium flava *28*
– spinalis *179, 380, 384, 401, 406, 413–414, 416*
Medusenhaupt **250**, *250*
Mehrdurchblutung, reaktive **132**
Mehrfach-Teststreifen **302**, *302*
Meibom-Drüse *458*
Meissner-Körperchen *484*
Melaninmangel *489*
Melaninzelle **486**, *486*
Melanom *508*
– malignes **508**, *508*
– – knotiges (noduläres) *508*, **509**, *509*
– oberflächlich ausbreitendes *508*
– superfiziell spreitendes (SSM) **508**, *508*, **509**, *509*
Melanophage *486*
Melanozyt **486**, *486*
Membran zwischen Zungenbein und Schildknorpel *354*
Membrana
– elastica externa *114*
– interna *114*
– interossea antebrachii *69*
– obturatoria *67, 198*

Membrana
– tectoria *473*
– thyrohyoidea *181*, *274*, *355*
– tympani *462*, *465–467*
– vestibularis *472–473*
Meningitis **434**, *434*, **437**, *437*
Meningokokken-Meningitis **434**
Meningokokkensepsis **434**
Meniscus
– lateralis *73*
– medialis *73–74*
Meniskus *73*
– äußerer *73*
– innerer *73–74*
Meniskusriss *73*
Merkel-Tastscheiben *484*
Merseburger Trias *276*
Mesencephalon *376*
Mesenterium *191*, *195*, **201**, *201*, *202*, **203**, *203*, *266*
Meso-appendix *162*, *194*, *202*, *202*
Mesocolon *201*, *202*
– transversum *202*
Mesogastricum *202*
Mesometrium *202*
Mesopharynx *179*, *352*
Mesosalpinx *332–333*, *336*
Mesotendineum *76*
Metacarpalia *60*
mikrobielles Ekzem **500**, *500*
Mikroinfarkte *103*
Mikrotubuli *16*
Mikrovilli **17**, *23*
Mikrozephalie **551**, *552*
Mikrozotten *23*
Milbenhügel Abb. 545
Milchbart **549**, *549*
Milchbrustgang *155*, 156, *156*, *356*, *362*, *416*
– Einmündungsstelle *158*
Milchdrüse, Läppchen *340*
Milcheckzahn *173*
Milchgang *340*, *340–341*
Milchgebiß **173**, *173*
Milchmahlzahn *173*
Milchsäckchen *340*, *340*
Milchschorf **501**, *501*
Milz *8*, *10*, *13*, *124*, **159**, *159*, **160**, *160*, *206*, *263*, *266*
Milzarterie *124*, *159*
Milzbalken *160*
Milzbrand **554**, *554*
Milzkapsel *160*
Milzschlagader *190*, *263*, *265*
Milzschwellung **552**, *552*
Milzvena *124*
Milzvene *124*, *159*, *190*, *249*, *264–265*
Mineralokortikoide *281*
Mineralokortikoidschicht, Nebenniere *280–281*
Miosis **425**
Mitochondrium **16**
Mitralklappe *97*, *105*
Mittelarmnerv *406*
Mittelfußknochen *64–66*
Mittelglied
– Finger *60*, *70*
– Zehe *64–65*
Mittelhandband, tiefes, queres *70*
Mittelhandknochen *57*, **60**, *60*, *70*
– Daumen *60*
Mittelhirn *376*
Mittellappen, Lunge *360*

Sachregister

Mittelohr **462**
– Hohlraumsystem *467*
– Schnitt *467*
Möndchen *482*
Molar *171–175*
Molldrüse *458*
Mondbein *60*, *70*
Mongoloismus **19**
Mononucleosis infectiosa **553**, *553*
Monozyt *147*
Montgomery-Drüse s. Warzenhofdrüse
Morbus
– Basedow *276*
– Bechterew **90**, *90*
– Boeck **372**, *372*
– Crohn **219**, *219*, **220**, *220*
– Cushing **281**, *281*
– – Striae **282**, *282*
– Osler **138**, *138*
– Raynaud **133** *133*
– – sekundärer *93*
Motoneuron *400*, *424*
motorische
– Agraphie *388*
– Aphasie *388*
– Endplatte **39**, *39*
mRNS *18*
Mucocytus(-i) *24*
– cervicalis *186*
Mündung
– Gekröseevene, untere *124*
– Kieferhöhle *468*
– Stirnhöhle *468*
– Tränennasengang *468*
Mukosa s. Schleimhaut
multinoduläre Struma **274**
multiple Sklerose *37*
Mumps **538**, *538*
– Hodenentzündung **538**, *538*
Mund, Ringmuskel *77*
Mundhöhle **169**, *169*
– Vorhof *169*, *169*
Mundrachenraum *179*, *352*
Mundschleimhaut *174*
Mundwinkelrhagaden **210**, *210*
Musculus(-i)
– abductor digiti minimi *86*
– – pollicis brevis *75*
– – – longus *75*
– adductor brevis *410*
– – longus *85*
– – magnus *84*, *323*, *412*
– arrector pili *481–482*
– arytenoideus *355*
– – transversus *468*
– biceps brachii *66*, *82*
– – femoris *83–84*, *86*, *412*
– brachioradialis *75*
– buccinator *77*
– bulbospongiosus *323*
– ciliaris *444*
– constrictor pharyngis *178*
– – – inferior *181*
– coracobrachialis *81*
– cremaster *310*, **311**, **324**, *324*
– cricothyroideus *181*, *274*
– deltoideus *78*, *80–82*
– digastricus *77*, *174*, *178*, *467*
– dilatator pupillae *425*, **446**, *446*
– extensor digitorum brevis *86*
– – – longus *86*
– flexor carpi radialis *75*
– – – ulnaris *75*

Musculus(-i)
– – digitorum superficialis *75*
– – pollicis longus *75*
– gastrocnemius *83*, *86*
– – laterale *84*
– – mediale *84*
– gemellus inferior *84*, *412*
– – superior *84*, *412*
– genioglossus *174*
– geniohyoideus *174*, *468*
– gluteus maximus *83–84*, *323*, *339*, *412*
– – medius *83–84*, *412*
– – minimus *412*
– gracilis *83–85*, *323*, *412*
– iliacus *85*
– infraspinatus *78*
– intercostalis(-es) externus(-i) *81*, *401*
– – interni *81*
– ischiocavernosus *323*
– latissimus dorsi *78*, *80–82*
– levator ani *198*, **200**, *323*, *339*
– – palpebrae superioris *440*, *452*, *454*
– – scapulae *78*
– – veli palatini *462*, *467*
– longus colli *279*
– lumbricales *76*
– masseter *77*
– mylohyoideus *173–174*, *468*
– obliquus externus abdominis *78*, *80*, **311**, *328*
– – inferior *351*, *452*, *454*
– – internus abdominis *78*, *81*, *292*, **311**, *328*
– obturator externus *198*
– – internus *84*, *198*, *412*
– occipitofrontalis *78*
– orbicularis oculi *441*, *454*
– oris *77*
– palatopharyngeus *178*
– palmaris brevis *75*
– – longus *75*
– papillaris *101*
– pectineus *85*
– pectoralis major *80–82*, *161*, *340*
– – minor *81*, *161*, *340*
– peronaeus fibularis brevis *86*
– – – longus *86*
– – tertius *86*
– piriformis *84*, *412*
– plantaris *83–84*, *86*, *412*
– pronator teres *75*
– psoas major *85*, *292*, *410*
– – minor *85*
– pterygoideus *77*
– – medialis *174*, *178*, *467*
– pyramidalis *80*
– quadratus femoris *84*, *412*
– – lumborum *85*, *190*, *410*
– quadriceps femoris **85**, *85*
– rectus abdominis *80*, *292*, *328*
– – femoris *85*
– – inferior *452*
– – lateralis *351*, *452*, *454*
– – medialis *351*, *454*
– – superior *452*, *454*
– rhomboideus major *78*
– – minor *78*
– sartorius *80*, *83–85*, *410*
– scalenus anterior *161*, *356*
– – medius *356*
– – posterior *356*
– semimembranosus *83–84*, *412*

Musculus(-i)
– semispinalis capitis *78*
– semitendinosus *83–84*, *412*
– serratus anterior *80–82*
– – posterior inferior *78*
– soleus *86*, *412*
– sphincter ampullae hepatopancreaticae *256*
– – ani externus *198*, **200**, *200*, *308*, *323*, *339*
– – – internus *198*, **200**, *200*, *308*
– – papillae *341*
– – pupillae *425*, *444*, **446**, *446*
– – urethrae *299*, *308*
– splenius capitis *78*
– – cervicis *78*
– sternocleidomastoideus *78*, *80*, *82*, *161*, *279*
– sternohyoideus *279*
– sternothyroideus *279*
– stylohyoideus *77*, *178*
– stylopharyngeus *178*, *467*
– subclavius *81*, *161*
– subscapularis *81*
– supinator *75*
– supraspinatus *78*
– temporalis *77*
– tensor fasciae latae *80*, *85*
– – tympani *462*, *467*
– – veli palatini *465*
– teres major *78*, *81*
– thyro-arytenoideus *355*
– tibialis anterior *86*
– transversus abdominis *292*, **311**, *328*, *410*
– – perinei profundus *323*
– – – superficialis *323*
– trapezius *78*, *82*
– triceps brachii *78*, *82*
– trigonum lumbale *78*
– uvulae *467*
– vastus lateralis *85*
– – medialis *85*
Muskel, zweibäuchiger *178*
Muskel(-n)
– s. a. Muskulatur, quergestreifte
– s. a. Skelettmuskulatur
– birnenförmiger *84*, *412*
– Fuß *86*
– großer, runder *78*, *81*
– halbmembranöser *83–84*, *412*
– halbsehniger *83–84*, *412*
– schlanker *83–85*, *323*, *412*
– Unterschenkel *86*
– zweibäuchiger *77*, *174*, *467*
Muskelfach unter Leistenband **311**
Muskelfaserbündel *32*
Muskelfasern *32–33*
– längsverlaufende *114*
– ringförmig verlaufende *114*
Muskelfaszie *32*
Muskelgewebe *32*
Muskelpumpe *121*
Muskelschicht *187*, *193*, *196*
– s. a. Muskelwand
– Harnblase *299*
– längsgerichtete *183*, *188*, *191*, *297*, *299*, *332*
– ringförmige (zirkuläre) *183*, *188*, *191*, *297*, *299*, *332*
– der Schleimhaut *183*, *187–188*
Muskelspindel **35**, *35*

Muskeltonus *35*
Muskelwand *183*, *188*, *191–192*, *196*
– s. a. Muskelschicht
– Gebärmutter *334*, *334*
Muskelzelle *32–33*
Muskelzug, längsgerichteter *341*
Muskulatur
– quergestreifte **32–33**
– – s. a. Muskel(-n)
– – s. a. Skelettmuskulatur
Mutterband
– breites **336**, *336*
– rundes *326*, *328*, **336**, *336*
Muttermund *326*, *333*, *337*
Mydriasis **425**
Myocardium *97*
Myocytus(-i) *341*
– cardiacus *34*
Myofibrillen *32–33*, **33**
Myokard *97*
Myometrium *333*, *334*
Myosinfilamente *32–33*
Myxödem **277**, *277*
Myzel *523*

N

Nabel *8*, *313*
Nabelbruch *313*
Nabelfalte
– laterale *336*
– mediale *336*
Nabelgebietsvenen *249*
Nachbarorgane, Bauchspeicheldrüse *265*
Nackenfurunkel, Diabetes mellitus *287*
Nackensteifigkeit **435**, *435*
Naevus
– araneus *251*, *251*
– flammeus **488**, *488*
Nagel
– Aufbau *482*
– Keimschicht *483*
– Schnitt *483*
Nagelbett *482–483*
Nagelfalz *482*
Nagelfleck **483**, *483*
Nagelwall *482–483*
– Hornschicht *483*
Nagelwurzel *483*
Narbenbildung *485*
Nabelbruch *313*
Narbenbruch *313*
Nase, äußere *350*
Nasenbein *44–47*, *350–352*
Nasenflügelknorpel, großer *350*
Nasenhöhle *350*, *351*
– Vorhof *351*
Nasenknorpel *352*
– kleiner *350*
– seitlicher *350*
Nasenmuschel *176*, *179*
– mittlere *44*, *351*, *441*
– obere *351*
– untere *44*, *46*, *351*, *384*, *441*
Nasenöffnung, hintere *162*
Nasenrachenraum *179*, *352*
Nasenscheidewand *44*, *176*, *350–352*
Nasenvorhof *352*
Nebenhoden **308**, **311**, *319*
Nebenhodengang *318*
Nebenhodenkörper *308*, *324*
Nebenhodenkopf *308*, *324*
Nebenhodenläppchen *308*, *318*

Nebenhodenschwanz *308*
Nebenniere *126*, *190*, *206*, *263*, *265*, **280**, *280*, *292*, *422*
Nebennierenmark *280–281*
Nebennierenrinde *280–281*
Nebennierenschlagader, untere *422*
Nebenschilddrüse *176*, *278–279*
– Lage *278*
Nebenzelle *186*, *186*
Nephron **300–301**
Nephrose **304**, *304*
Nerv *36*
– motorischer *408*
– parasympathischer *408*
– sensibler *408*
– „umherschweifender" (X. Hirnnerv) *100*, *127*, *176*, *279*, *356*, *362*, *378*, *408*, *413–416*, *422*
Nervenbahn, sensible *419*
Nervenbündel *36*, *36*
Nervenfaser(-n) **36**, *36*
– markhaltige (myelinisierte) *37*
– marklose **38**
– motorische (vordere Wurzel) *405*
– sensible (hintere Wurzel) *405*
– sympathische, efferente motorische *418*
– unwillkürliche, sensible *418*
– willkürliche, motorische *418*
– – sensible *418*
Nervengeflecht
– vegetatives, Aorta *100*
– – Beckenorgane *422*
Nervengewebe *36*
Nervenknoten, Hörnerv *472*
Nervenzellfortsatz **37**
Nervus(-i)
– abducens *378*, *408*, *414*
– accessorius *127*, *378*, *408*, *413–415*
– cardiacus cervicalis inferior *415*
– – – superior *415*
– cochlearis *471*
– craniales (encephalici) *378*
– cutanei *406*
– cutaneus femoris lateralis *410*
– – – posterior *412*
– – surae *412*
– – – lateralis *412*
– – – medialis *412*
– dorsalis penis *324–325*, *410*
– facialis *378*, *408*, *413–414*, **431**, *431*
– femoralis *406*, *410*
– fibularis communis *412*
– genitofemoralis, R. femoralis *410*
– – R. genitalis *410*
– glossopharyngeus *378*, *408*, *413–414*
– gluteus inferior *412*
– – superior *412*
– hypoglossus *127*, *378*, *408*, *414–415*
– iliohypogastricus *410*
– ilio-inguinalis *410*
– infraorbitalis *441*
– intercostalis *401*, *416*
– ischiadicus *406*, *412*

Nervus(-i)
– laryngealis superior *180*, *278*, *356*
– laryngeus recurrens *176*, *279*, *415*
– medianus *406*
– obturatorius *410*
– oculomotorius *377–378*, *408*, *414*, *425*, *452*, *454*
– olfactorius *408*, *414*
– opticus *391*, *408*, *414*, *442*, *451*, *451–452*, *454*
– peronaeus communis *412*
– phrenicus *100*, *356*, *415*
– pudendus *198*, *200*
– radialis *406*
– spinalis *402*
– splanchnicus major *362*
– statoacusticus s. Nervus vestibulo-cochlearis
– subcostalis *410*
– tibialis *412*
– trigeminus **378**, *378*, **408**, *408*, *414*, *454*
– trochlearis *378*, *408*, *413–414*, *454*
– ulnaris *406*, *420*, *421*
– vagus *100*, *127*, *176*, *279*, *356*, *362*, *378*, *408*, *413–416*, *422*
– vestibularis *471*
– vestibulo-cochlearis (statoacusticus) *378*, *408*, *414*, *466*, *469*
Nesselsucht **502**, *502*
– physikalische **503**, *503*
Netz
– großes *201*, *203*, **204**, *204*, *242*
– kleines *201*, **204**, *242*, *266*
Netzbeutel *201*, *266*
– Eingang *201*, *242*
Netzhaut *440*, *442*, **448**, *448*, *451*
– Pigmentepithel *449*, *449*
Netzhautschlagader, zentrale *451*
Netzschicht *479*, *484*
Netzsubstanz *400*
Neurit *37–38*
Neurodermitis **500**, *500*
Neurofibrae *36*
Neuroglia **38**
Neurohypophysis *272*
Neurolemma *37*
Neurolemmocytus *37*
Nexus *34*
nicht allergisches Kontaktekzem **496**, *496*
Nieren *10*, *126*, *190*, *206*, *263*, *265*, *292*, **293**, *293*, *422*
– Agenesie *305*
– Filtrationsleistung *301*
– Hypoplasie *404*
– Lage *292*
– Projektion auf Bauchwand *294*
– Selbstregulation *301*
Nierenarterie *124*
Nierenbecken *294*, **296**, *296*
Nierenerkrankungen, angeborene *304*, **305**
Nierengefäße *296*
Nierenkelch *294*
Nierenkörperchen, Darstellung, schematische **300**, *300*
Nierenpapille *294*
Nierenrinde *294*
Nierensäule *294*

Nierenschlagader *128*, *292*, *294*
Nierenvene *124*, *126*, *292*, *294*
Nodulus lymphaticus *193*
Nodus(-i)
– atrioventricularis *105*
– lymphaticus(-i) *158*
– – axillares *155*
– – bronchopulmonalis *362*
– – gastrici *422*
– – iliaci communes *422*
– – inguinales *155*
– – lumbales *422*
– neurofibrae *37*
– sinu-atrialis *105*
Noradrenalin *281*
Normalverteilung (Gauss-Verteilung) *148*
Nucleus(-i)
– basales *386*
– Basalganglien *386*
– cochleares *378*
– dorsalis nervi vagi *378*
– mesencephalicus trigeminalis *378*
– nervi oculomotorii *378*
– – trochlearis *378*
– oculomotorius accessorius *378*
– pontis *383*
– pulposus *50*
– ruber *378*
Nüchternschmerz *216*
Nukleinbasen *18*
Nukleolus *16*
Nukleus **16**
Nussgelenk *67*

O

Oberarm *57*
Oberarm-Ellen-Gelenk *59*, **68**
Oberarmknochen
– Einschnitt für Rolle *59*
– Hals, anatomischer *58*
– – chirurgischer *58*
– Köpfchen *58*, *69*
– Kopf (Schulterkopf) *28*, *58*, *66*
– Rolle *58*, *69*
– Schaft *58*, *66*, *69*
Oberarmmuskel, dreiköpfiger *78*
Oberarm-Speichen-Gelenk *59*, **68**
Oberarm-Speichen-Muskel *75*
Oberbauchorgane *266*
Oberflächenkarzinom **515**
Obergelenkknorren
– äußerer *62*, *69*, *73*
– innerer *62*, *69*, *73*, *75*
Obergrätenmuskel *78*
Oberhaut *479*, *481–482*, *484*, *486*
Oberkiefer *44–46*, *350–352*, *440*, *452*
– Zähne *172*
Oberkörper, Skelett *54*
Oberlappen, Lunge *360*
Oberlappenbronchus *180–181*
Oberlid *348*, *437–440*
Oberlidhebermuskel *440*, *452*, *454*
Oberlippe *175*
Oberschenkel, Kopf *62*
Oberschenkelbein, Kopfband *30*, *67*

Oberschenkelhalsbruch *62*
Oberschenkelhautnerv
– äußerer *410*
– hinterer *412*
Oberschenkelknochen *29*, **62**, *62*, *72*
– Kopf (Hüftkopf) *30*, *67*
– Schaft *62*
Oberschenkelmuskel
– äußerer *85*
– gerader *85*
– innerer *85*
– Rückseite *84*
– Schicht, oberflächliche *83*
– viereckiger *84*, *412*
– vierköpfiger *85*
– zweiköpfiger *83–84*, *86*, *412*
Oberschenkelnerv *406*, *410*
Oberschenkelschlagader *122*, *129–130*
– Projektion auf Körperoberfläche **129**
Oberschenkelvene *122*, *249*
Oddi-Schließmuskel *256*
Ödem **109**
– angioneurotisches **504**
Ösophagoskopie *211*
– Refluxösophagitis **211**
Oesophagus *12–13*, *96*, *162*, *176*, *178–181*, *184–185*, *189*, *278–279*, *352*, *362*, *416*
Ösophagusdivertikel *213*, *213*
– Röntgendarstellung *213*
Ösophaguskarzinom **214**, *214*
Östrogen *331*
östrogenbildende Zelle *330*
Ohr
– äußeres **462**
– Übersichtsdarstellung **462**
„Ohrfeigenkrankheit" *536*
Ohrleiste *462*
Ohrmuschel **462**, *462*
Ohrspeicheldrüse (Parotis) *173*
– Ausführungsgang *173*
Ohrtrompete (Eustachi-Röhre) *162*, *176*, *179*, *352*, *462*, *465*, *467*, **468**
– Auskleidung *23*
– Hohlraumsystem *467*
– Rachenmündung *162*, *467*
Ohrtrompetenknorpel *462*
Olecranon *59*, *82*
Omentum
– majus *201*, *203*, **204**, *204*, *242*
– minus *201*, **204**, *242*, *266*
Onychomykose **525**, *525*
Ophthalmoskop **456**, *456*
Opisthotonus **433**, *433*
Orbita *351*, *451*
Organe
– lymphatische, primäre *161*
– – sekundäre *161*
Organum spirale *473*
Ornithose **532**, *532*
Os(-sa)
– capitatum *60*, *70*
– carpalia *60*, *70*
– carpi *70*
– coccygis *50*, *308*, *323*, *339*
– costale *54*
– cuboideum *64–65*
– cuneiforme intermedium *64–65*

Sachregister

Os(-sa)
– – laterale 64
– – mediale 64–65
– digitorum 69
– ethmoidale 44–46, 351, 451
– frontale 44–48, 452
– hamatum 70
– hyoideum 80, 174, 178, 181, 274, 352 354, 356, 468
– ischii 198
– lacrimale 44–45, 350–351
– lunatum 60, 70
– metacarpale(-ia) 60, 70
– metacarpi 60
– metatarsale 64–65
– nasale 44–47, 350–352
– naviculare 64–65
– occipitale 45–48
– parietale 44–48
– pisiforme 60, 75–76
– sacrum 50
– scaphoideum 60, 70
– sesamoideum 70
– sphenoidale 48, 351–352, 452
– – Ala major 44–46
– – Ala minor 44, 46
– temporale 44–46, 48
– trapezium 60, 70
– trapezoideum 50, 70
– triquetrum 60, 70
– zygomaticum 44–45, 47–48, 440
Ostium
– cardiacum 180, 185
– pharyngeum tubae auditivae 162
– – – auditoriae 455
– ureteris 298, 329, 326
– urethrae externum 337–339
– – internum 326
– uteri 326, 333, 337
– vaginae 338
Otoskop 476, 476
Ovarium 206, 326, 328, 330, 333, 336
Ovocytus 330

P

Palatum
– durum 169, 172, 468
– molle 169, 172, 352, 468
Palatum osseum 351
Palpation, Herzspitzenstoß 106
Palpebra
– inferior 439
– superior 439
Pancreas 10, 201, 205, 265–266
Pankreatitis, akute 269
Papageienkrankheit 532, 532
Papilla(-ae)
– duodeni major 267
– – minor 267
– filiformis 170
– fungiformis 170
– mammaria 340
– nervi optici 451, 451
– renalis 294
– vallatae 170
Papillarkörper 479–480, 483–484
Papillarmuskel 101
Paradidymis 318
Paraösophagealhernie 212

Paries membranaceus 279
Parotis 173
– Ausführungsgang 173
Parotitis epidemica 538, 538
Pars
– abdominalis aortae 182, 422
– cardiaca 206, 242
– intermedia, Hirnanhangdrüse 272
– laryngea, Rachenraum (Hypopharynx) 179
– nasalis pharyngis 352
– – Rachenraum (Epipharynx) 179
– oralis pharyngis 352
– – Rachenraum (Mesopharynx) 179
– petrosa 46, 467, 469
– pylorica 184–185, 242, 264
Patella 72, 85
Patellarsehnenreflex 74, 429, 429
Paukenhöhle 462, 465, 465–466
– Hohlraumsystem 467
Paukentreppe 470, 472, 472
Pedunculus cerebellaris superior 382
Pelvis
– major 61
– minor 61, 206
– renalis 294
Penis 311
Pepsinogen 186
Pericardium 8, 97, 97–98, 100, 161, 362, 416
Perikard 8, 97, 98, 100, 161, 362, 416
– Blatt, parietales 97
– – viscerales 97, 161
Perilymphe 470
Perimetrium 333, 334
Perimysium 32
Perineurium 36
Periosteum 28
Peritoneum 162, 187, 191–192, 196, 198, 200, 201, 206, 242, 244, 308, 312, 313, 319, 332, 422
– parietale 200
– viscerale 200
Perkussion, Herzgröße 106
Perlèche 210, 210
Pernionen 134, 134
Pest 557, 557
Petechien 150
Peyer-Plaques 192, 192
Pfanne, Schultergelenk 54, 66
Pfeiffer-Drüsenfieber 553, 553
Pfeilnaht 47–48, 393
Pferdeschwanz 403
Pflugscharbein 46
Pfortader 122, 124, 124, 184, 190, 244, 249, 263–265
– Ast 246
Pfortaderkanal 245, 245
Pfortaderkreislauf 124
Pfortadersystem 124
Phalanx 60
– distalis 60, 64–65, 70
– media 60, 64–65, 70
– proximalis 60, 64–65, 70
„Phantomschmerz" 421
Pharynx 162, 169
Phase
– exsudative 485
– proliferative 485
Phimose 325, 325

Phlebographie 143
Phlebothrombose 143, 143
physikalische Nesselsucht 503, 503
Pia
– mater cranialis 392–393, 396, 397
– – spinalis 400, 402
Pigmentepithel, Netzhaut 448, 449, 449
Pigmentierung 486
Pigmentmangel 489
Pigmentstein (Bilirubinstein) 258
Pilzpapille 170
Pityriasis
– rosea 495, 495
– versicolor 494, 494
Plantarreflex s. Fußsohlenreflex
Plasmazelle 147
Plasmocytus 147
Plattenepithel 22
– verhorntendes 22
Platysma 80, 279
Plaut-Vincent-Angina 163, 163
Pleura 100
– visceralis 161
Plexus
– aorticus 100
– – abdominalis 422
– brachialis 356, 362, 406
– cervicalis 415
– chorioideus ventriculi tertii 377
– coccygeus 410
– coeliacus 422, 422
– hypogastricus superior 422
– lumbalis (lumbaris) 410
– lumbosacralis 406
– mesentericus superior 422
– pampiniformis 308, 324
– sacralis 410
– solaris 422
– thyroideus impar 161
– venosus rectalis 249
– – uterinus 337
Plica(-ae)
– ary-epiglottica 368, 468
– circularis(-es) 191–193
– gastricae 185
– palatinae transversae 172
– salpingopharyngea 162
– sublingualis 175
– transversa recti 308
– transversales recti 198
– umbilicalis lateralis 336
– – medialis 336
– vestibularis 352
– vocalis 352, 368, 468
Pneumonie, hämorrhagische 535
Polyarthritis, chronische 89, 89
Polyneuropathie 287, 288
Polyp 217, 217, 217
Polyribosom 16
Polysom 16
Pons 376–378, 391, 414
Porta hepatis 242
Portalkanal 245, 245
Portio vaginalis (cervicis) 333, 337
portokavale Anastomose 249
posterior 6
postthrombotisches Syndrom 144
Prämolar 172

Praeputium
– clitoridis 337–338
– penis 320
Primärfollikel 329, 330, 330
Primärläsion 542
Primärmedallion 495
Processus(-us)
– anterior mallei 462
– articularis inferior 51, 53
– – superior 51, 53
– ciliares 444, 446
– coracoideus 54, 81
– coronoideus mandibulae 45
– – ulnae 69
– lateralis mallei 462
– mastoideus 45
– posterior tali 64
– spinosus 51, 53, 402
– styloideus 45, 178
– – radii 59–60
– – ulnae 59–60, 70
– transversus 51, 53, 416
– xiphoideus 54
profundus 6
progesteronbildende Zelle 330
Proglottidenkette 231
progressive (systemische) Sklerodermie 92–93, 94
Projektion
– Aorta 128
– Fußskelett 66
– Gallenblase 256
– Leber 256
– Lunge 256
– Lungensegmente 361, 361
– Nieren 294
– Oberschenkelschlagader 129
– Rückenmarksegmente 403
Proliferationsphase, Gebärmutterschleimhaut 334
proliferative Phase, Wundheilung 485
Prominens, Auffinden 52
Prominentia laryngea 274, 354
Promontorium 50, 85
Pronation 68
Prostata 298–299, 308, 319–320, 322
proximales Ellen-Speichen-Gelenk 68
proximales Handgelenk 70
Pseudomembran 534
Pseudopolyp 222
Psittakose 532, 532
Psoriasis vulgaris 492, 492, 493, 493
Pubes 337
Pulmo 8, 10, 12, 96, 100, 356
– dexter 161
– sinister 161
Pulpa
– alba 160
– dentis 171
– rote 160
– weiße 160, 160
Pulspalpationsstelle 129–131
– Bauchaorta 130
– Fußrückenschlagader 131
– Halsschlagader 129
– Oberschenkelschlagader 130
– Schienbeinschlagader 130
– Speichenschlagader 129
Punctum lacrimale 441
Pupilla/Pupille 439, 442

Pupillenerweiterung **425**
Pupillenstarre
– absolute **426**
– reflektorische **426**
Pupillenverengung **425**
Purkinje-Fasern **105**
Pylorus *184–185*, *242*, *264*
pyramidales System *380*
Pyramide, Nierenmark *294*
Pyramidenbahn *383*
Pyramidenbahnläsion *383*
Pyramidenkreuzung *383*
Pyramidenmuskel *80*
Pyramidenseitenstrangbahn *383, 383*
Pyramidenvorderstrangbahn *383, 383*
Pyramides renales (Medulla renalis) *294*

Q

Quaddelsucht **502**, *502*, **503**, *503*
Quadrizepsreflex s. Patellarsehnenreflex
Querband
– Hüftpfanne *30*
– Kniegelenk *73*
Querdickdarmgekröse *202*
Querfalte, Mastdarm *308*
Querfortsatz *51*, *53*, *416*
– Gelenkfläche, Rippe *53*
– Löcher *51*
Querfortsatzloch, Halswirbel *51*
quergestreifte Muskulatur **32–33**
Querschnitt
– Luftröhre *357*
– Rückenmark **399**, *400*
Querverbindung, vordere, Gehirn *390–391*
Quincke-Ödem **504**, *504*

R

Rabenschnabelfortsatz *54*, *81*
Rabenschnabelfortsatz-Oberarm-Muskel *81*
Rachen *162*, *169*, **176**, *176*
– Hohlraumsystem *467*
– Schnitt *467*
– Übersichtsdarstellung *352*
Rachendach *162*
Rachenmandel *162*, **176**, *352*, *467*
Rachenmündung, Ohrtrompete *162*, *467*
Rachenraum
– Abschnitte *179*
– Pars laryngea *179*
– – nasalis *179*
– – oralis *179*
Rachenring, lymphatischer s. Abwehrring, lymphatischer
Rachenwand von hinten *178*
Radius *57*, *60*, *70*
Radiusreflex **427**, *427*
Radix
– anterior *405*, *418–419*
– motoria *400*
– linguae *176*
– posterior *402*, *405*, *418–419*
– – sensoria *400–401*
– unguis *483*

Ramus(-i)
– communicans albus *418–419*
– – griseus *418–419*
Randsinus, Lymphknoten *26*
Rankenschlagadern *320*
Rankenvenengeflecht *308*, *324*
Ranvier-Schnürring *37, 37*
Raphe palati *172*
Ratschow, Kreislauffunktionsprüfung *132*
rauhe Linie *84*
rauhes endoplasmatisches Retikulum **16**
Rauhigkeit
– Elle *59*
– Speiche *59*
Rautengrube *413*
Rautenmuskel
– großer *78*
– kleiner *78*
Recessus
– infundibuli *390*
– lateralis *390*
– pharyngeus *162*
Rectum *10*, *12*, *124*, *189*, *201*, *206*, *292*, *308*, *319*, *326*
– Tunica mucosa *198*
reflektorische Pupillenstarre **426**
Reflex
– Achillessehne s. Achillessehnenreflex
– Bauchdecke s. Bauchdeckenreflex
– Bizeps s. Bizepsreflex
– epigastrischer **428**, *428*
– Fußsohle s. Fußsohlenreflex
– Patellarsehne s. Patellarsehnenreflex
– Radius s. Radiusreflex
– Trizeps s. Trizepsreflex
– viszerokutaner *420*
Reflexbogen **424**
Reflexhammer **424**
Reflexprüfung, Pupille **425**, *426*
Refluxösophagitis *211*
– Ösophagoskopie **211**
Regenbogenhaut *439*, *442*, *444–445*, **446**, *446*
Regenwurmmuskeln *76*
Reissner-Membran *472*, *472–473*
Rektusscheide *80–81*
Rekurrens s. Kehlkopfnerv, rückläufiger
Ren (Nephros) *10*, *126*, *190*, *206*, *263*, *265*, *292*
Rete
– capillare *363*
– mirabile **124**
– testis *318*
Reticulocytus *147*
Retikulum
– endoplasmatisches, glattes **16**
– – rauhes **16**
Retikulumzelle *147*
Retina *442*, *444*, **448**, *448*, *451*
Retinaculum *86*
– flexorum *75*
– patellae mediale *85*
Rheumaknoten **89**, *89*
Richtungsbegriffe **3**
Richtungsbezeichnungen **6**
Riechkolben *391*

Riemenmuskel
– Hals *78*
– Kopf *78*
„Rindenblindheit" *452*
Rinden-Brücken-Bahnen *383*
Rindenfeld
– motorisches *386*
– sensorisches *386*
Rindenschicht **29**
Rinderbandwurm **231**, *231*
Ringelröteln **536**, *536*
Ringfalte
– Darmschleimhaut (Kerckring-Falte) *191–193*
– – Zotten *191*
Ringknorpel *352*, *354–356*, *468*
Ringknorpel-Schildknorpel-Band *274*
Ringknorpel-Schildknorpel-Muskel *181*, *274*
Ringmuskel
– Brustwarze *341*
– Mund *77*
Ringmuskelschicht *183*, *187–188*, *191*, *332*
– mittlere *297*, *299*
Ringschicht der Muskelschicht *191*
Ringzone, Gelenkkapsel *30*, *67*
Rippe *54*, *54*, *57*, *416*
– echte *54*
– erste *161*
– falsche *54*
– Gelenkfläche, Querfortsatz *53*
– zwölfte *81*
Rippenatmung *366*
Rippenfell *161*
Rippenhals *56*
Rippenheber, vorderer *161*
Rippenhöckerchen *56*
Rippenkopf *56*
Rippenkopfgelenk *56*
Rippen-Querfortsatz-Gelenk *56*
Rippenzwischenraum *54*
RNS *16*
Röhrenknochen *30*
– Dickenwachstum *30*
– Längenwachstum *30*
Röntgenaufnahme *369*
Röntgenbild
– Knöchelgegend *63*
– Unterschenkel *63*
Röntgendarstellung
– Lunge, gesunde *369*
– Ösophagusdivertikel *213*
Röntgendurchleuchtung *369*
Röschenflechte **495**, *495*
Röteln **536**, *536*
Rötelnembryopathie *551*, *551*
Rolle, Oberarmknochen *58*, *69*
Rollhügel *62*
– großer *62*, *67*, *83*
– kleiner *62*, *67*
– Schleimbeutel *84*
Roseola infantum **552**, *552*
Roseolen *229*
– Typhus abdominalis **229**
Roseolen, Fleckfieber **554**, *554*
Rovsing-Zeichen **209**, *209*
Rückenmark *179*, *380*, *384*, *401*, *406*, *413–414*, *416*
– Aufbau **424**

Rückenmark
– Lage im Rückenmarkkanal *402*
– Querschnitt **399**, *400*
– Reflexbogen **424**
– Schaltstellen *405*
– Segmentanordnung *402*
– Spinnwebenhaut *380*, *401–402*, *416*
– Zentralkanal *390*
Rückenmarkhaut *401*
– harte *308*, *352*, *380*, *401–402*, *413*, *416*
– weiche *400*, *402*
Rückenmarknerv *402*, **405**
– Wurzel, hintere *402*, *405*, *418*
– – vordere *405*, *418*
Rückenmarksegment, Projektion auf Rücken *403*
Rückenmarksubstanz
– graue *424*
– weiße *424*
Rückenmuskel(-n) *78*
– breiter *78*, *80–82*
Rückwand, membranöse, Luftröhre *279*

S

Sacculus *469*, *475*, *475*
Saccus
– conjunctivalis *441*
– lacrimalis *441*
Sägemuskel
– hinterer, unterer *78*
– vorderer *80–82*
Säulenepithel **22**
sagittal *6*
Sagittalebene *3*
saltatorische Erregungsleitung *37*
Samenbläschen *198*, *319–320*, **322**, *322*
Samenerguss *322*
Samenfaden s. Samenzelle
Samenhügel *298*
Samenleiter *308*, **311**, *318–319*, *322*, **324**, *324*
– Ampulle *322*
– Querschnitt **318**
– Verlauf *319*
Samenstrang *80–81*, **311**, *314*, **324**
Samenwege *318*, *318*
Samenzelle *317*
– ungeschwänzte *317*
Sammelrohr *300–301*
Sammelstelle
– Herzvenen *97*
– Lymphe *156*, *422*
Sammelvene *102*, *105*, *246*
Saphena *80*, **122**, *122*, *249*
Sarkoidose (Morbus Boeck) **372**, *372*
Sattelgelenk, Daumen **70**, *70*
Scabies *510*
Scala
– tympani *470*, *472*
– vestibuli *470*, *472*
Scapula *54*, *57*
Scapus pili *481–482*
Schädel *57*
– Hohlräume *351*
– Medianschnitt *46*
– von oben *47*
– Seite *45*
– von vorne *44*
Schädeldach *179*, *393–394*, *397*
– Schnitt **31**, *31*

Schädelhöhle *351*
Schädelvergleich **49**
Schaft
– Knochen *58*
– Oberarmknochen *58, 66, 69*
– Oberschenkelknochen *62, 67*
Schaltneuron *400, 424*
Schaltstellen, Rückenmark *405*
Schaltstück *24, 186*
Schambeinfuge *308*
Schambein-Oberschenkel-Band *67*
Schambeinwinkel *61, 61*
Schamgegend-Oberschenkelnerv *410*
Schamhaare *337*
Schamlippe
– große *337–338*
– kleine *337–339*
Schamnerv *198*
Schamschlagader *198*
Schamvene *198, 249*
– äußere *324*
Scharlach **549, 550**, *549, 550*
Scheckhaut **489**, *489*
Scheide *333, 337, 339*
– Muskelwand *337*
– Schleimhaut *337*
Scheidenmund *338*
Scheidenvorhof *338*
Scheitelbein *44–48*
Scheitellappen *377, 385, 396*
Schenkelbindenspanner *80, 85*
Schenkelhals *62*
Schenkelkanal *313*
Schenkelhernie *313*
Schicht
– der Androgene *280–281*
– elastische, äußere *114*
– – innere *114*
– flüssigkeitsbildende, Sehnenscheide *76*
– der Glukokortikoide *280–281*
– der Mineralokortikoide *280–281*
Schichtaufbau, Herz *97*
Schichtaufnahmeverfahren **88**
Schienbein *63, 65–66, 72*
– Gelenkknorren, äußerer *63*
– – innerer *63*
Schienbeinhöcker *63, 73*
Schienbeinkante, vordere *63*
Schienbeinmuskel, vorderer *86*
Schienbeinnerv *412*
Schienbeinschaft *63*
Schienbeinschlagader *130*
Schienbein-Wadenbein-Gelenk *73*
Schiffergrube *308, 320*
Schilddrüse *8, 12–13, 161, 176, 179, 181,* **274**, *274, 279, 356, 362*
– Szintigramm *275*
– Vergrößerung, diffuse **274**
Schilddrüsenenge (Brücke, Isthmus) *274, 279, 352*
Schilddrüsenknoten, solitärer **274**
Schilddrüsenkrebs **277**, *277*
Schilddrüsenschlagader
– obere *278, 356*
– untere *278–279, 356*

Schilddrüsenüberfunktion **276**, *276*
Schilddrüsenunterfunktion, angeborene **276**, *276*
Schilddrüsenvenen, unpaare *279*
Schilddrüsenvenengeflecht, unpaares *161*
Schildknorpel *181, 274, 352, 354, 356, 468*
– Horn, oberes *274*
Schildknorpel-Stellknorpel-Muskel *355*
Schildknorpel-Zungenbein-Membran *181, 274, 355*
Schläfenbein *44–46, 48*
– Griffelfortsatz *45*
Schläfenlappen *385, 396, 414*
Schläfenmuskel *77*
Schlagaderband (Rest des Botallo-Ganges) *180–181*
Schlagadern *397*
– Endverzweigung *135*
schlanker Muskel *84, 412*
Schleimbeutel
– auf Rollhügel, unter Gesäßmuskel *84*
– oberhalb Kniescheibe *74*
– unterhalb Kniescheibe *86*
Schleimbeutelentzündung *140*
Schleimdrüsen *170*
Schleimhaut (Mukosa) *183, 187, 188, 188, 191–193, 196, 299, 357*
– Bindegewebe *183, 188*
– Epithelüberzug *183*
– Jejunum **191**, *191*
– Muskelschicht *183, 187–188*
Schleimhautmuskelschicht *187*
Schleimstühle *196*
Schlemm-Kanal *444*
Schließmuskel des Sehlochs *425, 444,* **446**, *446*
Schlüsselbein *54, 66, 80–82, 158, 161*
Schlüsselbeinbruch *56, 56*
Schlüsselbeinschlagader *98, 122, 128, 176, 180–181, 356, 362*
Schlüsselbeinvene *122, 127, 155–156, 158, 176, 249, 356, 362*
Schlundenge *169*
Schlundheber *178, 178*
Schlundschnürer *178, 178*
– unterer *180*
Schmalzdrüse *463*
Schmerz, projizierter **421**
Schmerzbahnen, Verschaltung **419**
Schmerzempfindung, Bahn *405*
Schmerzgebiete
– Bauchspeicheldrüsenerkrankungen *420*
– Gallenwegserkrankungen *420*
Schnecke *462, 469–471*
Schneckengang
– häutiger *466, 472,* **473**, *473*
– knöcherner **472**, *472*
Schneckenkuppel *470*
Schneckenloch *470*
Schneidermuskel *80, 83–85, 410*
Schneidezahn *171–172*

Schnitt
– durch Brustaorta *115*
– durch Kleinhirn *382*
– durch Mittelohr *467*
– durch Nagel *483*
– durch Rachen *467*
– durch Schädeldach **31**, *31*
– durch Warzenfortsatz *466*
Schober-Zeichen **90**, *90*
Schollenmuskel *86, 412*
Schulterblatt *54, 57*
Schulterblattgräte *66, 78, 82*
Schulterblattheber *78*
Schultergelenk **66**, *66*
– Gelenkkapsel *66*
– Pfanne *54, 66*
Schultergürtel *57*
Schulterhöhe *54, 66, 82*
Schulterkopf s. Oberarmknochen
Schuppenflechte **492**, *492,* **493**, *493*
Schuppenröschen **495**, *495*
Schwann-Zelle **37**, *37,* **38**, *38*
Schwanz, Bauchspeicheldrüse *267*
Schweißdrüse *479, 481*
– Ausführungsgang *479–481*
– Darstellung, schematische *481, 481*
Schwellkörper *198*
– Glied, männliches **325**
Schwertfortsatz, Brustbein *54*
Sclera *442, 444*
s. a. *Lederhaut*
Scrotum *308*
Seelenblindheit *388*
Seelentaubheit *388*
Segelklappe **101**, *101–102*
– dreizipfelige *97, 105*
– zweizipfelige *97, 105*
Segmentanordnung
– Rückenmark *402*
– Wirbelsäule *402*
„Segmentsprung" *407*
Sehachse *440*
Sehbahn, Darstellung, schematische **452**
Sehhügel *386*
– Querverbindung *390*
Sehloch (Pupille) *437, 442*
Sehne **25**, *75, 75–76*
Sehnenfäden *101*
Sehnengekröse *76*
Sehnenhaube *482*
Sehnenhaubenmuskel *78*
Sehnenring *452*
– um den Sehnerv *351*
Sehnenscheide **76**, *76*
– Daumenbeuger, langer *76*
– Fingerbeuger *76*
– gemeinsame, Fingerbeuger *76*
– Handbeuger, speichenseitiger *76*
– Schicht, flüssigkeitsbildende *76*
– Wadenbeinmuskeln *86*
Sehnenspiegel, Trapezmuskel *78*
Sehnentunnel, bindegewebiger *76*
Sehnenzellen **25**, *25*
Sehnenzentrum, Zwerchfell *180*
Sehnerv (II. Hirnnerv) *391,* **408**, *408, 414, 442, 451, 451–452, 454*

Sehnervenkanal *44*
Sehnervenkreuzung *377, 384, 391, 414, 451, 452, 452*
Sehstrang *451, 452, 452*
Seitenband *70*
– äußeres *73*
– inneres *73*
– – Kniegelenk *74*
Seitenhorn *400, 418*
Seitenstrang *162, 400*
Seitenstrangbahn, sensible *405*
Sekret *24*
– muköses *24*
– seröses *24*
Sekretionsphase, Gebärmutterschleimhaut *334*
Sekretrohr *24*
Sekundärfollikel *329, 330,* **330**
Selbstregulation, Niere *301*
Sella turcica *46*
sensorische Aphasie *388*
Septula testis *308*
Septum
– interalveolare *363*
– interventriculare *97, 101, 105*
– nasi *44, 176, 350–352*
– penis *325*
Serocyti *24*
Sertoli-Zelle *317*
Sesambein *70, 74*
Sichelzellanämie *149*
Siebbein *44–46, 350–351, 451*
Siebbeinzellen *351*
Siebplatte *451*
Sigmoid *8, 10, 13, 124, 326, 328, 336*
sinister *6*
Sinneskamm *473*
Sinus(-us)
– anales *198*
– cavernosus *351, 395*
– coronarius *97, 102, 105*
– durae matris *392*
– frontalis *46, 179, 394, 396, 468*
– lactifer *340*
– maxillaris *351, 439, 468*
– rectus *384, 395, 413*
– sagittalis *413*
– – inferior *395*
– – superior *380, 393, 395–396*
– sigmoideus *176, 395–396, 413, 465*
– sphenoidalis *46, 179, 351–352*
– transversus *380, 396*
– – pericardii *100*
– venosus sclerae *444*
Sinusknoten **105**, *105*
Sitzbein *198*
Sitzbein-After-Grube *339*
Sitzbeinhöcker *67, 323, 339*
Sitzbein-Oberschenkel-Band *67*
Sitzbeinschwellkörpermuskel *323*
Skabies **510**, *510*
Skelett *43*
– Aufgaben *43*
– Fuß, linker *64, 64*
– – rechter **65**, *65*
– Oberkörper *54*
Skelettmuskulatur **32–34**
– s. a. Muskulatur, quergestreifte
Sklera s. Lederhaut

Skleren, gelbe **251**, *251*
Sklerodermie 92, *92*, *94*, *133*
– progressive *94*
– – systemische **92–93**
– zirkumskripte **92–93**, *93*
Sklerose, multiple *37*
Skoliose **50**, **87**
Smegma *325*
Sohlenmuskel *83–84*, *412*
Solarplexus *422*
Sonnenbrand **487**, *487*
Sonnengeflecht *418*, **422**, *422*
Sonogramm *268*
Spätschmerz *216*
Spatium
– epidurale *402*
– subarachnoideum *308*, *392–393*, *402*
Speiche *57*, **59**, *59–60*, *70*
– Griffelfortsatz *59–60*
– Rauhigkeit *59*
Speicheldrüse **173**, *173*
Speichen-Ellen-Gelenk *59*, *69*
Speichenhals *59*, *69*
Speichenkopf *59*, *59*, *69*
Speichenkopfgrube *58*
Speichennerv *406*
Speichenschaft *59*, *69*
Speichenschlagader *128–129*
Speichenvene *122*
Speiseröhre *12–13*, *96*, *162*, *176*, *178–179*, **180**, *180–181*, *184–185*, *189*, *278–279*, *352*, *362*, *416*
– Engstellen **182**
Speiseröhrenabschnitte *180*
Speiseröhrenenge *182*
Speiseröhrenkrebs **214**
Speiseröhrenschlitz *180*
– Zwerchfell *190*
Speiseröhrenvenen *249*
Speiseröhrenverengung nach Laugenverätzung **211**, *211*
Speiseröhrenwand **183**, *183*
Spermatidium *317*
Spermatocytus *317*
Spermatogonie *317*
Spermatozyt *317*
Spermium *317*
Spider naevi **251**, *251*
Spina
– iliaca anterior inferior *67*
– – – superior *61*, *67*, *81*, *85*, **311**
– – posterior superior *78*, *83–84*
– scapulae *66*, *78*, *82*
Spinalganglion *380*, *401–402*, *405*, *405*, *413*, *416*, *418*, *418–419*, *424*, *424*
Spinaliom **506**, *506*
Spinalnerv **402**, *418*, *424*
– Reizung *421*
Spindelapparat *16*
Spinnennaevi **251**, *251*
Spinnwebenhaut
– Gehirn *380*, *384*, *392–394*, *396–397*
– Rückenmark *380*, *401–402*, *416*
– Zotten *380*, *392–394*
Splen (Lien) *8*, *10*, *13*, *124*, **159**, *159*, **160**, *160*, *206*, *263*, *266*
Splenomegalie **552**, *552*
Spongiosa **29**, *31*
– mit Knochenmark *28*

Spornfurche (Kalkarinafurche) *377*, *391*
Sprue **221**, *221*
– im Kindesalter (Zöliakie) **221**
Sprungbein *63–66*
Sprungbeinfortsatz, hinterer *64*
Sprungbeingelenk *63*
Sprungbeinhals *64*
Sprungbeinkopf *64–65*
Sprungbeinrolle *64*
Sprungbeinstütze, Fersenbein *65*
Spüldrüse, seröse *170*
Spulwurmei **229**
Spulwurmentwicklung **230**, *230*
SSM s. Melanom, superfiziell spreitendes
Stachelzellschicht *479–481*
Stäbchenzellen *448*, *450*
Stamm, Lungenschlagader *96*, *98*, *100*, *102*
Stammbronchus *180–181*, *360*, *362*
– linker *180*
Stammhirn *376*
Stammsamenzelle *317*
Stapes *465–466*
Star, grauer **459**, *459*
Statolithen, Deckmembran **475**, *475*
Steigbügel *465–466*
Steinauflösung *258*
Steinchen, Deckmembran **475**, *475*
Steineinklemmung **269**
Steinzertrümmerung *258*
Steißbein *308*, *323*, *339*, *402*
Steißbeinwirbel *50*
Steißgeflecht *410*
Stellknorpel-Kehldeckel-Falte *368*, *467–468*
Stellknorpelmuskel *355*
– querer *468*
Stellungen, Auge *454*
Stereoagnosie *388*
„Sternenhimmel" *537*
Sternum *340*
Stethoskop **107**
Stiel, Hirnanhangdrüse *272*
Stierhornform *185*
Stimmbänder *355*
– Stellungen **355**
Stimmfremitus *367*
Stimmlippe *352*, *368*, *468*
Stirnbein *44–48*, *452*
Stirnhirnwindung *385*
Stirnhöhle *46*, *179*, *350*, *394*, *396*, *468*
– Mündung *468*
Stirnlappen *377*, *384–385*, *396*, *414*
Stoffdurchtritt durch Endothelzelle *121*
Stomatitis aphthosa **210**, *210*
Strahlenfortsätze *444*, *446*
Strahlenkörper (Ziliarkörper) *442*, *446*
Strahlenkörpermuskel *444*
Strahlentherapie *518*
Strahlenzone *444*
Stratum
– basale *479–481*
– circulare *114*, *183*, *188*, *191*, *196*, *297*, *299*, *332*
– corneum *479–480*, *484*
– germinativum *483–484*
– granulosum *479–481*

Stratum
– longitudinale *114*, *183*, *188*, *191*, *196*, *332*
– – externum *297*, *299*
– – internum *297*, *299*
– lucidum *479–481*
– papillare *479–481*, *483–484*
– pigmentosum *448–450*
– reticulare *479*, *484*
– spinosum *479–480*
Stria(-ae)
– A *33*
– I *33*
– Morbus Cushing **282**, *282*
Struma **276**, *276*
– diffusa **274**
– knotige (noduläre) **274**
– maligna *275*
– multinoduläre **274**
– nodosa **274**
Stützzelle *317*, *473*
Subarachnoidalraum *308*, *392–393*, *397*, *397*, *402*, *432*
Subcutis s. Unterhaut
Subduralraum *432*
Submukosa s. Verschiebeschicht
Substantia
– alba *386*, *424*
– compacta *28*
– grisea *386*, *424*
– spongiosa *28*
Substanz
– graue *386*, *399*
– weiße *386*, *399*
Sulcus
– calcarinus *377*, *391*
– centralis *377*, *385*, *396*
– intertubercularis *58*
– lateralis *385*, *396*
– matricis *482*
– parieto-occipitalis *377*
– postcentralis *385*
– praecentralis *385*
superficialis *6*
superior *6*
Supination *68*
Sustentaculum tali *65*
Sutura
– coronalis *44–45*, *47–48*
– lambdoidea *45–48*
– sagittalis *45–48*, *393*
Symmetrieebene *3*
Sympathikus **416**
– Grenzstrang *176*
– Halsganglion, unteres *279*
– Schaltstellen **418**
Symphysis pubica *308*
Synapse *39*
Syndrom
– adrenogenitales (AGS) *284*
– nephrotisches **304**, *304*
– postthrombotisches **144**
Syphilis
– Primäraffekt **538**, *538*
– Sekundärstadium **539**, *539*, **540**, *540*
– Tertiärstadium **541**, *541*
System
– extrapyramidalmotorisches *380*
– pyramidales *380*
– venöses *155*
systemische Sklerodermie, progressive **92–93**, *93*
Systole **104**, *104*
Szintigramm *275*
– Schilddrüse *275*

T

Taenia *194*
– libera *195*
Tänien *195*, *195*
taktile Agnosie *388*
Talgdrüse *463*, *481–482*
Talus *64–65*
Tarsus
– inferior *440*
– superior *440*
Taschenfalte *352*
Taschenklappen **101**, *101–102*
Tau, blutiger *493*
Tawara-Schenkel *105*
– linker *105*
– rechter *105*
Teilungsstelle
– Aorta *190*
– Halsschlagader *127*
Tela
– subcutanea *479*, *482*, *484*
– submucosa *183*, *187–188*, *191–193*, *196*
– subserosa *188*, *191*, *196*
Teleangiektasien *93*, *138*, *505*
– angiomatöse *138*
Temperaturempfindung, Bahn *405*
Tendinocytus *25*
Tendo *76*
– calcaneus *86*
Tentorium cerebelli *395*, *413*
Tertiärfollikel (Bläschenfollikel) *329*, *330*, **330**
Testis *308*, **311**, *319*, *324*
Testosteron *281*
Teststreifen **302**
Thalamus *382*, *384*, *386*
Thekaluteinzelle *331*
Thrombophlebitis **141**, *141*, **143**, *143*
Thrombozytopenie *150*
Thymin *18*
Thymus **161**, *161*
Tibia *63*, *65*, *72*
Tinea corporis **523**, *523*
T-Lymphozyten *147*, *161*
Tollwut **557**, *557*
Tomographie **88**
Tonsilla
– lingualis *162*, *170*
– palatina *162*, *169–170*, *176*, *352*
– pharyngea *162*, *176*, *352*, *467*
toxisches Adenom, Schilddrüse *275*
Toxoplasma gondii **533**, *533*
Toxoplasmose **533**, *533*
Trabecula splenica *160*
Trachea *12*, *96*, *176*, *178*, *180–182*, *274*, *279*, *352*, *362*
Tractus
– corticospinalis *383*
– – pyramidalis anterior *383*
– – – lateralis *383*
– iliotibialis *80*, *83–86*
– opticus *451–452*
– spinothalamicus *419*, *419*, *421*
– – lateralis *405*
Tränenbein *44–45*, *350*
Tränendrüse **440**, *440*, *441*, *454*
– Ausführungsgang *440–441*

Tränenkanälchen *351*, *441*
Tränennasengang *441*
– Mündung *468*
Tränenpunkt *441*
Tränensack *441*
Tränenwärzchen *441*
Tränenwege, ableitende **441**
Tragus *462*
transversal *6*
Transversalebene *3*
Trapezmuskel *78*, *82*
– Sehnenspiegel *78*
Trennwände, Hoden *308*
Treppenmuskel
– hinterer *356*
– mittlerer *356*
– vorderer *356*
Trias hepatica *245*, *245*
Trichinella spiralis *231*
Trichinose **231**
Trichterbrust **365**, *365*
Trichterbucht *390*
Trigonum
– submandibulare *127*
– vesicae *298*, *320*
Trikuspidalklappe *97*, *105*
Tripper **542**, *542*
Trisomie 21 **19**
Trizeps *82*
Trizepsreflex **428**, *428*
Trochanter
– major *62*, *67*, *83*
– minor *62*, *67*
Trochlea
– humeri *58*, *69*
– tali *64*
Trommelfell *462*, **464**, *464*–*467*
Trommelfellspanner *462*, *467*
Trommelschlegelfinger **111**, *111*
Trompetermuskel *77*
Truncus
– brachiocephalicus *98*, *176*, *180*, *362*
– coeliacus *124*, *126*, *128*, *180*, *190*, *263*, *265*, *292*, *422*
– intestinalis *156*
– jugularis *279*
– – sinister *156*
– lumbalis *156*
– pulmonalis *96*, *98*, *100*, *102*
– sympathicus *176*, *410*, **416**, *416*, *419*
Tuba
– auditiva **23**, *162*, *176*, *179*, *462*, *465*, *467*
– uterina (Salpinx) *206*, *326*, *328*, *333*, *336*–*337*
Tuber ischiadicum *67*, *323*, *339*
Tuberculum
– costae *56*
– epiglotticum *368*
– majus *58*
– minus *58*
Tuberositas
– radii *59*
– tibiae *63*, *73*
– ulnae *59*
Tubulus(-i)
– contortus distalis *300*–*301*
– – proximalis *300*–*301*
– distaler *300*–*301*
– proximaler *300*–*301*
– renalis colligens *300*–*301*
– seminiferi *308*, *316*, *318*
Türkensattel *46*, *350*
Tumormarker *515*

Tumorzelle **515**
Tunica
– adventitia *183*, *297*, *299*, *357*
– albuginea *308*, *316*
– conjunctiva *441*–*442*, *444*
– – bulbaris *441*
– – palpebralis *441*
– externa *114*–*116*
– fibrosa *160*
– intima *114*–*116*
– media *114*–*116*
– mucosa *183*, *186*–*188*, *191*–*193*, *196*, *299*, *337*, *357*
– – oris *174*
– – Rektum *198*
– muscularis *183*, *187*–*188*, *191*–*193*, *196*, *337*
– serosa *187*–*188*, *191*–*192*, *196*
Turner-Syndrom **19**
Typhus abdominalis, Roseolen **229**

U

Übergangsepithel **22**, *297*
Uhrglasnägel **111**, *111*
Ulcus
– cruris **141**, *141*, **142**, *142*
– duodeni **216**, *216*
– ventriculi **215**, *215*
Ulna *57*, *60*, *70*
Ulnardrift **89**
Ultraschall **268**
Umbilicus *8*
Umgehungsgefäße **135**
„umherschweifender" Nerv (X. Hirnnerv; Vagus) *100*, *127*, *176*, *279*, *356*, *362*, *378*, *408*, *413*–*416*, *422*
Unterarm *57*
Unteraugenhöhlennerv *441*
untere Extremität *61*
Untergrätenmuskel *78*
Unterhaut (Subcutis) *479*, *482*, *484*
Unterkiefer *44*–*46*, **174**, *174*, *352*
– Kronenfortsatz *45*
– Zähne *171*
Unterkieferdrüse *24*
Unterkieferkanal *173*
Unterkieferkopf *45*
Unterkieferloch *171*
Unterkieferspeicheldrüse *173*–*174*
– Ausführungsgang *173*
Unterkieferspeichelgang *174*
Unterkiefer-Zungenbein-Muskel *173*–*174*, *468*
Unterlappen, Lunge *360*
Unterlid **348**, *439*–*440*
Unterlippe *175*
Unterrippennerv *410*
Unterschenkel
– linker, Knochen *63*
– Muskeln *86*
– Röntgenbild *63*
Unterschenkelgeschwür **141**, *141*, **142**, *142*
Unterschenkelknochen **63**, *63*
Unterschenkelödem **109**
Unterschlüsselbeinmuskel *81*, *161*
Unterschulterblattmuskel *81*
Unterzungenfalte *175*

Unterzungennerv (XII. Hirnnerv) *127*, *378*, *408*, *414*–*415*
Unterzungenspeicheldrüse *173*–*174*
Unterzungenspeichelgänge, kleine *174*
Unterzungenwärzchen *173*–*174*, *175*, *175*
Ureter *10*, *190*, *206*, *265*, *292*, *294*, *319*–*320*, *322*, *326*, *328*, *336*, *422*
Urethra *299*, *308*, *319*–*320*, *325*
Urogenitalzwerchfell *323*
Urometer **302**, *302*
Urticaria **502**, *502*, **503**, *503*, *504*
Uterus *201*, *206*, *328*, **333**
Utriculus *471*, *475*, *475*
UV-Strahlung **486**
Uvula(-ae)
– palatina *169*, *172*, *486*
– vesicae *298*

V

Vagina(-ae) *333*, *337*, *339*
– communis musculorum flexorum *76*
– fibrosae digitorum manus *76*
– musculi recti abdominis *80*–*81*
– musculorum peronaeorum fibularium communis *86*
– synovialis tendinis *76*
– tendinis musculi flexoris carpi radialis *76*
– – – – pollicis longi *76*
– tendinum digitorum manus *76*
Vagus *100*, *127*, *176*, *279*, *356*, *362*, *378*, *408*, *413*–*416*, *422*
Vallum
– papillae *170*
– unguis *482*–*483*
Valva
– aortae *101*–*102*
– bicuspidalis (mitralis) *97*, *105*
– ileocaecalis *189*, *194*
– tricuspidalis *97*, *105*
Valvula venosa *116*
Varicella-Zoster-Virus *537*
Varizellen *536*
Varizen **140**, *140*
Vas(-a)
– afferens *300*–*301*
– efferens *300*–*301*
– iliaca *328*
– lymphatica *155*
– lymphocapillare *192*
– sinusoidea *245*–*247*
– vasorum *115*
Vater-Pacini-Lamellenkörperchen *479*, *484*
Vater-Papille **256**, *256*, *267*, *269*
Vena(-ae)
– appendicularis *124*
– azygos *126*, *249*, *362*
– brachiocephalica *126*, *155*–*156*, *161*, *176*, *249*, *356*, *362*
– cardiaca magna *98*, *102*
– – media *102*
– – parva *102*

Vena(-ae)
– cava inferior *96*, *100*, *105*, *122*, *124*, *206*, *244*, *249*, *265*, *292*, *362*, *416*, *422*
– – superior *96*, *98*, *100*, *105*, *122*, *126*, *156*, *176*, *249*, *362*
– – – Einmündungsstelle *97*
– centralis *245*–*247*
– cerebri magna *386*, *395*
– colica dextra *124*
– – media *124*, *263*
– – sinistra *124*
– cystica *124*
– dorsalis profunda penis *324*–*325*
– facialis *127*
– femoralis *122*, *249*
– gasto-omentalis dextra *124*
– gastrica dextra *124*
– – sinistra *124*, *190*, *249*
– gastricae breves *124*
– gastro-omentalis sinistra *124*
– hemiazygos *126*, *249*
– – accessoria *126*, *249*
– hepaticae *122*, *126*, *206*, *246*, *249*, *265*, *292*
– ilei *124*
– ileocolica *124*
– iliaca communis *126*, *249*, *292*
– – externa *249*, *326*
– – interna *122*, *249*, *292*
– iliolumbalis *126*
– intercostalis(-es) *401*, *416*
– – posteriores *249*
– interlobularis *245*–*247*
– jejunales *124*
– jugularis *127*, *156*, *158*
– – anterior *279*
– – interna *122*, *126*–*127*, *155*, *161*, *176*, *249*, *279*, *356*, *362*, *465*
– labyrinthi *472*
– lienalis (splenica) *124*, *159*, *190*, *249*, *264*–*265*
– magna cerebri *413*
– meningea media *395*
– mesenterica inferior *124*, *190*, *264*
– – superior *124*, *190*, *249*, *263*, *265*, *267*
– obturatoria *249*
– oesophageales *249*
– ophthalmica superior *452*
– ovarica dextra *126*, *422*
– – sinsistra *422*
– pancreaticoduodenales *124*
– para-umbilicales *249*
– perforans *139*
– portae hepatis *122*, *124*, *184*, *190*, *244*, *246*, *249*, *263*–*265*
– praepylorica *124*
– pudenda externa *324*
– pudendae *198*, *249*
– pulmonalis dextra *362*
– – sinistra inferior *362*
– – – superior *362*
– pulmonales *96*, *100*, *105*, *360*, *362*
– – Einmündungsstellen *97*
– radialis *122*
– rectales *275*
– rectalis superior *124*
– renalis *124*, *126*, *292*, *294*
– saphena magna *80*, *122*, *249*
– sigmoideae *124*

Vena(-ae)
- splenica (lienalis) *124, 159, 190, 249, 264–265*
- subclavia *122, 155–156, 158, 176, 249, 356, 362*
- sublobularis *246*
- testicularis *292*
- – – dexter *126*
- thoracica interna *161, 249*
- thyroideae inferiores *279*
- vertebralis *279*
Venen
- Dickdarmabschnitt, S-förmiger *124*
- Wandaufbau **116**, *116*
- wichtige *122*
Venenklappe *116*
Venographie *143*
Venolen, Wandaufbau **116**, *116*
ventral *6*
ventralis *6*
Ventriculus
- dexter *97–98, 101, 105*
- (Gaster) *8, 13, 189, 201, 204, 266*
- lateralis *390, 413*
- quartus *377, 382, 384, 390–392*
- sinister *97–98, 101, 105*
- tertius *377, 384, 390–391*
Ventrikel **390–391**
- dritter *377, 384, 390–391*
- seitlicher *390, 413*
- – Hinterhorn *390*
- – Unterhorn *390*
- – Vorderhorn *390*
- vierter *377, 382, 384, 390–392*
- – Öffnung, mittlere *390, 392*
- – Seitenbucht *390*
Verbindungsast
- grauer *418–419*
- weißer *418–419*
Vergleich, Becken, männliches-weibliches *61*
Vergrößerung, diffuse, Schilddrüse *274*
verhornendes Plattenepithel **22**
Vermis cerebelli *382*
Verschaltung, Schmerzbahnen **419**
Verschiebeschicht (Submukosa) *183, 187–188, 191–193, 196, 297*
- unter Bauchfell *191*
- zwischen Muskelwand und Bauchfell *188, 191*
Verschmelzungsniere (Hufeisenniere) *305*
Vertebra(-ae)
- cervicales *57*
- lumbales *57*
- prominens *78*
- thoracica XII *78*
- thoracicae *57*
Vertikalbeschleunigung *475*
Verwachsungsfläche, Leber mit Zwerchfell *201, 244*
Vesal *4*
Vesica
- fellea (biliaris) *124, 189, 242, 244, 255, 263, 266*
- urinaria *8, 206, 292, 308, 320, 322, 326, 328, 336*
Vesicula seminalis *198, 319–320, 322*
Vesikel **17**

Vestibulum
- labyrinthi *475*
- nasi *351–352*
- oris *169*
- vaginae *338*
Vieleckbein
- großes *60, 70*
- kleines *60, 70*
Vierhügelplatte *377, 391, 413*
Villus(-i) **192**
- intestinalis(-es) *191, 193*
Virilismus *284*
Virusgrippe **535**, *535*
Vitamin-B$_{12}$-Mangelanämie *149*
Vitiligo **489**, *489*
„Vollmondgesicht" *281, 282*
Vomer *46*
Vorderhorn *400, 400, 424, 424*
Vorderhornzelle, motorische (Motoneuron) *383, 400*
Vorderlappen, Hirnanhangdrüse *272*
Vorderstrang *400*
Vorderwurzel *419, 424*
- s.a. Wurzel, vordere
Vorfeld-Diagnostik *302*
Vorhaut *320*
Vorhautverengung **325**, *325*
Vorhof
- Gleichgewichtsorgan **475**, *475*
- linker *97–98, 101, 105*
- Mundhöhle *169, 169*
- Nasenhöhle *351*
- rechter *97–98, 101, 105*
Vorhofsäckchen
- großes *471, 475*
- kleines *471, 475*
Vorhoftreppe *470, 472, 472*
Vorsteherdrüse *298–299, 308, 319–320, 322*

W

Wachstumsphase, Gebärmutterschleimhaut *334*
Wachstumszone, Röhrenknochen **30**, *30*
Wadenbein *63, 65, 72*
Wadenbeinkopf *63, 84–86, 412*
Wadenbeinmuskel(-n)
- dritter *86*
- kurzer *86*
- langer *86*
- Sehnenscheide *86*
Wadenbeinnerv, gemeinsamer *412*
Wadenbeinschaft *63*
Wadenhautnerv
- äußerer *412*
- mittlerer *412*
Waldeyerscher Abwehrring **162**
Wallgraben *170*
Wallpapille *170*
Wandaufbau
- Arterien **114, 116**, *116*
- Arteriolen **116**, *116*
- Gefäße **116**, *116*
- Hohlvene **116**, *116*
- Jejunum *193*
- Kapillaren **115**, *115*
- Venen **116**, *116*
- Venolen **115**, *115*
Wandbeschaffenheit, Gefäße *116*
Wanderniere *305*

Wanderwellentheorie *474*
Wange *169*
Wangenmuskel *77*
Warzenfortsatz *45, 465*
- Entzündung *466*
- Schnitt durch *466*
Warzenfortsatzzellen *465–466*
- Hohlraumsystem *467*
Warzenhof *340, 341, 341*
Warzenhofdrüse (Montgomery-Drüse) *341*
Wasserkopf **390**, *392,* **558**, *558*
Wasserleiter (Aquädukt) *377, 390–391*
Weil-Krankheit **555**, *555*
Weinfleck **488**, *488*
Weisheitszahn *172*
weiße Linie *80*
Weißkörper *329*
Weitsichtigkeit **457**, *457*
Weitwinkelglaukom *459*
Windkesselfunktion, Aorta **115**
Windpocken **536**, **537**, *537*
Wirbelbogen *51, 416*
Wirbeleinschnitt, unterer *53*
Wirbelkanal **398**
Wirbelkörper *51, 53, 179, 416*
Wirbelloch *51*
Wirbel-Rippen-Gelenk *56, 56*
Wirbelsäule **50**, *278*
- Doppel-S-Form *50*
- Lenden-Kreuzbein-Knick *85*
- Segmentanordnung *402*
Wirbelschlagader *51, 279, 380, 413*
Wirbelvene *279*
Würfelbein *64–65*
Wundernetz **124**
Wundheilung **485**, *485*
Wundrose **165**
Wurmfortsatz *8, 10,* **162**, *162, 189, 194–195, 203,* **208**, *208, 328, 336*
Wurmfortsatzentzündung *208*
Wurmfortsatzgekröse *162, 194, 202, 202*
Wurmfortsatzschlagader *202*
Wurmfortsatzvene *124*
Wurmlarven *231*
Wurzel
- hintere s.a. Hinterwurzel
- sensible *401, 424*
- sensible *400*
- vordere s.a. Vorderwurzel
- – motorische *400, 424*

X

Xanthelasmen **237**, *237*
Xanthom **236**, *236,* **238**, *238*

Z

Zähne
- Oberkiefer **172**
- Unterkiefer *171*
Zäpfchen *172*
Zäpfchenmuskel *467*
Zahn **171**, *171*
Zahnbein (Dentin) *171*
Zahnfleisch *169, 171*
Zahnmark (Zahnpulpa) *171*

Zahnschmelz *171*
Zapfenzelle **448**, *450*
Zehenendglied *64–65*
Zehengrundglied *64–65*
Zehenmittelglied *64–65*
Zehennagel
- Bakterienbesiedlung *525*
- Pilzbesiedlung *525*
Zehenstrecker
- kurzer *86*
- langer *86*
Zeigefinger-Nase-Versuch *380*
Zeistalgdrüse *458*
Zelle **16**
- östrogenbildende **331**, *331*
- progesteronbildende **330**, *330*
Zellkern **16**
Zellskelett *16*
Zement *171*
Zenker-Divertikel *213*
Zentralfurche *377, 385, 396*
Zentralkanal *16*
- Rückenmark *390–391*
Zentralschlagader *160*
Zentralvene *245–247*
Zentralwindung **386**
- hintere (sensorische Rinde) *385–386, 396*
- vordere (motorische Rinde) *383, 385–386, 396*
Zentriolen **16**
Ziliarkörper (Strahlenkörper) *442, 446*
Zilien *22–23*
zilientragendes Epithel **22**
Zirbeldrüse (Epiphyse) *377–378, 384, 391*
zirkumskripte Sklerodermie **92–93**, *93*
Zöliakie *221*
Zona
- fasciculata *280–281*
- glomerulosa *280–281*
- orbicularis *30, 67*
- reticularis *280–281*
Zonula ciliaris *444*
Zoster
- generalisatus *537*
- ophthalmicus *537*
- oticus *537*
Zotten *191,* **192**, *193, 193*
- Spinnwebenhaut *380, 392–394*
Zottenpumpe *193*
Z-Streifen *33*
Zunge **170**, *179, 468*
Zungenbändchen *175*
Zungenbein *80, 174, 178, 181, 274, 352, 354, 356, 468*
Zungenbeinhorn
- großes *274*
- kleines *274*
Zungenbein-Kehldeckel-Band *355*
Zungenbelag *170*
Zungengrund *170*
Zungenmandel *162, 170*
Zungenoberfläche **170**
Zungen-Rachennerv (IX. Hirnnerv) *378, 408, 413–414*
Zungenrücken *169–170*
Zwerchfell *12, 96, 180, 182, 190, 201, 242, 265, 292, 362,* **366**, *366, 416*
- Aortenschlitz *190*
- Sehnenzentrum *180*
- Speiseröhrenschlitz *190*

Zwerchfellatmung 366
Zwerchfellbruch **212**, 313
Zwerchfellnerv 100, 356, 415
Zwerchfellschlagader, untere 180, 422
Zwillings(waden)muskel 83–84, 86
– oberer 84, 412
– unterer 84, 412
Zwischenhirn 376, 384, 414
Zwischenhöckerrinne 58
Zwischenkammerloch 390
Zwischenknorrengrube 62
Zwischenläppchen-Gallengang 246–247
Zwischenläppchenschlagader 246–247
Zwischenläppchenvene 245–247
Zwischenlappen, Hirnanhangdrüse 272
Zwischenrippenmuskeln
– äußere 81, 401
– innere 81
Zwischenrippennerv 401, 416
Zwischenrippenschlagadern 181, 401, 416
Zwischenrippenvenen 401, 416
– hintere 249
Zwischensehne, Bauchmuskel, gerader 80
Zwischenwirbelloch 50
Zwischenwirbelscheibe **50**, 50
Zwölffingerdarm 124, 184–185, 189, 190, 195, 197, 201, 206, 242, 256, 263–266
– Lage **190**
Zwölffingerdarmgeschwür **216**, 216
Zwölffingerdarmpapille
– große (Vater-Papille) 267, 296
– kleine 267
zwölfte Rippe 81
Zylinderepithel **22**
Zytostatika **518**